波士顿儿童骨科骨折手术技巧

BOSTON CHILDREN'S Illustrated Tips and Tricks in Pediatric Orthopaedic Fracture Surgery

主　编　（美）彼得 · M. 沃特斯（Peter M. Waters）
（美）丹尼尔 · J. 黑德奎斯特（Daniel J. Hedequist）

主　译　刘万林

副主译　韦宜山　白　锐

辽宁科学技术出版社
· 沈　阳 ·

This is a translation of Boston Children's Illustrated Tips and Tricks in Pediatric Orthopaedic Fracture Surgery
Author: Peter M. Waters, Daniel Hedequist
ISBN: 9781975103859
Original English edition published by Wolters Kluwer.

图书在版编目（CIP）数据

波士顿儿童骨科骨折手术技巧 /（美）彼得・M.沃特斯（Peter M. Waters），（美）丹尼尔・J.黑德奎斯特（Daniel J. Hedequist）主编；刘万林主译. —沈阳：辽宁科学技术出版社, 2021.8
ISBN 978-7-5591-1949-0

Ⅰ. ①波… Ⅱ. ①彼…②丹…③刘… Ⅲ. ①小儿疾病—骨折—外科手术Ⅳ. ①R726.873

中国版本图书馆CIP数据核字（2020）第265333号

出版发行：辽宁科学技术出版社
（地址：沈阳市和平区十一纬路25号　邮编：110003）
印 刷 者：辽宁新华印务有限公司
经 销 者：各地新华书店
幅面尺寸：210mm × 285mm
印　　张：19.25
插　　页：4
字　　数：450千字
出版时间：2021年8月第1版
印刷时间：2021年8月第1次印刷
责任编辑：吴兰兰
封面设计：顾　娜
版式设计：袁　舒
责任校对：黄跃成

书　　号：ISBN 978-7-5591-1949-0
定　　价：268.00元

投稿热线：024-23284363
邮购热线：024-23284357
E-mail:13194200992@163.com
http://www.lnkj.com.cn

译者名单

主　译　刘万林

副主译　韦宜山　白　锐

译　者（按姓氏笔画排序）

马国洋　韦宜山　王　勇　王志超　孔令跃　白　锐　对　红　孙　亮

孙　超　孙洪岩　刘万林　刘顺男　那玉岩　那日格乐巴图　李岱鹤

李　峰　张煦坚　杨德文　孟晨阳　赵振群　赵千增　娜木罕　殷　杰

贾岩波　梁晨亮　崔晓龙　黄　智　路　帆

我想赞赏我不断挑战、不断学习的孙女 Izzy 和 Elle。在生活中，一切都是关于下一代的。为所有的未来领导者和变革者干杯。

—— Peter M. Waters

我要感谢致力于儿童和青少年的骨折治疗的同事和老师们（过去和现在），感谢他们所分享的知识和技术。

—Daniel J. Hedequist

译者前言

经过近半年的辛苦工作和努力，《波士顿儿童骨科骨折手术技巧》一书终于与广大读者，特别是广大从事儿童骨科专业的医生见面了。我们内蒙古医科大学第二附属医院小儿骨科团队及相关专业的医生作为本著作的译者，倍感荣幸。

《波士顿儿童骨科骨折手术技巧》一书由美国波士顿儿童医院两位久负盛名的儿童骨科专家 Peter M.Waters 和 DanielJ.Hedequist 主编。本书依据个体化原则，基于对患者需求和最大化关怀，集聚众多专家智慧和近年儿童骨科发展成就而成，是一部儿童骨科不可或缺的工具书。作者们在编撰过程中，采取笔记式的书写方式，萃取核心要义和精华，条理清晰，内容丰富，并附有大量逼真的图片说明每处骨折应该掌握和强调的内容，细微之处，贯穿全书，大有手把手教学之感。书中对于不同部位骨折，就其手术指征，固定器材和选择，手术定位，手术入路，复位和固定技术、技巧，术后护理，以及可能出现的并发症方面都做了详细描述，使读者在规范诊疗及操作的引导下，进一步深入学习和领悟儿童骨科骨折手术的要点和精髓。当同一部位骨折可能有多种可选的手术治疗方法时，本书会在客观的比较和科学的引导下，为读者推荐个体化治疗方案。相信本书能为儿童骨科医生提供更专业、更权威的技术指导，并为广大青年儿童骨科医生提供规范的理论指导和技术培训。我们殷切地希望《波士顿儿童骨科骨折手术技巧》一书在帮助广大青年儿童骨科医生夯实理论知识和精进手术技术、技巧的同时，也能为中、高年资儿童骨科医生开阔视野、推陈出新更好地发挥引领作用提供裨益，从而为促进中国小儿骨科专业的进一步发展起到积极的推动作用。

刘万林

2021 年 8 月

致谢

在写这本书时，我们认为多方面的专业知识是我们的核心。根据每位患者的损伤类型、影像学具体需求，我们相互学习、深入讨论并最终确定最佳治疗方案。我们一直坚持原则，同时不断学习，与时俱进。我们会为那些被父母送到我们急诊室的孩子提供最好和最安全的治疗。我们对结果进行了详细研究，并根据需要调整了我们的决定和方法。治疗服务、结果反馈、开放学习以及新的和有望得到改善的治疗创新的迭代周期，使我们成为了更好的儿童骨科医生。我们的临床疗效研究中心以数据为基础，而不仅仅是以追求最好的为信念。我们在考虑什么是对任何儿童、任何骨折、任何一系列伤害的最佳治疗时，仍然保持着专业而非个人的态度。我们知道，归根结底，问题的解决不在于我们，而是在于孩子和他们的父母、他们的家庭以及他们的未来。我们要感谢所有的前任和现任教员、骨科住院医师和研究员、骨科技术人员、护士、治疗从业人员以及医生助理，他们一直在波士顿儿童医院为患者提供创伤治疗，至今还在 Ober 医生、Green 医生、Griffin 医生、Hall 医生和 Kasser 医生的领导下工作。我们把这本书献给你们所有人。

Peter M. Waters, MD, MSSc

Daniel J. Hedequist, MD

前言

在过去几十年的职业生涯中，儿童骨折的治疗有了很大的发展。移位不明显骨折的治疗主要包括闭合复位和石膏固定。对于移位明显的骨折，需长时间住院牵引，牵引后行石膏外固定。本书对多种类型骨折的复位技术进行了阐述。复位结果取决于复位后骨折端的成角和移位程度，以及骨折端的塑形潜力。畸形愈合较常见且一般不可接受（图 1）。

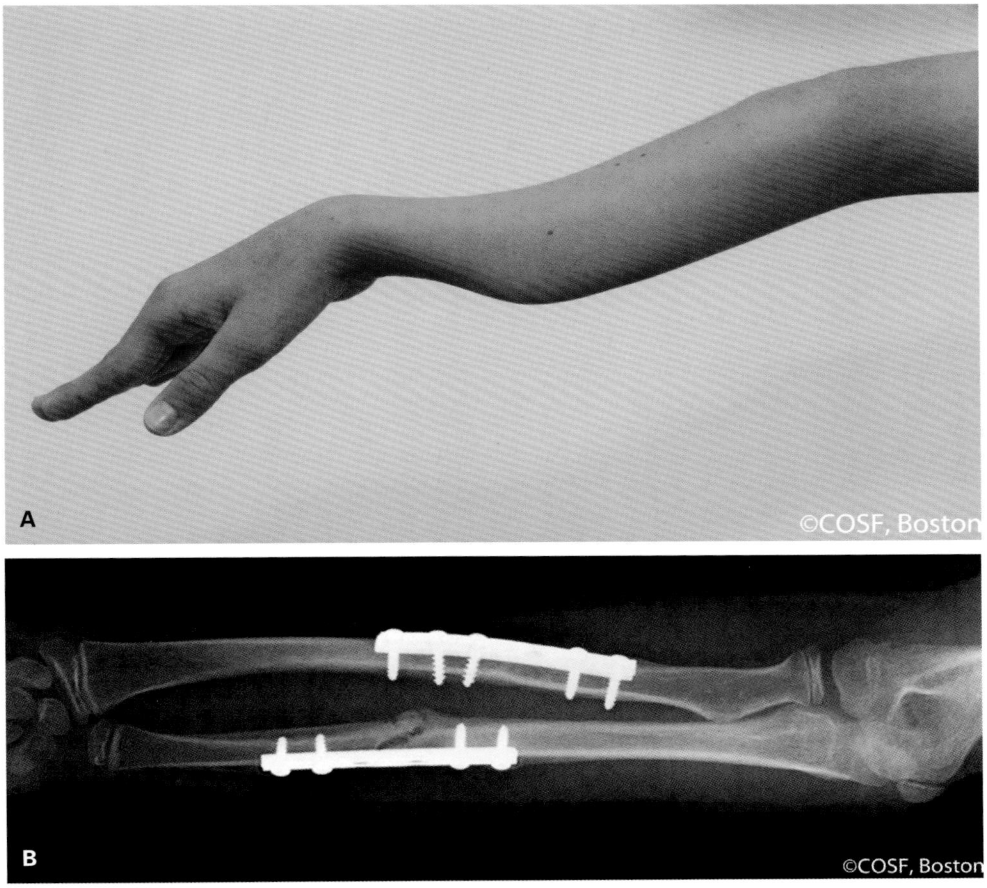

图 1 （A）闭合复位石膏外固定治疗尺桡骨骨折。（B）切开复位钢板螺钉内固定治疗尺桡骨骨折。如图所示，在骨折完全愈合之前，早期尺骨愈合较桡骨愈合缓慢，这一点需要注意（儿童矫形外科基金会提供）

随着闭合复位经皮穿针内固定治疗移位明显的肱骨髁上骨折技术的成熟。畸形愈合、骨筋膜室综合征和 Volkmann 肌挛缩的风险呈下降趋势（图 2）。骨折解剖复位仍是治疗的最终目标。

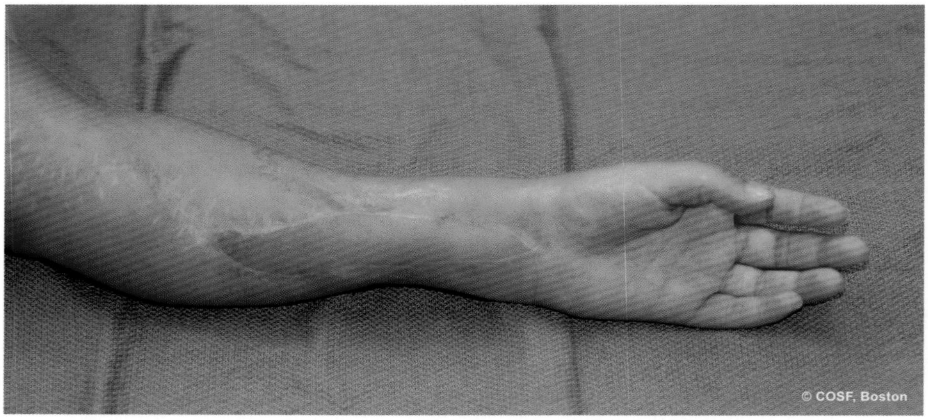

图 2 用带血管蒂的游离股薄肌皮瓣移植治疗手指畸形、拇长屈肌肌腱重建 Volkmann 肌挛缩的肌肉功能（儿童矫形外科基金会提供）

成人骨折的治疗技术已经应用到儿童骨折治疗中。在骨折治疗中，钢板和螺钉固定（图 3）以及之后发展的髓内针内固定（图 4）正在取代石膏外固定治疗技术，局部神经阻滞技术的运用可以使医生在急诊室对患者进行骨折闭合复位操作。儿童骨科创伤治疗从社区转移到专业医疗中心，使专业医疗中心变得非常繁忙。

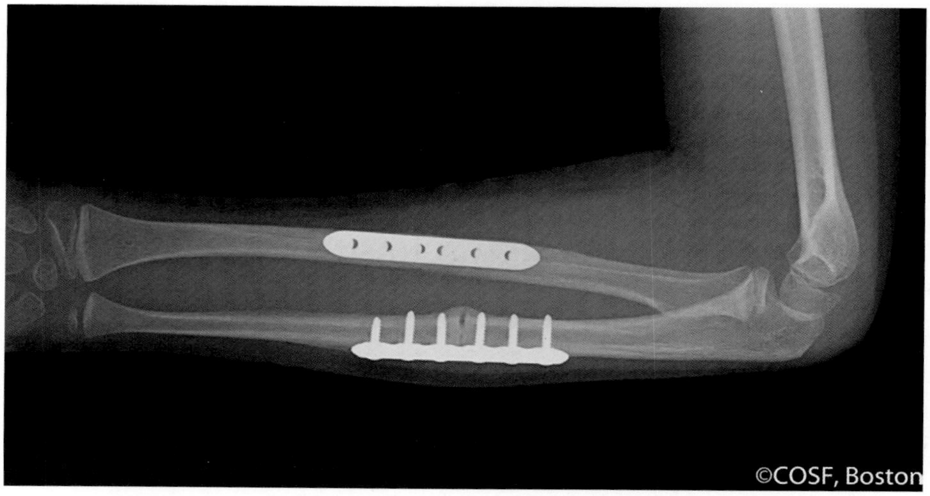

图 3 骨龄未成熟儿童前臂近端骨折行切开复位钢板螺钉内固定。同样，尺骨愈合慢于桡骨愈合，在患儿全面恢复活动之前需谨慎（儿童矫形外科基金会提供）

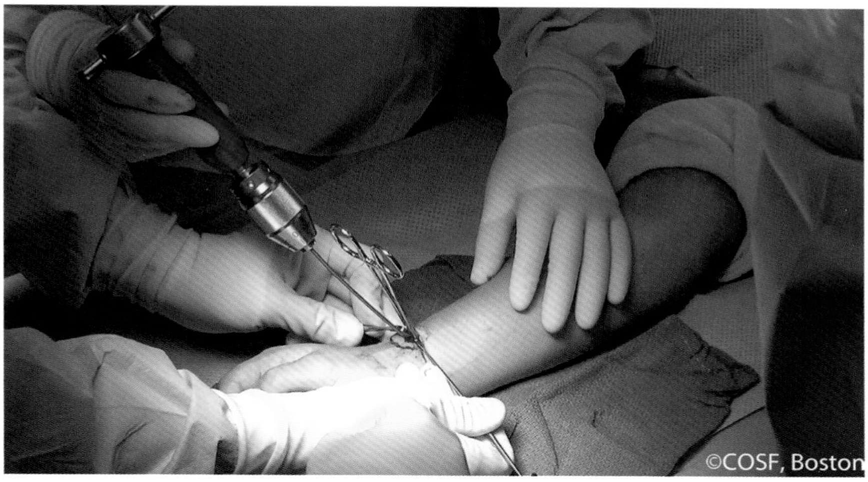

图 4 弹性髓内针固定前臂骨折（儿童骨科手术基金会提供）

对骨科医生、家长和患者来说，他们的期望发生了变化。医院在手术室的骨折专用器械、复位和透视检查的手术台以及术后护理方面的资源保障工作都在稳步推进。骨科设备公司也开发了兼容儿童骨科的设备。

这些进步同样也带来了挑战。为了降低手术并发症的发生率，医生需要增加自身的专业知识。儿童骨科的亚专业化发展使人们对复杂手术创伤的管理更加熟悉和熟练（图 5），从而降低了相关风险。

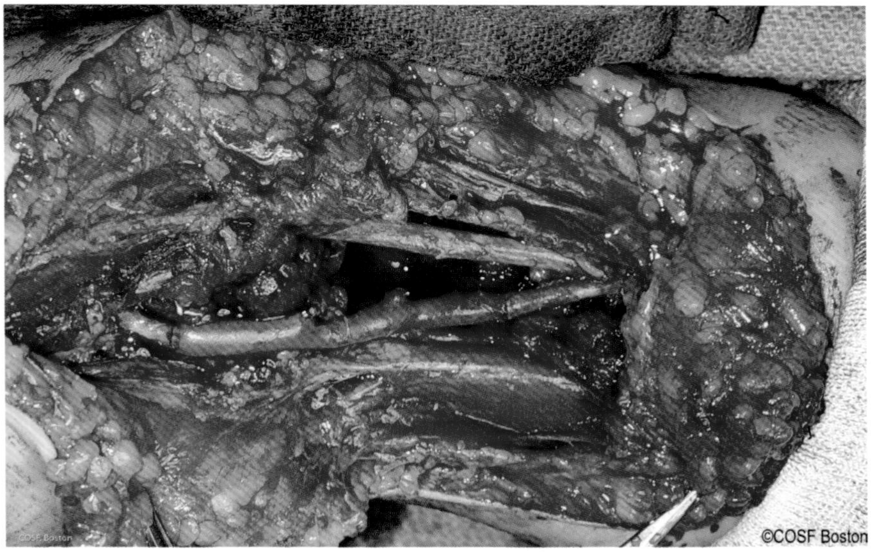

图 5 肱骨髁上骨折造成的无脉手，通过静脉移植进行肱动脉的血管重建（儿童骨科手术基金会提供）

随着时间的推移，我们不断从成功和失败中吸取经验。我们成立了一个公开的骨科医生交流社区，每天都在努力进行自我提升。迭代式的改进以及颠覆性的变革需要借助高度精确的细节展示，才能获得成功的治疗。在这本书中，我们概述了儿童骨科医生、其他骨科医生和创伤治疗专业人员所掌握的经验和技术。

本书的每一个章节都体现了相关医务工作者多年工作的经验积累、反思和研究。感谢与我们一起培训和学习的伙伴、住院医师和研究员。我们希望本书能对临床医生有所帮助，不足之处请给予批评指正。

Peter M. Waters

编者名单

Donald S. Bae, MD
Associate Professor
Orthopaedic Surgery
Harvard Medical School
Boston Children's Hospital
Boston, Massachusetts

Andrea S. Bauer, MD
Assistant Professor
Orthopaedic Surgery
Harvard Medical School
Boston Children's Hospital
Boston, Massachusetts

Craig M. Birch, MD
Clinical Instructor
Orthopaedic Surgery
Harvard Medical School
Boston Children's Hospital
Boston, Massachusetts

Melissa A. Christino, MD
Assistant Professor
Harvard Medical School
Boston Children's Hospital
Boston, Massachusetts

John B. Emans, MD
Professor
Orthopaedic Surgery
Harvard Medical School
Boston Children's Hospital
Boston, Massachusetts

Michael Glotzbecker, MD
Assistant Professor
Orthopaedic Surgery
Harvard Medical School
Boston Children's Hospital
Boston, Massachusetts

Daniel J. Hedequist, MD
Chief of Spine Division
Boston Children's Hospital
Associate Professor of Orthopaedic Surgery
Harvard Medical School
Boston Children's Hospital
Boston, Massachusetts

Benton Heyworth, MD
Attending Orthopaedic Surgeon
Assistant Professor
Orthopaedic Surgery, Division of Sports Medicine
Harvard Medical School
Boston Children's Hospital
Boston, Massachuesetts

M. Timothy Hresko, MD
Associate Professor
Department of Orthopaedic Surgery
Harvard Medical School
Boston Children's Hospital
Boston, Massachusetts

Lawrence I. Karlin, MD
Assistant Professor
Orthopaedic Surgery
Harvard Medical School
Boston Children's Hospital
Boston, Massachusetts

James R. Kasser, MD
Ormandy Professor
Orthopaedic Surgery
Harvard Medical School
Boston Children's Hospital
Boston, Massachusetts

Young-Jo Kim, MD, PhD, MACM
Professor
Orthopaedic Surgery
Harvard Medical School
Boston Children's Hospital
Boston, Massachusetts

Mininder Kocher, MD, MPH
Professor
Orthopaedic Surgery
Harvard Medical School
Boston Children's Hospital
Boston, Massachusetts

Dennis E. Kramer, MD
Assistant Professor
Orthopaedic Surgery
Harvard Medical School
Boston Children's Hospital
Boston, Massachusetts

Susan Mahan, MD, MPH
Assistant Professor
Orthopaedic Surgery
Harvard Medical School
Boston Children's Hospital
Boston, Massachusetts

Travis Matheney, MD
Assistant Professor
Orthopaedic Surgery
Harvard Medical School
Boston Children's Hospital
Boston, Massachusetts

Collin J. May, MD, MPH
Instructor
Orthopaedic Surgery
Harvard Medical School
Boston Children's Hospital
Boston, Massachusetts

Matthew D. Milewski, MD
Assistant Professor
Orthopaedic Surgery
Harvard Medical School
Boston Children's Hospital
Boston, Massachusetts

Michael B. Millis, MD
Professor
Orthopaedic Surgery
Harvard Medical School
Boston Children's Hospital
Boston, Massachusetts

Eduardo Novais, MD
Assistant Professor
Orthopaedic Surgery
Harvard Medical School
Boston Children's Hospital
Boston, Massachusetts

Benjamin Shore, MD, MPH, FRCSC
Associate Professor of Orthopaedic Surgery
Orthopaedic Surgery
Harvard Medical School
Boston Children's Hospital
Boston, Massachusetts

Brian Snyder, MD, PhD
Professor
Harvard Medical School
Boston Children's Hospital
Boston, Massachusetts

Samantha Spencer, MD
Assistant Professor
Harvard Medical School
Boston Children's Hospital
Boston, Massachusetts

Carley Vuillermin, MBBS, MPH, FRACS
Instructor
Orthopaedic Surgery
Harvard Medical School
Boston Children's Hospital
Boston, Massachusetts

Peter M. Waters, MD, MSSc
Orthopaedic Surgeon-in-Chief
Boston Children's Hospital
John E. Hall Professor of Orthopaedic Surgery
Harvard Medical School
Boston Children's Hospital
Boston, Massachusetts

Colyn Watkins, MD
Instructor in Orthopaedic Surgery
Department of Orthopaedic Surgery
Harvard Medical School
Boston Children's Hospital
Boston, Massachusetts

Yi-Meng Yen, MD, PhD
Assistant Professor
Harvard Medical School
Boston Children's Hospital
Boston, Massachusetts

目录

下肢

第六部分 髋关节 181

第七部分 膝关节 233

第八部分 小腿（胫腓骨）和踝关节 261

第一部分
肩关节

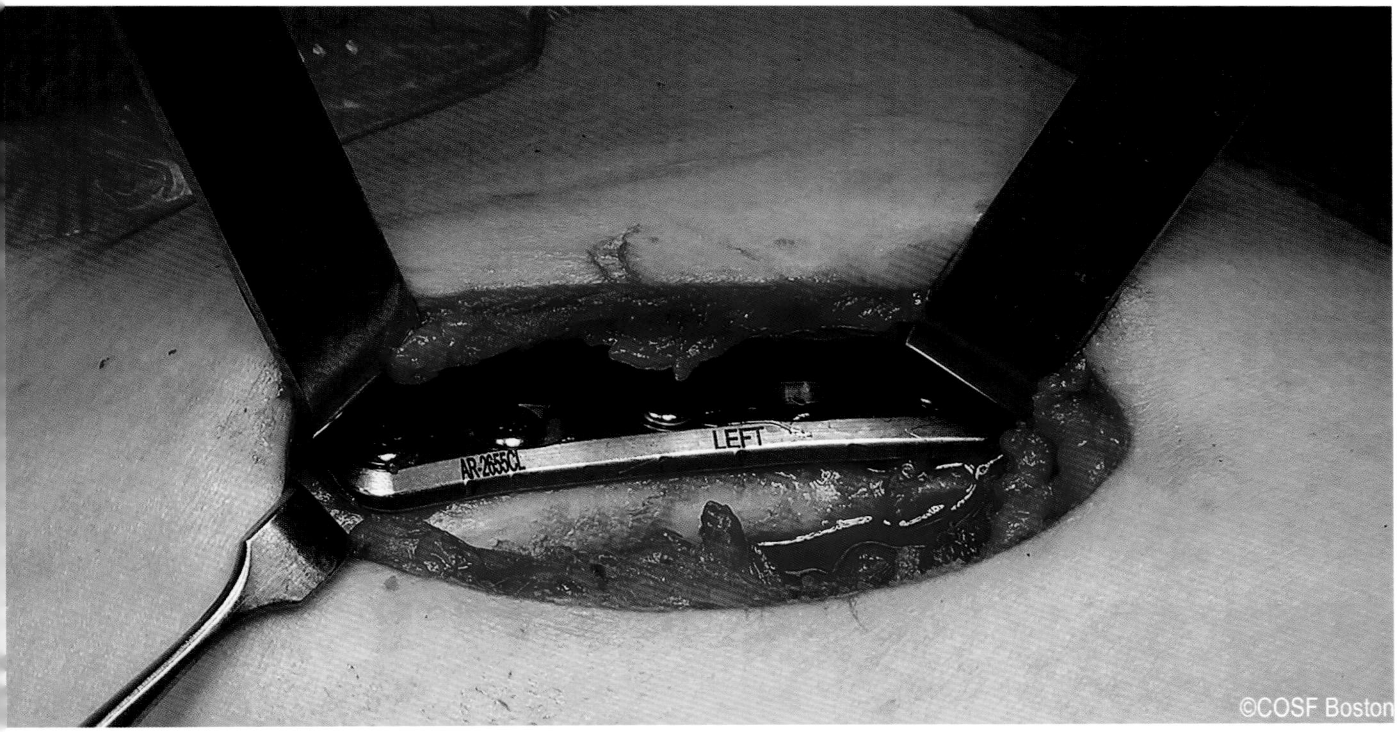

第 1 章
胸锁关节骨折、后脱位的手术治疗

Andrea S. Bauer

胸锁关节骨折、后脱位很难直接诊断，通常需要行 CT 检查。

- 术前 CT 或 MRI 检查有助于明确是骨骺骨折还是胸锁关节后脱位（图 1.1）。
- 因为人类锁骨要到 21~25 岁才完成骨化，所以锁骨内侧骨骺骨折比真正的胸锁关节后脱位更常见，在骨骼发育成熟的青年中也是如此。

我们提倡对胸锁关节骨折、后脱位小心行切开复位内固定，其疗效确切，可作为首选推荐治疗方法。

器材

- 标准手术重建切开器械。
- 胸部手术器械备用，包括开胸设备。
- 0 号、2 号、1 号不可吸收缝线（如聚乙烯线或乙腈线），根据患者的体形选用。
- 电钻，用于骨内缝合修复。

定位

- 改良沙滩椅体位，头部抬高约 30°（图 1.2）。
- 肩胛骨间放置衬垫。
- 气管插管，头、颈部摆向健侧。
- 术区包括整个患肢、肩胛带、胸骨，对侧超过前正中线到达健侧胸锁关节，远端至剑突下方上腹部（图 1.3）。
  - 完全暴露患侧胸锁关节。
  - 紧急情况下，需开胸止血。
  - 允许操作患肢进行复位。
- 建立大静脉通路。

手术入路

- 切口顺皮纹走行，自前正中线经胸锁关节至锁骨中段（图 1.4）。
- 逐层切开至骨膜，确认并保护锁骨上皮神经（图 1.5）。
- 从外向内骨膜下剥离。
  - 于胸骨后方确认骨折、脱位。

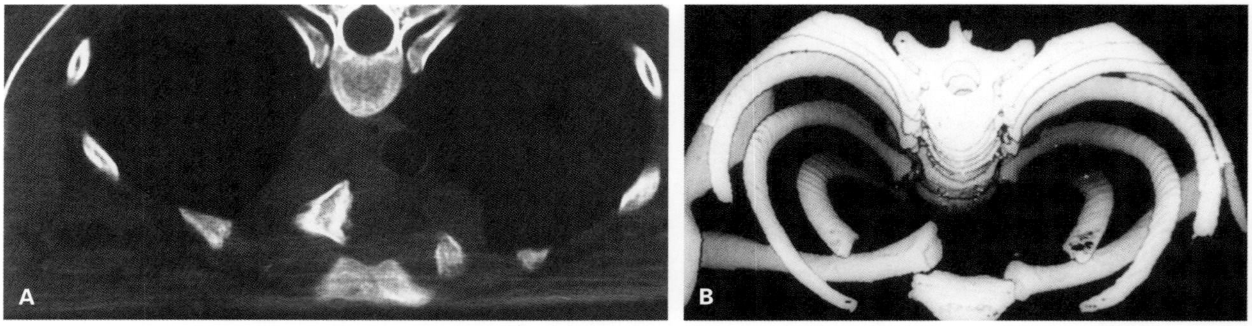

图 1.1 （A、B）胸锁关节后脱位 CT 检查影像及其三维重建影像

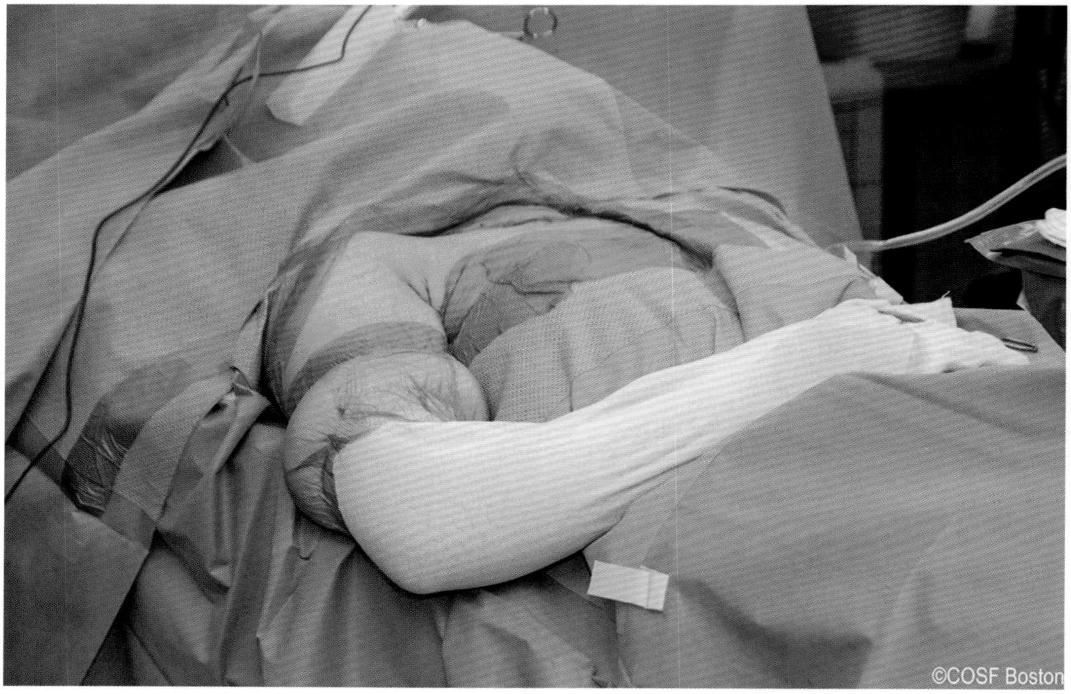

图 1.2 胸锁关节后脱位切开复位内固定的术前准备

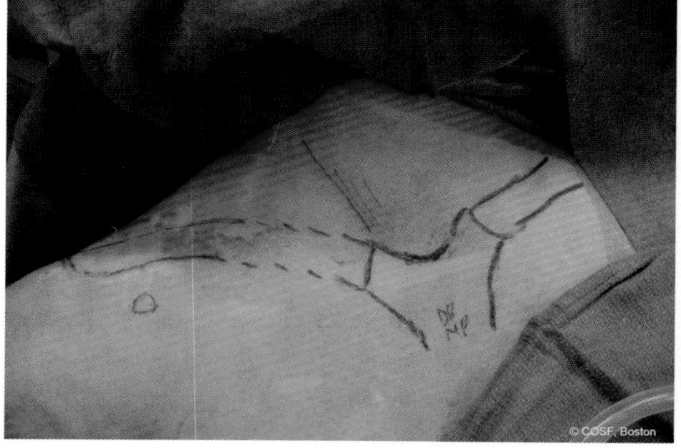

图 1.3 双侧胸锁关节体表手术标记位置近观照。术区包括整个患肢、肩胛带，胸骨，对侧超过前正中线到达健侧胸锁关节，远端至剑突下方上腹部

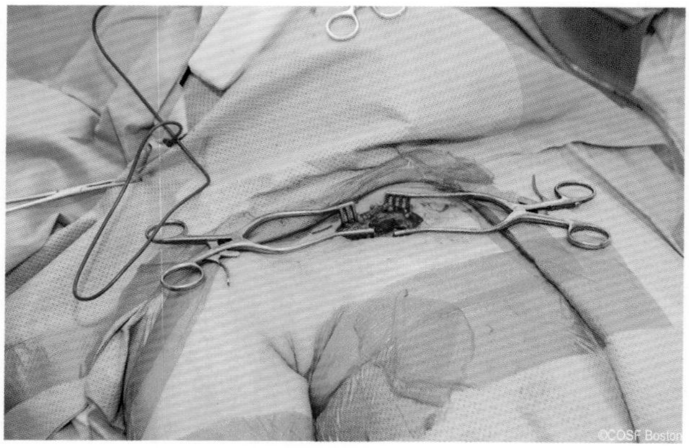

图 1.4 胸锁关节切开复位内固定切口远观照

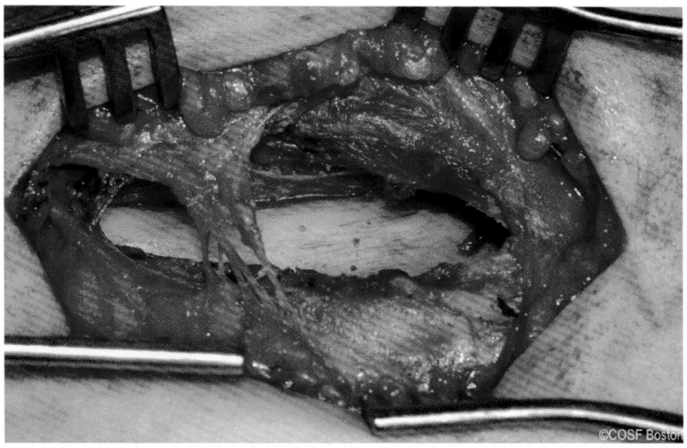

图 1.5 | 胸锁关节后脱位切开复位内固定中锁骨上皮神经近观照

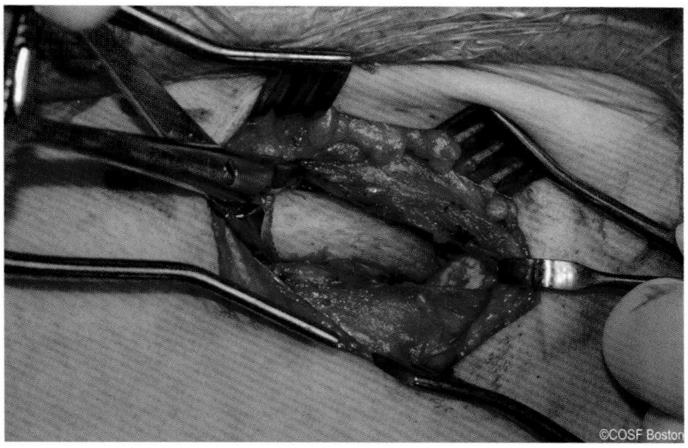

图 1.6 | 将锁骨上皮神经移至一侧，持骨钳夹持锁骨骨干来复位骨折、后脱位

- 当锁骨内侧向后移动时，用持骨钳夹住锁骨骨干。
- 向前轻提持骨钳，继续向内侧分离。
  - 如果是骨骺骨折，将骨膜切开至骨骺。
  - 如果是脱位，切口延至胸骨。

复位和固定技术

- 计划复位时通知麻醉医生，以便他们能监测血流动力学状态。
- 向前提拉持骨钳，同时肩关节加大后伸、外展。
- 骨骺骨折或胸锁关节后脱位将会复位（图 1.6）。
- 确定血压没有下降。
  - 如果血流动力学状态发生剧烈变化（非常罕见，但确实存在），立即通知胸外科医生，准备好胸部手术器械。
- 血流动力学状态正常（很常见）。
  - 清除血肿。
  - 轻触后方骨膜，确定完好。
  - 解剖复位骨折或胸锁关节后脱位（图 1.7）。
- 在前方钻孔。
  - 若是骨骺骨折，从干骺端到骨骺（图 1.8）。

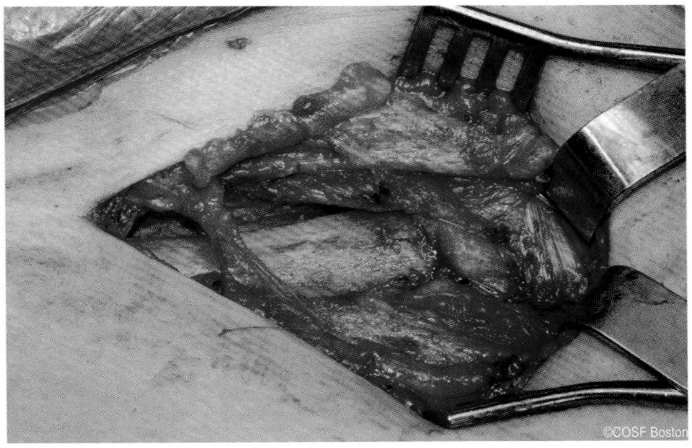

图 1.7 | 复位胸锁关节，锁骨上皮神经恢复原位，患者血流动力学状态稳定

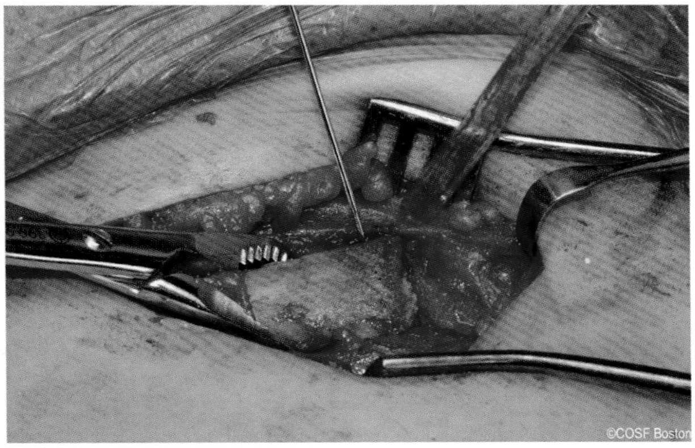

图 1.8 | 用光滑克氏针钻孔，用“8”字形缝合修复胸锁关节骨折、后脱位

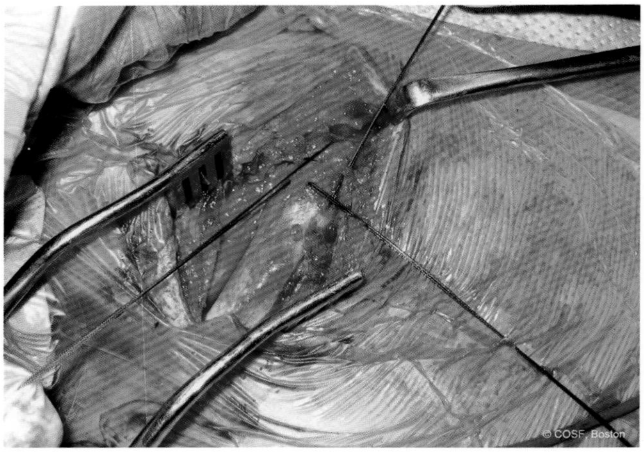

图 1.9 缝合修复已复位的胸锁关节

  - 若是后脱位，从骨骺到胸骨。
- 应用 8 号不可吸收缝线。
- 维持复位，安全缝合修复（图 1.9）。
- 修复前方骨膜。
  - 为后方骨膜提供支持，防止再移位。
- 勿使用克氏针。
  - 有移位穿入纵隔的风险。
- 再次检查锁骨上皮神经完整性。
- 逐层关闭切口，行皮肤皮内美容缝合。

术后护理

- 使用绷带包扎、吊带悬吊，肘部及以下可轻度活动。
- 术后 2 周检查切口，开始轻柔摆动训练。
- 术后 4 周改为吊带悬吊。
- 用吊带继续制动 2 周，加强肩部以下活动。
- 术后 6 周开始活动肩部。
- 术后 3 个月内避免进行剧烈体育活动。
- 术后无须常规影像学检查。

参考文献

[1] Lee JT, Nasreddine AY, Black EM, et al. Posterior stenoclavicular joint injuries in skeletally immature patients. J Pediatr Orthop. 2014;34(4):369-375.

[2] Tepolt F, Carry PM, Heyn PC, et al. Posterior sternoclavicular joint injuries in the adolescent population: a meta-analysis. Am J Sports Med. 2014;42(10):2517-2524.

[3] Ting BL, Bae DS, Waters PM. Chronic posterior sternoclavicular joint fracture dis-locations in children and young adults: results of surgical management. J Pediatric Orthop. 2014;34:542-547.

[4] Waters PM, Bae DS, Kadiyala RK. Short-term outcomes after surgical treatment of traumatic posterior sternoclavicular fracture-dislocations in children and adolescents. J Pediatr Orthop. 2003;23:464-469.

第 2 章
锁骨中段骨折：手术指征及治疗

Benton Heyworth

手术指征

- 开放性骨折。
- 皮肤被顶起呈帐篷状，有坏死和开放性骨折的风险（图 2.1）。
- 伴有神经、血管损伤。
- 漂浮肩。
- 多发伤（相对手术指征）。
- 完全移位的粉碎性骨折且肩明显下垂（相对手术指征）。
- 垂直蝶形粉碎性骨折（相对手术指征）。
- 从事过顶运动（如举重、羽毛球运动等），有完全移位且有明显短缩（>2cm）的骨折患者（相对手术指征）。

器材

- 锁骨专用钢板系统。
- 小块 AO 3.5mm 骨盆重建动力加压钢板（作为备用）。
- 标准切开器械。
- C 臂机。

定位

患者仰卧于可透X线手术床上，肩胛骨下放置衬垫。也可使用标准手术床，将其摆成沙滩椅体位（40°~50°），患者置于手术床中间更有利于锁骨X线透视（标准手术床侧边X线不可透）。作者建议采用45° 沙滩椅体位：（1）比完全坐姿时发生低脑血压或空气栓塞的麻醉风险低；（2）可减少颈部静脉充血；（3）手术显露、X线透视更充分；（4）显露骨折时可保护好臂丛神经和动脉（图2.2）。

手术入路

- 在锁骨下方 1~2cm 处顺皮纹做 1 个皮肤切口，并向近端软组织分离（切记避免切口瘢痕位于钢板正上方，这是术后出现内固定物不适的一个危险因素）（图 2.3）。
- 显露并保护锁骨上皮神经，因为它们穿过锁骨向下走行（通常会遇到 1~3 个分支）。

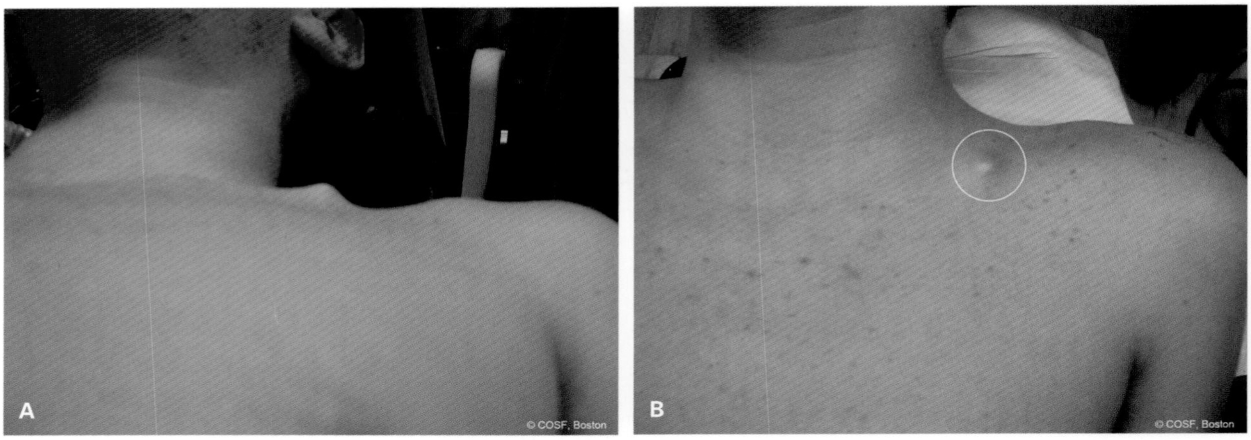

图 2.1 （A、B）锁骨骨折移位明显，其蝶形碎片将前方皮肤顶起，呈帐篷状（圆圈内）

- 切开颈阔肌，稍后进行修补。
- 骨膜下剥离显露骨折远、近端。
  - 保持蝶形游离骨块上的软组织附着非常重要。
- 在钻孔过程中，将可塑拉钩、Homan/Bennett 拉钩或 Cobb 剥离子置于骨块后、下方，来保护潜在的重要的神经、血管结构。

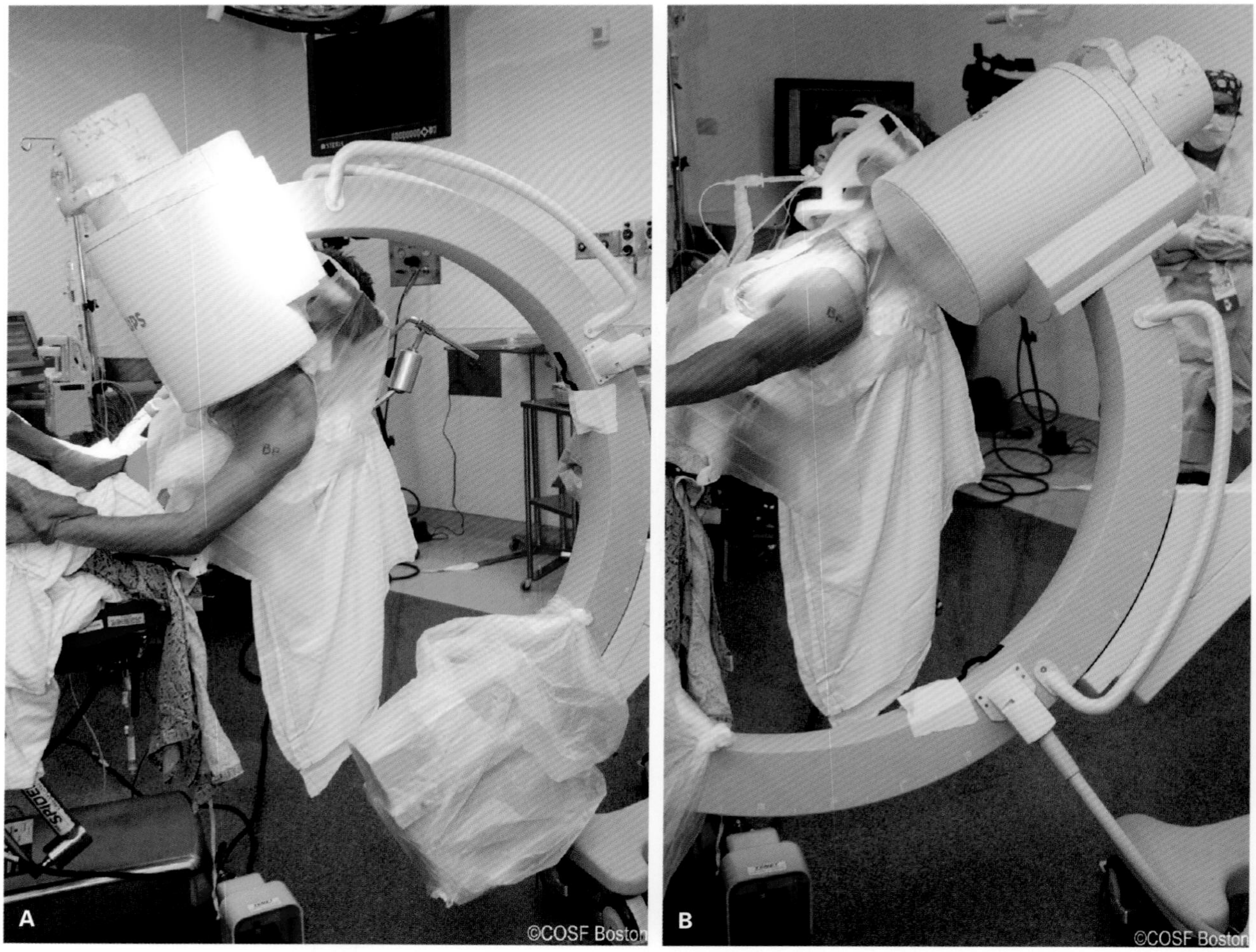

图 2.2 （A、B）采用改良沙滩椅体位行锁骨切开复位内固定时 C 臂机的摆放

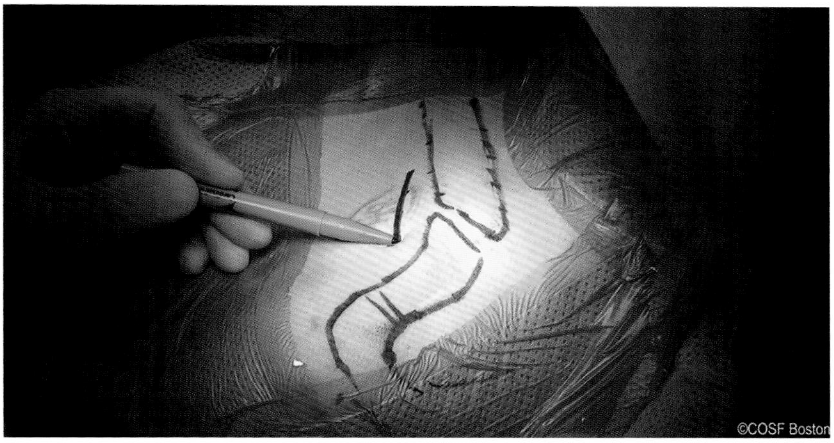

图 2.3 | 手术入路位于锁骨骨折部位下方

复位和固定技术

- 复位骨折。
  - 包括小心地将蝶形碎骨块游离，但保持软组织附着，以促进生物愈合，减少骨不愈合的风险，并恢复锁骨的纵向解剖结构。
- 应用持骨钳将骨折解剖复位（图 2.4）。
- 对于粉碎性骨折，可使用临时光滑细针或永久性拉力螺钉（2.0mm、2.7mm 或 3.5mm 螺钉）来固定游离骨块，从而将 3 或 4 部分骨折整合为 2 部分骨折（图 2.5）。
- 放置大小合适的钢板，骨折两端至少各有 4 枚皮质螺钉固定（图 2.6），必要时将钢板预弯与锁骨贴合（图 2.7）。
  - 钢板通常放置在锁骨上方，螺钉自上向下固定。
  - 有时，特殊的“前置”钢板可以放置在锁骨前下方。
  - 考虑到锁骨骨折的高愈合率，很少需要更牢固的延长固定，尤其对于青少年患者，这会增加内固定物不适或钢板偏心放置的可能。因此，建议选用较短的钢板（6 孔钢板、7 孔钢板或针对少数粉碎性骨折才使用的 8 孔钢板）。
- 小心钻孔、测深、加压螺钉固定。
  - 骨膜下操作，将可塑拉钩或 Cobb 剥离子置于锁骨后、下方保护，以免钻孔过度穿透或拧入螺钉固定时危及神经、血管结构和（或）导致术后螺钉刺激（图 2.8）。
  - 偏心加压钻孔和拧入螺钉可挤压骨折端，降低延迟愈合或不愈合的风险。
- 术中应用 X 线透视或拍摄标准便携式（正位、向头侧倾斜 40° 位）X 线片，确定骨折固定可靠，

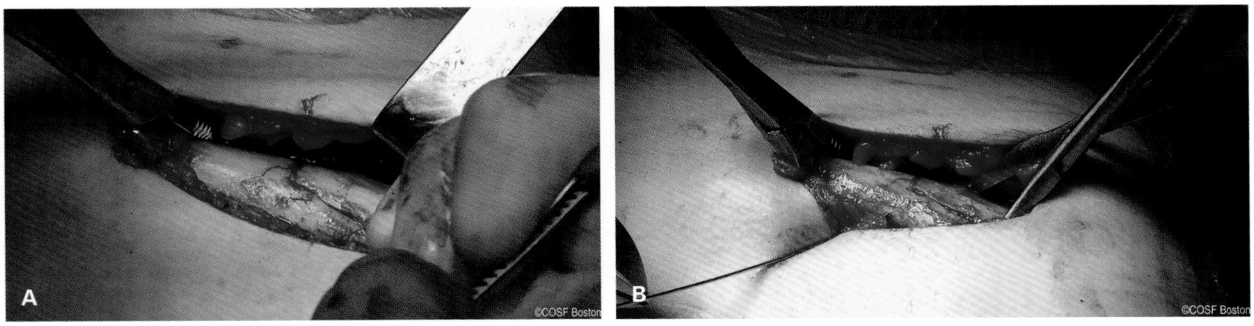

图 2.4 | （A）使用持骨钳复位骨折。（B）钢板固定前用光滑细针临时固定维持复位

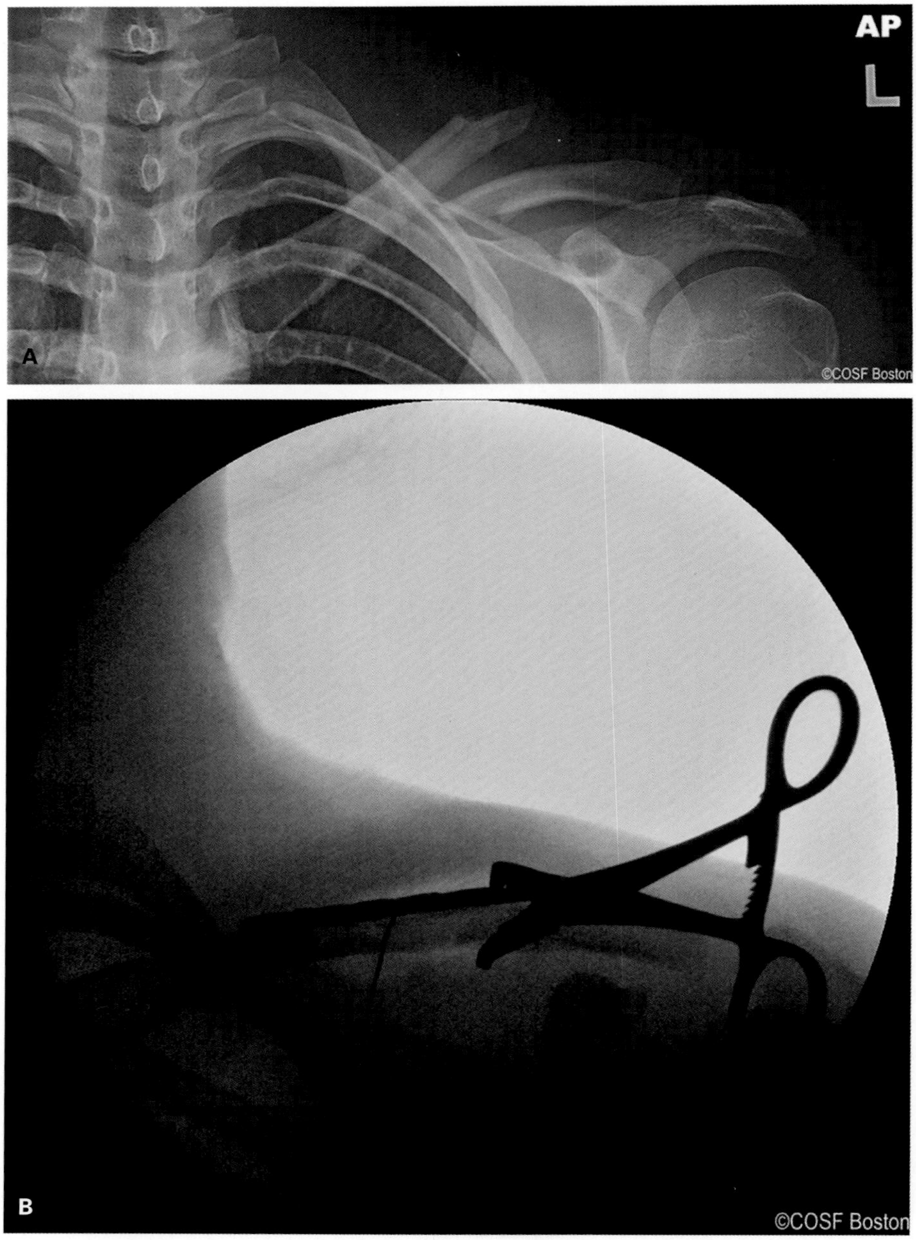

图 2.5 （A）复位前 X 线片，显示骨折端移位。（B）复位后 X 线片，显示持骨钳夹持钢板、1 枚近端螺钉及临时克氏针固定骨折端

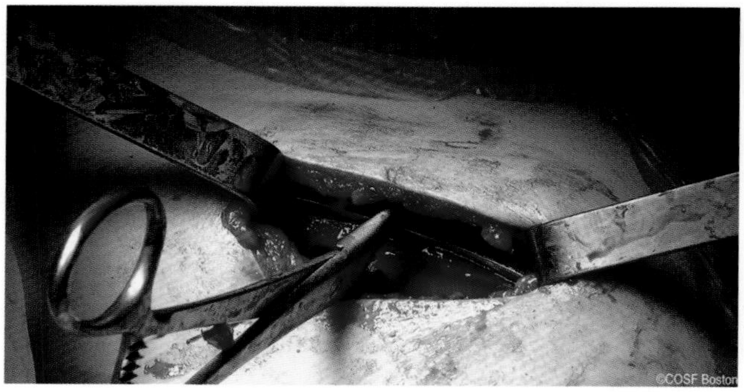

图 2.6 持骨钳夹持钢板固定骨折术中视图

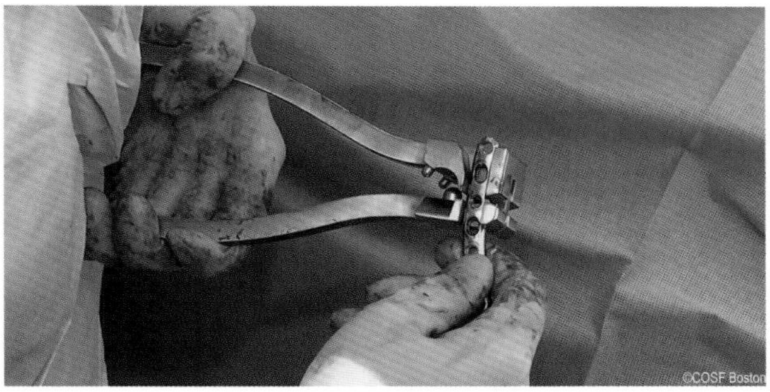

图 2.7 | 固定前将钢板预弯

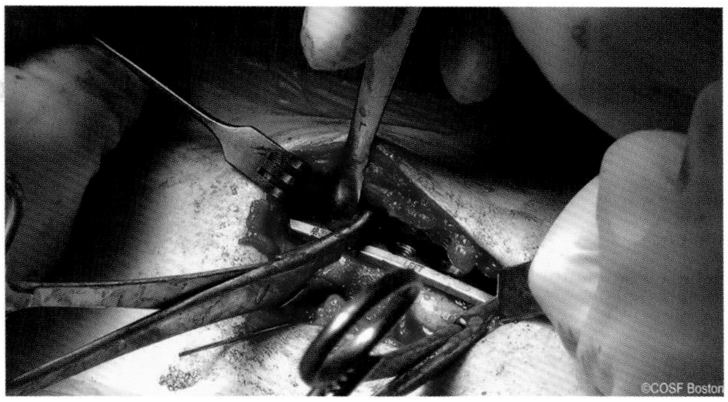

图 2.8 | 钻孔或拧入螺钉时用拉钩保护，以免造成神经、血管损伤

并对内固定物位置满意（图 2.9）。
  - 若不能正确判断偏心固定的钢板两头是否有偏移，会增加植入物周围再骨折和内固定物不适的风险。
- 因此，尽管拍摄正位 X 线片即可用来确定钢板加压强度和螺钉长度是否合适（以免钉尖危及潜在的神经、血管），但是头倾位 X 线片也必不可少。因为，只有头倾位 X 线片方可用来确定钢板、螺钉是否置于中央，尤其是在切口两端，有软组织覆盖，无法清楚看到锁骨前、后缘时。
- 缝合骨膜覆盖钢板（图 2.10）。
  - 减少内固定物刺激，增强生物愈合，切口更美观。
- 检查确定锁骨上皮神经完好无卡压。
  - 降低术后神经疼痛风险。
- 缝合颈阔肌、皮下组织，行皮肤皮内美容缝合。
- 操作步骤示例见图 2.11。

术后护理

- 术后 6 周患肢佩戴吊带制动，前 2 周除洗澡外一直佩戴，2 周后外出和上学时佩戴，在家休息

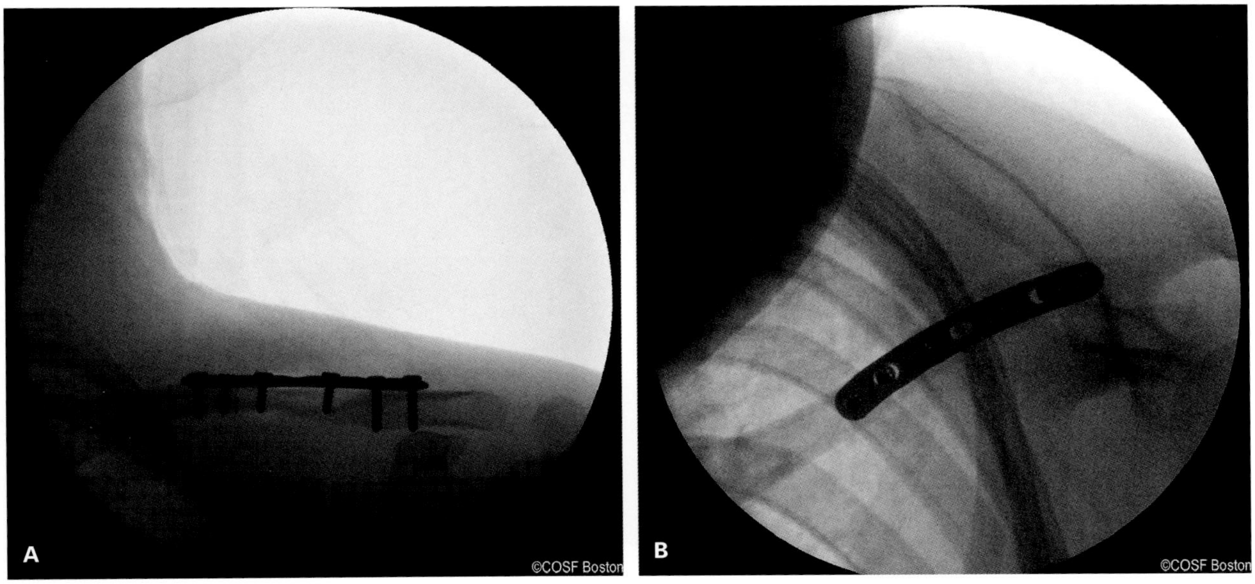

图 2.9 | （A、B）术后 X 线透视显示钢板和螺钉长度适宜

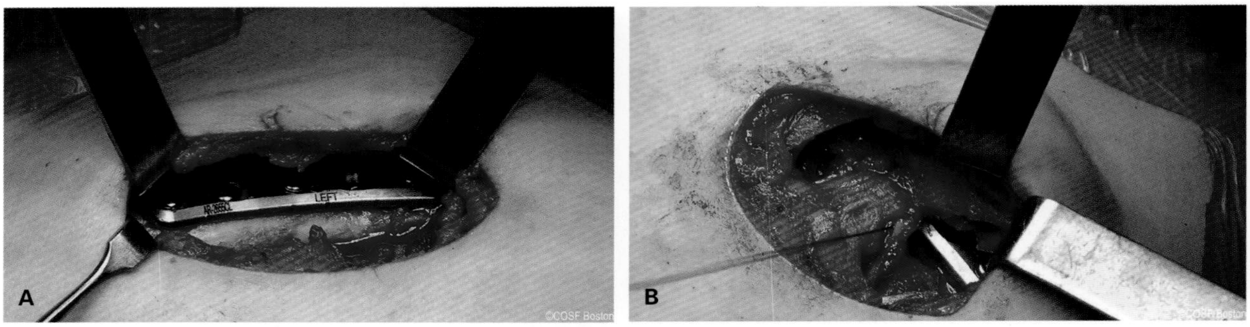

图 2.10 （A）钢板内固定后直视图。（B）钢板用骨膜和软组织覆盖

和睡觉时可取下。
- 术后 2 周检查切口，复查 X 线片。
- X 线片证实骨折晚期愈合后方可加强训练。
- 术后 6 周若骨折愈合良好，可恢复非接触性体育活动，但在完全康复前，应避免接触性运动和高跌倒风险的活动（如滑雪或踢足球）。
- 骨骼完全愈合，通常为 3~6 个月，之后可恢复接触性运动。

并发症

- 畸形愈合（图 2.12）。
  - 极少见（< 5%），但保守治疗中更常见。
  - 可发生重塑，因为锁骨骨化时间延迟在成年期。
  - 可通过切开解剖复位、稳定内固定来预防。

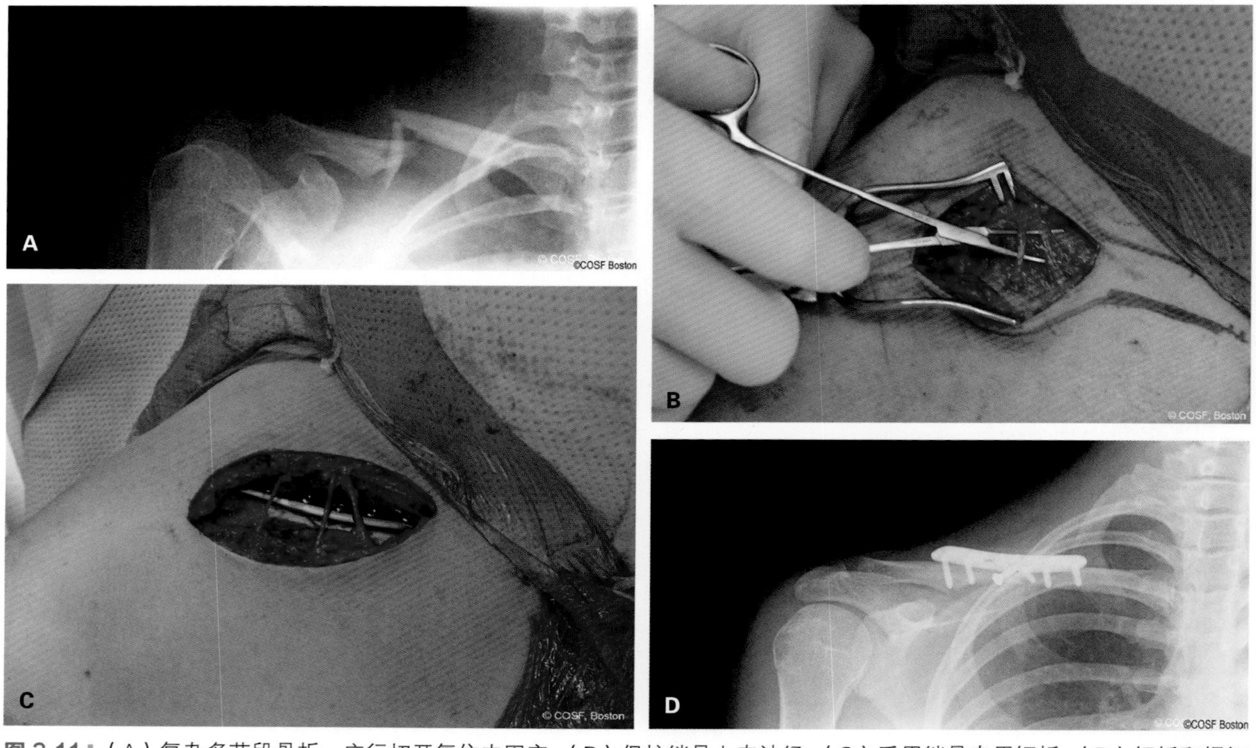

图 2.11 （A）复杂多节段骨折，应行切开复位内固定。（B）保护锁骨上皮神经。（C）采用锁骨专用钢板。（D）钢板和螺钉内固定后的 X 线片

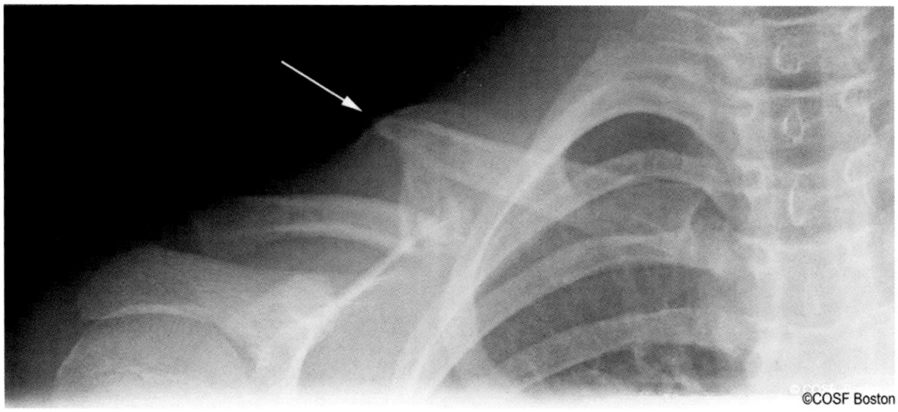

图 2.12 ‖ 锁骨干骨折畸形愈合（箭头）伴压迫性疼痛

- 对于持续性的、不随时间发生重塑的“痛性骨突”，可选以下方法治疗：
  - 开放截骨、延长或骨折端重新解剖对位内固定。
  - 切除骨突。
- 骨折不愈合。
  - 极少见（< 2%），但保守治疗中更常见（通常为肥大性骨不连）。
  - 切开复位内固定时可通过以下方法降低骨折不愈合风险。
    - 保持骨折块上的软组织附着。
    - 切开复位加压内固定。
    - 分离、保护、缝合骨膜，使骨膜下充分成骨。
  - 骨不连可引起神经血管撞击症状。
  - 通过切开复位加压内固定治疗（图 2.13）。
- 内固定物刺激。
  - 采用锁骨专用钢板系统和低切迹内固定技术来降低风险。
  - 如果刺激症状严重，取出内固定物。
    - 内固定物取出后存在再骨折的风险，因此要了解这种风险，取出内固定物到恢复接触运动的时间间隔应大于 3 个月。
    - 取出内固定物后要求长期风险规避。

锁骨远端骨折、肩锁关节脱位的治疗

大多数锁骨远端骨折、肩锁关节脱位应进行非手术治疗。嵌插进斜方肌的Ⅳ型锁骨远端后方骨折（图 2.14）需要行开放性手术治疗。在这些病例中，如果不被软组织肿胀所掩盖，移位的锁骨远端可在后方触及。X 线片通常显示锁骨远端与肩峰之间的间隙增大。CT 检查具有诊断价值。少见的是，Ⅲ型骨折伴骨折端明显移位（> 3cm）时情况严重，需要手术固定。在这些病例中常有皮肤被顶起。

器材

- 标准切开内固定器械。
- 如果需要缝合修复，选用 0 号或 2 号不可吸收缝线（根据患者年龄和体形选择）。
- 电钻，用于骨内缝合修复或内固定。

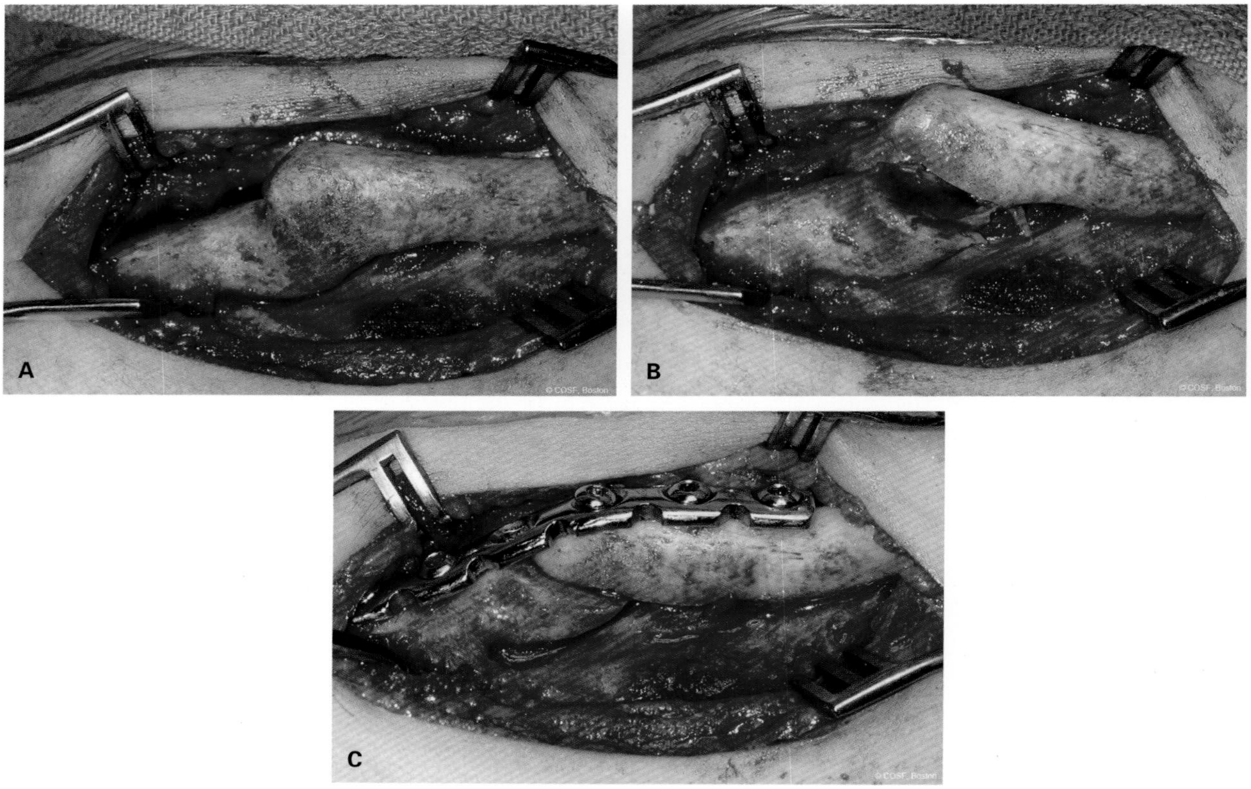

图 2.13 （A）畸形愈合术中视图。（B）从畸形愈合处断开。（C）延长和复位后钢板内固定

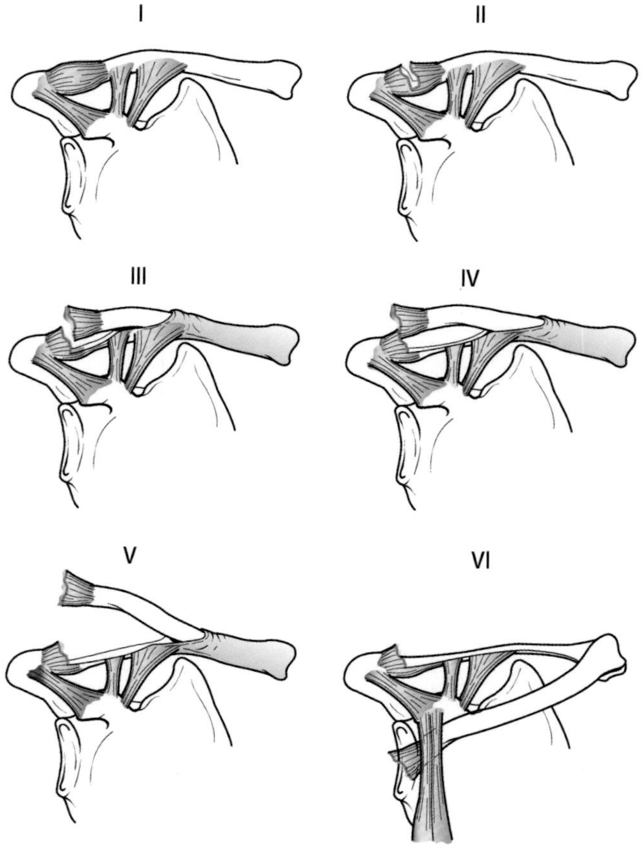

图 2.14 嵌插进斜方肌的Ⅳ型锁骨远端后方骨折的示意图

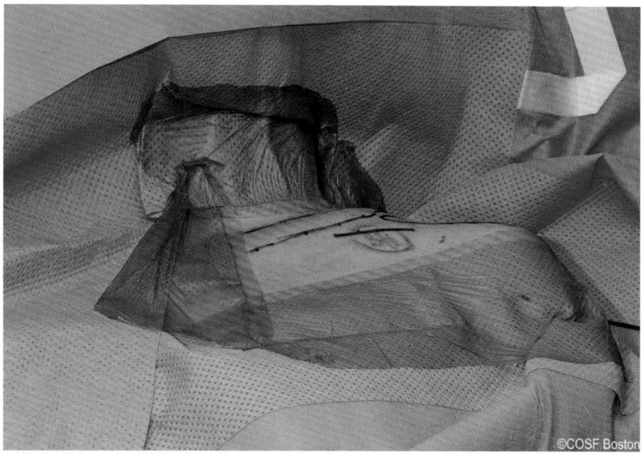

图 2.15 | 锁骨远端骨折、肩锁关节脱位切开复位内固定的术前准备视图

- 钢板系统，根据体形选择。
  - AO 2.0~2.4mm 钢板螺钉组合（可能更适用于锁骨较细的低年龄 / 身形瘦的患者）。
  - 2.7~3.5mm 锁骨专用加压钢板螺钉，常为锁定钢板。
  - 很少需要钩钢板。
    - 所有钩钢板固定的病例都需要愈合后二次手术取出钩钢板（避免对肩锁关节造成长期不良影响）。

定位

患者仰卧于可透X线手术床上，肩胛骨下放置衬垫。也可使用标准手术床，将其摆成沙滩椅体位（40°~50°），患者置于手术床中间更有利于锁骨X线透视（标准手术床侧边X线不可透）。作者建议采用45° 沙滩椅体位：（1）比完全坐姿时发生低脑血压或空气栓塞的麻醉风险低；（2）可减少颈部静脉充血；（3）手术显露、X线透视更充分；（4）显露骨折时可保护好臂丛神经和动脉（图2.15）。

手术入路

- 在锁骨远端和肩峰正上方做切口。
- 分离皮肤和皮下组织，向两侧牵拉，暴露破裂的肩锁关节或移位的骨折。
- 从锁骨远端未骨折一侧向骨折部位切开骨膜（从“正常”到“异常”）并尽可能小心地保留，以利于闭合切口（在年轻患者中，骨膜甚至可以起到“固定”作用）。
- 从斜方肌中取出嵌插的锁骨远端。

复位和固定技术

- 根据实际情况复位肩锁关节脱位或锁骨远端骨折。
- 如果可行，考虑骨内缝合修复，然后紧缩骨膜覆盖加固，通常适用于 12 岁及以下的男性或 11 岁及以下的女性。
- 缝合修复选择包括：
  - 当远端骨折块足够大时，在骨折远、近两端钻孔（可使用0.062mm克氏针、2mm或2.5mm钻头），缝线“8”字形穿过前方或双侧骨皮质。将肩带抬高到近乎解剖位置时，系紧缝线进行骨–骨膜缝合修复。

- 当远侧骨折块不够大时，在下方骨膜有喙锁韧带复合体附着的近端骨折块上双皮质钻孔。2条（如果需要更稳定，也可4条）游离缝线从下往上通过钻孔，采用“8”字形或Mason-Allen缝合法穿过这段骨膜。将肩带抬高到近乎解剖位置时，系紧缝线进行骨-骨膜缝合修复。

- 检查稳定性。
  - 如果稳定，完全缝合切口。
  - 如果不稳定，改为钢板固定。
- 如果缝合修复不可行（例如对于大龄青少年或严重粉碎性骨折的病例）或不稳定（通过稳定性试验确定），则采用钢板固定。
- 钢板固定选择包括：
  - 锁骨远端锁定钢板（在骨折远端提供数枚螺钉骨性把持）。
  - 当远端骨折块上骨量不足时，跨越肩锁关节铺设桥式钢板，肩峰和锁骨拧入螺钉。
  - 应在术后3~6个月行二次手术取出钢板（考虑到肩锁关节相对正常的生理活动度）。
- 钩钢板放置时凸缘与肩锁关节毗邻，钩插到肩峰下（很少使用）。
- 行术中X线透视检查。
- 逐层关闭切口。

术后护理

- 使用绷带包扎和吊带悬吊4周。
- 术后2周检查切口，肘部及以下开始轻度主动活动。
- 术后4周改为单一吊带。
- 术后6周，根据骨愈合程度开始肩关节活动，其他部位活动加强。
- 术后8~12周，全面加强锻炼。
- 术后3个月后恢复运动（未使用肩峰桥板或钩钢板），如果术后3个月没有看到完全骨性连接，要推迟运动。
- 如果钢板取出，至少保护6周，防止再次骨折。

参考文献

[1] Bae DS, Shah AS, Kalish LA, et al. Shoulder motion, strength, and functional outcomes in children with established malunion of the clavicle. J Pediatr Orthop. 2013;33(5):544-550.

[2] Heyworth B, May C, Carsen S, et al. Operative and non-operative treatment of adolsecent diaphysal clavicle fractures. Orthop J Sports Med. 2014;2(2 suppl):2325967114S00064.

[3] McKee RC, Whelan DB, Schemitsch EH, et al. Operative versus nonoperative care of displaced midshaft clavicular fractures: a meta-analysis of randomized clinical trials. J Bone Joint Surg Am. 2012;94A:675-684.

[4] Mehlman CT, Yihua G, Bochang C, et al. Operative treatment of completely displaced clavicle shaft fractures in children. J Pediatr Orthop. 2009;29:851-855.

[5] Suppan CA, Bae DS, Donohue KS, Miller PE, Kocher MS, Heyworth BE. Trends in the volume of operative treatment of midshaft clavicle fractures in children and adolescents: a retrospective, 12-year, single-institution analysis. J Pediatr Orthop B. 2016;25(4):305-309. doi:10.1097/BPB.0000000000000301.

第 3 章
肱骨近端骨折的手术治疗

Matthew D. Milewski

闭合复位经皮穿针固定（CRPP）

适应证

- 嵌插于肱二头肌内的难复性骨折。
- 骨骺接近成熟且移位明显的骨折，此处骨骼重塑能力较差，可引起干骺端畸形愈合并进一步肩关节撞击受限。

器材

- 光滑或带有螺纹的克氏针。
- 电钻。
- 用于切开、抓持和显露的小型器械包。
- 常规做好切开复位的准备，包括 Kolbel 牵开器在内的肩部牵开器械通常是必要的。
- C 臂机。

定位

- 体位。
  - 仰卧于可透 X 线手术床上，肩胛间突起。
  - 改良沙滩椅体位（图 3.1），另见第 2 章相关所述。
- C 臂机的准备与摆放（图 3.2）并用于：
  - 确定复位的可行性。
  - 固定的需要。
  - 骨折端复位和穿针固定时准确定位（沙滩椅体位时更为重要）。
- 手术区域要超过肩部，至同侧头部，以便在复位、穿针和 X 线透视成像过程中有足够的操作空间（通常采用麻醉体位，在这种体位下，头部略微转向对侧肩部）。
- 在对侧进行麻醉。
  - 复位时对头部进行圣诞树形状式保护和限制。
- “U”形巾自颈到胸、再到肩胛部将患侧整条手臂及肩包绕（图 3.3）。
- 之后的手术操作要求精准，时间将非常宝贵，所以这些准备工作很关键。
- 可用梅奥衬架来支撑手臂（也可以用气动机械臂支架，如 Trimano 或 Spider 支

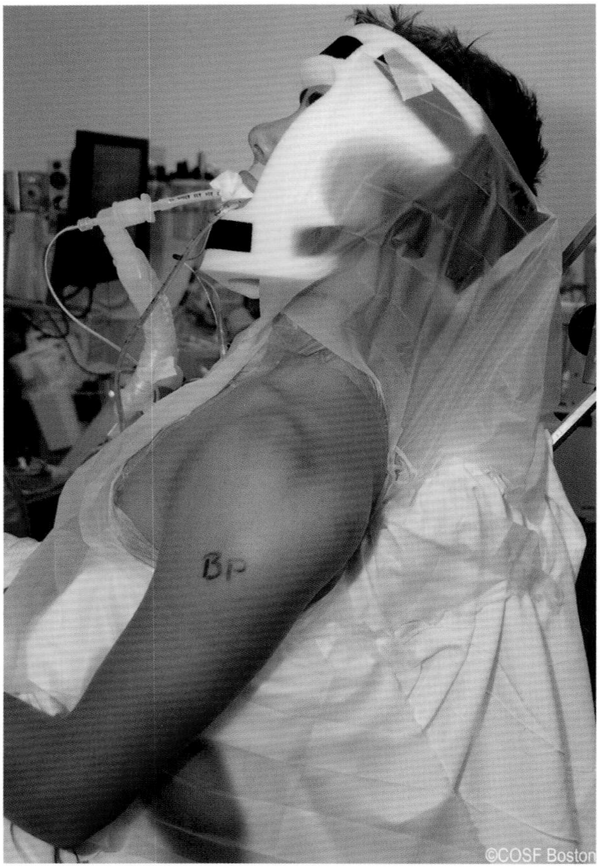

图 3.1 改良沙滩椅体位，行肱骨近端骨折闭合复位穿针固定或切开复位内固定

架）（图 3.4）。

复位和穿针技术

- 复位。
  - 远端骨折块因胸大肌、背阔肌和大圆肌的附着而内收、内旋。
  - 近端骨折块因冈上肌、冈下肌和小圆肌的附着而外展、外旋。
  - 纵向牵引上肢并外展、前屈和外旋，将远端骨折块向近端靠近。
  - 复位后骨折端很少是稳定的，除非骨折呈纽扣孔样从骨膜穿出，通过复位再回到骨膜内。
  - 放松牵引，若骨折端不稳定，则重新复位并穿针固定。
- 穿针。
  - 这比想象的要难得多。
  - 将克氏针对准皮肤表面由远及近地调整进针方向至所需的倾斜角度。
  - 使用 C 臂机检查正位上的进针路径并在皮肤上做标记（图 3.5）。
  - 皮肤入针点要离骨折端更远一点儿，这样克氏针易于从预期的骨皮质入针点穿入，其距离取决于患者的体姿和臂长（图 3.6）。
  - 再次 X 线透视确认进针路径前，要钝性分离软组织至骨质。稍长一点儿的切口和更深组织的分离会为调整骨皮质入针点提供更多的灵活性。
  - 使用电钻将克氏针穿入骨皮质（图 3.7），电钻头要比克氏针直径大一点儿。
    - 这样便于调整克氏针的穿入位置。
  - 将第 1 枚克氏针穿入肱骨头，但不要进关节。

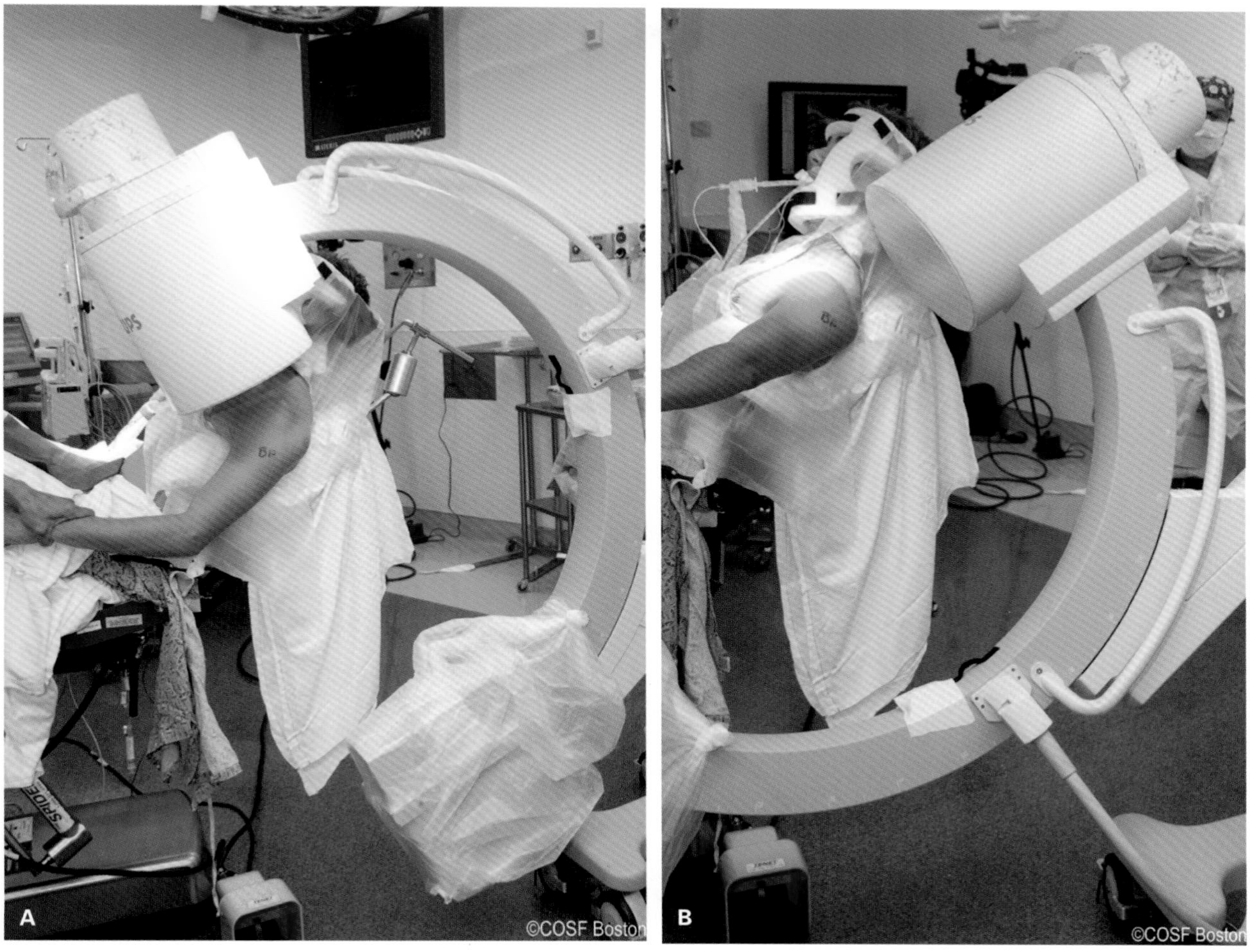

图 3.2 | （A、B）肱骨近端骨折穿针固定所需的正位 C 臂机摆放

- 可轻柔活动肩膀来确认。
- 第 2 枚克氏针尽可能与第 1 枚平行并有轻微的发散（图 3.8）。
- 再次 X 线透视检查克氏针的穿透度、位置和稳定性。多角度 X 线透视非常重要，因为克氏针有时已经在前方或后方穿透关节，但在常规正位上位置看起来还是很好的。可采用“针进–针退”，一种类似于股骨头骨骺滑脱（SCFE）用原位螺钉固定后检查螺钉位置的技术来

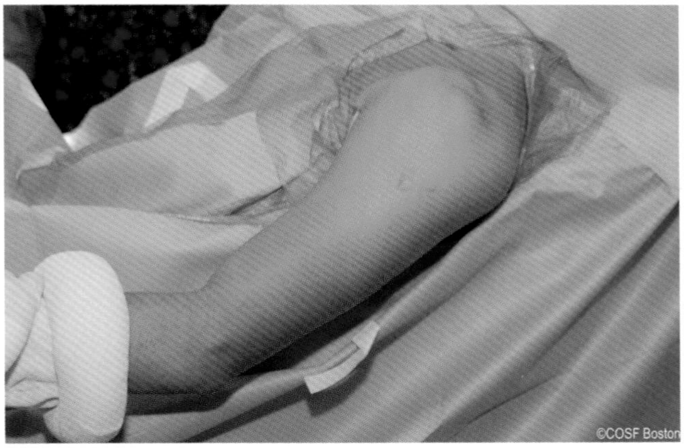

图 3.3 | 铺单范围包括整条手臂及肩部区域

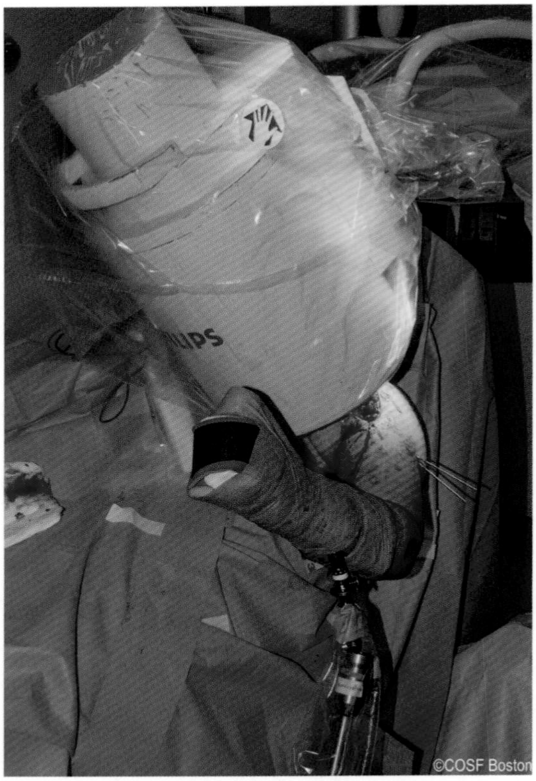

图 3.4 在气动机械臂支架的固定下对穿针部位进行正位 X 线透视

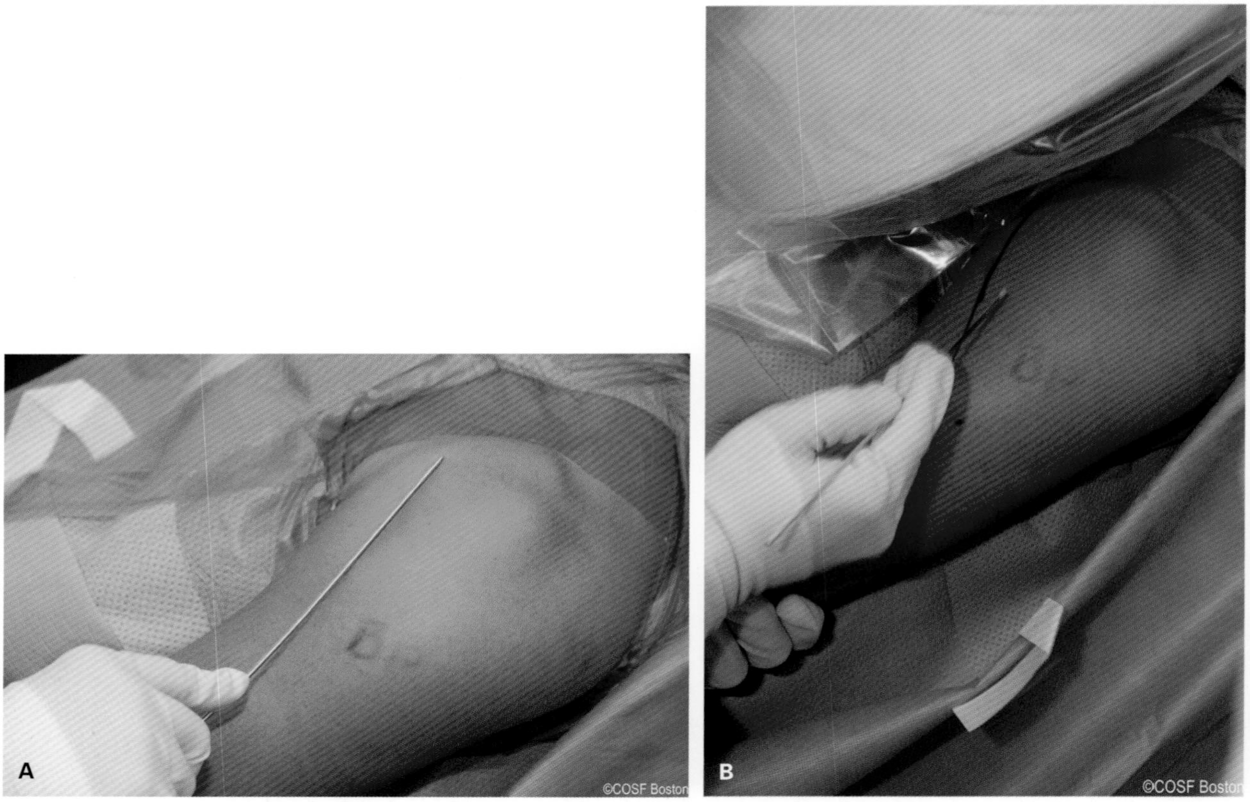

图 3.5 （A）体表标记第 1 枚克氏针的进针路径。（B）标记第 2 枚克氏针的进针路径

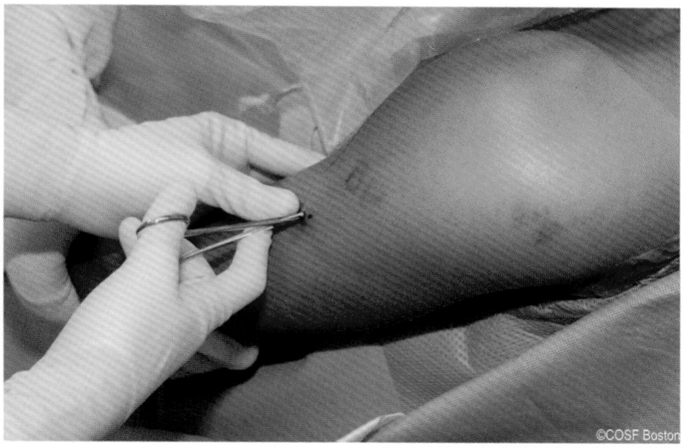

图 3.6 | 克氏针直接刺入皮肤到达骨质，皮肤入针点在计划的骨皮质入针点远端

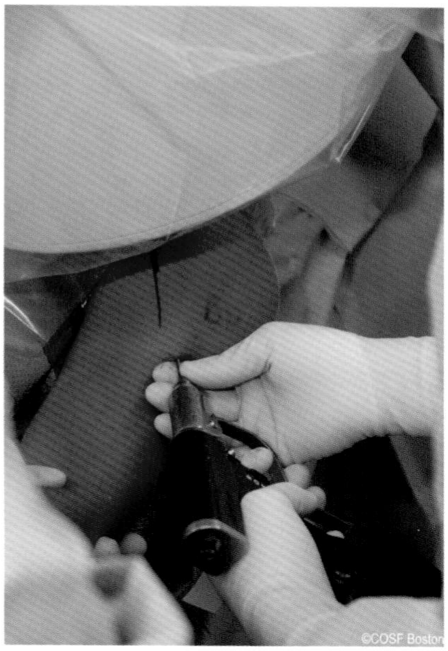

图 3.7 | 沿皮肤标记钻入光滑的克氏针

检查。带动手臂进行一系列的运动，包括内收、外展和内旋、外旋，以确保克氏针未穿入关节（图 3.9）。

- 一定要检查骨折端能否在内收位时保持复位的稳定性。
  - 如果不能，术后使用外展枕。
  - 如果能，使用吊带和绷带适当固定。
- 可将克氏针置于皮外，便于在处置室内拔除。
  - 针尾弯曲 > 90°，放置衬垫、包扎（图 3.10）。
- 如果克氏针带螺纹并（或）埋于皮下，一定要确保它足够深，不会随肿胀消除和开始活动而侵蚀皮肤。

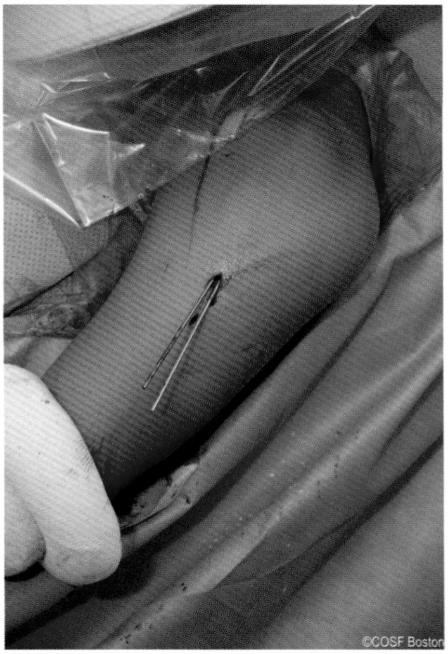

图 3.8 | 2 枚克氏针固定到位

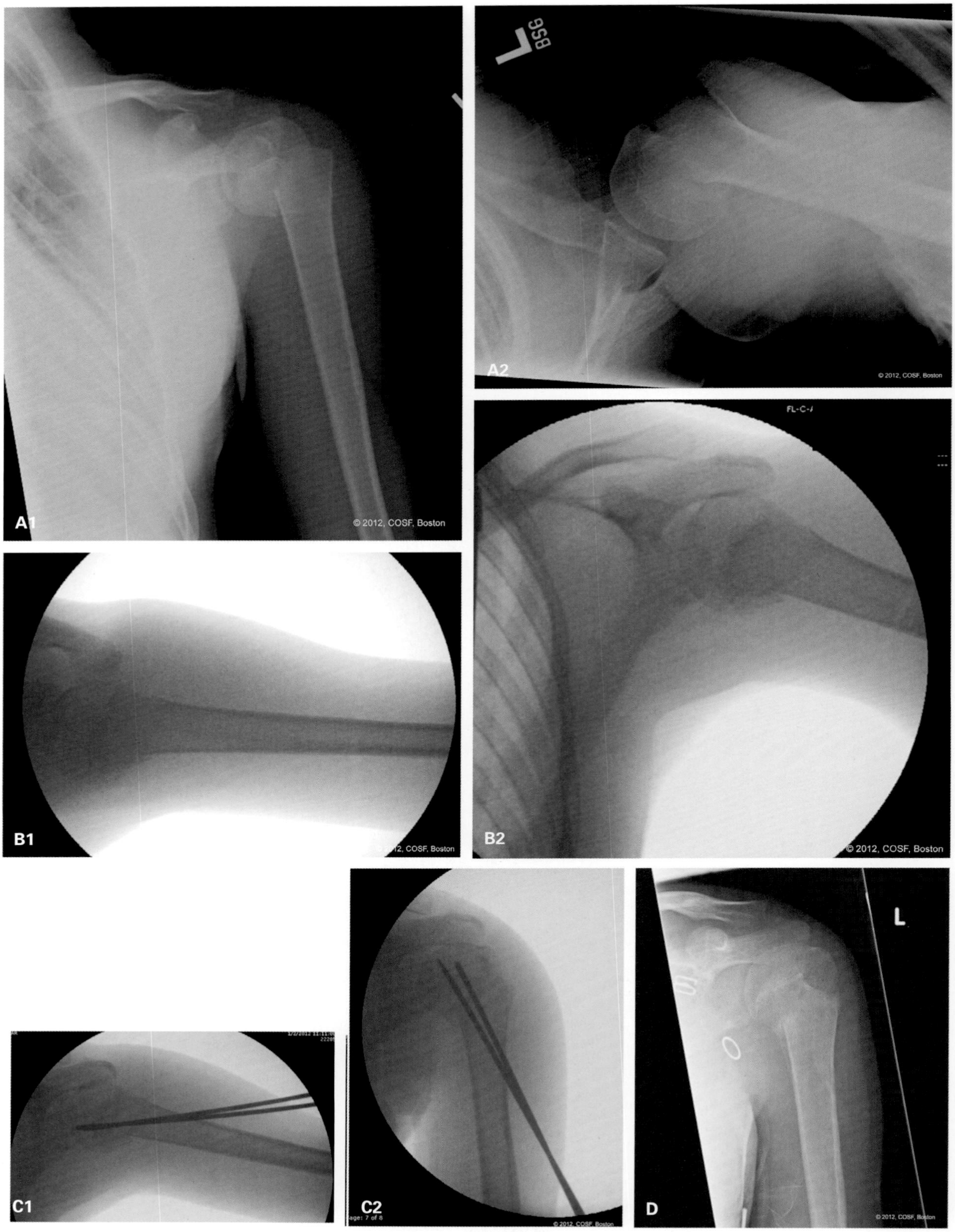

图 3.9 （A1、A2）依次为肱骨近端骨折的影像。（B1、B2）进行闭合复位。（C1、C2）经皮穿针。（D）待骨折愈合后拔除克氏针

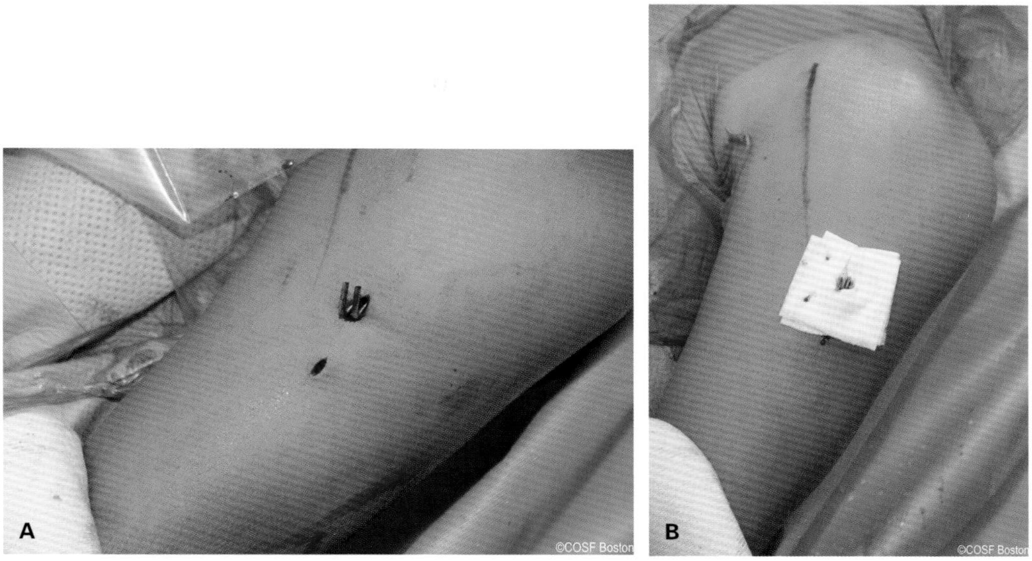

图 3.10 | （A）克氏针折弯，角度 > 90°，置于皮外。（B）在针尾周围覆盖 2cm × 2cm 的敷料

- 常需要于日间手术 X 线透视下取出。
- 通常为了促进术后康复和恢复完整的运动和力量，骨折端稳定后即拔针。

术后护理

- 使用吊带和绷带或外展枕固定 4 周。
- X 线片证实骨折愈合后拔除克氏针。
  - 通常在 4 周左右。
- 拔针后在家用吊带保护并轻柔活动 2 周。
- 术后 6 周开始行正规物理治疗和康复。

闭合复位弹性髓内针固定

应用于年龄稍大的不稳定、有移位的干骺端或骨骺骨折患者。

适应证

- 嵌插于肱二头肌内的难复性骨折。
- 骨骺接近成熟且有明显移位，无重塑能力，将导致肩关节活动受限、撞击或干骺端畸形愈合。

器材

- 钛制弹性髓内钉（TEIN）。
- 光滑克氏针。
- 用于切开和显露的手术器械包。
- 电钻。
- C 臂机。

定位（与 CRPP 相似）

- 体位。
  - 仰卧于可透 X 线手术床上，肩胛间突起。
  - 改良沙滩椅体位。
- C 臂机的准备与摆放用于：
  - 确定复位的可行性。
  - 固定的需要。
  - 骨折端复位和穿针固定时准确定位（沙滩椅体位时更为重要）。
- 手术区域要超过肩部，至同侧头部，以便在复位、穿针和 X 线透视成像过程中有足够的操作空间（通常采用麻醉体位，在这种体位下，头部略微转向对侧肩部）。
- 在对侧进行麻醉。
  - 复位时对头部进行圣诞树形状式保护和限制。
- “U”形巾自颈到胸、再到肩胛部将患侧整条手臂及肩包绕。
- 之后的手术操作要求精准，时间将非常宝贵，所以这些准备工作很关键。
- 可用梅奥衬架来支撑手臂（也可以用机械臂支架，如 Trimano 或 Spider 支架）。

复位和固定技术

- 复位。
  - 远端骨折块在胸大肌的作用下内收和内旋。
  - 近端骨折块的可能状况：
    - 在肩袖作用下前屈、外展、外旋。
    - 刺刀样改变或 X 线透视下见肢体短缩。
  - 纵向牵引上肢并外展、前屈和外旋，将远端骨折块向近端靠近。
    - 如果骨折端呈刺刀样畸形，可能需要使用肌松药和更大力量的牵引以使骨折远、近端长度恢复。
      - 很少需要切开复位。
- 弹性髓内针固定。
  - 由肱骨远端逆行穿针。
    - 上肢的生长发育约 80% 缘于肱骨近端骨骺，所以在闭合之前要进行保护。
    - 通常选择外侧入路，应用较细的克氏针或弹性髓内针。
      - 如果靠近鹰嘴窝，也可以选择后方入路。
      - 或者选择内、外上髁入路（从内上髁进入时要注意保护尺神经）。
    - 入针点 X 线透视定位。
    - 髓内针要选择合适直径（3~4mm），既满足 2 枚髓内针在髓腔峡部填充率为 60%~80%，又容易穿针。可术前在 X 线片上测量来确定髓内针型号。
    - 行皮肤小切口，钝性分离至骨质。
    - 预钻骨皮质孔（3.2~4.5mm）要略大于髓内钉直径，也可用开孔锥在骨皮质上缓慢开窗。
    - 斜向上进入干骺端，避免钻入骨皮质和鹰嘴窝。
    - 弹性髓内针要预弯。
      - 外侧入路时，2 枚髓内针中一枚预弯呈“S”形，另一枚呈“C”形，使其在骨折端发散（弓形相对）。

- 用“T”形手柄将 2 枚髓内针依次穿过髓腔峡部，到达骨折远端（轻柔的腕部动作或轻叩）。注意不要猛敲或猛击，否则髓内针可能会提前穿出骨皮质。还需要注意的是，髓内针柔性不同，针尖锋利程度也可能不同。
- 再次将骨折端复位、对线（如上所述）。
- 然后将 2 枚髓内针依次穿入肱骨头。
- 旋转使 2 枚髓内针发散、对齐。
  - 这可以矫正位移和成角。
- 不要过度牵引骨折部位。
- 多角度透视并活动患肢以检查髓内针的穿透度、位置及骨折端稳定性。
- 贴近骨皮质入针点剪断弹性髓内针。
- 缝合切口。

术后护理

- 使用吊带和绷带固定 4 周。
- 可早期轻柔活动，但术后 6 周内不能承重。
- 4 周后可在吊带保护下增加主动活动。
- 术后 6 周开始康复锻炼。
- 如果术后出现问题，通常在 6 个月后将髓内针取出。
- 防止再骨折。

不可复位的肱骨近端骨折的治疗

- 肱二头肌肌腱嵌顿、阻挡复位（图 3.11）。
  - 更糟的是，看似成功的闭合复位经皮内固定会随着患者醒后肱二头肌的主动收缩而失效。
- 需要手术探明问题所在并行切开复位内固定。
- 采用改良沙滩椅体位（同上）。
- 显露三角肌，以其远端为中心以利于处理骨折。
- 保护头静脉。
- 在骨折部位仔细行骨膜下剥离。
  - 经三角肌与胸大肌肌间隙进入。
  - 牵拉扩大术野。
    - 这时肩关节撑开器很有用。Kolbel 拉钩有助于牵开三角肌。大号钝性 Holman 或 Bennett 牵开器也很有用（尤其是用 X 线可透视）。
  - 保护腋神经后外侧支。
  - 保护旋肱前动脉升支外侧和毗邻的肱二头肌长头。
- 沿着肱二头肌长头从远到近进入骨折部位。
- 小心抽出肱二头肌长头，应当能沿着肱二头肌长头由远及近顺利到达肩胛盂上。
- 冲洗和复位骨折。
  - 可能需要清除嵌顿的骨膜（大龄患者往往会有一定数量的碎骨块），重新将骨折块复位回骨膜内，肩胛下肌及肱二头肌长头肌腱也尽可能解剖复位或修复（图 3.12）。
- 基于骨龄选择内固定方式：
  - 切开复位内固定可提供稳定的固定，并能于术后早期开展功能锻炼。

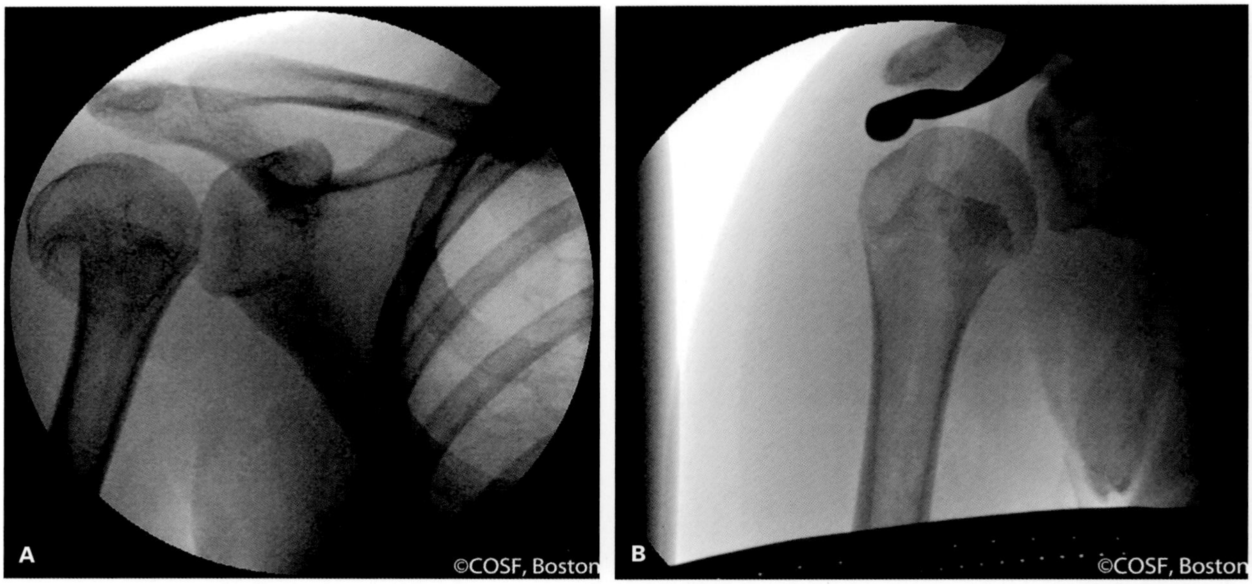

图 3.11 （A、B）1 例 15 岁的右利手女性患者，从马背上跌落后导致右侧肱骨近端骨折。（A）麻醉下闭合复位失败。（B）切开复位并移除骨折端嵌顿的肱二头肌肌腱

- 可选用肱骨近端解剖板或“T”形钢板，通常放置在外侧，远端用双皮质螺钉固定（图 3.13）。
- 对于骺板已闭合的大龄青少年患者，也可选用髓内钉。

- 如果患者年龄较小，骨骼发育不成熟，可选用闭合复位经皮穿针固定或闭合复位弹性髓内针

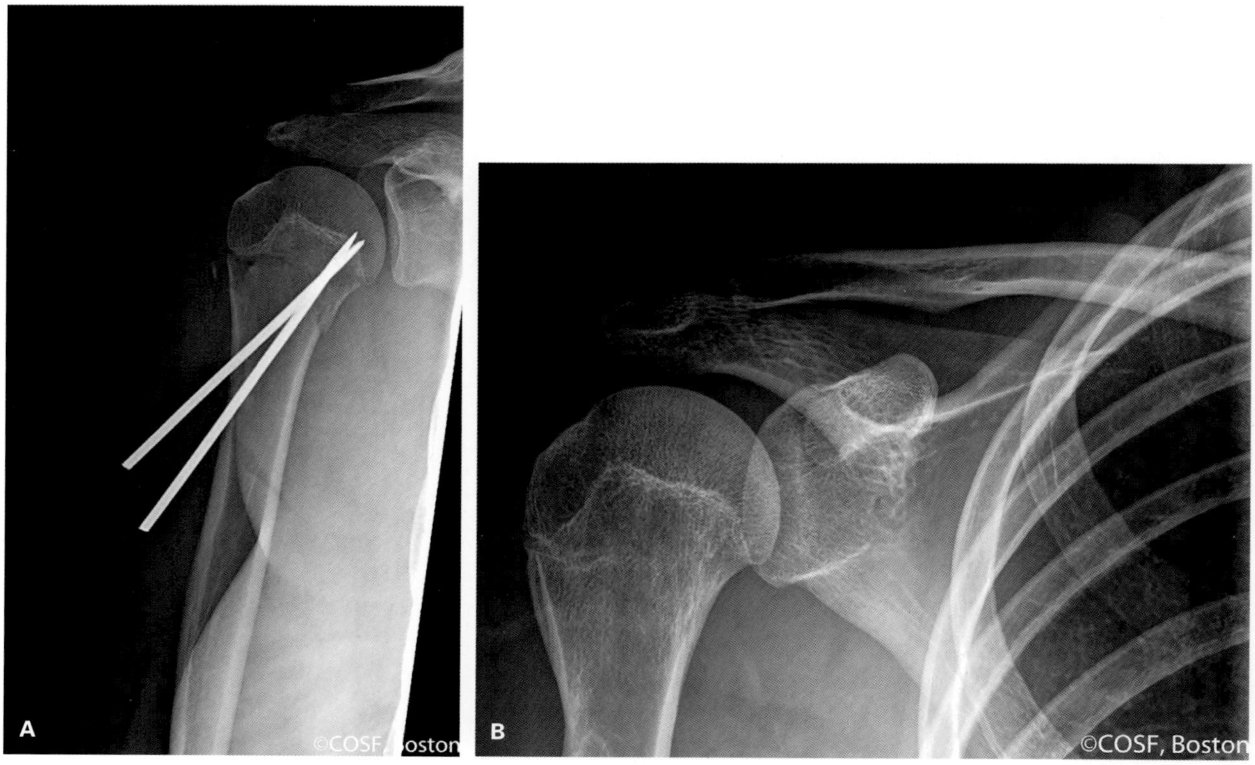

图 3.12 （A、B）1 位 15 岁的右利手女性患者，从马背上跌落后导致右侧肱骨近端骨折，行切开复位和经皮穿针固定。（A）术后 10 天正位 X 线片。（B）术后 5 个月拔除克氏针

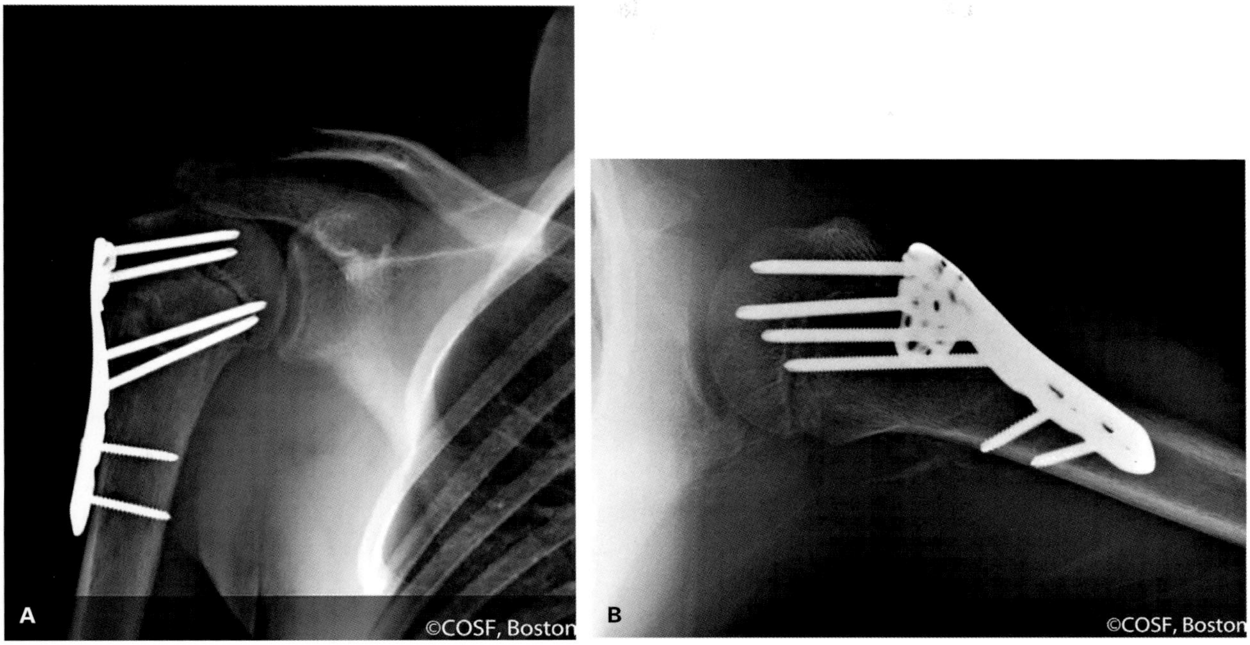

图 3.13 | （A、B）17 岁摔跤运动员右侧肱骨近端骨折后行切开复位锁定钢板内固定，术后 1 个月。（A）正位 X 线片。（B）腋位 X 线片

固定。
- 有些医生习惯在三角肌下放置 24~48h 引流管。
- 除了康复锻炼提前，切开复位内固定的术后护理与闭合复位弹性髓内针固定的术后护理相同。
  - 佩戴吊带和外展枕 2~4 周。
  - 术后即可开始活动，但 6 周内避免承重。
  - 术后 4~6 周可开始力量训练。

参考文献

[1] Canavese F, Athlani L, Marengo L, et al. Evaluation of upper-extremity function following surgical treatment of displaced proximal humerus fractures in children. J Pediatr Orthop B. 2014;23:144-149.
[2] Chaus GW, Carry PM, Pishkenari AK, et al. Operative versus nonoperative treat-ment of displaced proximal humeral physeal fractures: a matched cohort. J Pediatr Orthop. 2015;35:234-239.
[3] Dobbs MB, Luhmann SL, Gordon JE, et al. Severely displaced proximal humeral epiphyseal fractures. J Pediatr Orthop. 2003;23:208-215.
[4] Kraus T, Hoermann S, Ploder G, et al. Elastic stable intramedullary nailing versus Kirschner wire pinning: outcome of severely displaced proximal humeral fractures in juvenile patients. J Shoulder Elbow Surg. 2014;23(10):1462-1467.
[5] Lucas JC, Mehlman CT, Laor T. The location of the biceps tendon in completely displaced proximal humerus fractures in children: a report of four cases with magnetic resonance imaging and cadaveric correlation. J Pediatr Orthop. 2004;24:249-253.
[6] Pogorelic Z, Kadic S, Milunovic KP, et al. Flexible intramedullary nailing for treatment of proximal humerus and humeral shaft fractures in children: a retrospective series of 118 cases. Orthop Traumatol Surg Res. 2017;103:765-770.
[7] Rowles DJ, McGrory JE. Percutaneous pinning of the proximal part of the humerus. An anatomic study. J Bone Joint Surg Am. 2001;83-A:1695-1699.

第 4 章
肱骨干骨折的手术治疗

Brian Snyder

绝大多数儿童和青少年肱骨干骨折可以闭合治疗，包括 Holstein-Lewis 型及合并桡神经损伤的骨折。

适应证（应用弹性髓内针固定、切开复位内固定或外固定架治疗）

- 开放性骨折（图 4.1）。
- 漂浮肘。
- 广泛软组织损伤和缺损。
- 闭合复位后仍存在明显畸形：矢状面成角 >20°，冠状面成角 >30°，缩短 >3cm。
- 闭合复位后出现桡神经损伤（与肱骨干骨折相关）。
- 需拄拐行走的多发性创伤患者（与肱骨干骨折相关）。

骨折复位和固定方式的选择

- 钛制弹性髓内针（TEIN）逆行穿针固定。
  - 用于多发性创伤但肱骨干骨折对位对线尚可，不必担心桡神经在骨折端卡压。
- 切开复位钢板内固定。
  - 确认、松解和保护桡神经时为首选。
- 顺行刚性髓内钉。
  - 用于成人手术，很少用于骨骼未成熟患者，因为此类患者肱骨近端骨骺未闭合，且其为肱骨生长发育提供约 80% 的作用。
- 外固定架。
  - 最常用于：（1）合并重要软组织与血管损伤；（2）接近或完全离断。

特别注意

- 桡神经的状况。
  - 大多数与肱骨干骨折相关的桡神经损伤会在伤后 3~4 个月自然恢复，因此建议按时复查。
  - 很少有桡神经被卡在骨折部位或骨痂中（图 4.2）。
  - 在儿童患者中最早 3 个月，最迟 6 个月，如果还没有桡神经恢复的征象，则建议手术探查。
    - Tinel 阳性征象向远端推进。
    - 基于桡神经支配，由近及远桡侧腕长伸肌（ECRL）、桡侧腕短伸肌

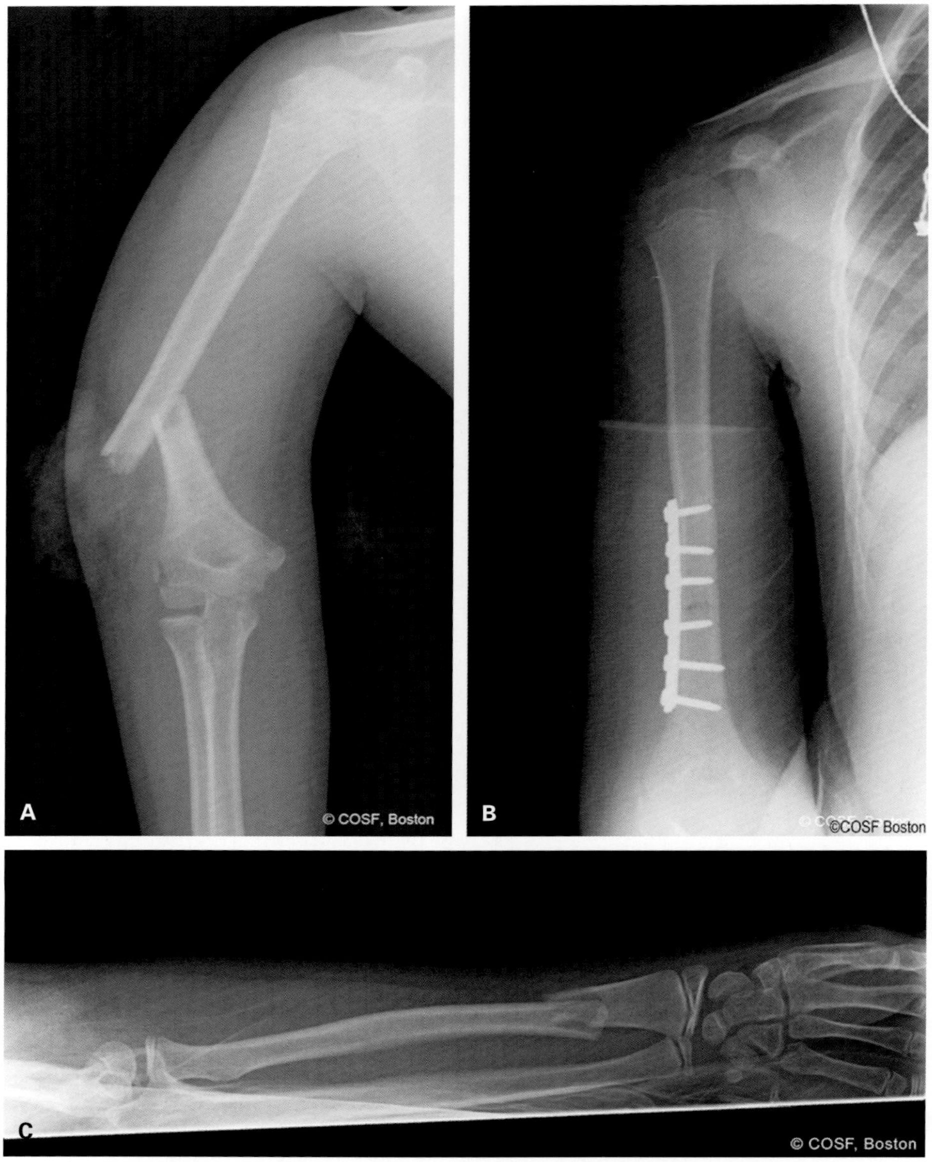

图 4.1 （A ~ C）合并前臂远端骨折的开放性肱骨干骨折，移位明显，行切开复位钢板和螺钉内固定（术中显露并保护桡神经）

（ECRB）、拇长伸肌（EPL）、指总伸肌（EDC）依次逐渐恢复运动。

- 在弹性髓内针内固定和切开复位内固定过程中要注意桡神经的位置。作者在骨折复位和固定前，通常先直接行桡神经探查和减压。
- 在闭合或切开复位内固定手术前、后，一定要检查患肢的运动和感觉功能并记录桡神经状况。

闭合复位弹性髓内针固定治疗肱骨干骨折

器材

- 钛制弹性髓内针（直径 3~4mm）。
- 如果可能行切开复位内固定，则备好相关器械。
- 电钻。

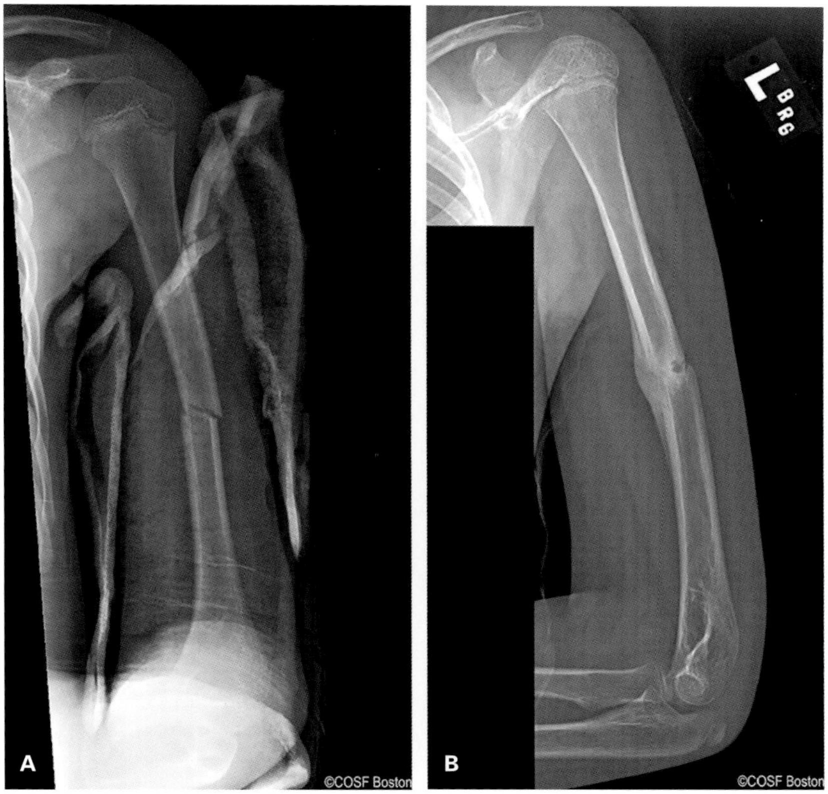

图 4.2 ▎（A）合并桡神经损伤的肱骨干骨折。（B）骨折愈合过程中出现持续性的桡神经麻痹症状，且骨痂透光区与桡神经卡压位置一致（Matev 征）

- C 臂机。

定位

- 患者仰卧于可透 X 线手术床上，患肢置于手术侧台上。
- 若需要，可使用无菌止血带。
- 将患者移到手术床边并保护其头部，以防牵引移动。
- 术者位于头侧。
- C 臂机从患儿足侧投射，与肢体平行，与手术侧台垂直。

复位和固定技术

- 肱骨远端逆行穿针。
  - 通常选择双针外侧入路，使用较细的克氏针或弹性髓内针（图 4.3）。
    - 如果靠近鹰嘴窝，也可以选择后上方入路（图 4.4）。
    - 或者选择内外侧入路（图 4.5）。
  - 入针点 X 线透视定位。
  - 选择合适直径（3~4mm）的髓内针，既满足 2 枚髓内针在髓腔峡部填充率为 80%，又容易穿针。
  - 做皮肤小切口，钝性分离至骨质。
  - 在骨皮质上预钻 1 个略大于髓内针直径的开口（3.2~4.5mm）。

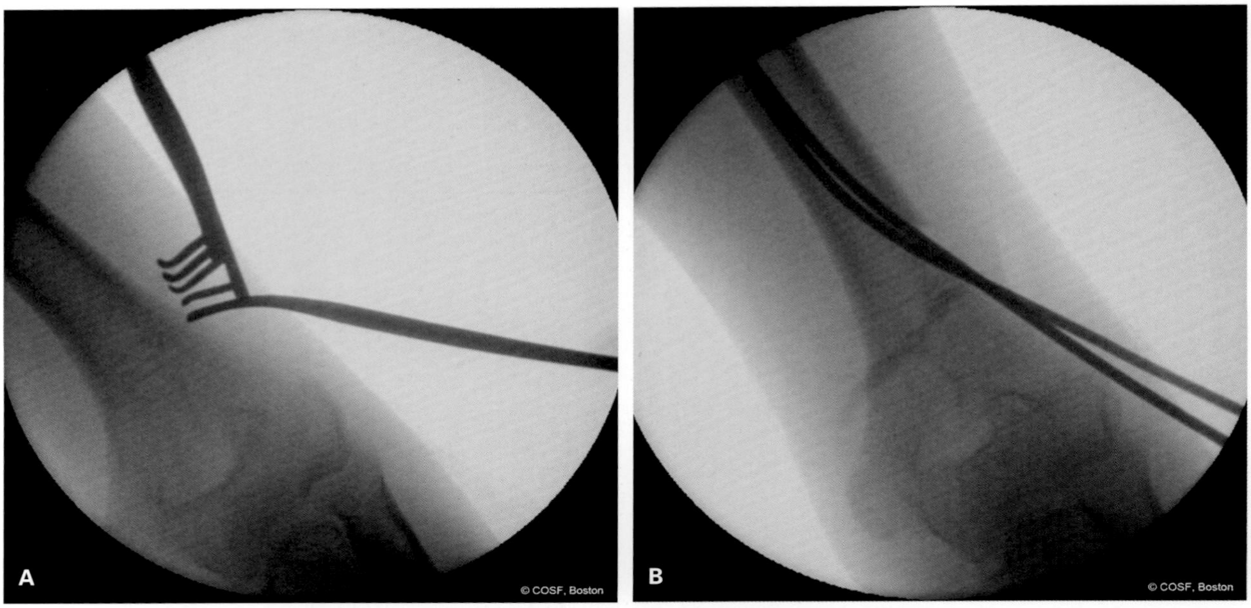

图 4.3 （A）拉钩显露侧方切口处的弹性髓内针进针部位。（B）X 线透视显示弹性髓内针位置

- 斜向上进入干骺端，避开骨皮质和鹰嘴窝。
- 预弯 2 枚直径相同的髓内针。
  - 外侧入路时，2 枚髓内针中一枚预弯呈“S”形，另一枚呈“C”形，使其在骨折端发散。
  - 内外侧入路时，2 枚均呈“S”形。
  - 做到 3 点弓形固定。
- 将 2 枚髓内针依次穿入，正好至骨折远端。
- 牵引矫正移位、成角及旋转畸形，使骨折端解剖复位。
  - 如果不可复位，出于对桡神经的考虑行切开复位（见下文）。

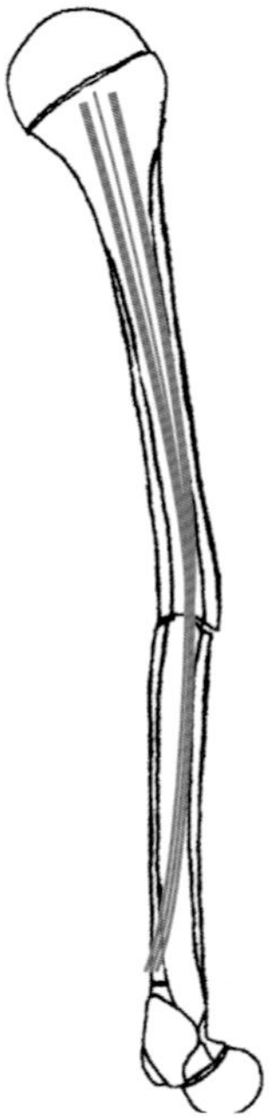

图 4.4 鹰嘴窝后上方入路，行闭合复位弹性髓内针固定示意图

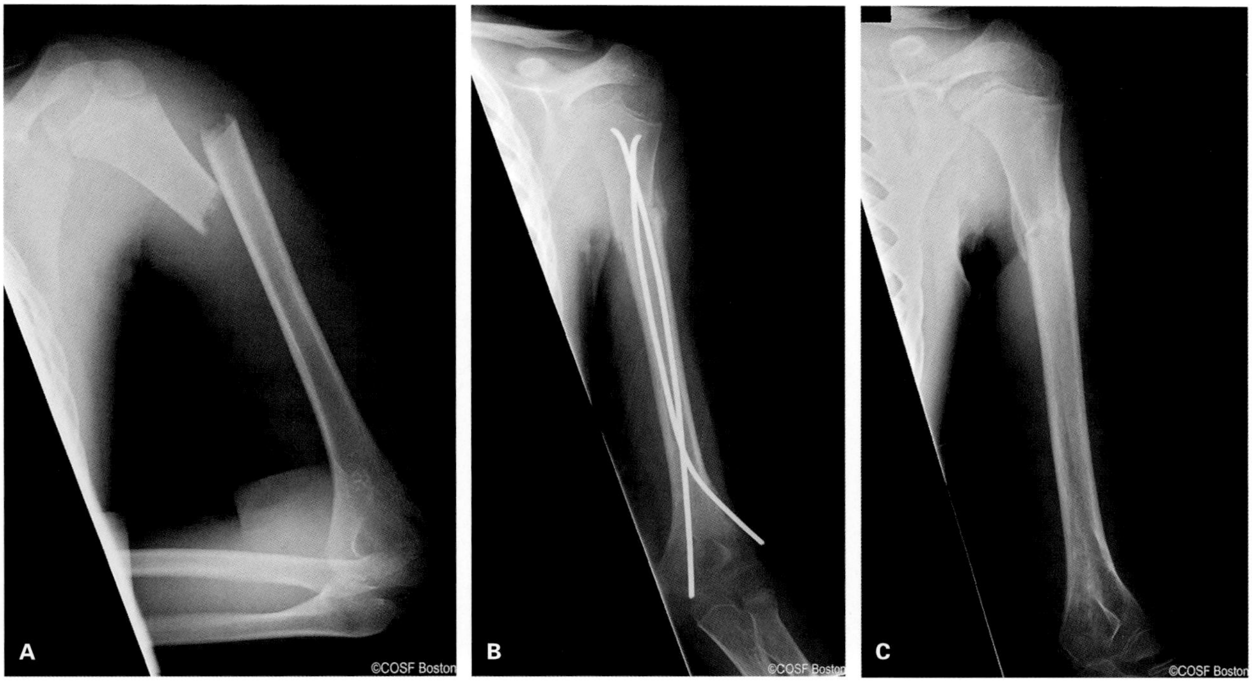

图 4.5 | （A）肱骨近端骨干–干骺端骨折。（B）通过内外侧入路行闭合复位弹性髓内针固定。（C）骨折愈合后取出内固定物

- 摆动或轻叩手腕通过“T”形手柄将 2 枚髓内针依次穿过骨折端。不要强行穿过，而是通过旋转使针尖位于髓腔中央，防止撞击骨皮质或从髓腔穿出。
- 旋转使髓内针发散、对齐。
- 不要过度牵引骨折部位。
- 多角度透视并活动患肢以检查髓内针的穿透度、位置及骨折端稳定性。
- 贴近骨皮质入针点剪断弹性髓内针。
- 缝合切口。

术后护理

- 使用吊带和绷带固定 4 周。
- 允许早期轻柔活动。
- 术后 4 周可在吊带保护下增加主动活动。
- 术后 6 周开始康复锻炼。
- 如果术后出现问题，通常在 6 个月后将髓内针取出。
- 防止再骨折。

切开复位钢板和螺钉内固定治疗移位的肱骨干骨折（图 4.6）

器材

- 3.5mm、4.5mm 动力加压钢板系统。
- 手术器械：
  - 神经探查 / 减压器械。
  - 骨折复位钳。
  - 电钻。

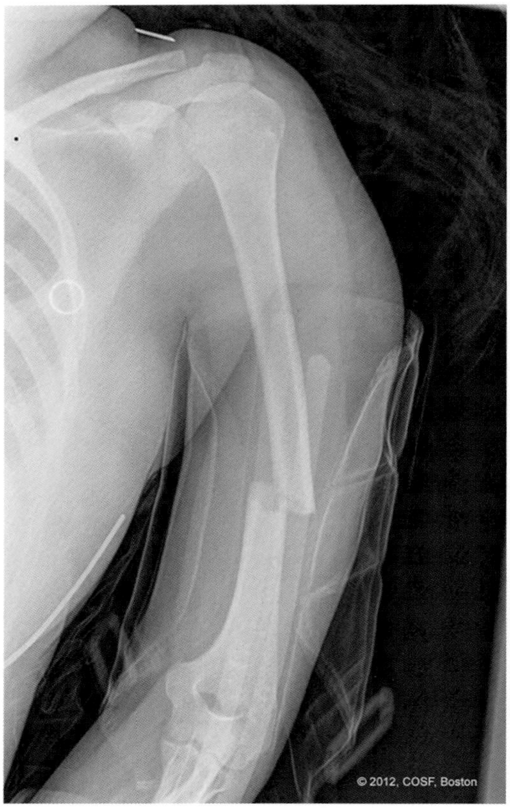

图 4.6 移位的肱骨干骨折

- C 臂机。

定位

- 患者仰卧于可透 X 线手术床，患肢置于手术侧台。
- 若需要，可使用无菌止血带。
- 将患者移到手术床边并保护头部，以防牵引移动。
- 术者位于头侧，助手位于足侧。
- C 臂机从手术侧台边进入并与之平行，与患者垂直。
- 若选择后外侧入路，患者可取俯卧位。

手术入路

- 前外侧延长入路。
  - 近端起自三角肌间隙，沿肱二头肌外侧缘，远端进入肱肌肱桡肌间隙。
  - 无法直接显露桡神经，有牵拉损伤的风险。
- 后外侧延长入路（推荐）。
  - 桡神经可被识别、减压、松解和保护（图 4.7）。
  - 切口以断端为中心，其长度至少可满足 6 孔钢板固定。
    - 应用 X 线透视确定断端，并将钢板放置在皮肤上来确定切口长。
  - 切至筋膜层，将皮肤、皮瓣向两侧拉开。
  - 后至外侧肌间隔，纵向切开肱三头肌腱膜。
  - 从远到近小心地将肱三头肌外侧头拉起。

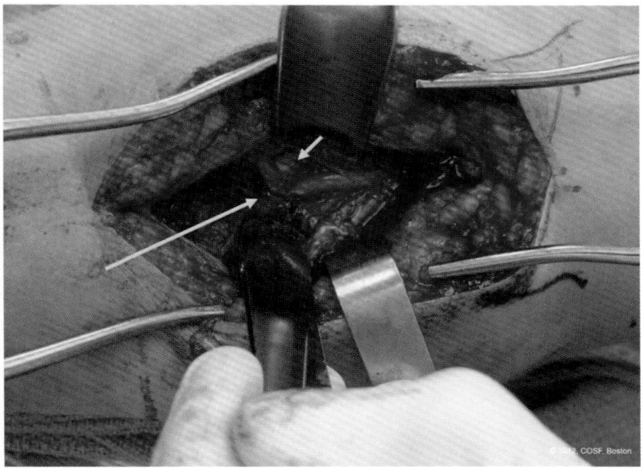

图 4.7 | 切开显露后见桡神经在骨折端卡压（箭头）

- 找到桡神经并进行减压（图 4.7）。
  - 前臂后皮神经更表浅，通向桡神经。
  - 桡神经在脂肪组织中与回旋支血管伴行。
  - 桡神经近端起自肱三头肌腱膜的顶端。
  - 在肱骨中、下 1/3 交界处穿经外侧肌间隔。
  - 从近到远将桡神经仔细解剖，确保其在骨折端无扭结弯曲或卡压。
  - 用血管环将桡神经无张力环绕保护，避免处理骨折时损伤。使用缝线固定血管环，勿用血管钳。

复位和固定技术（图 4.8）

- 从骨折端开始进行骨膜下剥离。
- 要保护前内侧的正中神经–肱动脉、后内侧的尺神经。
- 选用深拉钩，确保桡神经无张力。
- 应用加压钳复位骨折。
- 应用 X 线透视确认断端解剖复位。
- 选用合适尺寸（直径与长度）的动力加压钢板，并采用双皮质固定。若使用髓内钉，将其穿过骨折端进入对侧髓腔。

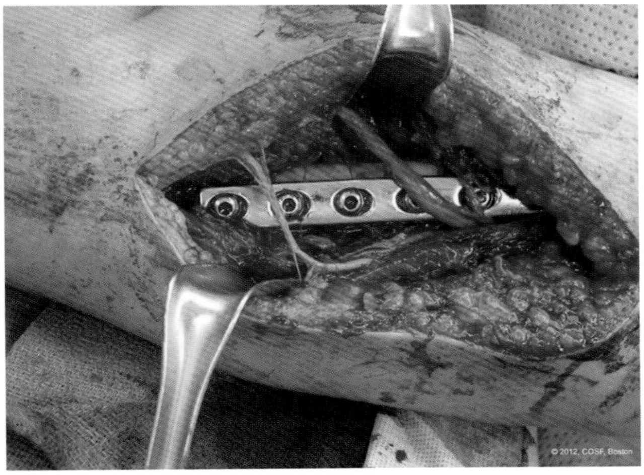

图 4.8 | 切开复位钢板和螺钉内固定，在缝合软组织前对桡神经进行减压

- 应用冠、矢状面 X 线透视检查骨折端及钢板是否对齐，包括旋转。
- 检查肘关节的活动度。
- 尽可能修复骨膜将钢板覆盖。
- 将桡神经复位（图 4.8）。
  - 检查活动时内固定物是否对桡神经构成干扰或者拴系，若是，则予以解决。
- 行皮下及皮内缝合。

术后护理

- 术后前 2 周用肘关节铰链支具锁定。
- 接下来 4 周渐进性活动。
- 术后 6 周拆除支具，开始康复强化。
- 术后 6 周恢复运动。

特殊情况

肱骨远端骨干–干骺端交界性骨折（图 4.9）的治疗

- 对这一类骨折无论保守治疗还是手术治疗都是一个挑战。
- 少见，常继发于直接暴力的高速创伤。
- 常因支具或石膏固定不稳定而导致畸形愈合，且重塑可能性低。
- 手术干预：
  - 闭合复位经皮穿针内固定。
    - 穿针方向较标准肱骨髁上骨折治疗的穿刺方向更直立。
    - 为防止骨折部位折弯、旋转，必须内、外侧穿针。

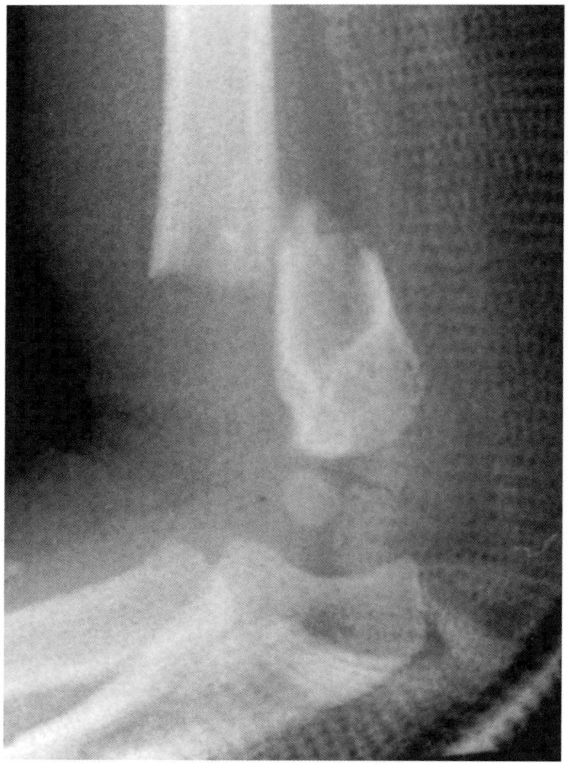

图 4.9 肱骨远端骨干–干骺端交界性骨折，移位明显且不稳定

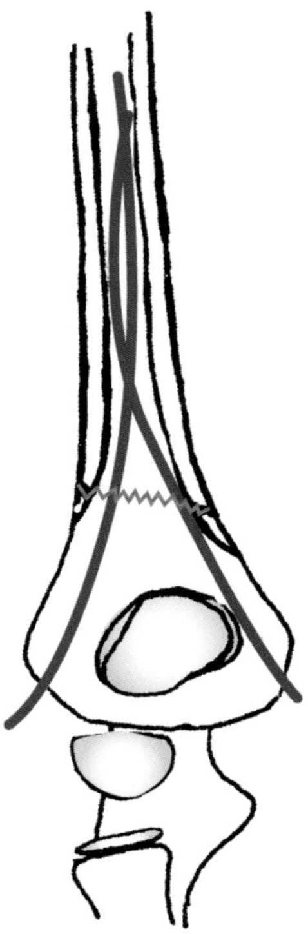

图 4.10 ‖ 闭合复位髓内针固定示意图

- 闭合复位髓内针固定（图 4.10）。
  - 同样需要内、外侧进针。

并发症

- 桡神经损伤。
  - 合并急性神经损伤，解决神经问题显然是重中之重。
    - 是否需要手术探查以及何时进行。
    - 期待自然恢复。
    - 但等待时间不要太长。
      - 如果没有桡神经恢复的征象，最长等待时间为 6 个月（图 4.11）。
  - 若问题出现在治疗中，切不可忽视。
    - 手术过程中没有显露、游离桡神经时要尤其注意（图 4.12）。

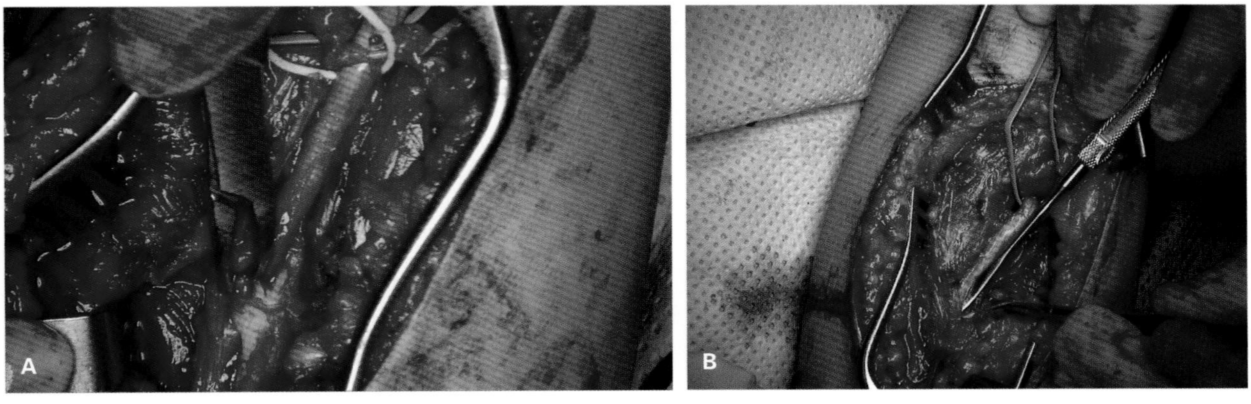

图 4.11 ‖（A）桡神经被包绕在骨折端骨痂内。（B）松解桡神经

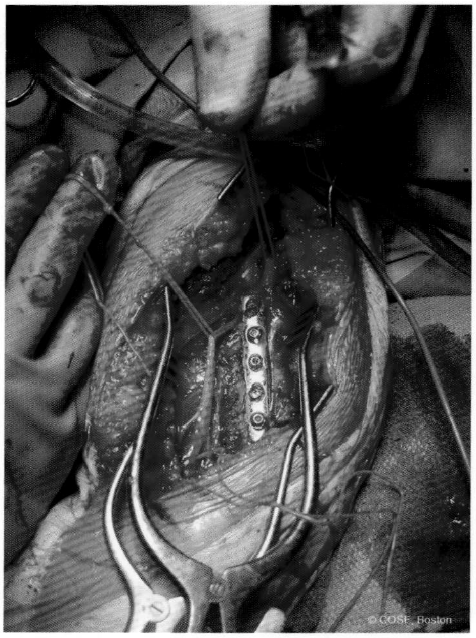

图 4.12 ▌切开复位内固定后，桡神经被钢板卡压

- 畸形愈合。
  - 在治疗肱骨干骨折中并不常见。
  - 更多的是在肱骨远端骨干-干骺端交界性骨折中存在这种风险。

参考文献

[1] Ouyang H, Xiong J, Xiang P, et al. Plate versus intramedullary nail fixation in the treatment of humeral shaft fractures: an updated meta-analysis. J Shoulder Elbow Surg. 2013;22:387-395.

[2] Pogorelic Z, Kadic S, Milunovic KP, et al. Flexible intramedullary nailing for treatment of proximal humerus and humeral shaft fractures in children: a retrospective series of 118 cases. Orthop Traumatol Surg Res. 2017;103:765-770.

[3] Shao YC, Harwood P, Grotz MR, et al. Radial nerve palsy associated with fractures of the shaft of the humerus: a systematic review. J Bone Joint Surg Br. 2005;87:1647-1652.

[4] Sarmiento A, Kinman PB, Galvin EG, et al. Functional bracing of fractures of the shaft of the humerus. J Bone Joint Surg Am. 1977;59:596-601.

第二部分
肘关节

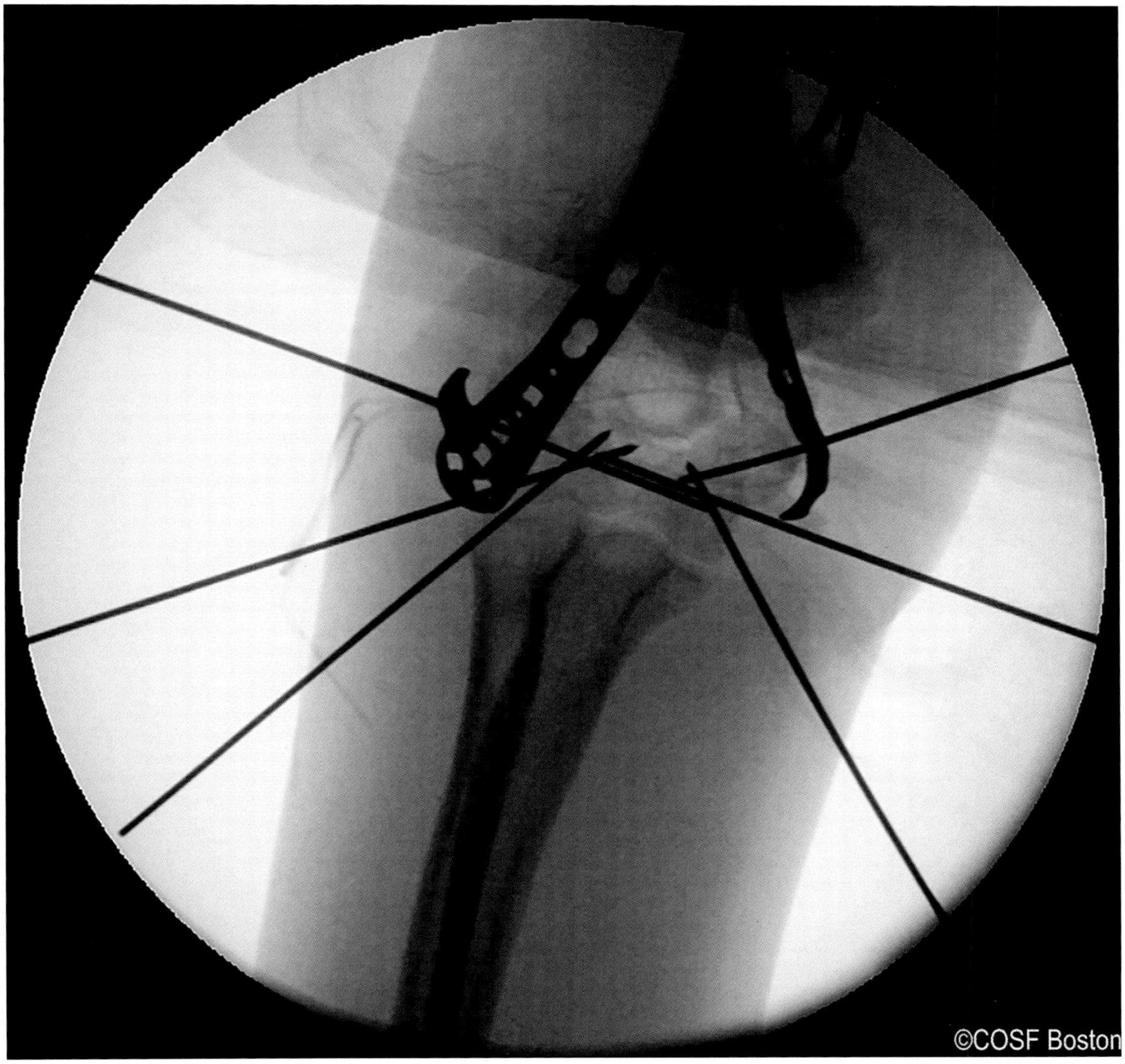

第 5 章
肱骨髁上骨折的手术治疗

Peter M. Waters

适应证

- 有移位的骨折（图 5.1）。
- 开放性骨折。
- 血管、神经损伤。
- 漂浮肘。

骨折复位与固定方式的选择

- 闭合复位经皮穿针固定（CRPP）。
  - 2~3 枚克氏针桡侧穿针固定（图 5.2）。
  - 交叉穿针固定。
    - 尺侧穿针时注意避免损伤尺神经。
  - 切开复位内固定（ORIF）。

特别关注

- 血管损伤：
  - 苍白无脉手。
  - 血管功能障碍手。
  - 粉红无脉手。
- 神经损伤：
  - 正中神经损伤。
    - 完全损伤。
    - 仅骨间掌侧神经（AIN 运动支）损伤。
  - 桡神经损伤。
  - 尺神经损伤。
  - 复合神经损伤。

伸直型肱骨髁上骨折的治疗

闭合复位经皮穿针固定

器材

- 如果患儿体重 <20kg，使用直径 1.5mm 的克氏针。

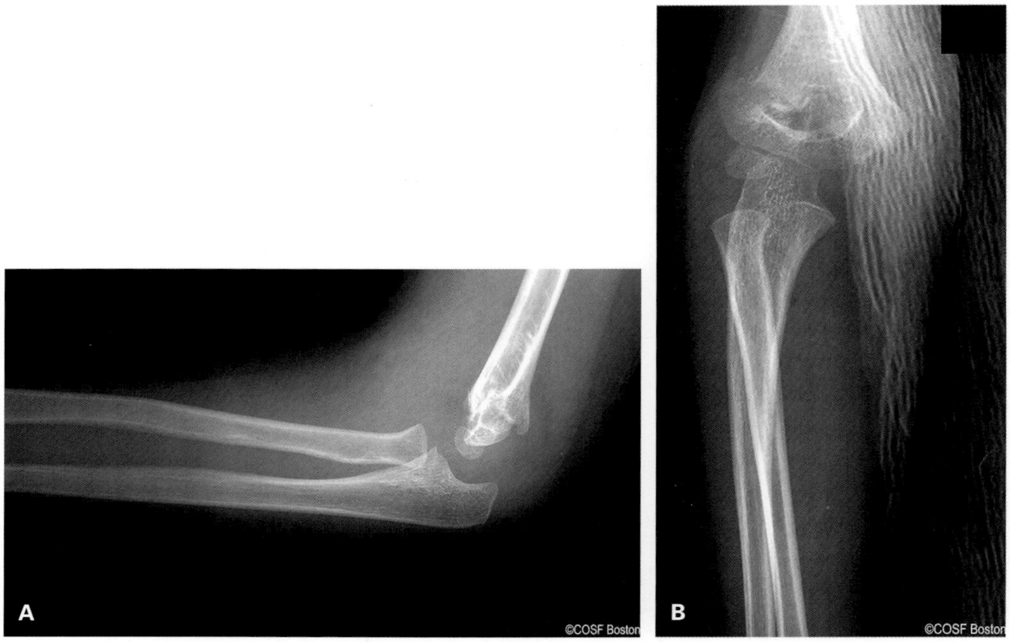

图 5.1 （A）Gartland Ⅱ型伸直型肱骨髁上骨折矢状位 X 线片。（B）冠状位 X 线片显示骨折远端桡骨偏移畸形

- 患儿体重 >25kg 时，采用直径 2.0mm 的克氏针。
- 做好需要行 ORIF 的一切器材准备。
- C 臂机。
- C 臂机增强器作为施行 CRPP 的操作台。

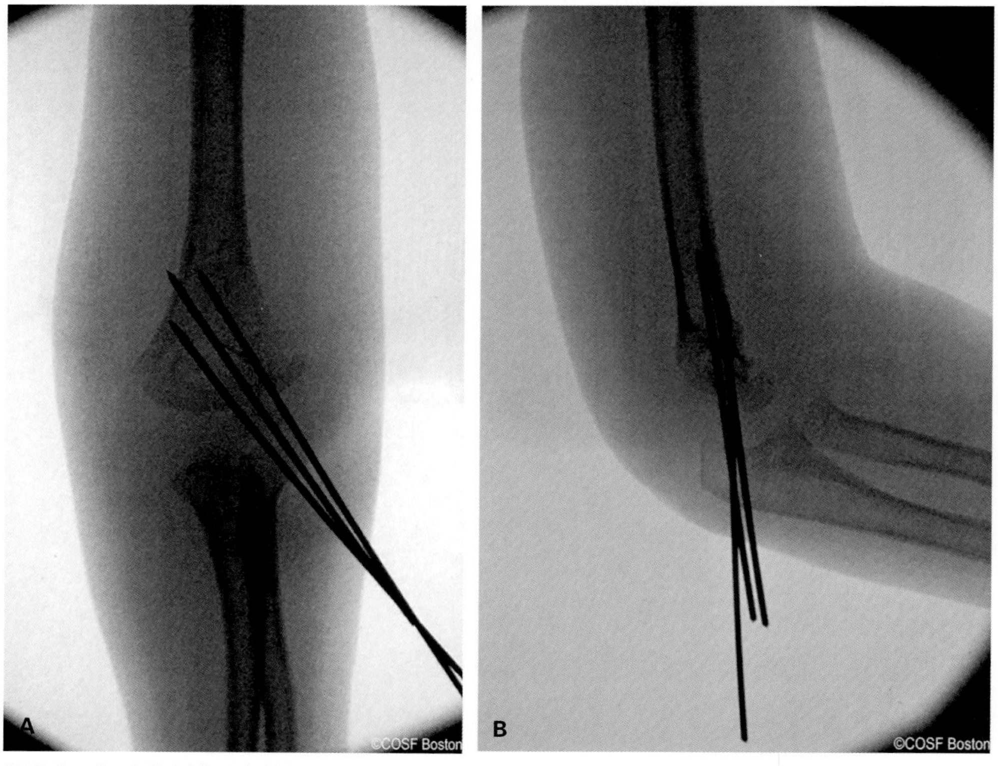

图 5.2 （A）桡侧扇形穿针的 CRPP 冠状位 X 线影像。（B）桡侧穿针的矢状位 X 线影像

- 准备动态心电图机和血氧饱和度监测仪。
  - 术前要检查动态心电图机和血氧饱和度监测仪是否能正常工作。
- 如果术前无脉或存在血管功能障碍，需要准备显微器械。

定位

- 将患儿肩膀置于手术台边缘，在复位过程中，始终要保护患儿头颈部的安全。
  - 对于年龄偏小的患儿，将其肩膀置于手术台边缘，对于确保获得满意的图像非常重要。
- 将其手臂放在 C 臂机的增强器上，通过反复调整获得满意的图像（图 5.3）。
- 如果复位满意，立即在 C 臂机的增强器上施行 CRPP。
  - 复位不满意或复位后仍然无脉或存在血管功能障碍，则施行 ORIF，必要时进行血管重建术。
  - 如果需要行血管重建术，首选静脉移植。
- 在施行 CRPP 前铺无菌巾单（图 5.4）。

闭合复位伸直型肱骨髁上骨折

- 在屈肘 30° 位下纵向牵引（图 5.5），获得冠状位 X 线影像。
- 根据骨折原始位移方向，通过向内侧或外侧推挤骨折远端，复位冠状面移位（图 5.6）。
- 如果肘前出现皮肤瘀斑和皮肤“凹陷征”（图 5.7），需以“挤牛奶”的方式（图 5.8），松解穿透肱肌的骨折端。

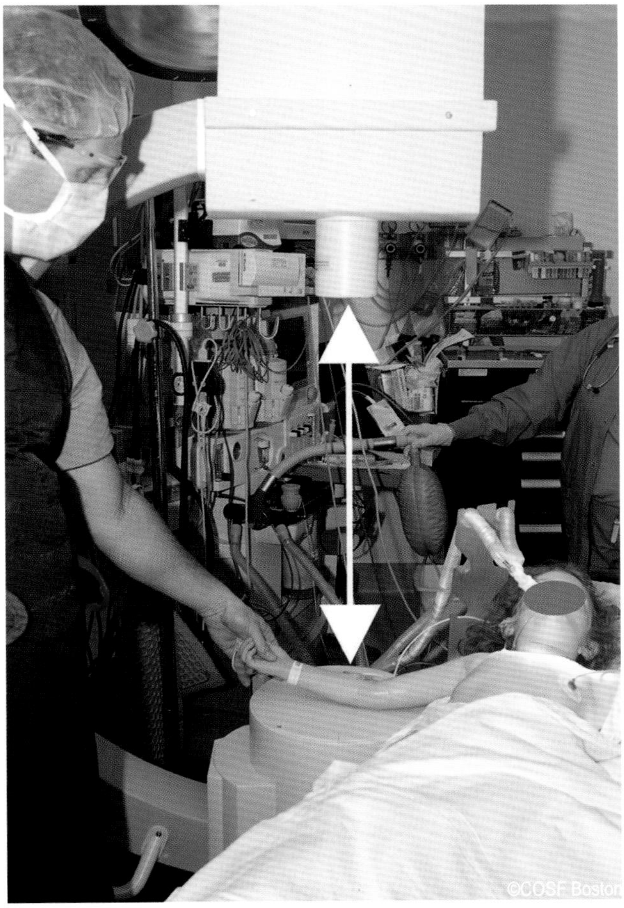

图 5.3 | C 臂机 X 线增强器作为手臂支撑台，施行 CRPP

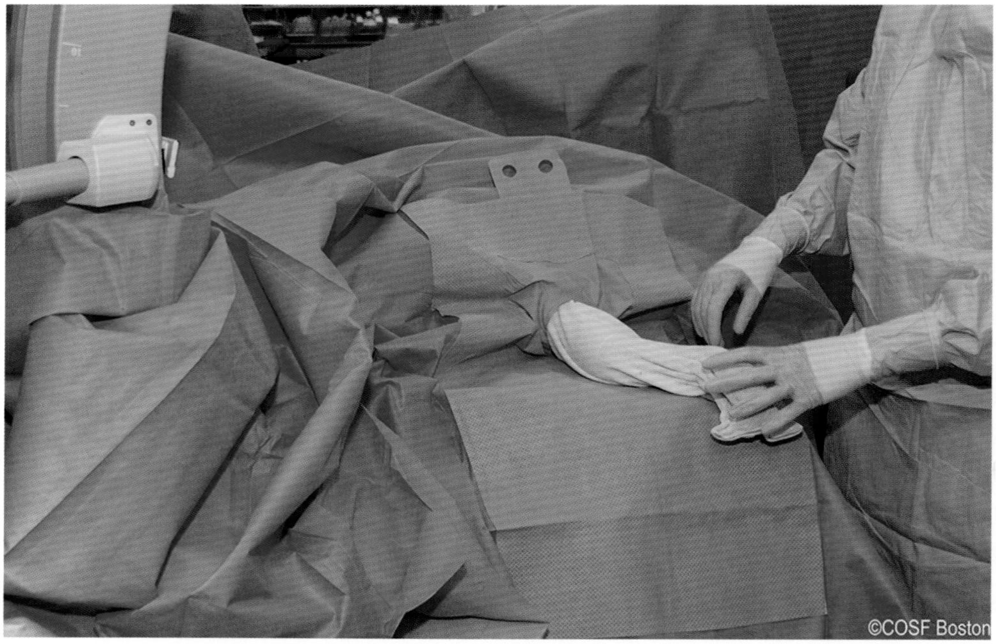

图 5.4 ▌手臂放在铺好无菌巾单的 C 臂机增强器上

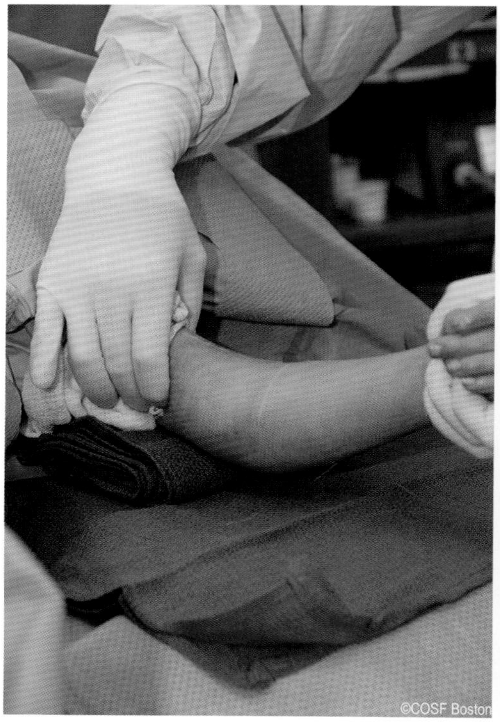

图 5.5 ▌在屈肘 30° 位下牵引复位

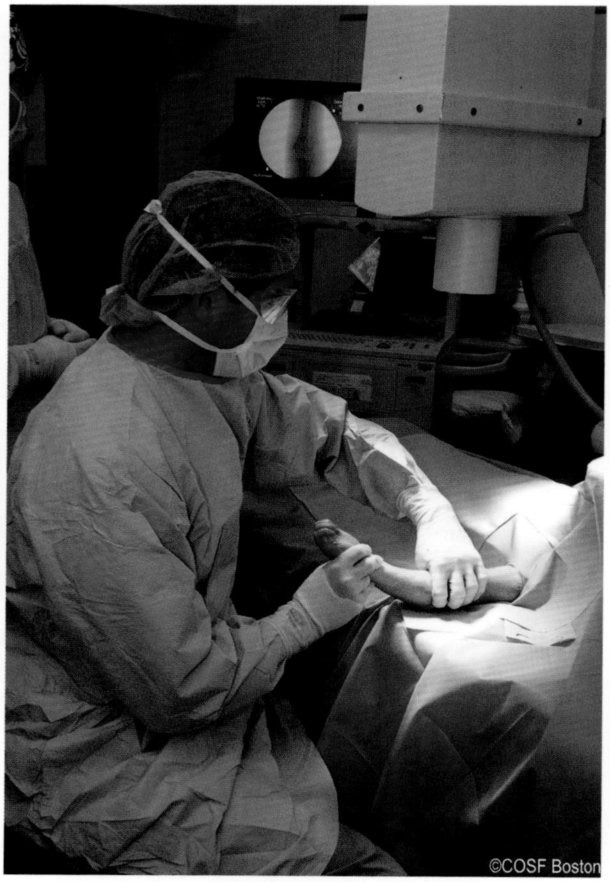

图 5.6 ▌屈肘复位前，要矫正冠状面的成角和侧方移位

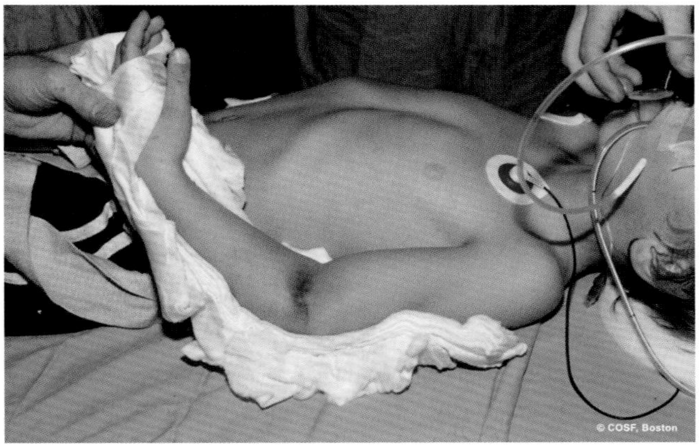

图 5.7 | 伸直型肱骨髁上骨折的肘关节前方出现皮肤瘀斑和皮肤“凹陷征”

- 将拇指置于尺骨鹰嘴上，同一手的其余手指握于肱骨远端的前方。
- 向尺骨鹰嘴施压的同时轻轻屈肘，直到完全屈曲（图 5.9）。
  - 应轻松达到屈肘 130° 或以上。
  - 如果不能完全屈曲肘关节，说明骨折没有完全复位，需要重新操作。
- 最终复位后，使前臂处于旋前位（因为内翻损伤多见，而外翻损伤少见）。
- 屈肘位 X 线透视肱骨远端，评估是否解剖复位。
  - 通过旋转肩部而不是前臂获得标准冠状位和矢状位 X 线片，以便观察肘关节的内、外侧柱的影像（图 5.10）。
- 先要保持骨折端复位的稳定，并外旋上臂来获得肱骨远端的矢状位影像。保证骨折端复位的同时，获得矢状位影像的关键步骤是：需要完全屈肘并握住上臂和前臂，使之作为一个整体进行外旋。因为，这对维持肱骨髁上解剖复位十分重要（图 5.11）。
  - 如果没有复位，就重新操作。
  - 如果还无法复位，就准备切开复位。

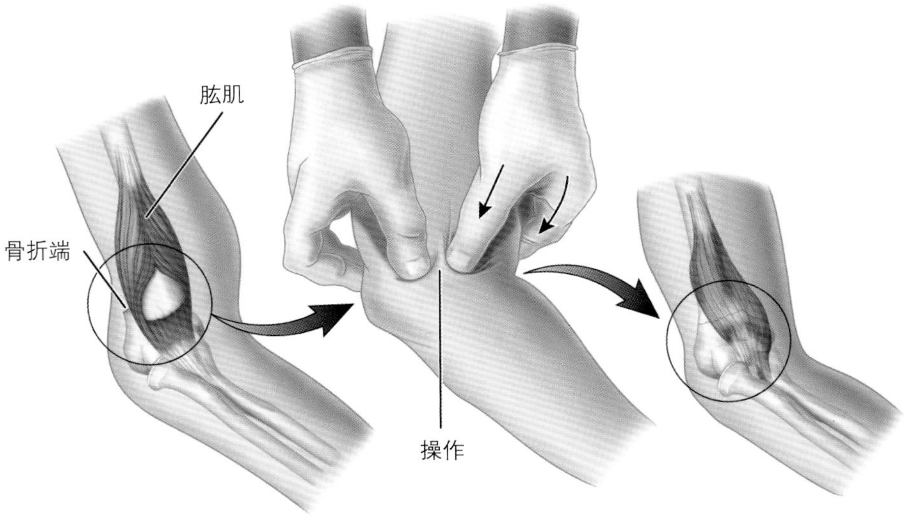

图 5.8 | 图解说明：骨折端从肱肌中松解出去的“挤牛奶”操作

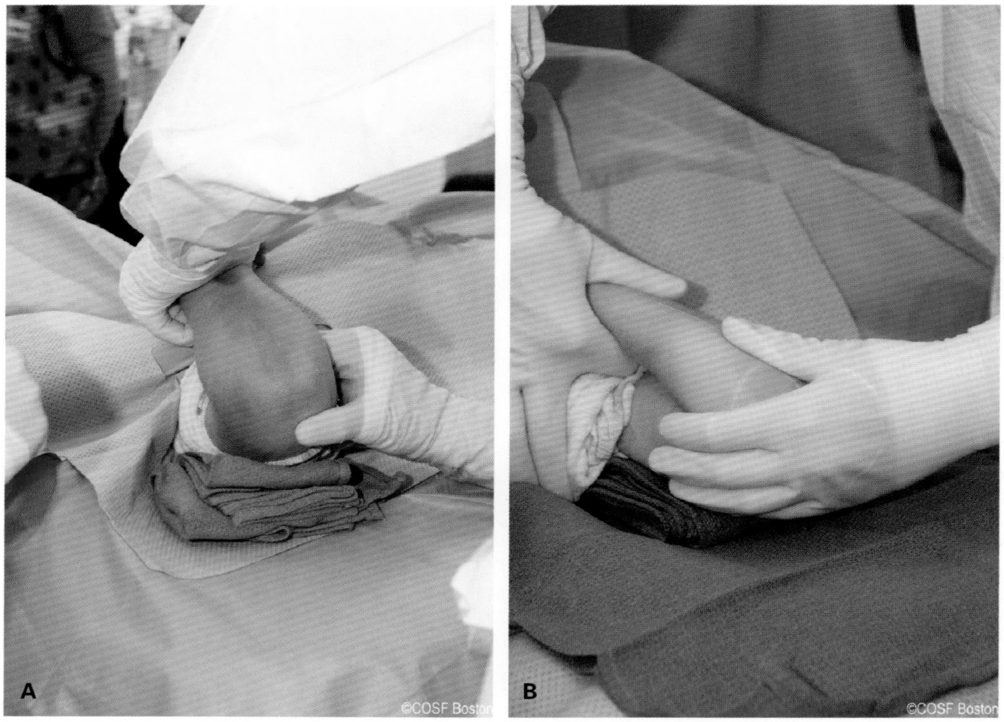

图 5.9 ▮（A）置于肱骨远端前方的手指下压骨折近端，同时拇指在尺骨鹰嘴上施加压力，随后轻柔地屈肘，矫正骨折矢状面移位。（B）前臂旋前，完全屈肘位的闭合复位视图

经皮穿针固定伸直型肱骨髁上骨折

- 肘部完全屈曲，前臂旋前（有时需要旋后才能有助于解剖复位），上臂置于 C 臂机增强器上，标记计划进针点（图 5.12）。
- 徒手持针（直径 2.0mm）穿透肱骨小头软骨区的皮肤，并行 X 线透视检查（图 5.13）。

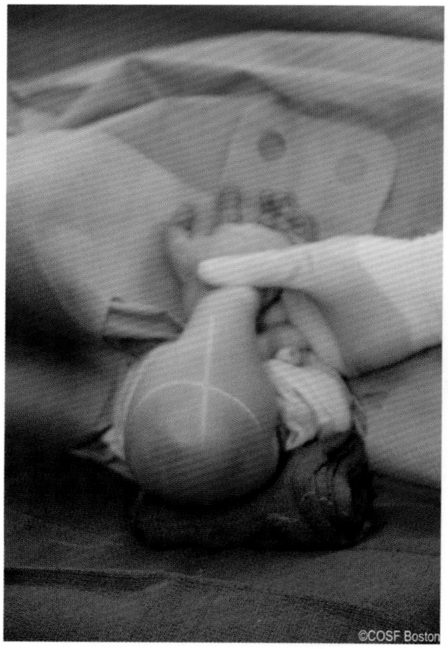

图 5.10 ▮ X 线透视肱骨远端正位，评估是否完成复位

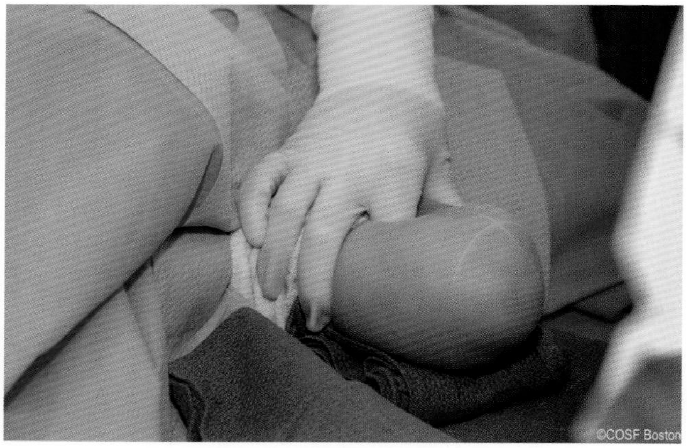

图 5.11 ▮ X 线透视肱骨远端的侧位影像，评估是否复位。为了防止再移位，所有操作都通过肩部外旋来完成

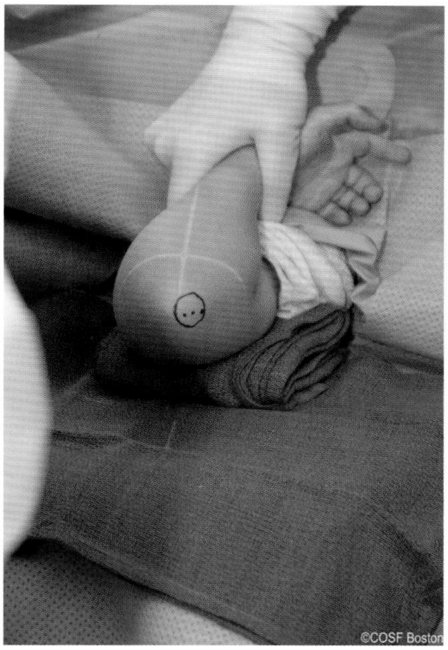

图 5.12 | 在正位用笔在肱骨外髁上标记 3 个进针点

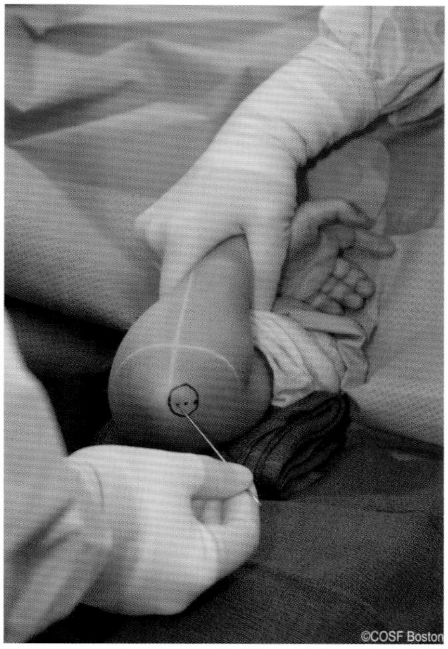

图 5.13 | 徒手持针并在肱骨远端正位视图上确认进针方向

- 带针一起行 X 线透视。
  - 第 1 枚克氏针斜向上钻入外侧柱并穿透对侧皮质（图 5.14），第 2 枚克氏针呈扇形分布穿过鹰嘴窝直达对侧皮质（图 5.15）。
  - 如果克氏针向前方穿出过多，可能会损伤正中神经，故不能过多穿透前方皮质。
  - 在 X 线透视下评估各个平面骨折复位情况以及克氏针的位置。
- 在 X 线透视下评估稳定性。
  - 如果稳定，靠近皮肤折弯并剪断针尾（图 5.16）。

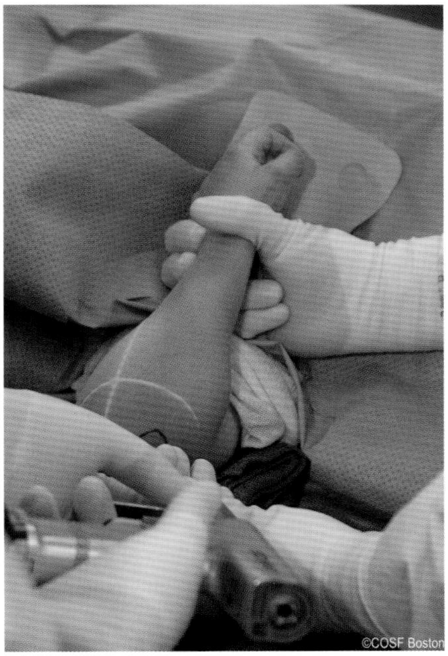

图 5.14 | X 线透视下钻入克氏针

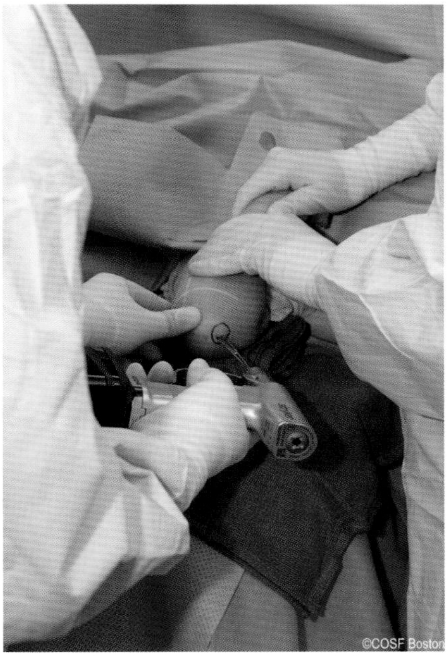

图 5.15 | X 线透视下呈扇形分布钻入第 2 枚克氏针

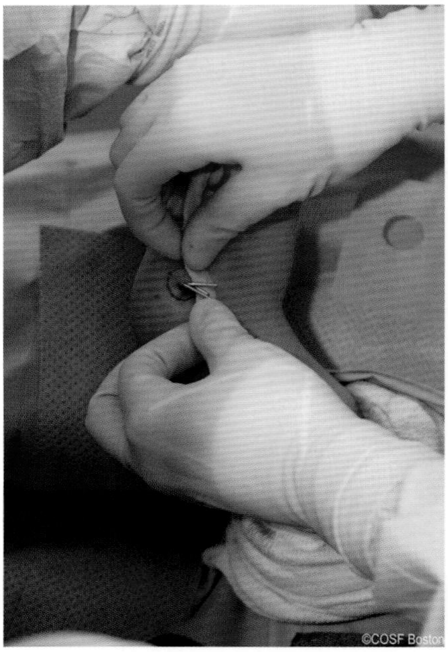

图 5.16 靠近皮肤 90° 折弯并剪断针尾，敷料包扎

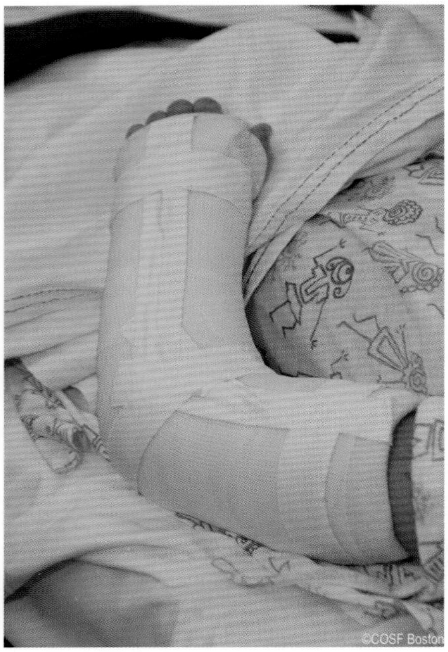

图 5.17 屈肘不超过 90° 的长臂管型石膏外固定

- 如果不稳定，则由外侧呈扇形继续穿入第 3 枚克氏针。
- 屈肘不超过 90° 的长臂管型石膏外固定。
  - 长臂管型石膏外固定（图 5.17）。
  - 再次行 X 线透视评估（图 5.18）。
- 内侧穿针固定。
  - 在某些情况下，由于骨折类型（骨折线为“尺高桡低”型）或不稳定（尤其是侧方粉碎骨折），需要在复位后内侧穿针达到稳定固定。
  - 务必在术前检查对侧尺神经活动度，因为，在儿童中，有 10% ~15% 的尺神经半脱或完全脱出尺神经沟，内侧穿针可能会损伤尺神经。
  - 外侧 1~2 枚克氏针完成固定，保持骨折端复位的同时，将肘关节屈曲 80° ~90° 位穿入尺侧克氏针。这会减少内侧穿针损伤尺神经的风险。
  - 可能需要在内上髁前方做内侧切口并触及尺神经，将其压向后方。切口需要足够大，以便穿针时不会影响或损伤尺神经。
  - 内侧穿针时需要使用软组织保护套筒，防止软组织或尺神经被克氏针缠绞而损伤尺神经。
  - 由于内侧柱的解剖特点，内侧穿针应该比桡侧穿针的方向更加低平，穿针方向更偏前，从而减少对后内侧尺神经的损伤风险。内侧穿针也需要双皮质固定，但要避免穿出太多，因为，桡神经靠近穿针出口处，穿透过长容易损伤桡神经（图 5.19）。

肱骨髁上骨折的切开复位内固定治疗

适应证

- 开放性骨折。
- 苍白无脉手和手指末梢充盈不良。
- 粉红色无脉手伴正中位神经功能障碍（相对适应证）。
- 软组织嵌入骨折无法复位（相对适应证）。

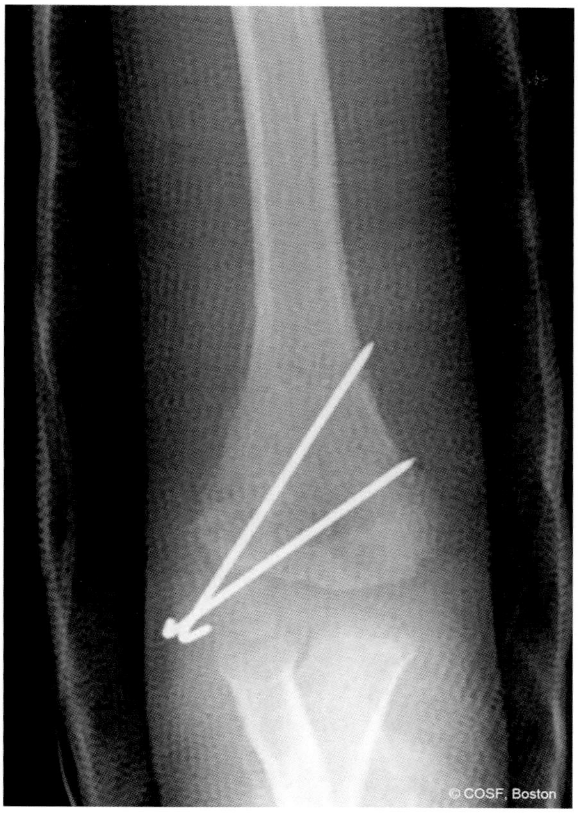

图 5.18 ▮ 桡侧扇形穿针术后冠状位 X 线影像。显示一枚克氏针穿过外侧柱，另一枚克氏针穿过鹰嘴窝

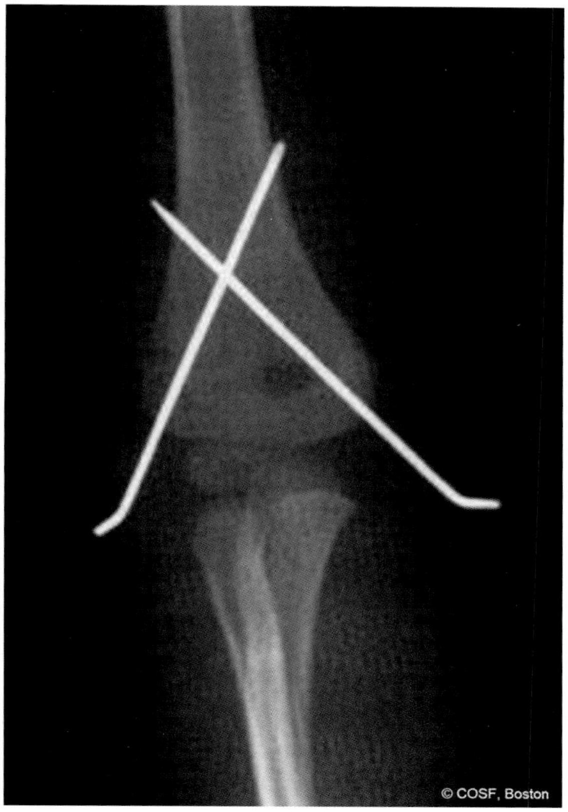

图 5.19 ▮ 交叉穿针固定，尺侧穿针更偏前和低平，以免损伤尺神经

- 闭合复位失败的骨折。

原则

- 骨折复位不满意时不要穿针（图 5.20）。
- 从撕裂的骨膜处进入，施行切开复位。
  - 后外侧移位的骨折通过前内侧切口完成。
  - 后内侧移位的骨折通过前外侧切口完成。
  - 屈曲型骨折通过切开后内侧完成复位（经常可以看到受损的尺神经）。
- 在骨折复位后仍然无脉或指端末梢充盈不良，需要探查肱动脉、静脉和正中神经。
  - 如果需要，请让显微外科医生协助手术。
- 动脉造影没有任何价值。
  - 血管闭塞的部位就在骨折端。

操作技术

- 将患者上肢置于可透 X 线的手术侧台上（图 5.21）。
- 抬高上臂，绑扎止血带。
- 于肘横纹骨折处，做前内侧横切口（图 5.22）。
  - 为了充分显露，需要向内、向外延长切口。
  - 切口可以分别向远、近端拉开。
  - 如果需要继续显露，可以将切口以“S”形向近端和远端延长。

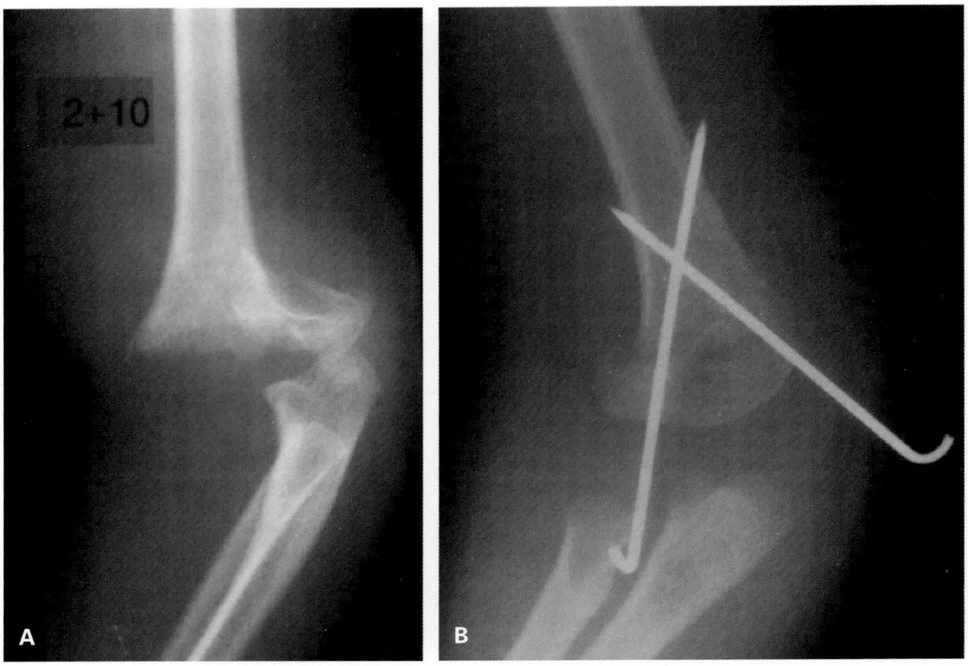

图 5.20 （A、B）没有得到解剖复位的 Gartland Ⅲ 型肱骨髁上骨折

- 用手指和剪刀耐心地完成对骨折部位的解剖。
  - 会有较大的血肿，应清理干净。
  - 沿破裂的肱肌进入。
  - 先找到肱动脉和正中神经。
  - 术中诊断动脉损伤的原因（被软组织缠绞、断端卡压、血管内膜损伤、断裂等）。
    - 大多数无脉或末梢充盈不良是由骨折端卡压软组织（血管扭曲），使动脉受压造成血流量减少和出现正中神经功能异常引起的。切开复位内固定可以解决血管、神经出现的所有问题。
    - 如果被夹在骨折端，要耐心地游离血管和神经束，避免造成进一步损伤（图 5.23）。

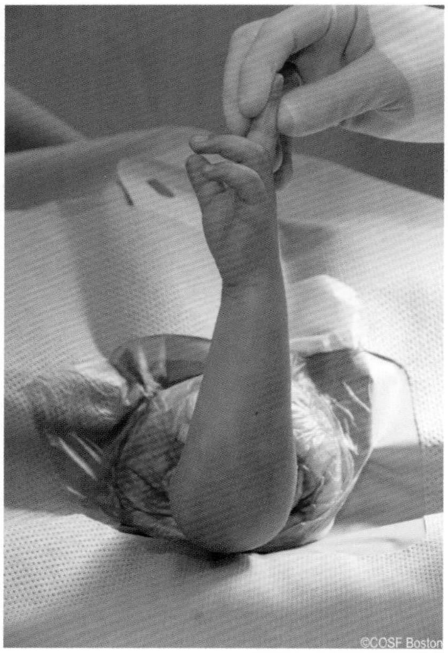

图 5.21 将患者上肢置于可透 X 线的手术侧台上，对肱骨髁上骨折施行 ORIF

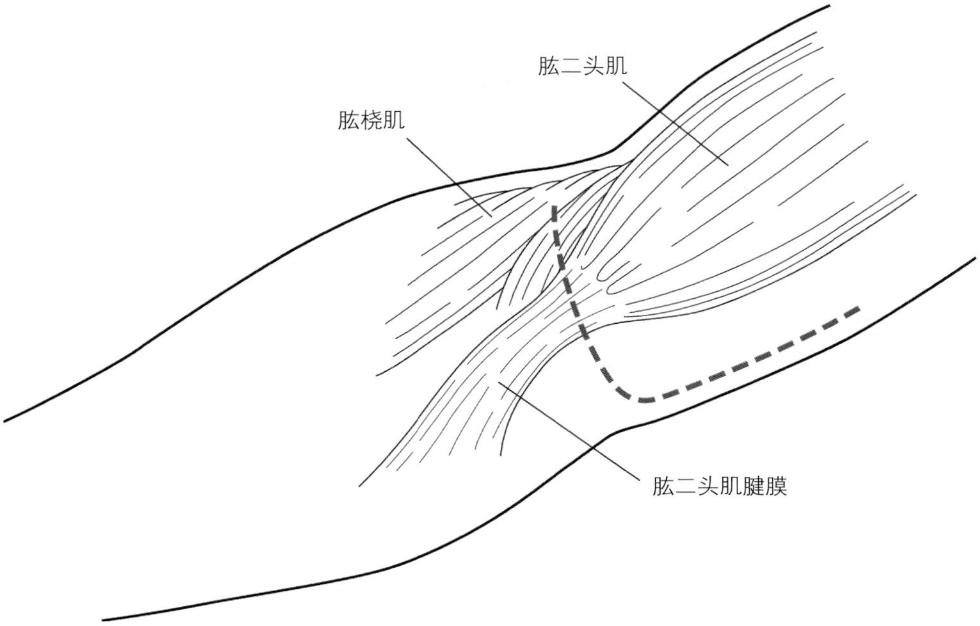

图 5.22 | 肱骨髁上骨折切开复位内固定前方切口示意图，必要时可以延长

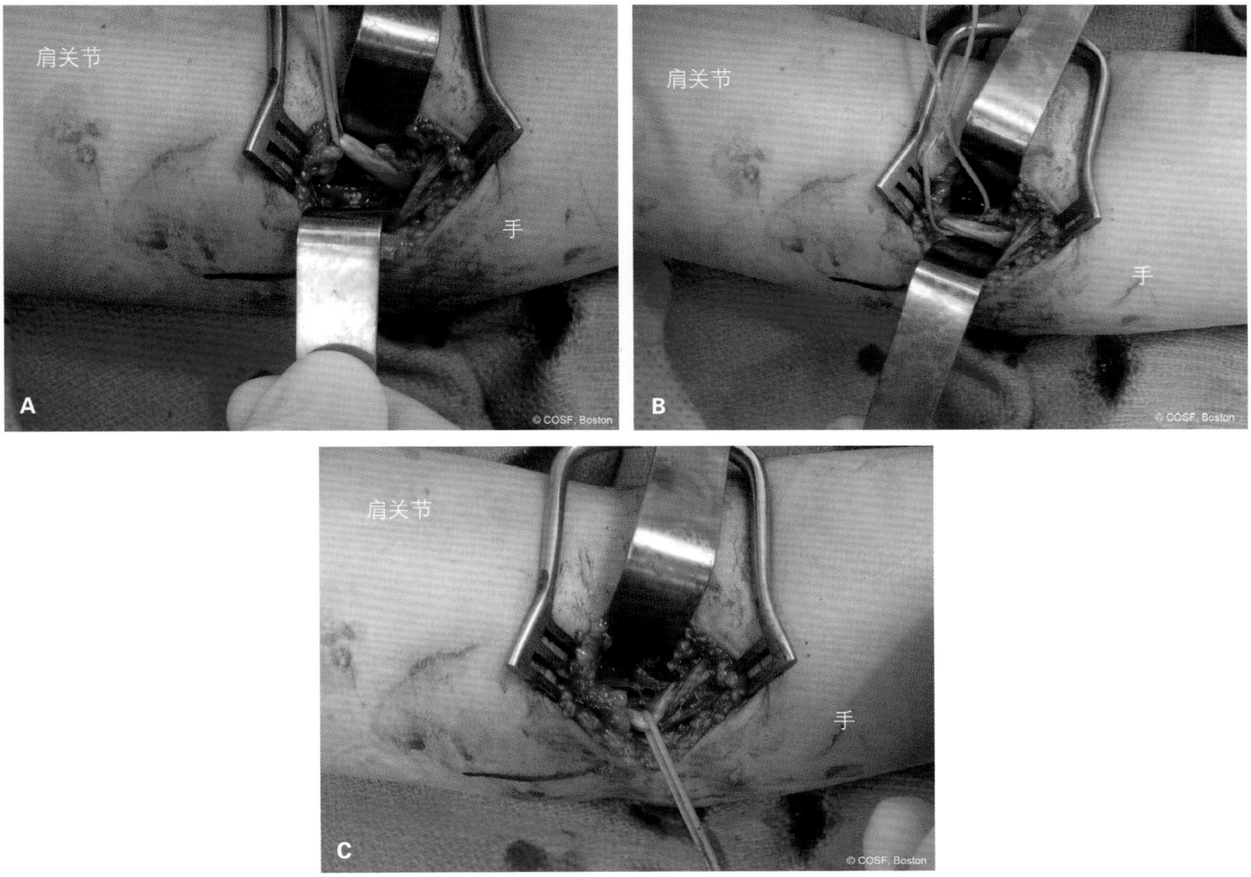

图5.23 | 显露的顺序：（A）减压，（B）游离血管和神经束，（C）施行ORIF

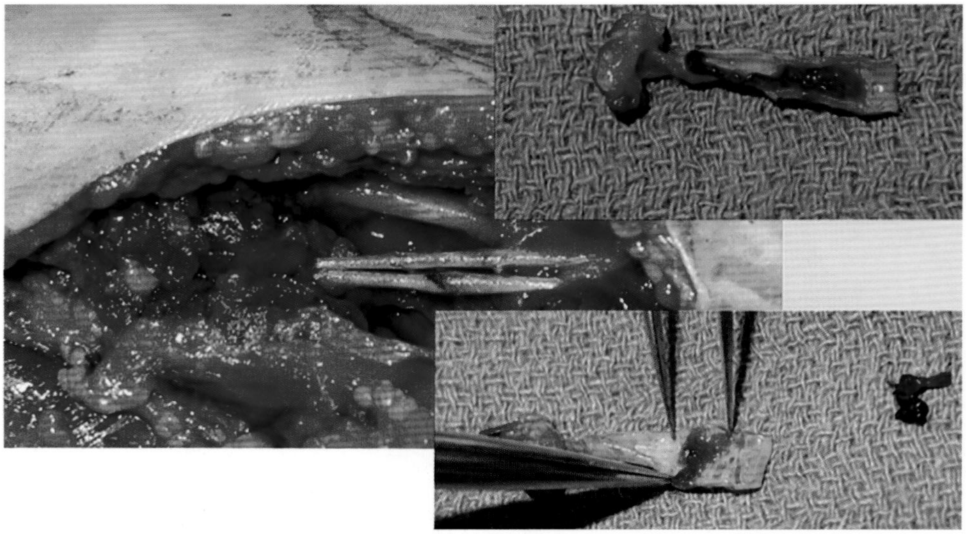

图 5.24 施行血管重建前，切除血管内膜受损的节段

如果血流恢复正常，则继续进行切开复位内固定。

- 解剖出神经血管束后，需要耐心评估血流动力学情况，确认是否存在血管内膜损伤。如果血流没有恢复正常，则需要进行动脉的重建（图 5.24）。
- 动脉完全断裂并需要静脉移植的情况很少见。

- 在这种情况下，不建议仅依靠侧支循环来维持骨折远端的血液供应。
- 在动脉重建之前，要先施行骨折解剖复位和穿针固定来维持局部的稳定（图 5.25）。
- 通常选取肘部或前臂粗细匹配的静脉用于移植，并由熟练的手显微外科或血管外科医生在无张力下缝合（图 5.26）。
- 如果缺血时间较长（>6h），需要切开前臂肌膜间隔，以免出现骨筋膜室综合征。
- 在解剖复位穿针固定之前，要清除被夹在骨折端的肌肉和骨膜等软组织。
  - 如果之前不熟悉该操作，此时会遇到困难，可以用拉钩、骨膜剥离子以及止血钳等器械仔细分离出深部被骨折端包埋和卡压的软组织。
  - 清除骨折端软组织后，复位就很容易完成，但骨折端不稳定。
  - 通过 CRPP 描述的方法，由桡侧穿入 2 枚克氏针维持骨折复位。
  - 缝合切口前，重新检查神经血管束的位置和活动度。
  - 缝合切口，针尾留在皮外并紧贴皮肤折弯。
  - 屈肘 60° ~80° 用长臂管型石膏外固定，并佩戴前臂吊带。
  - 长期随访显示，切口并不影响美观（图 5.27）。

特殊类型骨折的治疗

肱骨远端骨折

屈曲型肱骨髁上骨折

- 发生率不到 3%。
- 有尺神经损伤风险。
- 复位时需要伸直而不是屈曲。
- 建议通过后内侧切口施行切开复位。

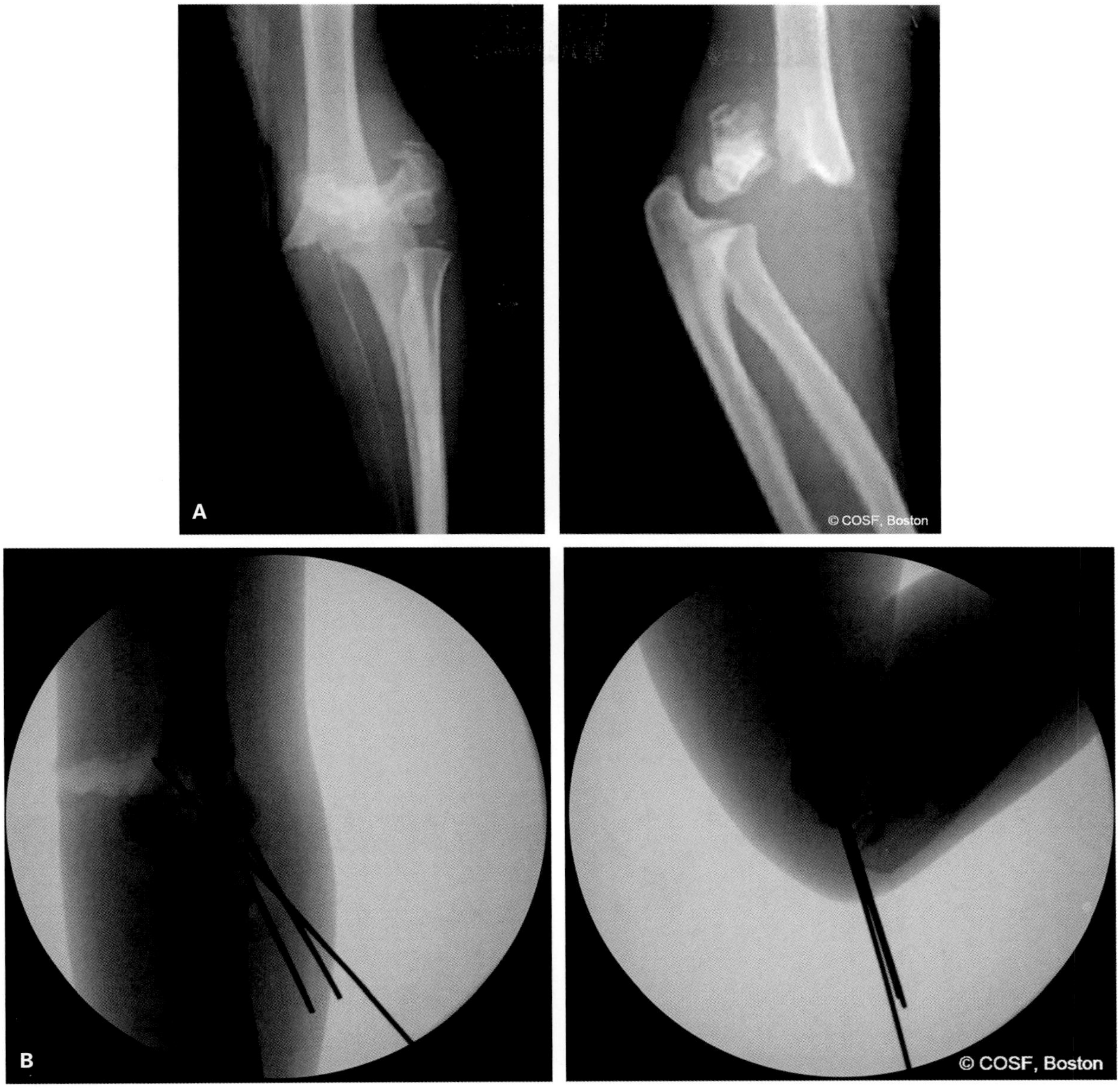

图 5.25 | 有移位的肱骨髁上骨折（A）施行了 ORIF 和（B）进行了血管移植重建

- 识别并松解尺神经。

多方向不稳定的肱骨髁上骨折（Gartland Ⅳ型）

- 由于所有的平面失稳，导致复位困难。
- 用手或毛巾卷置于肘后作为支撑，于屈肘中立位维持复位；在穿入第 1 枚克氏针之时，要保持良好的骨折端复位（图 5.28）。

漂浮肘

- 发生骨筋膜室综合征风险极高。
- 肱骨髁上骨折和桡骨远端骨折都要穿针固定，以减少骨筋膜室综合征的发生。

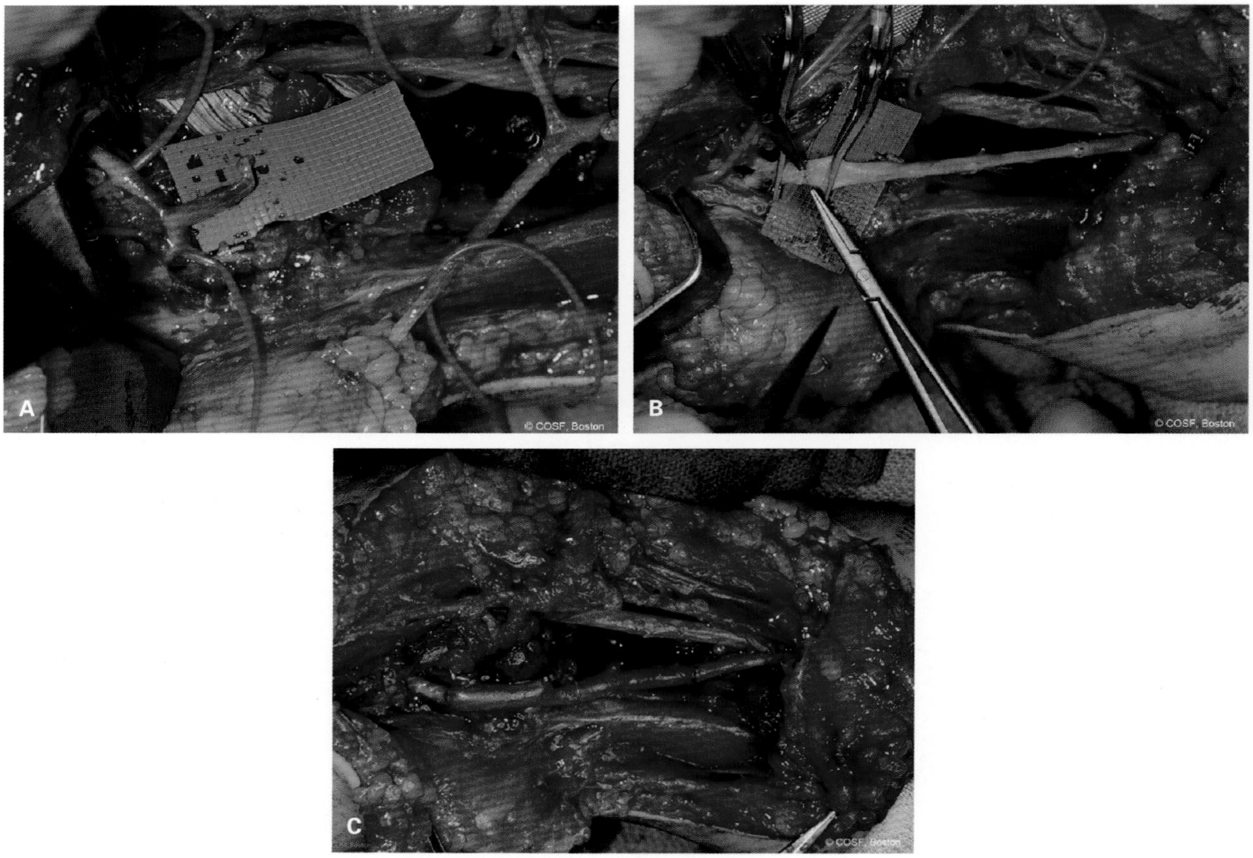

图 5.26 （A）肱动脉断裂。（B）静脉移植重建。（C）动脉血流恢复

粉红无脉手

- 如果应用 CRPP 治疗，尤其是存在正中神经损伤情况下，出现晚期骨筋膜室综合征的风险更高。
- 其他治疗方法。
    - 探查粉红无脉手的神经血管束（因此，可能会施行一定比例的非必要手术），以减少晚期骨筋膜室综合征的发生风险。
    - 在医院和家中密切观察是否出现骨筋膜室综合征。
        - 当天或次日出院的风险会更高。

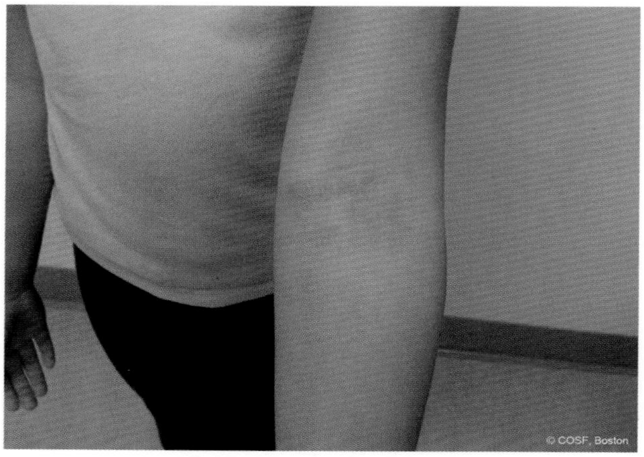

图 5.27 术后肘前方横切口外观照

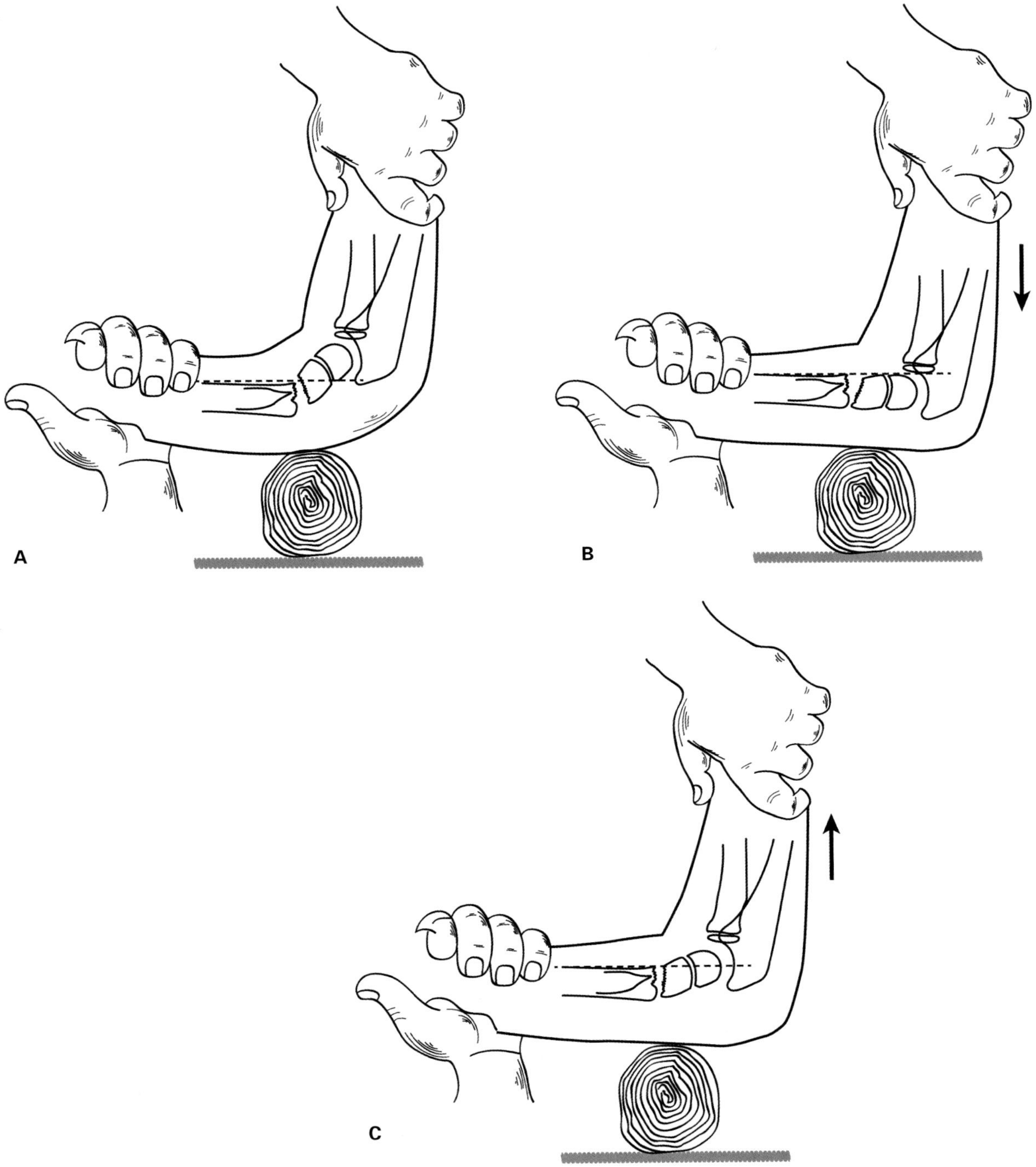

图 5.28 ‖ 使用毛巾卷技术辅助多方向不稳定肱骨髁上骨折闭合复位示意图。（A）使用无菌的毛巾卷作为衬垫。（B）上臂保持稳定、前臂向下施加压力，完成肱骨髁上骨折的复位。（C）如果过度复位，需要向上牵拉前臂，达到解剖复位并穿针固定

- 需要让患儿父母、患儿本人以及治疗团队都清楚发生骨筋膜室综合征的风险，并保持电话畅通，如果患儿疼痛加剧，则需要进行急诊手术。

肱骨远端骨骺骨折

- 病因学。
  - 最常见的是间接暴力损伤。
  - 在分娩时可能会发生。
  - 可能与高能量损伤伴随出现。
- 由于是间接暴力损伤，常常导致被漏诊或延误诊断。
  - 肱骨远端二次骨化中心尚未出现，很难判断是否存在骨折。
  - 超声、MRI、关节造影检查可以辅助诊断（图 5.29）。
- 关节造影辅助 CRPP（图 5.30）。
  - 在复位和固定过程中使用关节造影。
  - 轻柔地施行闭合复位。
  - 2 枚更细的克氏针桡侧扇形穿针固定。
  - 伤后 10 天至伤后 3 周骨折快速愈合。
  - 畸形愈合发生率很高。

并发症

- 骨筋膜室综合征。
  - 无脉或存在血管功能障碍者需要紧急治疗。

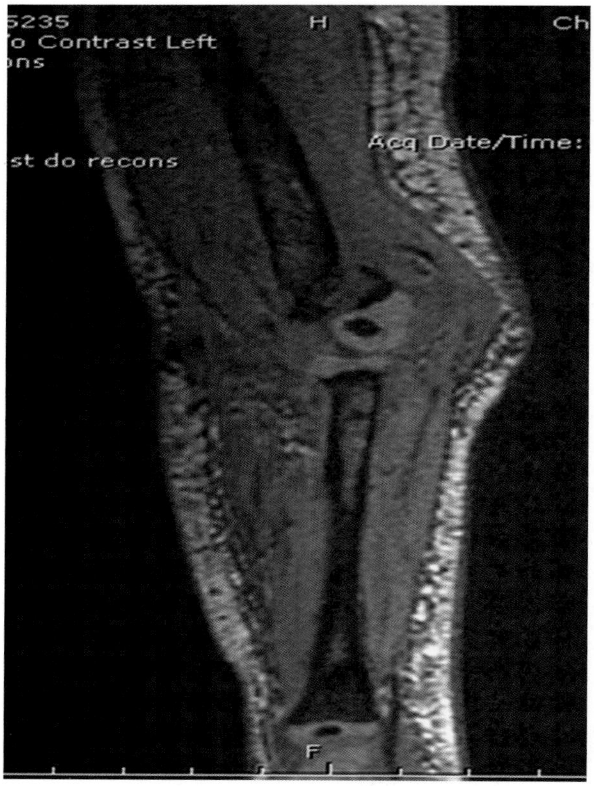

图 5.29 肱骨远端骨骺骨折的 MRI 影像

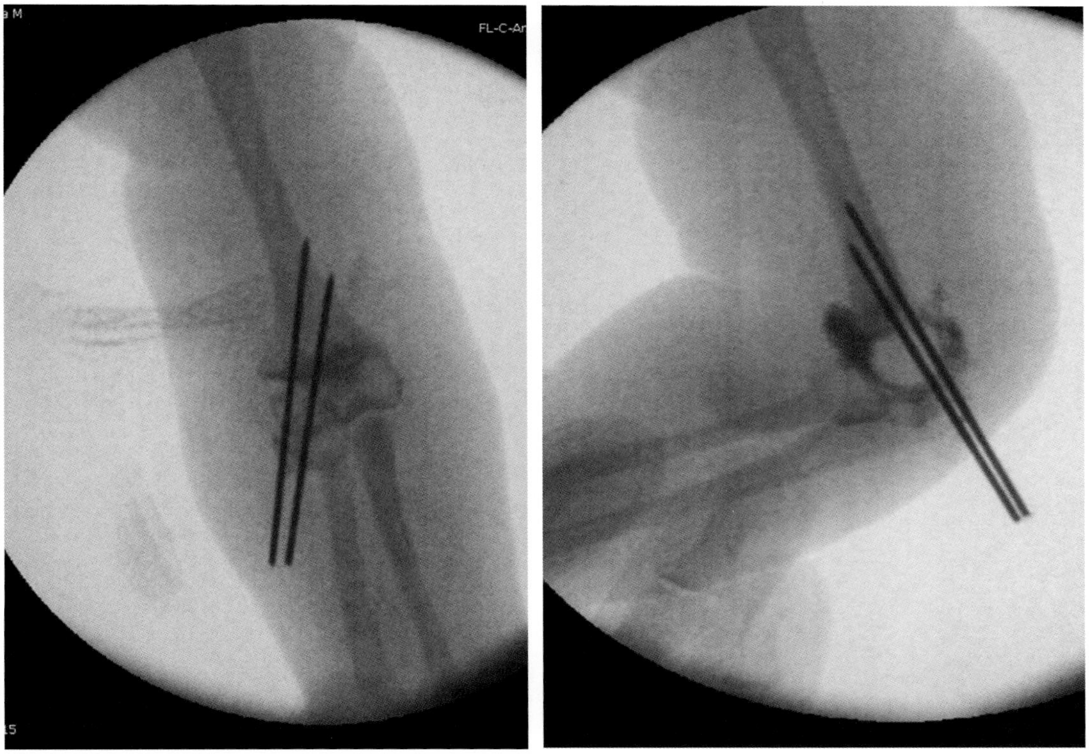

图 5.30 ‖ 使用关节造影辅助 CRPP 治疗肱骨远端骨骺骨折

- 有移位的肱骨髁上骨折都需要急诊治疗（Urgent care）。
  - 第 2 天的择期手术不应该安排在晚上或再推迟 1 天进行。
- 骨折的解剖复位和穿针固定。
- 无论在医院还是在家中，都要对粉红无脉手的患儿进行密切观察，尤其是对于伴有正中神经损伤者，以免发生迟发型骨筋膜室综合征。
- 必须记住儿童骨筋膜室综合征的特征：
  - 镇痛药需求增加。
  - 越来越躁动。
  - 焦虑感加剧。

- 神经损伤。
  - 常见于完全移位的肱骨髁上骨折。
  - 通常，在 6 周内或肯定在 3 个月内神经出现恢复的征象（Tinel 试验可以用来判定神经支配由近及远的运动功能恢复）。
    - 不要等到 6 个月以后，才去探查那些没有恢复迹象的神经。
    - 正中神经恢复最快，桡神经次之，尺神经最慢，最后都能完全恢复。
- 畸形愈合。
  - 畸形愈合是由于骨折复位不良、未达到稳定的双皮质固定，导致复位丢失所致。
- 感染。
  - 大多数感染是浅表的针道感染，通过及时拔除克氏针和持续石膏固定，直到骨折完全愈合。

- 关节僵硬。
  - 在骨折解剖复位和神经功能正常的情况下，很少发生。
  - 骨折通常不需要或不建议使用热疗（PT）。
  - 如果有神经被卡压，在治疗过程中牵拉会非常疼痛（这不是孩子不听话的表现）。
- 疼痛。
  - 神经恢复将导致感觉异常，这个过程十分痛苦。
    - 如果短期内感觉恢复，这是一个好的征象。
  - 如果疼痛持续时间超过了预期，预示神经受到了卡压。

参考文献

[1] Bae DS, Kadiyala RK, Waters PM. Acute compartment syndrome in children: contemporary diagnosis, treatment, and outcome. J Pediatr Orthop. 2001;21(5):680-688.

[2] Leitch KK, Kay RM, Femino JD, et al. Treatment of multidirectionally unstable supracondylar humeral fractures in children: a modified Gartland type-IV fracture. J Bone Joint Surg Am. 2006;88(5):980-985.

[3] Pennock AT, Charles M, Moor M, et al. Potential causes of loss of reduction in supracondylar humerus fractures. J Pediatr Orthop. 2014;34(7):691-697.

[4] Skaggs DL, Cluck MW, Mostofi A, et al. Lateral-entry pin fixation in the management of supracondylar fractures in children. J Bone Joint Surg Am. 2004;86(4):702-707.

[5] Skaggs DL, Sankar WN, Albrektson J, et al. How safe is the operative treatment of Gartland type 2 supracondylar humerus fractures in children? J Pediatr Orthop. 2008;28(2):139-141.

[6] Zaltz I, Waters PM, Kasser JR. Ulnar nerve instability in children. J Pediatr Orthop. 1996;16(5):567-569.

[7] Kocher MS, Kasser JR, Waters PM, et al. Lateral entry compared with medial and lateral entry pin fixation for completely displaced supracondylar humeral fractures in children: a randomized clinical trial. J Bone Joint Surg Am. 2007;89(4):706-712.

[8] Ponce BA, Hedequist DJ, Zurakowski D, et al. Complications and timing of followup after closed reduction percutaneous pinning supracondylar humerus fractures. J Pediatr Orthop. 2004;24:610-614.

[9] Alves K, Spencer H, Barnewolt CE, et al. Early outcomes of vein grafting for reconstruction of brachial artery injuries in children. J Hand Surg Am. 2017;43(3):287.e1-287.e7.

[10] Mahan ST, Osborn E, Bae DS, et al. Changing practice patterns: the impact of a randomized clinical trial on surgeons preference for treatment of type 3 supracondylar humerus fractures. J Pediatr Orthop. 2012;32(4):340-345.

[11] Mahan ST, May CD, Kocher MS. Operative management of displaced flexion supracondylar humerus fractures in children. J Pediatr Orthop. 2007;27(5):551-556.

第 6 章
肱骨外髁骨折的手术治疗

Andrea S. Bauer

闭合复位经皮穿针固定和（或）螺钉内固定

适应证

- 骨折移位 > 2mm 的肱骨外髁骨折（图 6.1）。

器材

- 克氏针（直径为 1.6mm 和 2.0mm）。
- 电钻。
- C 臂机等影像学设备。
- 关节造影剂（碘海醇与无菌生理盐水按 50：50 混合）。

复位和固定技术

- 在无菌条件下，将 C 臂机图像增强器作为肘和上臂的支撑平台（图 6.2）。
- 垂直于骨折线，穿入 2 枚克氏针使骨折得到解剖复位（图 6.3）。
- 用 C 臂机确认复位，确保克氏针穿过骨折线进入肱骨远端干骺端，并穿出对

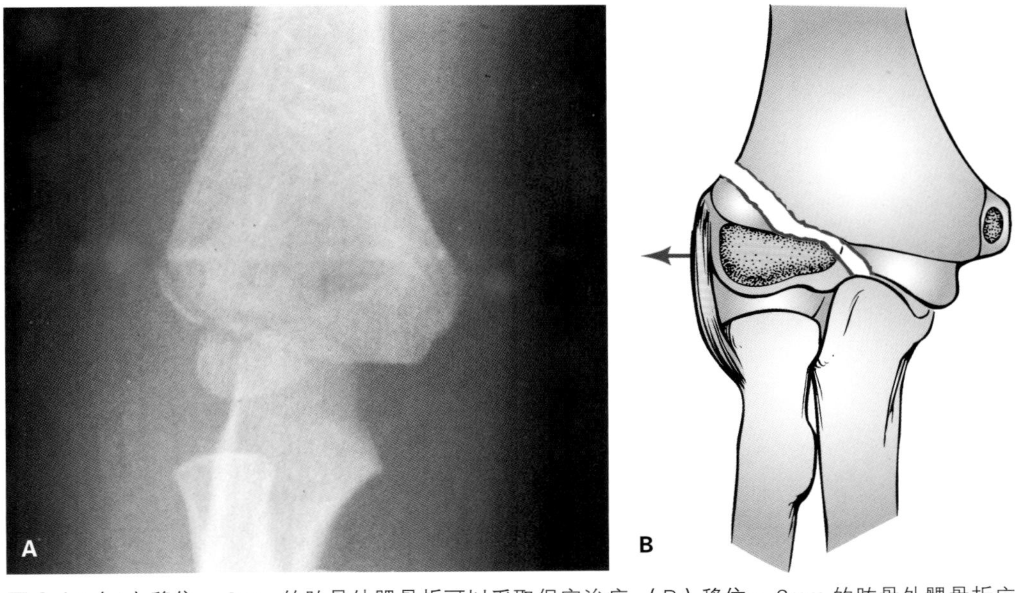

图 6.1｜（A）移位 < 2mm 的肱骨外髁骨折可以采取保守治疗。（B）移位 > 2mm 的肱骨外髁骨折应采取手术治疗

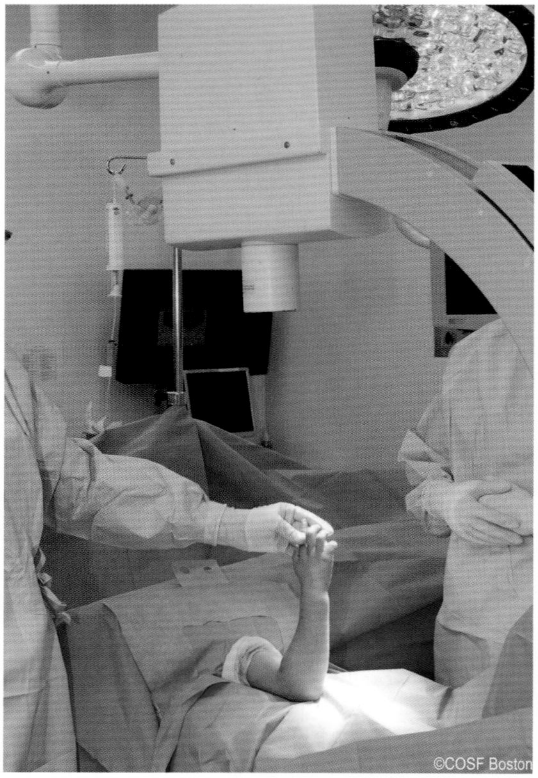

图 6.2 ▌手术中用 C 臂机图像增强器作为施行 CRPP 和关节造影的平台

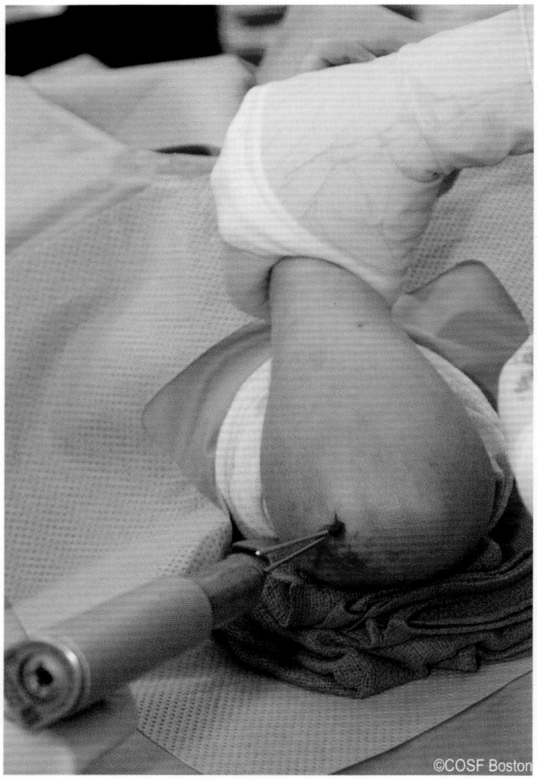

图 6.3 ▌经皮穿入 2 枚发散分布的克氏针

侧皮质。

- 如有必要，可添加第 3 枚克氏针。
- 或用 1 枚加压螺钉固定干骺端骨折，1 枚加压螺钉不会影响发育。
- 临时固定的克氏针穿过鹰嘴窝是允许的。螺钉应在骨折愈合后尽早取出。
- 如果复位结束，通过关节造影检查是否解剖复位（图 6.4）。
  - 关节造影是由尺骨鹰嘴窝入针。
  - 注射无菌生理盐水，检查是否有主动回流，不难判断针头是在关节内或关节外，这对避免造影剂外溢十分重要。
  - 造影时，将静脉导管连接到针头上，缓慢注入造影剂（碘海醇与无菌生理盐水按 50：50 比例混合），检查关节面复位情况。
  - 确认关节面解剖复位。
  - 如果未达到解剖复位，则需要切开复位。
- 不接受非解剖复位（图 6.5）。

肱骨外髁骨折的治疗

切开复位内固定

适应证

- 关节内移位 > 2mm，通常会伴有严重的旋转畸形（图 6.6）。
- 不适合施行 CRPP 的患儿。
- 不接受保守治疗的患儿。

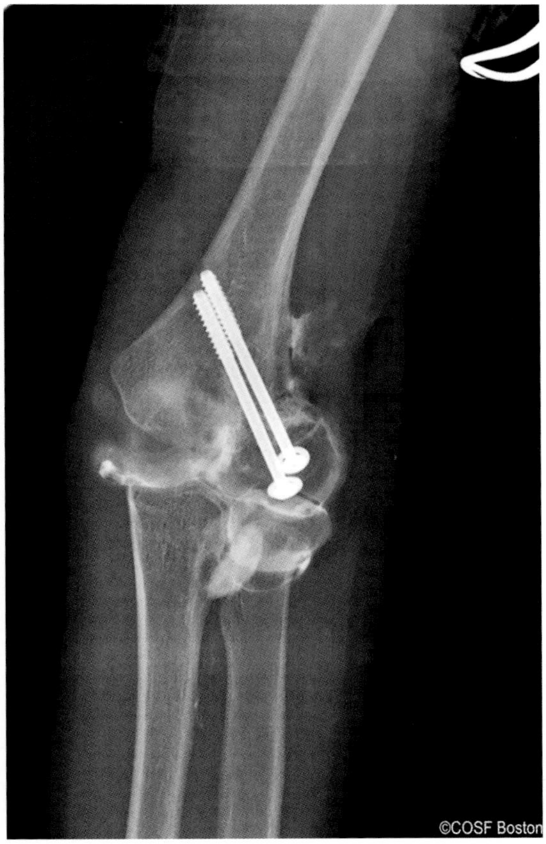

图 6.4 | 骨折复位和螺钉固定后的关节造影检查

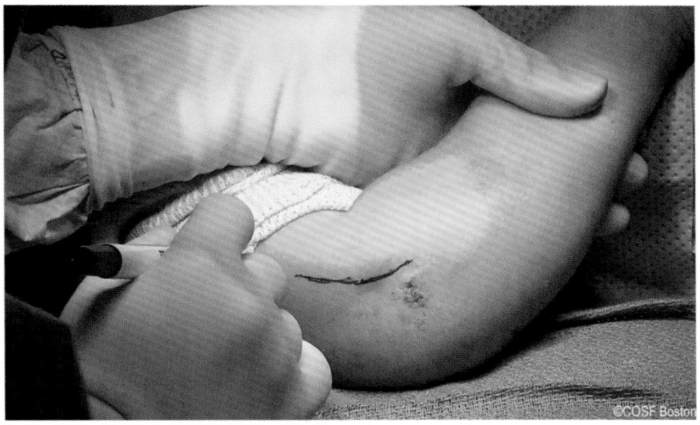

图 6.5 | 通过 CRPP 治疗肱骨外髁骨折时，皮肤的针孔可作为 ORIF 的标志

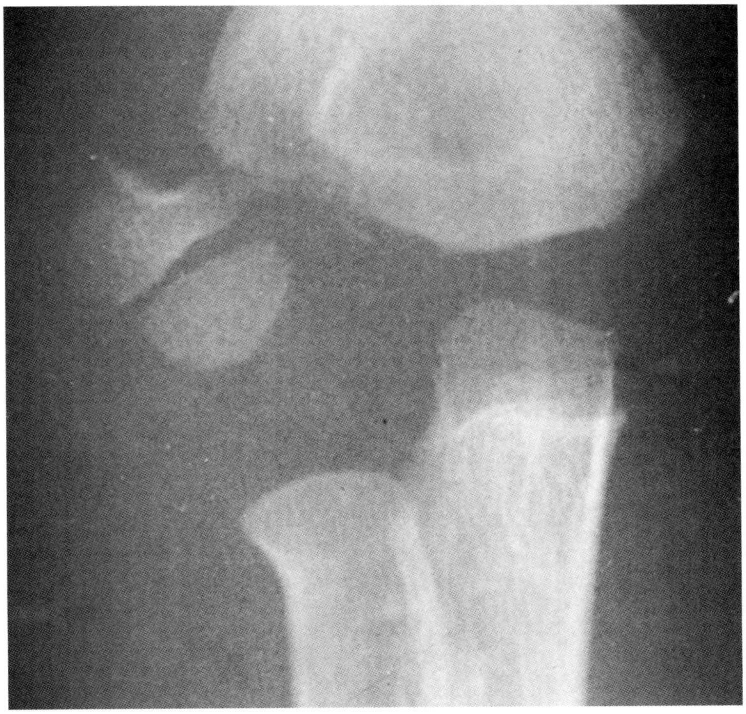

图 6.6 | 明显移位的肱骨外髁骨折为 ORIF 的手术适应证

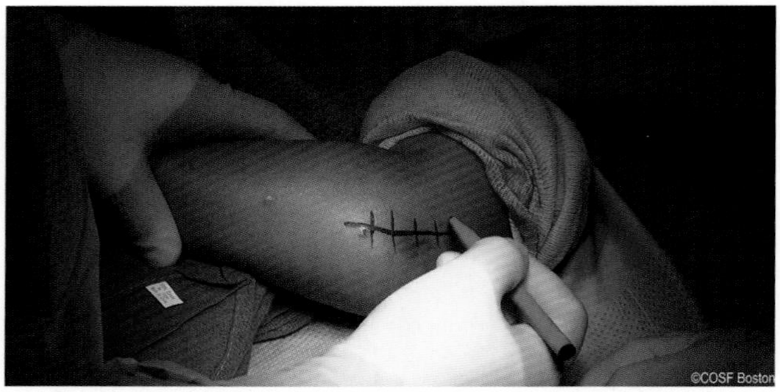

图 6.7 ▎画出用于 ORIF 的切口轮廓

器材

- 直径 1.6mm 或 2.0mm 的光滑克氏针。
- 电钻。
- 无菌复位钳、皮肤拉钩和微型剥离子。
- 小型自动梳式拉钩。
- Obwegeser 拉钩。
- 头灯。
- C 臂机。

定位

- 仰卧位，准备手术侧台。
- 将患者靠近手术台边缘，麻醉医生将气管插管远离手术侧，防止术中发生移位而影响手术。
- C 臂机顺腋窝方向摆放，显示屏置于术者对侧。
- 在上臂近端使用非无菌止血带。

手术入路

- 在骨折端前外 1/3 画出约 3cm 的切口轮廓（这个切口将允许在切口外 / 后方钻入克氏针）（图 6.7）。
- X 线透视下定位切口位置。
- 驱血后止血带充气。
- 切开皮肤和皮下组织。
- 大部分深层解剖结构都被骨折端所破坏，使用钝性解剖剪或手指沿骨折端破坏形成的自然通道进入关节内。
- 一旦进入肱桡关节，冲洗并清除骨折端瘀血，清晰显示骨折面。
- 抬高肘关节，观察尺骨滑车，评估骨折移位程度，利于后续的复位方案制定。
- 用 Obwegeser 拉钩牵开关节囊。
- 仔细清理肱骨外髁骨折端的骨碎屑和软组织（图 6.8）。
- 避免后方剥离，因为会破坏后方供应肱骨外髁的血运，导致肱骨外髁缺血性坏死。

复位和固定技术

- 使用皮肤拉钩用于显露，使用微型剥离子和复位钳临时复位骨折端（图 6.9）。

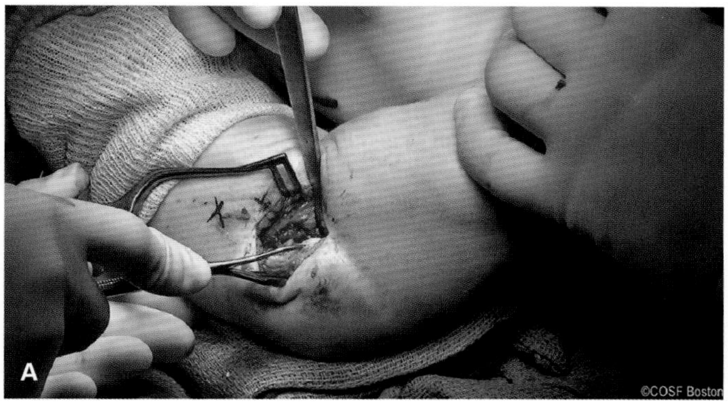

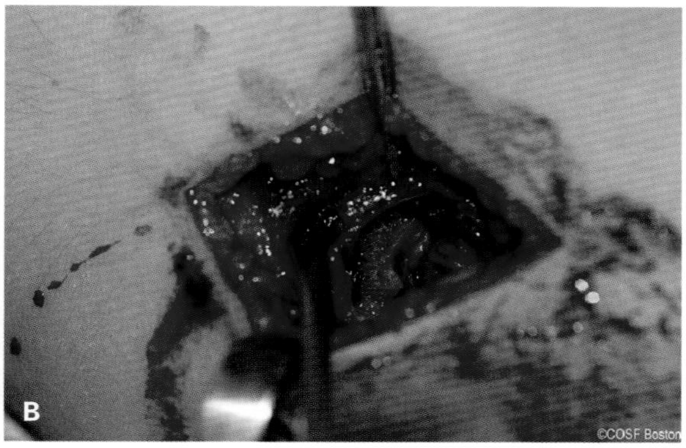

图 6.8 |（A）在显露骨折部位的同时保护后方软组织。（B）进一步显露骨折端、清除血肿和检查关节面

- 通过皮肤切口，用电钻将 1 枚直径 2.0mm 的克氏针钻入肱骨外髁骨折块之内。
- 钻入肱骨外髁骨折块之中的克氏针可以作为骨折复位时的操纵杆。
- 如果需要，使用复位钳夹住骨折块并旋转复位，用微型剥离子辅助微调复位骨折端（图 6.10）。
- 关节前方要有足够的可视空间，以关节软骨面解剖复位为基础。外侧干骺端骨折断面会由于骨折块粉碎而产生扭曲。
- 关节面的解剖复位要准确，不接受非解剖复位。
- 获得复位后，将先前插入的克氏针继续钻入肱骨远端干骺端，并穿过对侧皮质。
- 在直视下，使用 X 线透视检查正位、侧位和斜位上的复位质量（图 6.11）。
- 复位满意后，继续钻入 1~2 枚直径 2.0mm 的克氏针固定骨折端。
- 理想植针方式是 1 枚克氏针水平穿过骨骺，另外 1~2 枚克氏针发散方式钻入干骺端，从而最大限度地实现克氏针在整个骨折端的扇形分布（图 6.12）。
- 另一种方法是使用 4.5mm 空心螺钉垂直穿过骨折线，进入干骺端固定骨折。这样可以形成穿过骨折部位的加压，但是，这枚空心螺钉要在骨折愈合后尽早取出。
- 通过直视和 X 线透视确认复位和固定的稳定性。
- 在确认解剖复位之前不能关闭手术切口，避免出现无法预料的并发症。

关闭切口

- 尝试从干骺端骨折处缝合骨膜，因为这可以提供额外的防旋稳定性，并改善血液供应，促进骨折愈合（图 6.13）。骨膜修复可以预防愈合后肘关节外侧髁突出和“明显内翻”畸形。
- 皮下组织用 3−0 号可吸收缝线间断缝合。

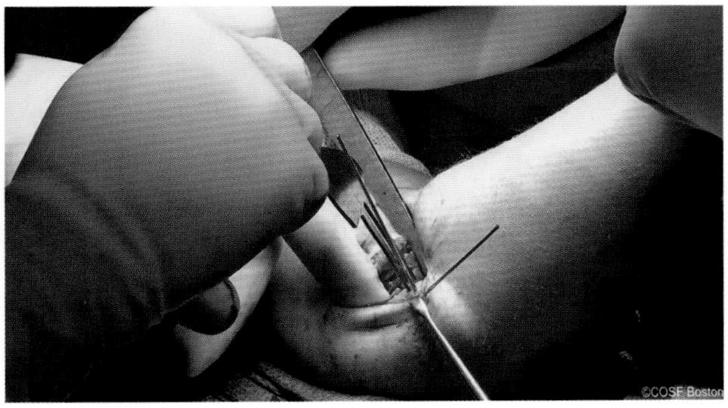

图 6.9 | 使用复位钳和微型剥离子施行复位

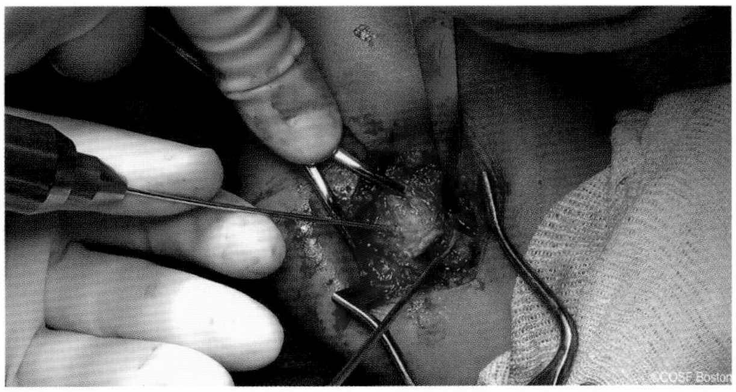

图 6.10 | 钻入克氏针时用无菌复位钳保持骨折端对齐

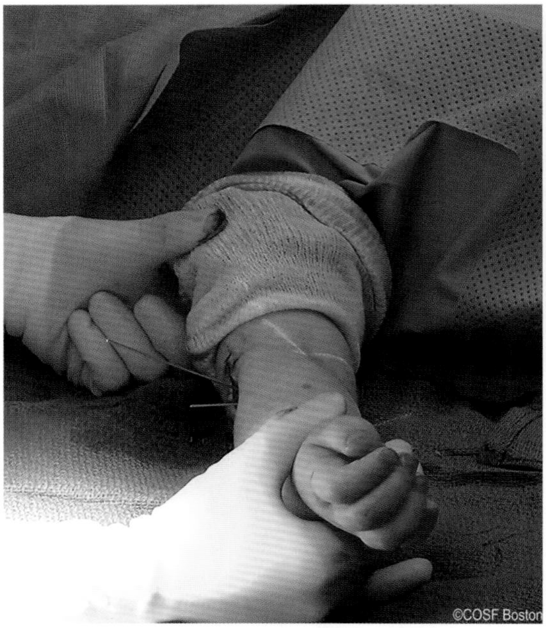

图 6.11 X 线透视检查骨折端复位和布针情况

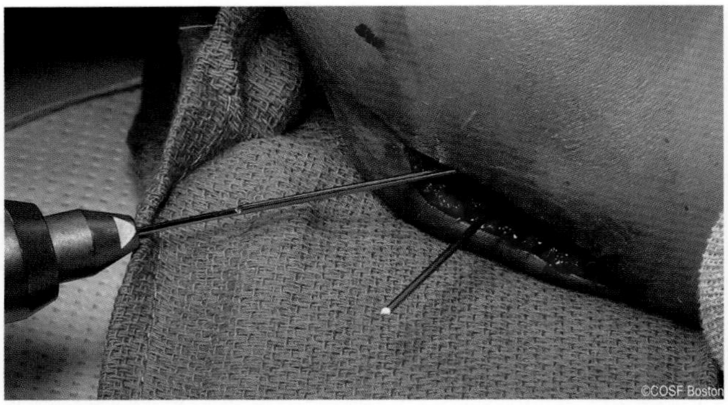

图 6.12 平行关节钻入克氏针

- 用 4–0 号可吸收缝线缝合皮肤，线尾可在切口任意一端留置。
- 靠近皮肤，然后 90° 折弯克氏针，这种方法较克氏针埋于皮内更加简单和成本更低（图 6.14）。
- 用柔软的无菌敷料覆盖针尾和切口，用长臂夹板或石膏固定。

术后管理

- 术后 4 周复查 X 线片（图 6.15），拆除石膏并尽可能拔除克氏针。
- 在干骺端骨折处有愈合迹象之前，不要拔除克氏针。如果没有影像学愈合的证据，6 周后才能拔除克氏针；如果骨折仍未愈合，继续使用石膏固定，防止骨不连或畸形愈合的发生。
- 如果担心愈合不良，则继续使用夹板或石膏固定 2 周，仅在洗澡时临时取下。
- 去除石膏固定后，开始实施患儿能耐受的功能锻炼。

并发症

- 畸形愈合。

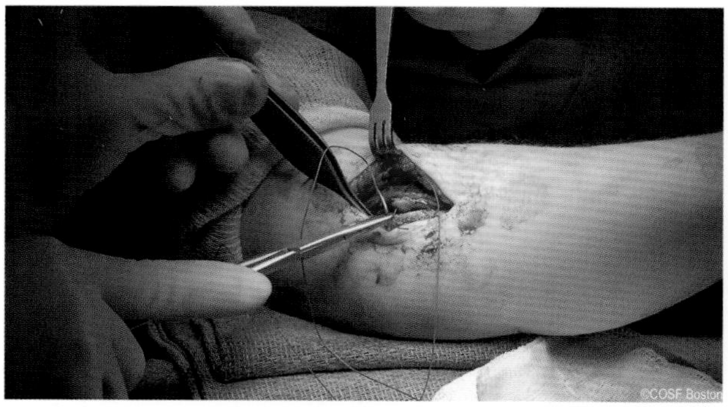

图 6.13 软组织的修复和缝合

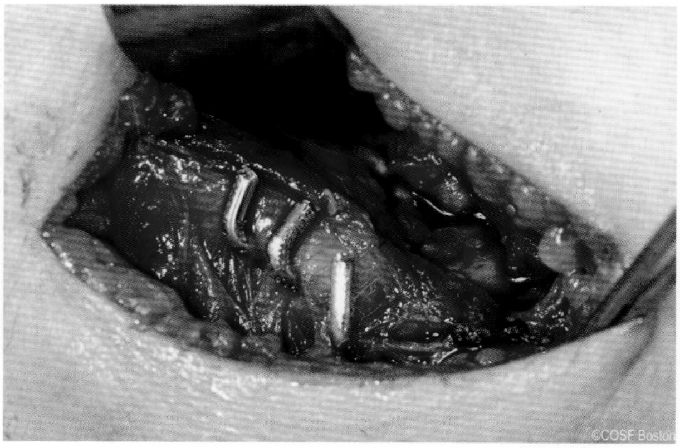

图 6.14 折弯并埋于皮下的克氏针，但是，我们建议将针尾露出于皮肤外，以减少操作的复杂性和降低医疗成本

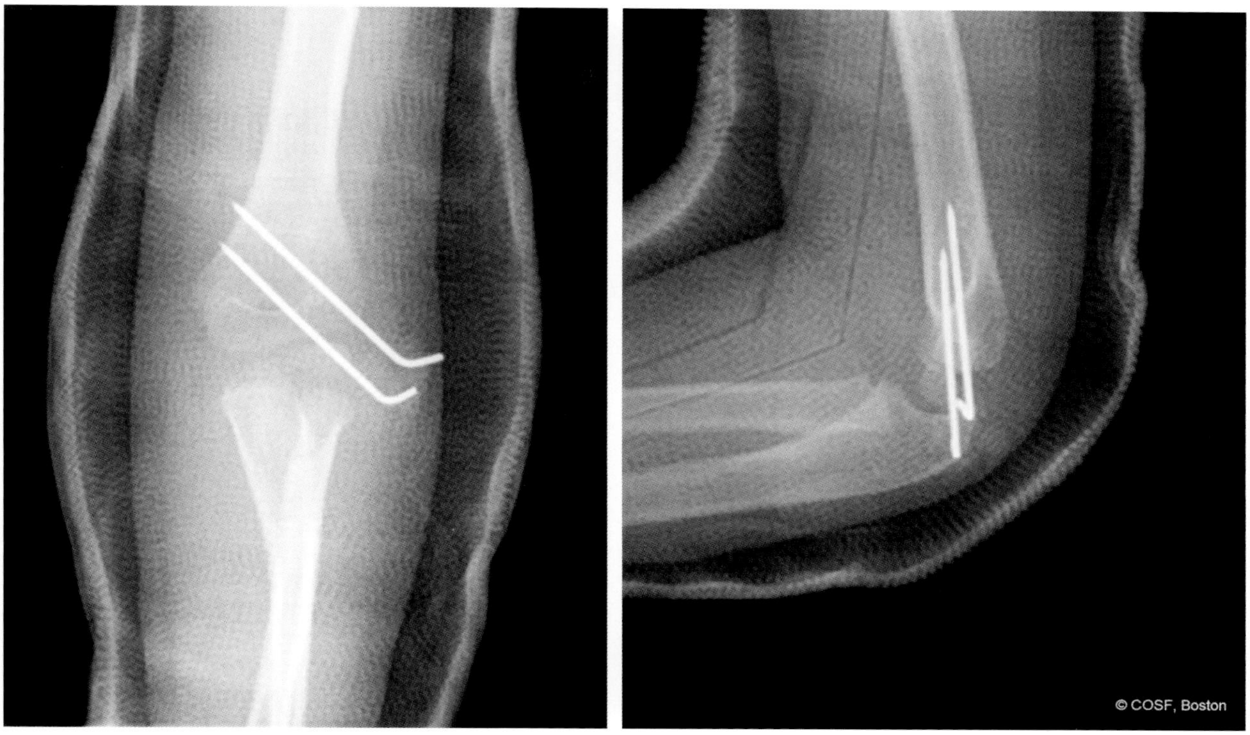

图 6.15 | 平行克氏针固定骨折的 X 线片

- 除非获得稳定的解剖复位，否则不要离开手术室。
- 关节内畸形愈合后的重建手术复杂而又危险。
- 骨折不愈合。
  - 请勿过早拔除克氏针。
  - 如有必要，使用第 3 枚克氏针或加压螺钉固定。
  - 如果早期发现骨折不愈合，可以使用加压螺钉原位固定。
  - 如果需要截骨，那么重建将更加复杂。
- 缺血性坏死。
  - 切勿向后剥离，以免损伤血液供应。
- 针道感染。
  - 如果克氏针置于皮外，应折弯并紧贴皮肤。
  - 告知患者和家长过多的活动可能导致石膏反复撞击针尾，使克氏针进入皮内引发疼痛。
- 感染。
  - 因为克氏针穿过关节，真正的风险是深部关节内感染。
  - 立即拔除克氏针，浅表感染用抗生素治疗。如果是深部感染，则进入手术室进行冲洗和清创治疗。

特殊类型骨折的治疗

肱骨小头骨折

- 很难通过 X 线片确诊。
- 骨折块常处于屈曲位。

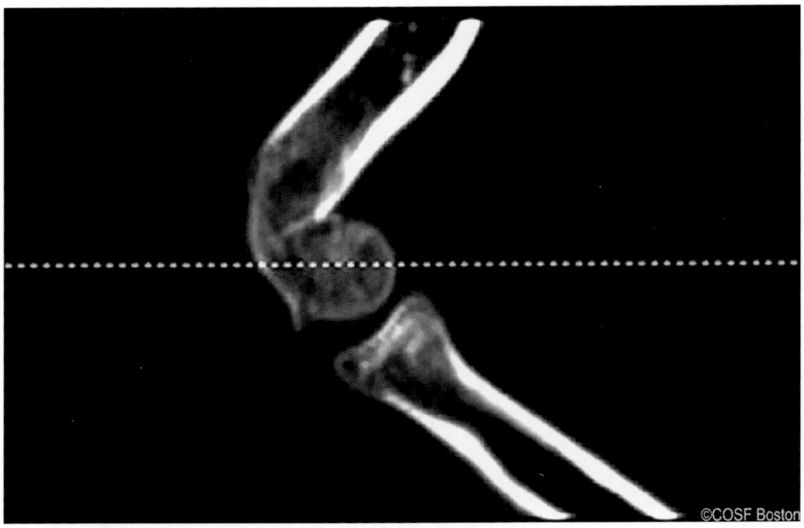

图 6.16 | 屈曲型肱骨小头骨折的 CT 影像

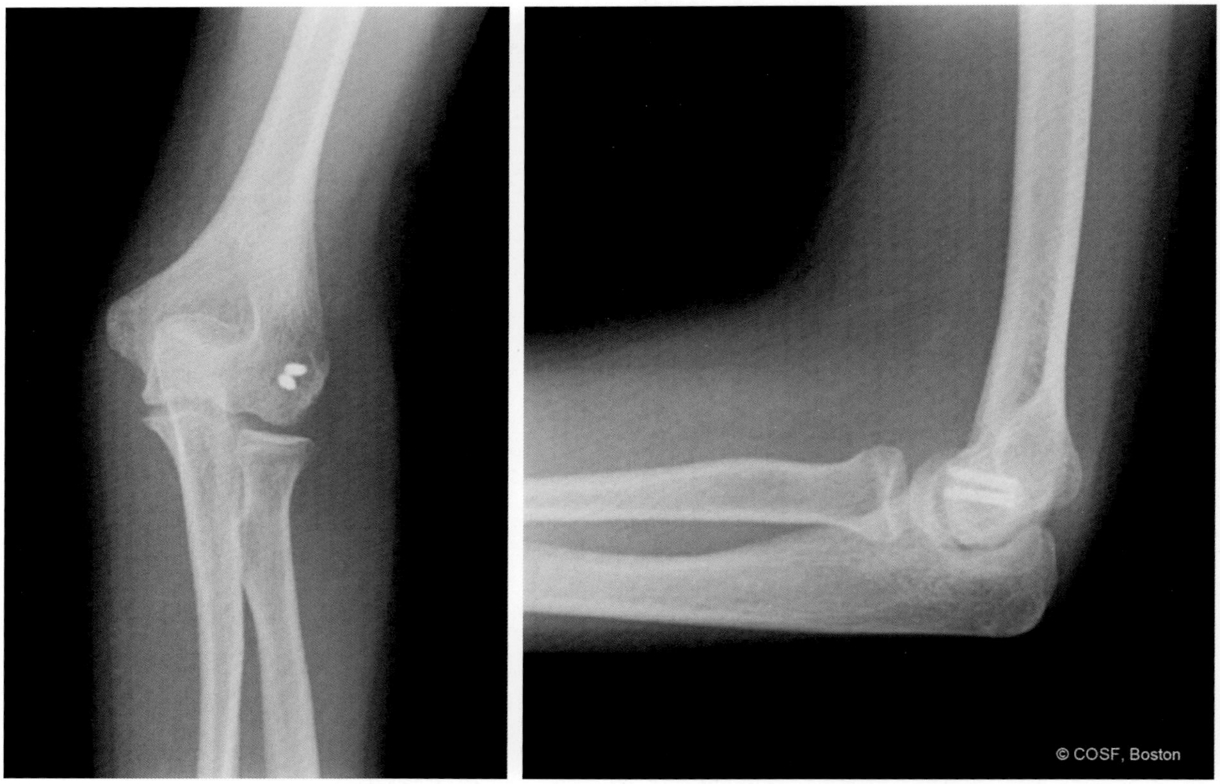

图 6.17 | ORIF 联合无头加压空心螺钉内固定

- CT 检查是制订手术计划必要的检查（图 6.16）。
- 需要行 ORIF 治疗。
- 解剖复位关节内骨折。
- 临时插入 1 枚直径 2.0mm 的克氏针或无头加压空心螺钉的导针。
- 从前向后固定无头加压空心螺钉（图 6.17）。

- 骨钉或可吸收螺钉可用于关节软骨畸形或粉碎性骨折的治疗。
- 缺血性坏死是损伤的主要危险因素，需要施行手术固定。
  - 随访 6~18 个月，并对患者进行充分的风险教育。

参考文献

[1] Bauer AS, Bae DS, Brustowicz KA, et al. Intra-articular corrective osteotomy of humeral lateral condyle malunions in children: early clinical and radiographic results. J Pediatr Orthop. 2013;33(1):20-25.

[2] Bernthal NM, Hoshino CM, Dichter D, et al. Recovery of elbow motion following pediatric lateral condylar fractures of the humerus. J Bone Joint Surg Am. 2011;93(9):871-877.

[3] Das De S, Bae DS, Waters PM. Displaced humeral lateral condyle fractures in children: should we bury the pins? J Pediatr Orthop. 2012;32:573-578.

[4] Gilbert SR, MacLennan PA, Schlitz RS, et al. Screw versus pin fixation with open reduction of pediatric lateral condyle fractures. J Pediatr Orthop B. 2016;25:148-152.

[5] Mintzer CM, Waters PM, Brown DJ, et al. Percutaneous pinning in the treatment of displaced lateral condyle fractures. J Pediatr Orthop. 1994;14:462-465.

[6] Pennock AT, Salgueiro L, Upasani VV, et al. Closed reduction and percutaneous pinning versus open reduction and internal fixation for type II lateral condyle humerus fractures in children displaced >2 mm. J Pediatr Orthop. 2016;36:780-786.

第 7 章
肱骨内上髁骨折的手术治疗

Daniel J. Hedequist

切开复位内固定

适应证

- 肱骨内上髁骨折块嵌入关节内（图 7.1）。
- 不稳定的肘关节脱位合并移位骨折。
- 骨折移位超过 5~10mm（相对适应证）。
- 高水平运动员骨折（相对适应证）。

器材

- 儿童骨折复位器械 1 套。
- 直径 3.5mm、4.0mm（最常用）或 4.5mm 空心螺钉。
- 导针。
- 光滑的克氏针。
- 电钻。
- C 臂机。

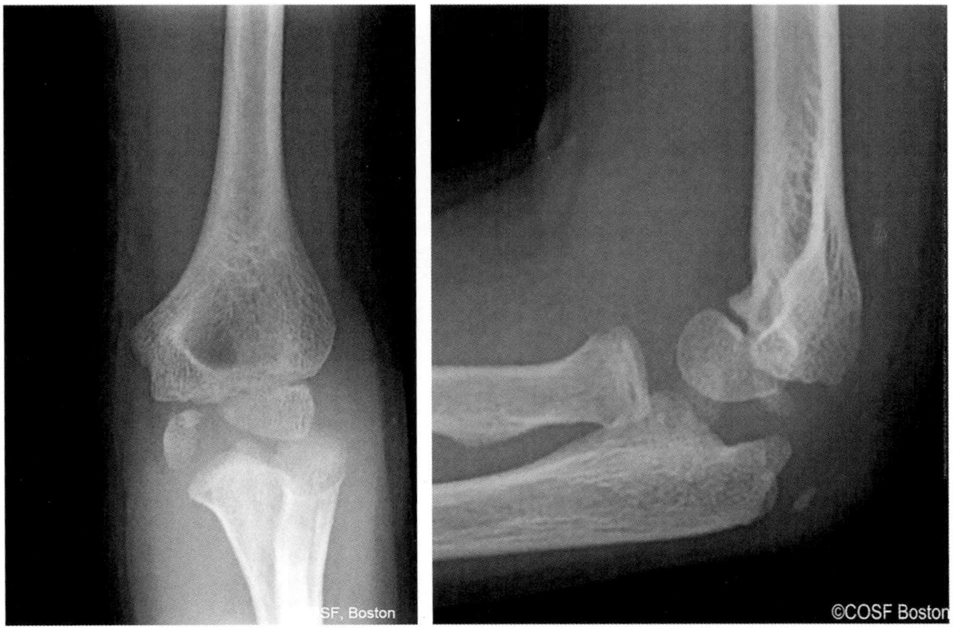

图 7.1 肘关节正侧位 X 线片显示肱骨内上髁骨折，骨折块嵌顿于关节内

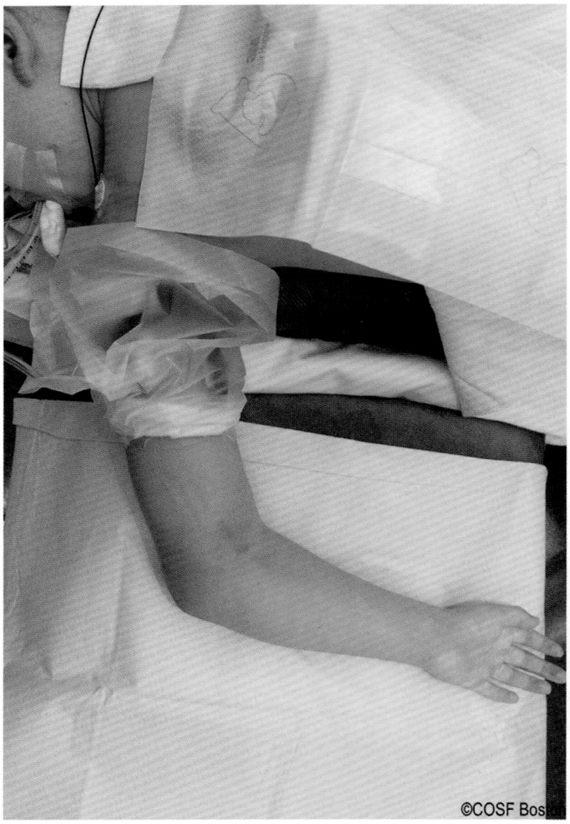

图 7.2 ▌患者俯卧位，上臂置于可透视的手术侧台上，施行肱骨内上髁骨折切开复位内固定

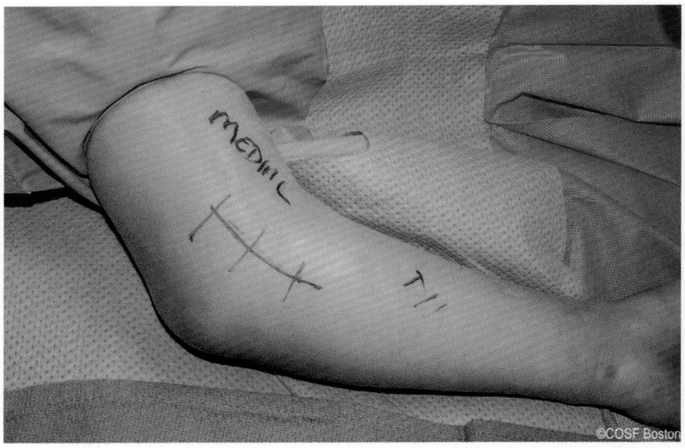

图 7.3 ▌消毒和铺无菌巾单后，在肘内侧画皮肤切口，在复位和固定骨折时，保护尺神经

定位

- 仰卧位，将手臂置于可透 X 线的手术侧台上（图 7.2）。
- 患者也可以采用侧卧位（能够充分外旋肩关节即可）。
- C 臂机在手术台头侧摆放。

手术入路

- 肘关节内侧入路。
- 以肱骨内上髁为中心做弧形切口，应避免切口走行过于靠前（图 7.3）。
- 小心地剥离皮下筋膜组织，注意识别肱内侧动脉和前臂内侧皮神经。
- 找到尺神经(最容易在近端找到)，并确认是否受到卡压（图 7.4）。
- 通常情况下，由于肘关节脱位造成的软组织撕裂，使得手指或顿性器械很容易剥离至骨折部位和关节（图 7.5）。
- 检查发现，游离骨块是前臂屈肌和旋前肌的起点，并且骨块常附着骨膜以及尺侧副韧带（图 7.6）
- 显露关节囊，检查关节表面，寻找需要修复或者去除的软骨碎块。

复位和固定技术

- 充分冲洗并清理骨折端的所有细碎骨块。
- 在骨折块上缝 1 根粗的不可吸收线，以便于牵引骨块活动。
- 复位钳可用于复位，但小心不要夹碎骨折块或损伤尺神经。

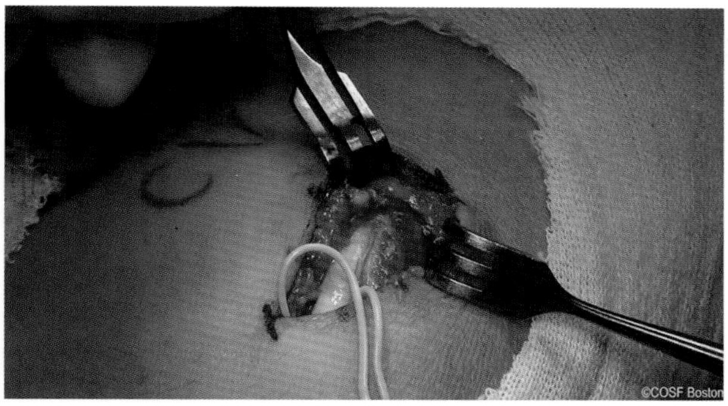

图 7.4 | 尺神经位于尺神经沟内，用牵引皮条保护

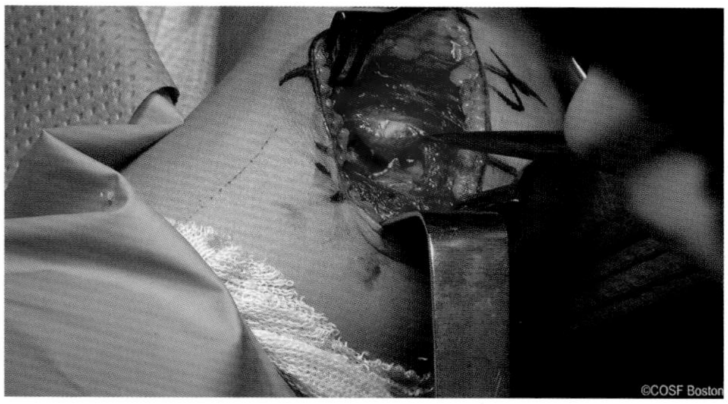

图 7.5 | 由于近端和后方软组织牵拉，使肱骨内上髁骨折发生了移位

- 使用微型剥离子或克氏针进行辅助复位（图 7.7）。
- 将空心螺钉的导针钻入骨折的中心（图 7.8）。
- 使用导针和缝线作为操纵杆来微调，以达到骨折的解剖复位。
- 将导针钻入肱骨远端内侧柱（图 7.9）。
- 导针的轨迹是从后向前的，避免经过鹰嘴窝。
- 钻入第 2 枚导针以确保复位和防止旋转。如果空间允许，第 2 枚导针要在远离螺钉的位置钻入，不要使骨折块碎裂。
- 测量深度，最好使用单皮质螺钉，并使螺纹穿过肱骨中线。很少需要双皮质固定。
- 在骨皮质上转孔（图 7.10）
- 植入螺钉（选择性使用垫片）（图 7.11）。
- 退出导针。
- 或者：
  - 当肱骨内上髁骨折移位时，在 X 线透视引导下将导针钻入干骺端并进行确认。
  - 在干骺端预钻，作为螺钉植入的孔洞。
  - 这使得复位和解剖固定更容易，并减低了骨折块碎裂的风险。
  - 然后将导针从内上髁骨块的中心钻入。
  - 复位骨折，将导针插入干骺端预钻的孔中。
  - 植入加压空心螺钉（选择性使用垫片）。
- 缝合前臂屈肌和旋前肌的起点以及骨膜等软组织，利于骨折愈合以及获得更多的防旋稳定性。
- 在肘关节完全伸展和屈曲 30° ~60° 时，施加外翻应力检查关节的稳定性（图 7.12）。

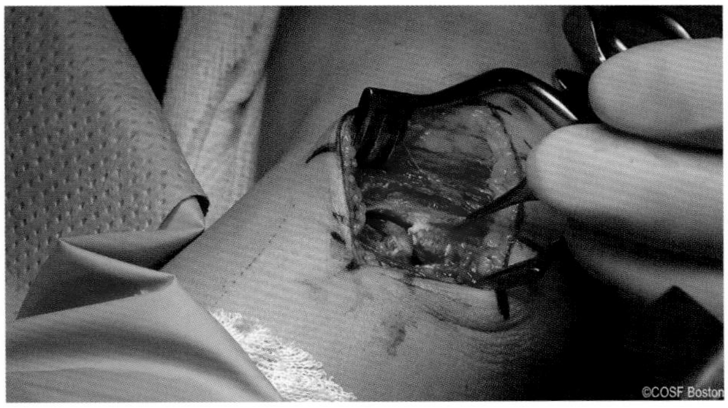

图 7.6 | 仔细检查发现，关节内的骨块是附着前臂屈肌和旋前肌的肱骨内上髁

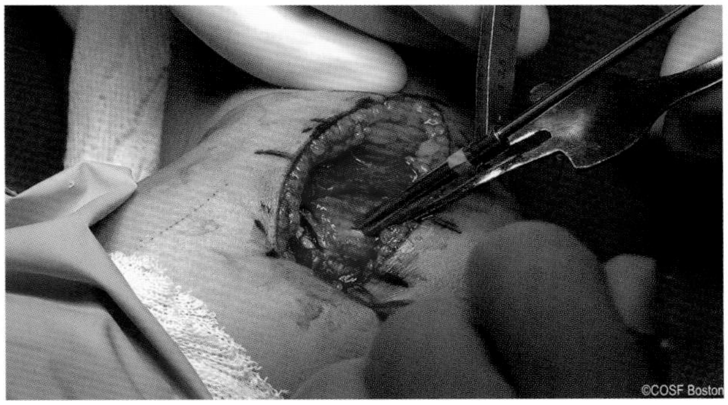

图 7.7 | 用微型剥离子和克氏针进行辅助复位

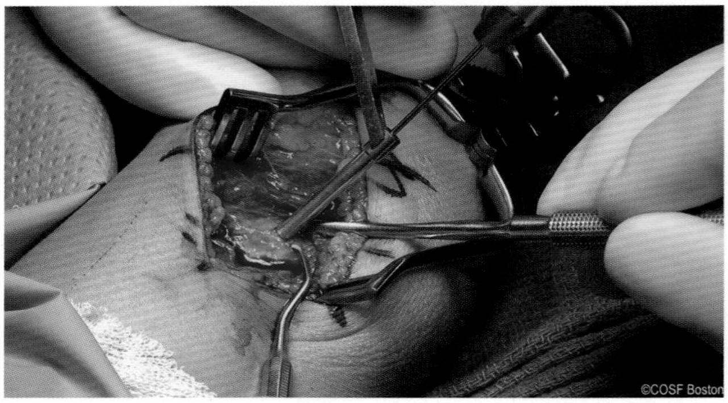

图 7.8 在 X 线透视引导下钻入空心螺钉导针

- 在肘关节极度屈伸运动下，评估尺神经是否存在卡压现象。
- 如果手术前出现尺神经损伤或尺神经卡压症状，可施行尺神经减压术，很少需要前置尺神经。

特殊类型骨折的治疗

嵌入性肱骨内上髁骨折

- 自发性复位或急诊闭合复位肘关节脱位时，均可能发生肱骨内上髁骨折块嵌入关节之中的情况。
- 最令人担忧的是，正中神经或尺神经因复位而卷入关节，产生卡压。
  - 肘关节脱位时，过伸复位是最危险的。
  - 明显放射性疼痛伴肘关节伸直受限，对判断正中神经是否存在卡压具有重要意义。
- 影像学检查具有诊断意义，但通常嵌入肘关节的肱骨内上髁骨折会被误认为是滑车次级骨化中心（通常滑车次级骨化中心不是卵圆形的）。
  - CT 检查结果可以用来确定诊断。
  - 内侧入路切开，找到、游离并保护尺神经。
  - 打开关节囊，取出附着有前臂屈肌和旋前肌起点、骨膜和以及附着尺侧副韧带的肱骨内上髁骨折块。

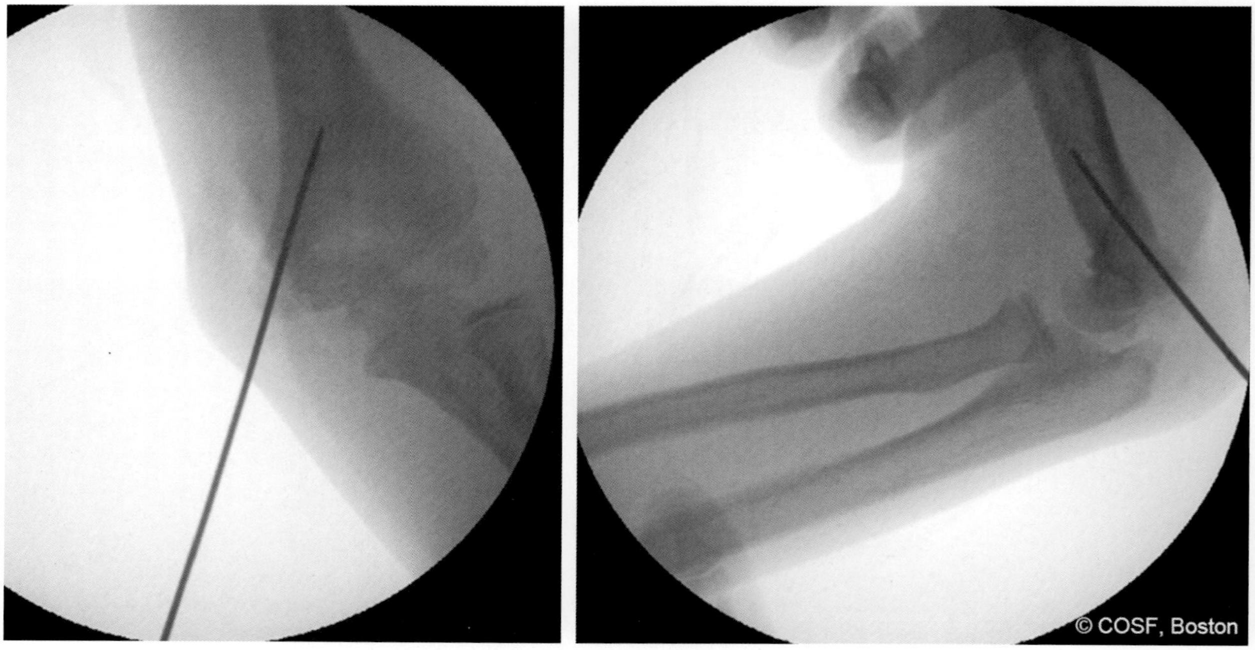

图 7.9 骨折复位的正侧位 X 线片，以及从后向前钻入内侧柱的空心螺钉导针

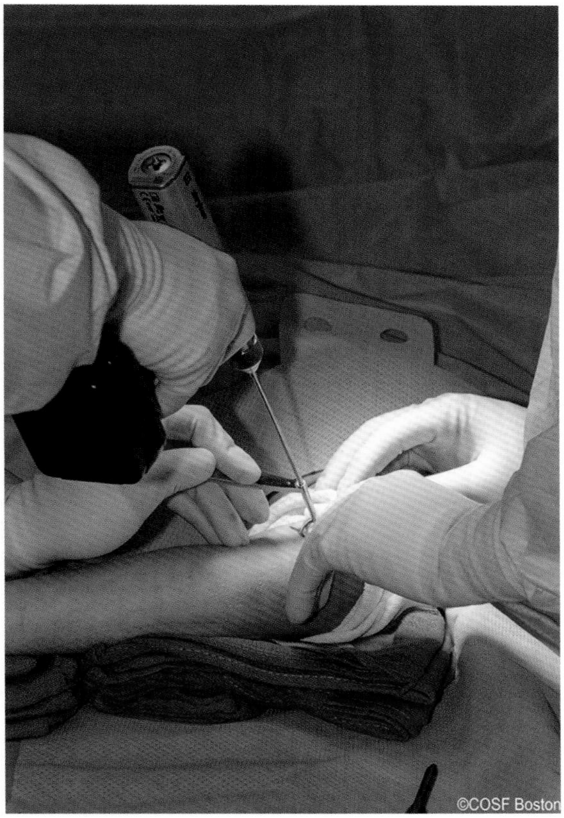

图 7.10 ▌在保护尺神经和防止骨折块旋转的同时，在导针指引下在骨皮质上钻孔

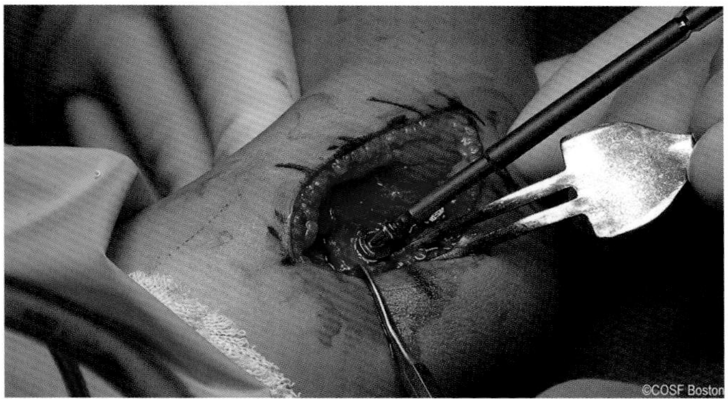

图 7.11 ▌测量深度后，植入带有垫片的空心螺钉。用微型剥离子稳定骨折块，防止发生旋转

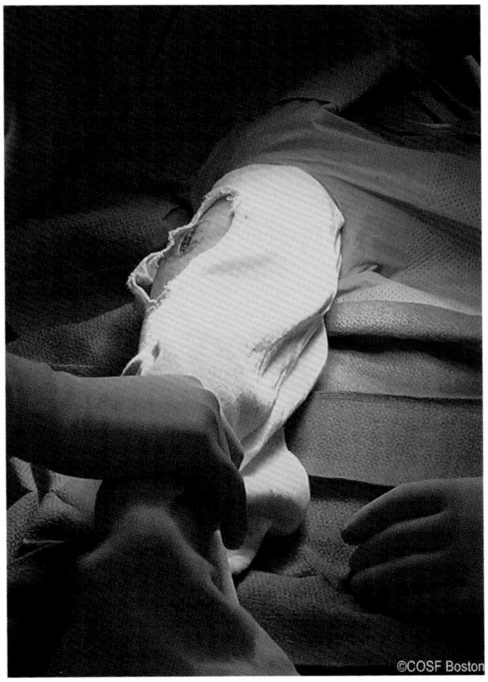

图 7.12 ▌骨折固定、软组织修复后，在肘关节完全伸展和屈曲 30° ~60° 时，施加外翻应力检查关节的稳定性

  - 在恰当的位置上用螺钉固定内上髁骨折。

并发症

- 感染。
- 尺神经病变。
  - 在手术固定过程中找到并保护尺神经（观察垫片是否卡压尺神经或周围的组织）。
  - 检查尺神经是否在整个肘关节运动弧内受到压迫或撞击。
  - 如果术前尺骨神经就存在损伤，术中就必须进行减压，特别是尺神经被卡压在关节之内时。
- 骨不连。
  - 在非手术治疗中更常见，但在缺乏加压和牢靠固定的情况下也可能发生。
  - 一定要确保空心螺钉在干骺端的有效固定，如有必要，可以双皮质加压。
- 畸形愈合。
  - 牢记肱骨远端内上髁的解剖定位。
  - 解剖复位，不能有旋转移位。
- 僵硬。
  - 术后延迟活动。
  - 早期运动时需要安全牢靠的固定。
  - 可能出现了畸形愈合，因此一定要解剖复位。
- 内植物刺激症状。
  - 体形瘦的体操运动员通常会发生这种现象。
  - 在术后 6~12 个月取出内植物。
- 内上髁碎裂。
  - 小的骨折块和相对大的内固定物，都可能发生此类现象。
  - 在螺钉加压过程中可能发生。
  - 需要使用克氏针和缝线进行“修补”，这将使术后早期活动受到限制。
  - 在螺钉放置和加压过程中要足够小心。

术后护理

- 佩戴屈肘 75° 的石膏、支具或夹板 1~2 周，有利于切口愈合。
- 术后 1~2 周使用肘关节支具，以后逐渐增加运动（屈曲 30° ~90°，持续 2 周；屈肘 10° 到完全屈肘，再持续 2 周；然后可全程运动）。
- 指导进行自主性训练很有帮助。
- 6 周后加强锻炼。
- 如果 X 线片显示骨折愈合，3 个月后可恢复全程运动和力量训练。

参考文献

[1] Glotzbecker MP, Shore B, Matheney T, et al. Alternative technique for open reduction and fixation of displaced pediatric medial epicondyle fractures. J Child Orthop. 2012;6(2):105-109.

[2] Murphy RF, Vuillermin C, Naqvi M, et al. Early outcomes of pediatric elbow dislocation-risk factors associated with morbidity. J Pediatr Orthop. 2017;37(7):440-446.

[3] Pace GI, Hennrikus WL. Fixation of displaced medial epicondyle fractures in adolescents. J Pediatr Orthop. 2017;37(2):e80-e82.

[4] Smith JT, McFeely ED, Bae DS, et al. Operative fixation of medial humeral epicondyle fracture nonunion in children. J Pediatr Orthop. 2010;30(7):644-648.

[5] Vuillermin C, Donohue KS, Miller P, et al. Incarcerated medial epicondyle fractures with elbow dislocation: risk factors associated with morbidity. J Pediatr Orthop. 2017. [Epub ahead of print].

第 8 章
肱骨远端髁间“T”形骨折的手术治疗

Carley Vuillermin

适应证

- 移位的肱骨远端髁间关节内“T”形骨折（图 8.1）。
- 除了 X 线片外，CT 检查对于制订手术计划至关重要（图 8.2）。

器材

- 肱骨远端专用解剖锁定钢板。
- 直径 3.5mm 骨盆重建钢板。
- 直径 4.0mm 空心螺钉。
- 6.5mm/7.3mm 空心螺钉（应用于尺骨鹰嘴截骨术）。
- Weber 复位钳。
- 克氏针。

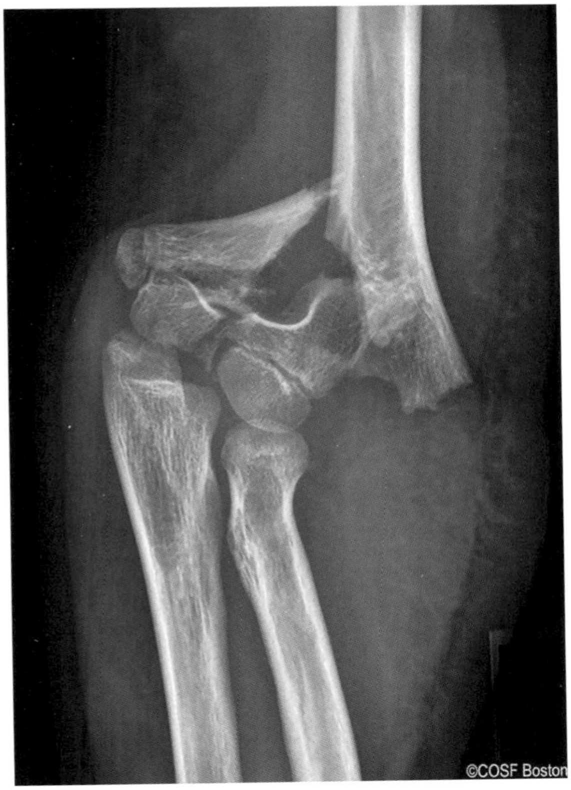

图 8.1 需施行 ORIF 的儿童肱骨髁间“T”形骨折正位 X 线片

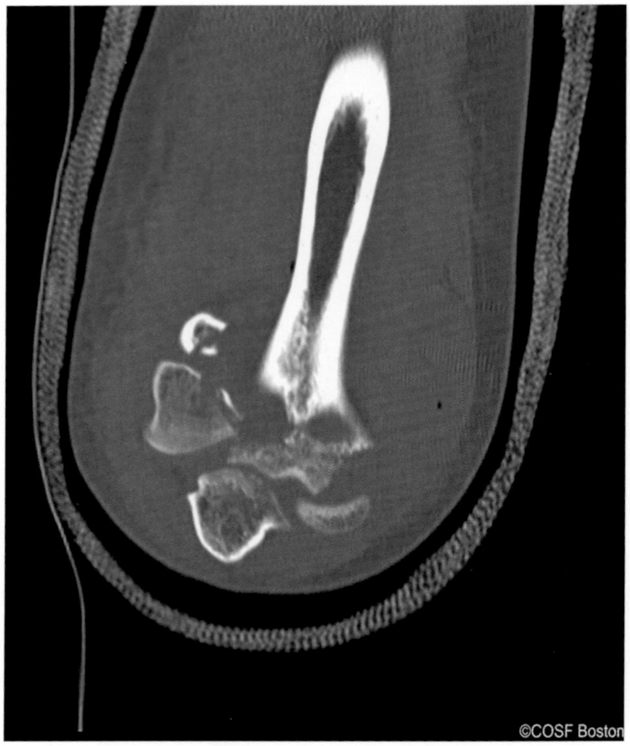

图 8.2 CT 图像显示关节内骨折、内侧柱和外侧柱断裂

- 尺骨鹰嘴截骨摆锯。
- 骨刀。
- C 臂机。

定位

- 可采用仰卧位、侧卧位或俯卧位，其中侧卧位最常用（图 8.3）。
- 应用前臂支架。
- 腋窝下保护垫。
- 有衬垫的梅奥支架。
- 患儿头侧放置 C 臂机。

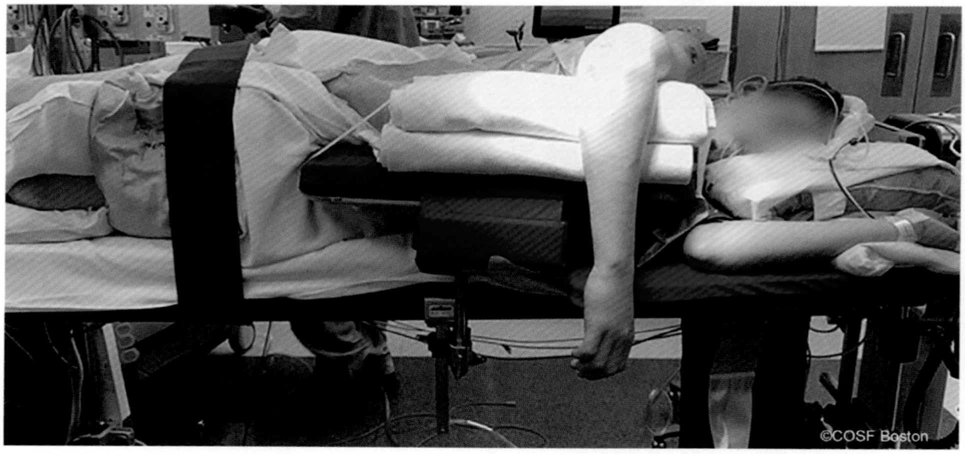

图 8.3 施行 ORIF 手术的侧卧位

手术入路

- 后侧入路。
  - 肱三头肌两侧入路。
  - 尺骨鹰嘴截骨入路。
  - 肱三头肌掀开入路（Bryan-Morrey 入路）。
  - 经肱三头肌劈开入路（V-Y 入路）。
- 取尺骨鹰嘴尖端弧形切口。
- 向两侧牵开带有穿支血管的全层筋膜皮瓣。
  - 由于靠近尺神经和桡神经，通常使用刀或电刀小心地切开内、外侧缘。
- 两侧用剪刀分离至肌间隔水平，内侧操作时注意游离尺神经，用皮条保护。
  - 这是为了在手术期间，识别、减压和保护尺神经。
  - 如果施行更近端的分离，需要保护肱三头肌外侧缘内的桡神经。
- 经肱三头肌劈开入路（V-Y 入路）：适用于 AO 分型中 C1 型和 C2 型骨折。
  - 经内侧（远端保护尺神经）和外侧（近端保护桡神经）至肱三头肌近端中点，做长斜形肱三头肌舌形筋膜瓣切开（也可以直接劈开，但暴露较少）。
  - 由近端向远端剥离附着于尺骨鹰嘴的肱三头肌肌腱，暴露鹰嘴窝和骨折端。
  - 屈肘可显露关节面的后方，复位骨折端。
- 肱三头肌掀开入路（Bryan-Morrey 入路）：适用于 AO 分型中 C1 型、C2 型和 C3 型骨折。
  - 将肱三头肌肌腱从尺骨鹰嘴部分剥离，掀开并完全显露骨折端。需小心剥离肱三头肌肌腱，使其最远端的附着点仍保留在尺骨鹰嘴上。
  - 肱三头肌肌腱附着在骨骼未成熟的尺骨鹰嘴软骨隆起处，所以翻转肱三头肌肌腱并剥离附着端和骨膜时要格外小心，避免肱三头肌肌腱在软骨隆起附着点出现纽扣孔状缺损，造成肱三头肌肌腱断裂或偏离软骨基质。这一操作要用锋利的刀刃来小心地完成。
- 尺骨鹰嘴截骨入路：适用于 AO 分型中 C1 型、C2 型和 C3 型骨折。最适合于前方粉碎性伴明显移位的骨折。
  - 在透视下确认尺骨鹰嘴“V”形截骨的远端，该位置在鹰嘴中点的裸露区域（图 8.4）。

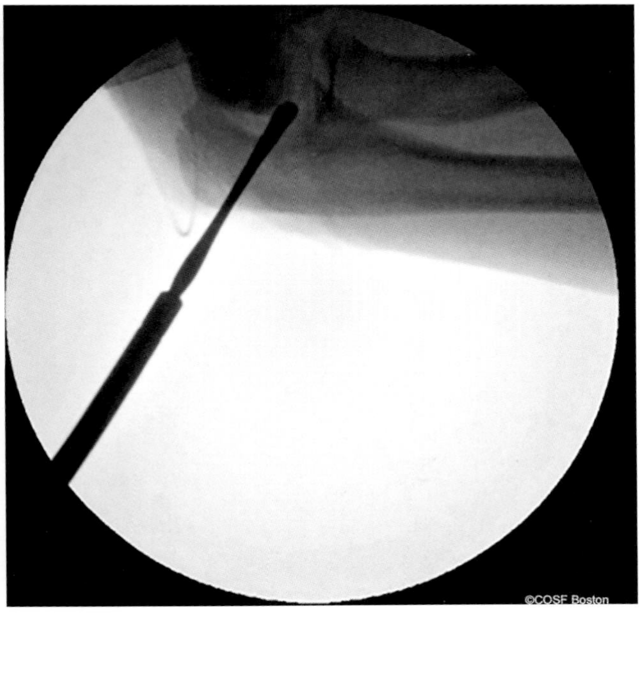

图 8.4 | 尺骨鹰嘴截骨术的解剖定位

- 截骨术前预先钻入髓内加压螺钉（用于截骨术后的固定）。
  - 将 1 枚 2.8mm 的导针钻入尺骨髓腔，要求平行于尺骨背侧骨皮质并垂直于截骨端。
  - 用 5.0mm 的空心钻头预钻并进入尺骨近端。
  - 部分植入的松质骨螺钉随即被取出，使截骨远端的尺骨管内遗留螺钉植入时的螺纹孔。
- 用自动牵开器拉钩显露尺骨鹰嘴。
- X 线透视下重新确认截骨点（图 8.4），用摆锯完成约 75% 截骨，再用骨刀完成全部截骨（这会产生一个“不平整”的边缘，在最终固定过程中利于达到解剖对位）。
- 将尺骨鹰嘴骨块连同肱三头肌向近端牵开，显露肱骨远端关节面。

复位和固定技术（图 8.5）

- 仔细识别骨折线和骨折端。
  - 对患者术前施行 CT 检查和（或）麻醉下 X 线透视牵引评估，这对手术会有很大帮助。
  - 解剖复位非常重要，必要时，使用 X 线透视对复杂骨折进行准确定位（图 8.6）。
- 反复冲洗和清除远端关节内所有小碎块。
  - 如果骨折碎块太小而不能进行螺钉固定，尽可能缝合或使用可吸收螺钉固定，避免留下较大的缺损空间。
- 首先，是对关节内骨折施行稳定的解剖复位（图 8.7）。
- 然后，再将稳定的关节内骨折块与干骺端和内外侧柱的骨折端进行准确对位。
- 关节内骨块复位技术。
  - 首先使用 Weber 复位钳对关节内骨折块实施复位，然后用克氏针从内到外或从外到内固定骨折端，通常要穿过肱骨小头和滑车，内侧固定时，克氏针要位于肱骨内上髁的远端。
    - 这是关键的一步，所以要确保克氏针的精确植入（不是植入关节或鹰嘴窝，而是植入肱骨远端的中心）。

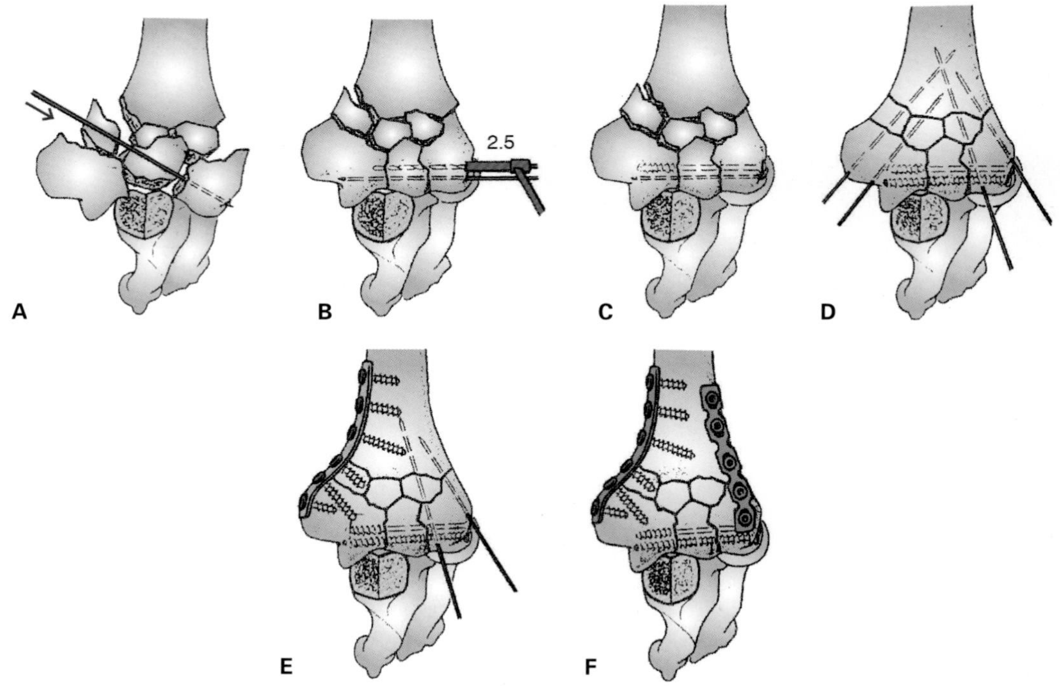

图 8.5 肱骨髁间“T”形骨折 ORIF 的手术步骤。（A、B）解剖复位关节面，（C、D）关节面的有效固定，（E、F）再将解剖复位的关节与干骺端和骨干固定

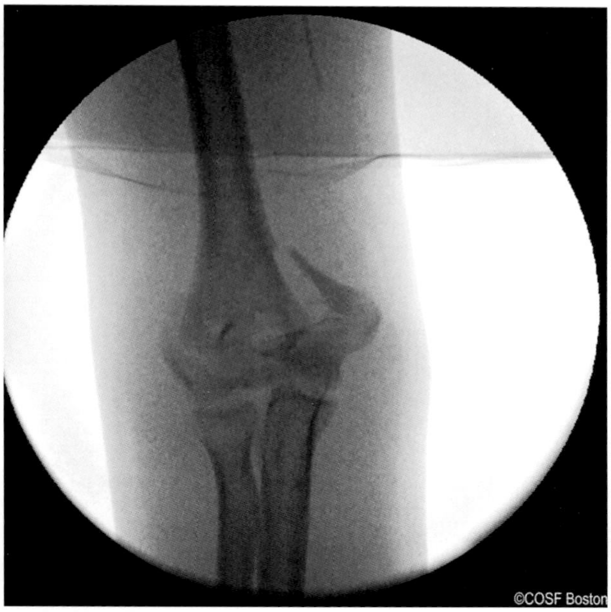

图 8.6 | X 线透视下初始复位的影像

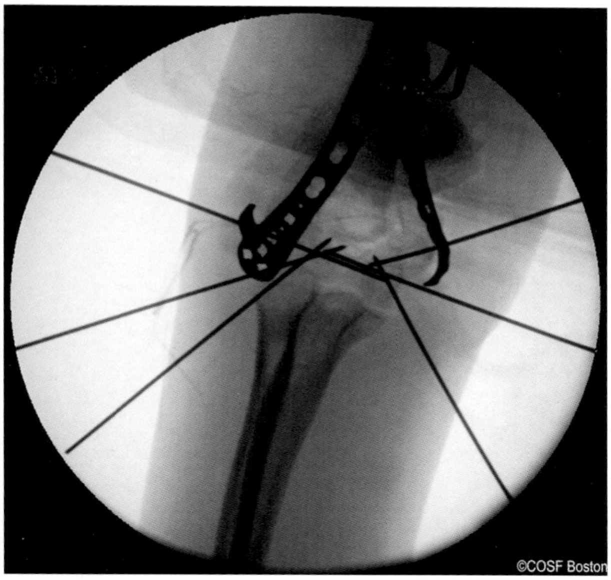

图 8.7 | 克氏针固定关节面，同时预置钢板固定

- X 线透视下确认关节内骨折达到解剖复位，空心螺钉的导针应置于骨内并且评估其针尖末端的位置（图 8.8）。
  - 骨折粉碎程度严重时，需要将每个碎骨块依次复位到肱骨远端中心轴线，并由克氏针固定，将 3 块变成 2 块，然后变成 1 块（图 8.7）。
- 如果存在具有生长潜力的骺板，那么说明肱骨远端骨化部分有限，所以在骨骺内放置螺钉需要有更精确的评估（图 8.1）。
  - 对于需要 ORIF 的低龄儿童髁间“T”形骨折，由于没有足够的空间植入螺钉，只能使用克氏针固定（图 8.9）。

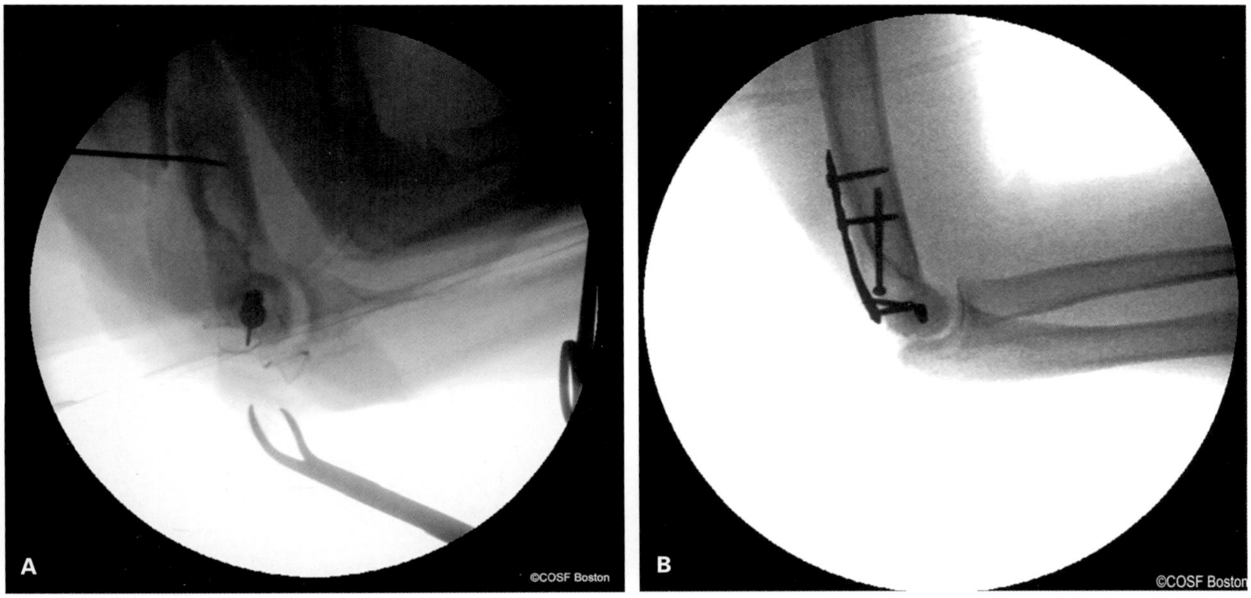

图 8.8 | （A）解剖复位后螺钉固定关节面。（B）随着更进一步的固定，用侧位 X 线片再次确认关节面的解剖对位和螺钉的位置

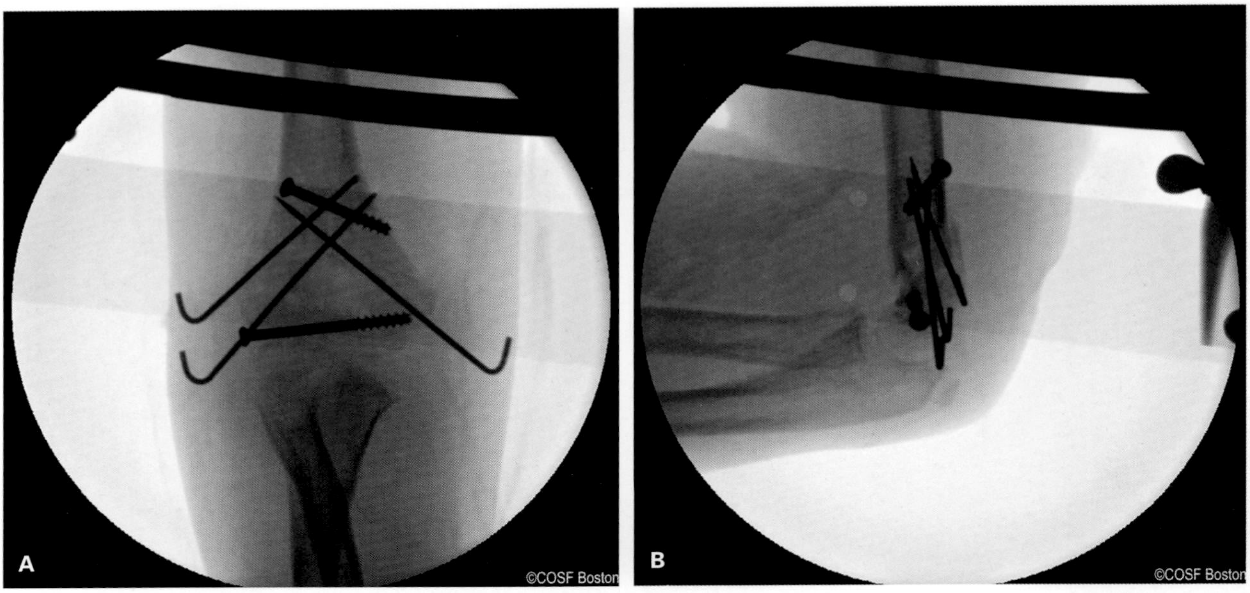

图 8.9 空心螺钉联合克氏针固定的（A）正位和（B）侧位 X 线片

- 标准的空心螺钉技术：通常使用 4.5mm 的半螺纹空心螺钉。最恰当的方法是在远端植入 2 枚空心螺钉，用以防止骨折块的旋转，但是放置的空间是有限的。
- 如果关节面复位并用克氏针临时固定，特别是对于远端或粉碎性骨折，直接使用专用解剖钢板固定也是一种选择（图 8.10）。
- 通过 X 线透视和手指触摸，再次确认关节内骨折得到解剖复位。
  - 确认被压缩的尺骨鹰嘴窝得到解剖复位。
  - X 线透视下评估复位效果和螺钉位置。
- 在正确完成此步骤前，不要进行下一步操作。

- 关节内骨折与侧柱的固定。
  - 由于儿童患者使用专用解剖钢板可能不匹配，需要将 3.5mm 骨盆重建钢板预弯塑形后使用

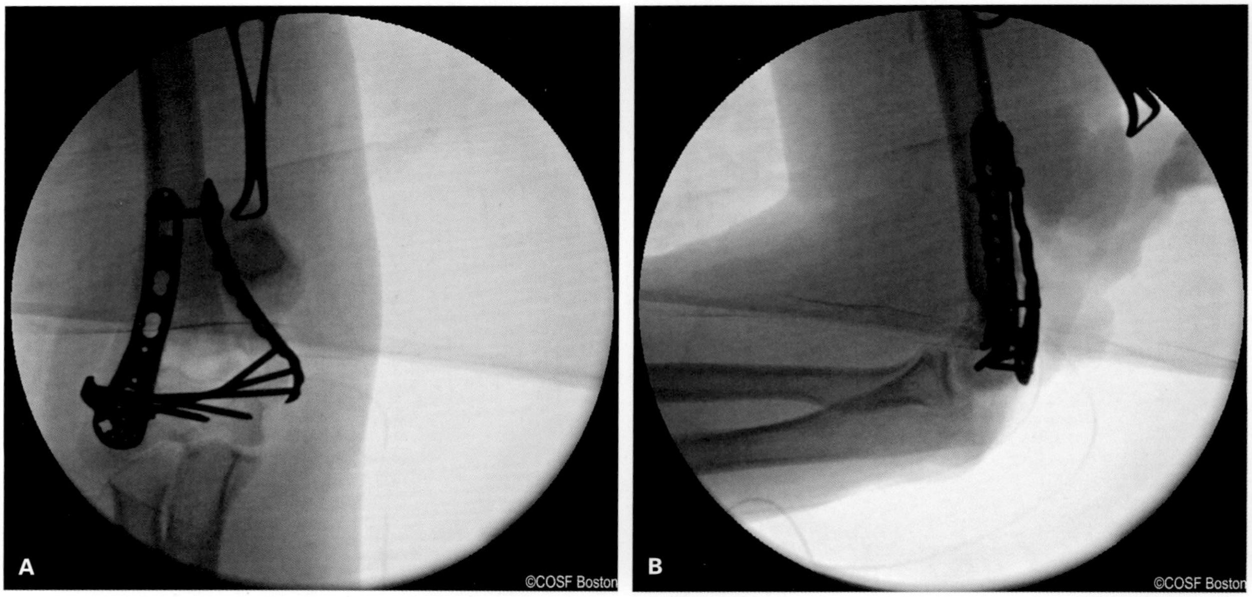

图 8.10 专用解剖钢板固定技术的（A）正位 X 线片和（B）侧位 X 线片

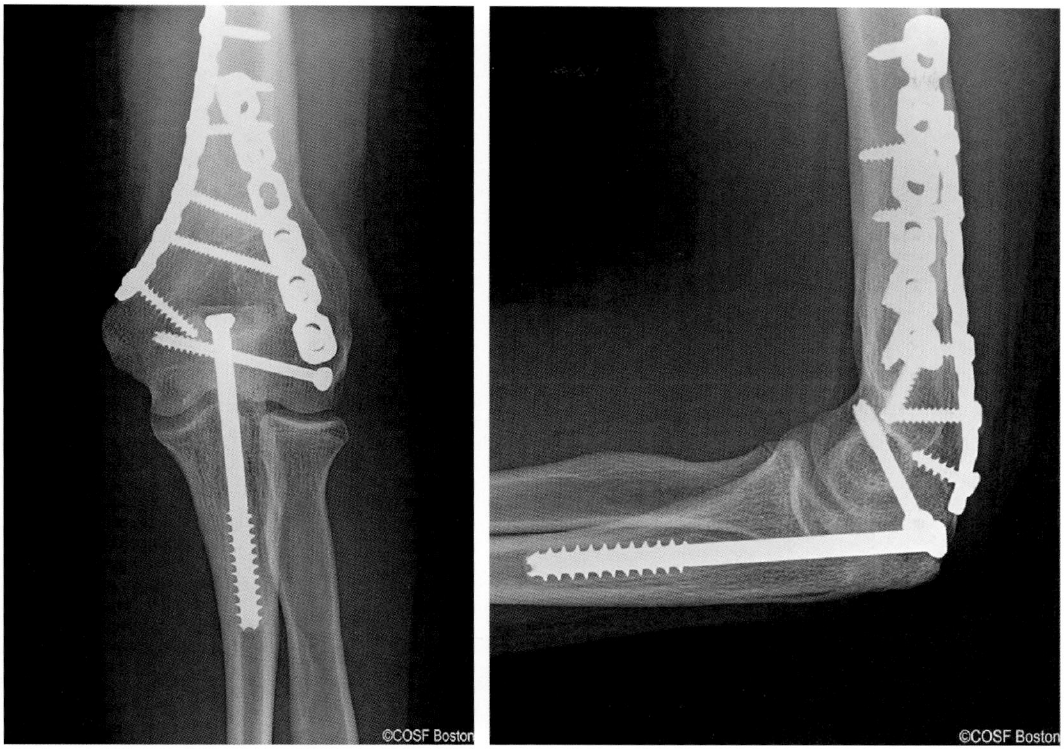

图 8.11 | 专用解剖钢板联合骨盆重建钢板互成 90° 固定的正位和侧位 X 线片

（图 8.11）。

- 成人肱骨远端专用解剖钢板可用于青少年。
  - 仔细评估内固定物的贴合程度和解剖匹配度是必要的。
- 用克氏针将骨折块临时固定在干骺端或骨干处是非常有帮助的。
- 利用加压技术在内侧放置钢板，使远端内侧骨折块与骨干相连。应用双平面 X 线透视，确认最佳位置和螺钉长度。
- 根据患者的骨折块大小以及解剖情况，放置与内侧钢板垂直的后外侧钢板（90°-90° 放置）（图 8.11），或者与内侧钢板平行放置（图 8.12）。
- 由于无法控制旋转稳定性和开展术后早期康复训练，一般不建议单柱固定。

特殊类型骨折的治疗

- 单柱关节内骨折。
  - 在某些情况下，单柱损伤，例如外侧柱（最常见）或内侧柱损伤后，造成较大的骨折块并累及关节。
  - 对于无移位的关节内骨折，可通过闭合复位空心螺钉内固定治疗。
    - 在 X 线透视下，可将 1 个大复位钳经皮置于内上髁和外上髁（避开内侧的尺神经），加压后复位关节内骨折。
    - 必须确认得到真正的解剖复位。
    - 遵循前面概述的肱骨髁间“T”形骨折治疗原则，将导针精确穿过肱骨远端解剖轴线、测量长度、由外侧使用空心钻头预钻并拧入加压空心螺钉施行固定，注意避免损伤尺神经沟内的尺神经。

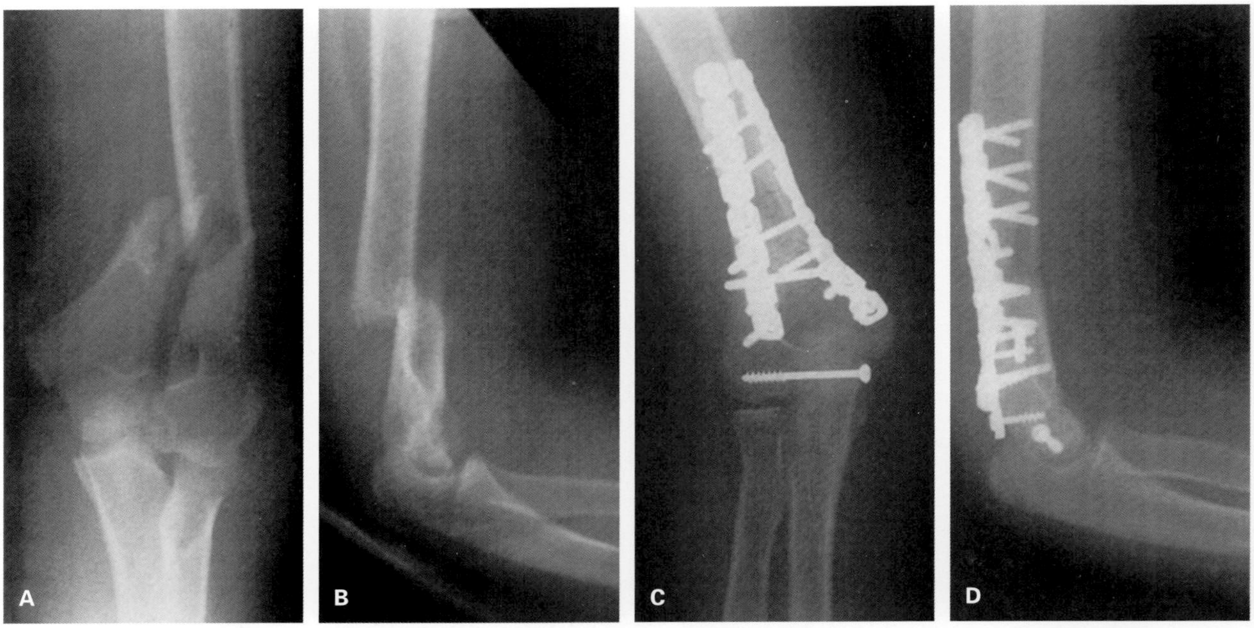

图 8.12 经髁间的关节内骨折复位螺钉固定系列影像。（A、B）移位的肱骨远端髁间“T”形骨折正位 X 线片和侧位 X 线片。（C、D）显示解剖复位后，经髁间空心螺钉及双柱钢板内固定

- 螺钉固定前，额外在尺骨鹰嘴窝的近端钻入 1~2 枚空心螺钉导针，防止对关节面加压时骨折块发生旋转（图 8.13）。
- 取下复位钳，X 线透视下仔细检查空心螺钉的位置以及关节面是否得到解剖复位。
- 检查空心螺钉加压情况，要确保骨折块没有发生旋转。通常复位钳的近端预钻入空心螺钉导针可以防止这种情况的发生。

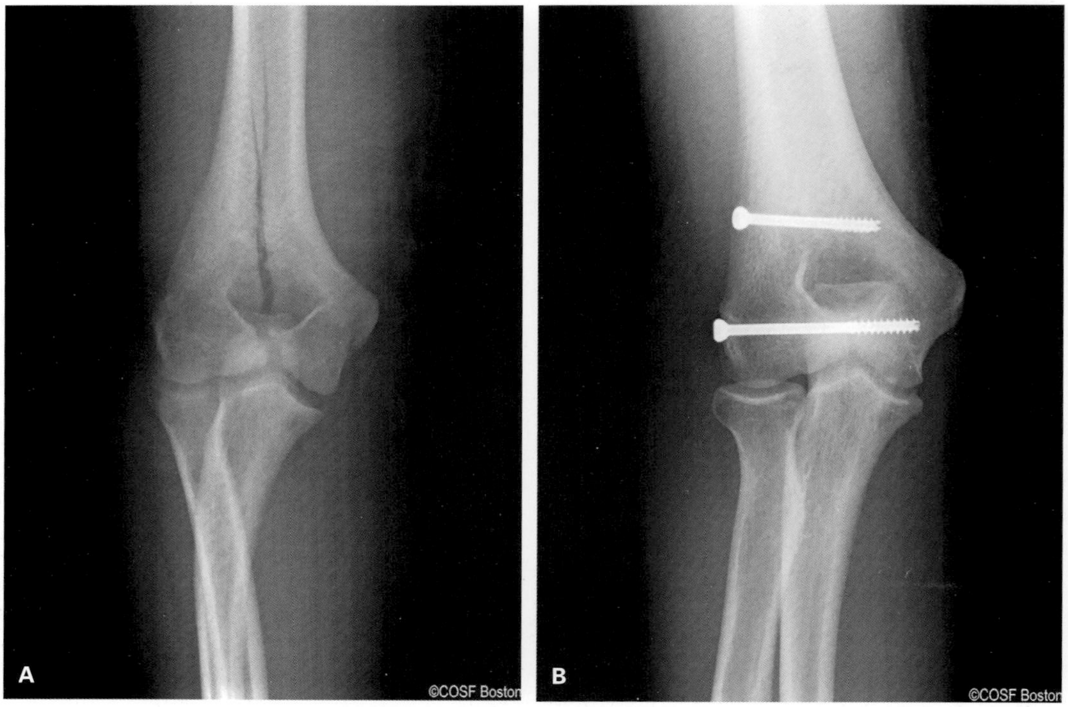

图 8.13 （A、B）经皮空心螺钉内固定治疗劈裂骨折

- 于鹰嘴窝近端可使用 1~2 枚加压空心螺钉（取决于骨折块的大小）穿过骨折块。
- 垫片可以用来增强压力，同时将应力集中在骨皮质之上。除非有症状，通常将不再取出螺钉。
- 切开复位单侧柱骨折。
  - 切开直接显露内侧柱或外侧柱。
  - 内侧切开，需要进行双平面解剖，即分离和保护后方的尺神经以及前方的肱动脉和正中神经。
  - 外侧切开，需要保护肱肌与肱桡肌间隙内的桡神经。
  - 使用解剖钳复位关节面和侧柱骨折。
    - 单侧入路，术野中仅能显露部分关节复位情况。
    - 关节外对位良好有助于关节复位。
    - X 线透视检查是十分关键的。
    - 固定方法有两种：（1）加压空心螺钉固定关节内骨折，辅以 1~2 枚骨折近端的空心螺钉固定；（2）关节内骨折使用加压空心螺钉联合单侧柱钢板内固定（图 8.14）。

关闭切口

- 充分冲洗并留置引流皮条。
- 将尺神经位置做适当调整，以便于运动和避免卡压。
  - 内植物位于内侧时，需做尺神经前置术。
  - 在肘关节完全屈曲和伸展时检查尺神经，以确保没有卡压。
- 经肱三头肌劈开入路（V-Y 入路）
  - 屈曲肘关节 30° ~60°，临时缝合肱三头肌舌形瓣并做运动试验。如果完全屈曲时受限，或完全屈曲时近端“舌尖”缝合处压力过大，则向远端迁移舌形瓣，以降低缝合压力。采用不可吸收缝线施行全层缝合，并重新评价关节活动度。
- 肱三头肌掀开入路（Bryan-Morrey 入路）。

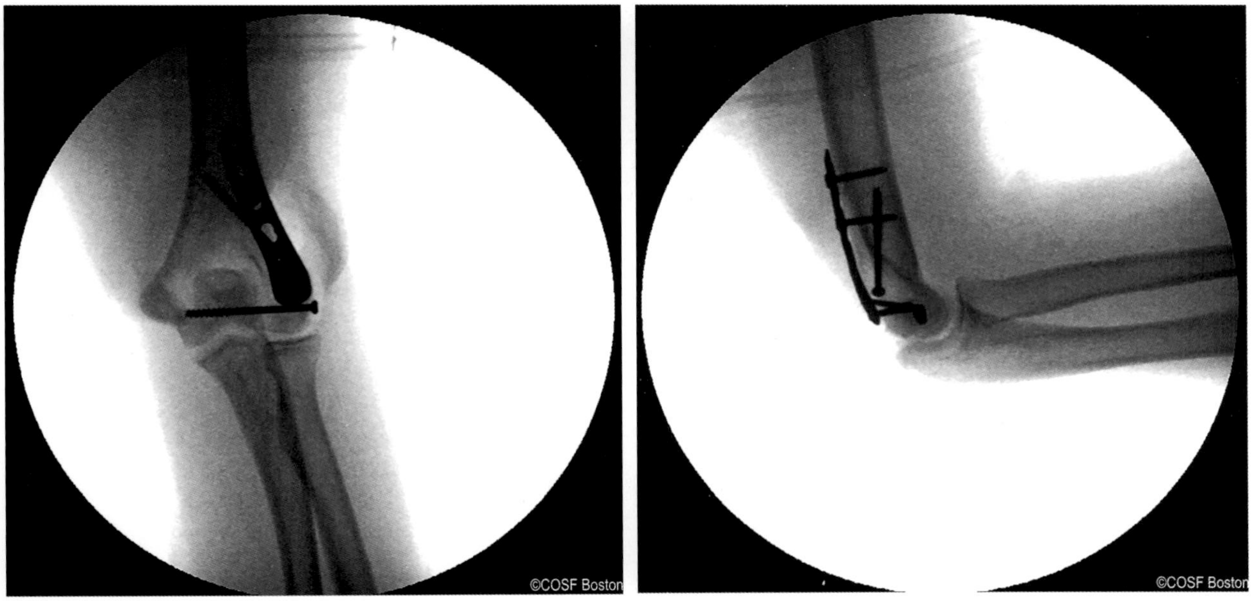

图 8.14 ‖ 加压空心螺钉联合单侧柱钢板内固定

- 将肱三头肌解剖复位并固定于尺骨鹰嘴上。
- 对于青少年患者，可以通过对鹰嘴骨膜、隆起和肱三头肌腱膜进行不可吸收线缝合来完成。
- 对于大龄儿童患者，可以通过锚钉完成远端固定。
- 一定要确保无张力下可以完全屈肘，以及修复了肱三头肌在尺骨鹰嘴的结构。
- 尺骨鹰嘴截骨术。
  - 复位尺骨鹰嘴截骨端并穿入空心导针。
  - 复位钳于截骨处加压，X 线透视下确定鹰嘴截骨端关节面解剖对位。
  - 行空心螺钉固定（有无垫片均可），确保骨折块未发生旋转移位。
  - 空心螺钉的远端需要“咬”住骨皮质，防止活动肘关节时，造成截骨端畸形愈合或不愈合。如果有顾虑，可以增加螺钉的直径，还可以通过远端钻孔和螺钉颈部穿入 1 根“8”字形张力带缝线（对于青年患者是首选）或钢丝（以后可能会引起刺激）。
  - 将螺钉植入肱三头肌下方的骨皮质之中（图 8.15）。
  - 检查关节活动度。
  - 即使术者可能很疲惫了并希望尽早结束手术，但是也要严格执行操作步骤，避免并发症的出现。

并发症

- 感染。
- 尺神经病变。
  - 尺神经游离保护和前置术可以预防术中牵拉损伤及术后压迫或内植物撞击。
- 骨折不愈合。
- 畸形愈合。
  - 需要十分精确和耐心地完成骨折的解剖复位，并维持其稳定。
- 僵硬。
  - 强调早期功能锻炼。

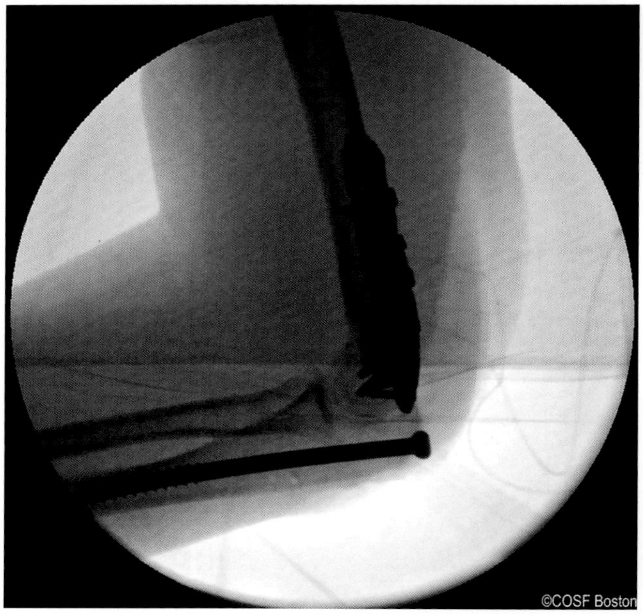

图 8.15 尺骨鹰嘴截骨术后愈合

    - 早期功能锻炼需要有牢靠的内固定保障。
    - 这是少数确实需要施行术后物理治疗的病例之一。
    - CPM 有助于预防早期僵硬。
- 内植物刺激症状。
    - 合理选择内植物的大小和安放位置。

术后护理

- 使用石膏、锁定式铰链支架或者夹板固定肘关节于屈曲 75° 位制动 2 周，有助于切口愈合。
- 术后 2 周，在物理治疗的帮助下逐渐恢复肘关节的活动范围。
- 持续被动锻炼将从医院开始并过渡到家中，这有助于肘关节功能的早期恢复。
- 强调早期活动对于恢复或接近完全恢复肘关节活动范围，是至关重要的。

参考文献

[1] Bell P, Scannell BP, Loeffler BJ, et al. Adolescent distal humerus fractures: ORIF versus CRPP. J Pediatr Orthop. 2017;37(8):511-520.
[2] Bryan RS, Morrey BF. Extensive posterior exposure of the elbow. A triceps-sparing approach. Clin Orthop Relat Res. 1982;166:188-192.
[3] Cheung EV, Steinmann SP. Surgical approaches to the elbow. J Am Acad Orthop Surg. 2009;17(5):325-333.
[4] Cook JB, Riccio AI, Anderson T, et al. Outcomes after surgical treatment of adolescent intra-articular distal humerus fractures. J Pediatr Orthop. 2016;36(8):773-779.
[5] Kasser JR, Richards K, Millis M. The triceps-dividing approach to open reduction of complex distal humeral fractures in adolescents: a Cybex evaluation of triceps function and motion. J Pediatr Orthop. 1990;10(1):93-96.
[6] Re PR, Waters PM, Hresko T. T-condylar fractures of the distal humerus in children and adolescents. J Pediatr Orthop. 1999;19(3):313-318.
[7] Remia LF, Richards K, Waters PM. The Bryan-Morrey triceps-sparing approach to open reduction of T-condylar humeral fractures in adolescents: Cybex evaluation of triceps function and elbow motion. J Pediatr Orthop. 2004;24(26):615-619.

第 9 章
桡骨头及桡骨颈骨折的手术治疗

Donald S. Bae

适应证

- 有移位的桡骨颈骨折可能会导致畸形愈合以及肱桡关节或上尺桡关节继发性撞击。
- 需要通过 CT 和（或）MRI 检查来评估手术适应证及制订手术方案。

移位型桡骨颈骨折的治疗

术式选择

- 闭合复位。
- 经皮穿刺克氏针辅助闭合复位。
- 闭合复位弹性髓内针固定。
- 切开复位内固定。

闭合复位弹性髓内针固定（图 9.1）

适应证

- 有移位的桡骨颈骨折：（1）施行闭合复位和经皮穿刺克氏针辅助闭合复位术均失败；（2）畸形愈合后将产生肱桡关节或上尺桡关节撞击的骨折（图 9.2）。

器材

- 光滑的克氏针。
- 直径 1.5~2.5mm 的弹性髓内针。
  - 选择占桡骨最小髓腔直径 50%~75% 的克氏针或弹性髓内针。
- 弯的止血钳或骨膜剥离子。
- 电钻。
- 用折叠无菌巾单做成衬垫。
- C 臂机。

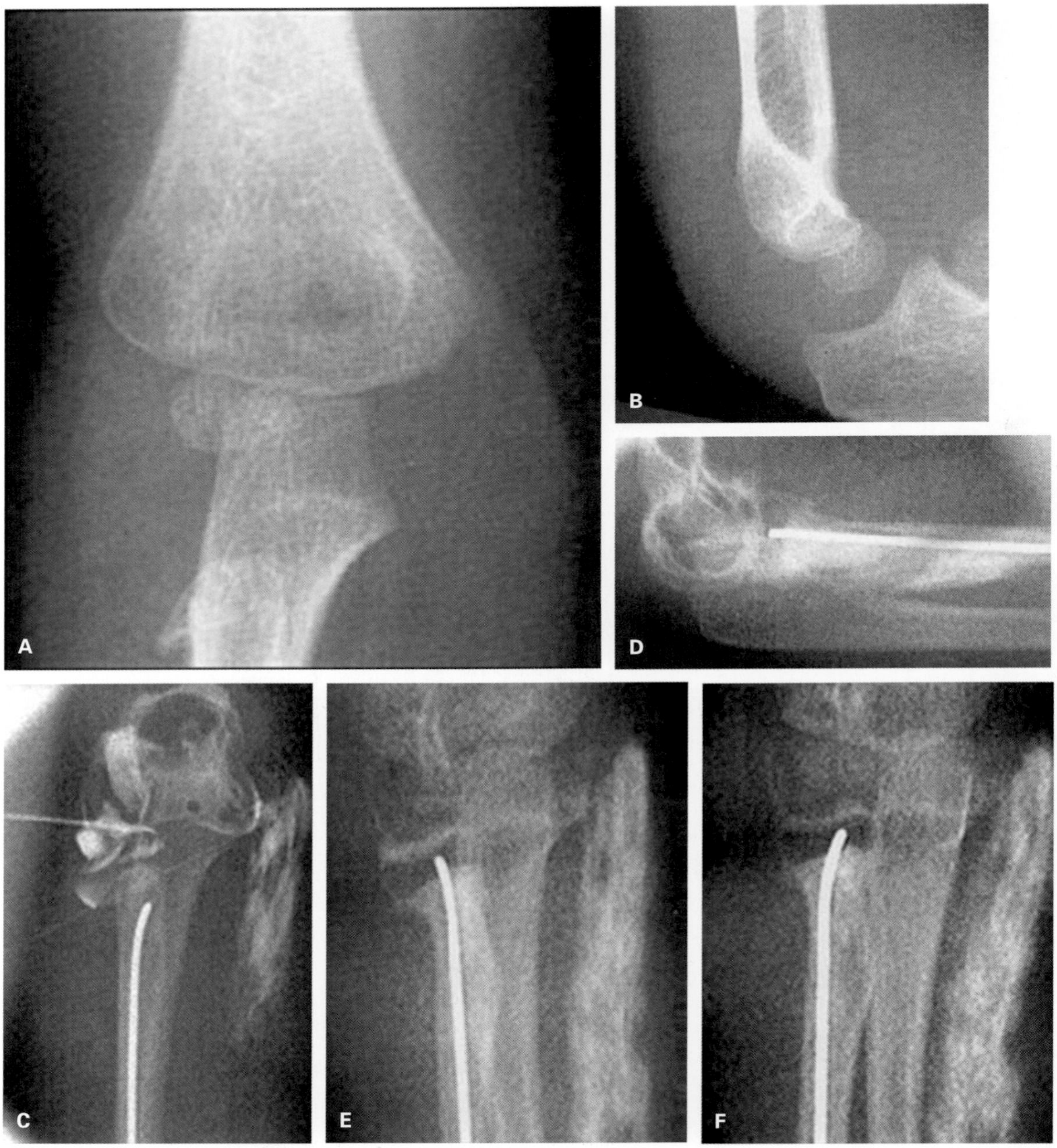

图 9.1 （A~F）X 线透视辅助下闭合复位弹性髓内针固定的系列影像学资料

定位

- 仰卧位，准备手术侧台。
- 手术侧台旋转 90°，将患者置于手术侧台边缘，这样就可以很容易透视到肘关节和整个前臂。
- 非无菌止血带捆绑于上臂近端。
- 用带衬垫的头部保护器和胶带固定患儿头颈部，使其在骨折复位固定过程中始终保持稳定。
- 术者和助手站于手术侧台的两侧。
- C 臂机紧贴手术床与患儿身体平行，并且与患侧上肢相互垂直（图 9.3）。

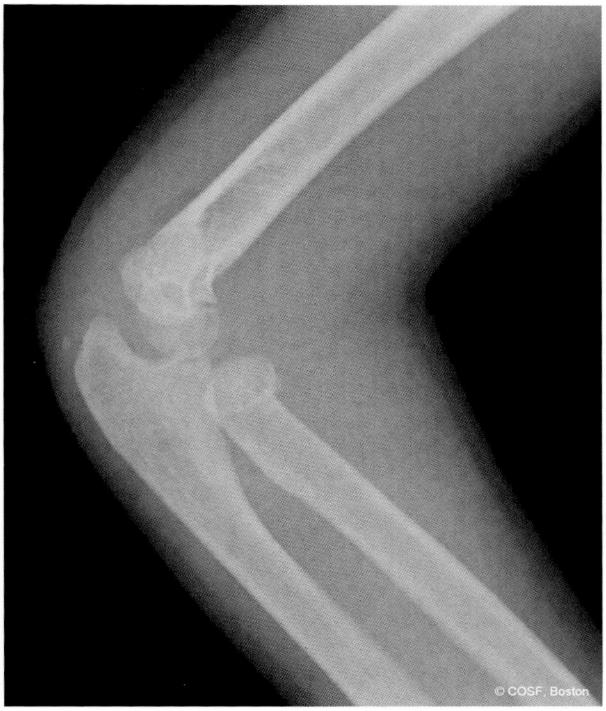

图 9.2 | 对位不良的肱桡关节会导致慢性撞击

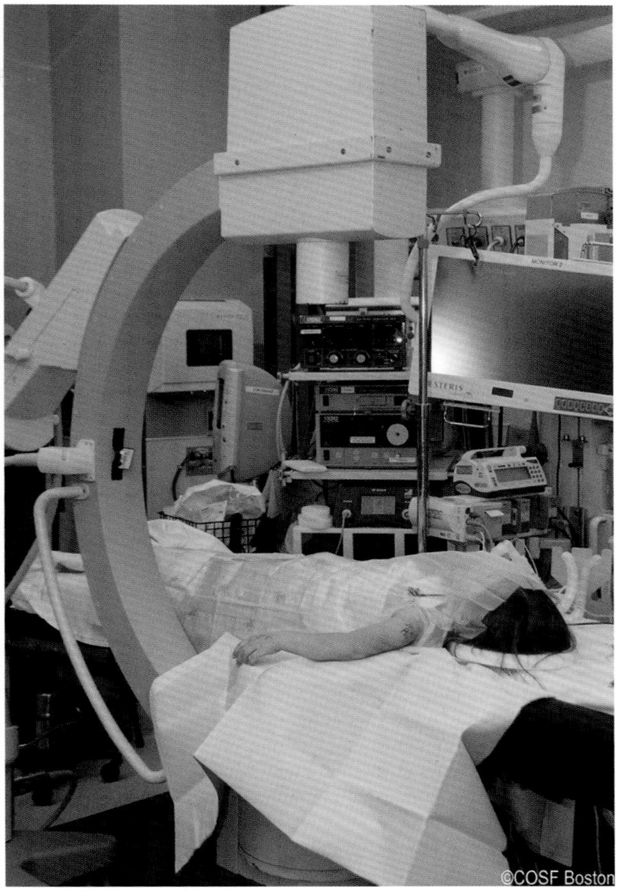

图 9.3 | C 臂机在患肢肘关节内侧放置，更便于肘关节外侧操作

普遍观点

- 旋转前臂，获得骨折最大移位程度的 X 线透视图像。
- 将桡骨头骨折复位并固定在桡骨颈上，使肱桡及上尺桡关节的对位良好。
- 弹性髓内针复位的要点包括：
  - 经皮穿刺克氏针辅助复位。
  - 经皮骨膜剥离子辅助复位。
  - 弹性髓内针插入点和弯曲度。
    - 如果使用该技术，这些操作技巧都需要掌握。

桡骨远端插入弹性髓内针

- 通过 X 线透视确定桡骨远端骺板的位置。
- 在骺板的近端做 2cm 的皮肤切口。
- 入针点的选择：
  - Lister 结节的近端。
    - 有损伤拇长伸肌肌腱的风险。
  - 在第 2 与第 3 肌间隔之间进入。
    - 有损伤支配感觉的桡神经浅支的风险。

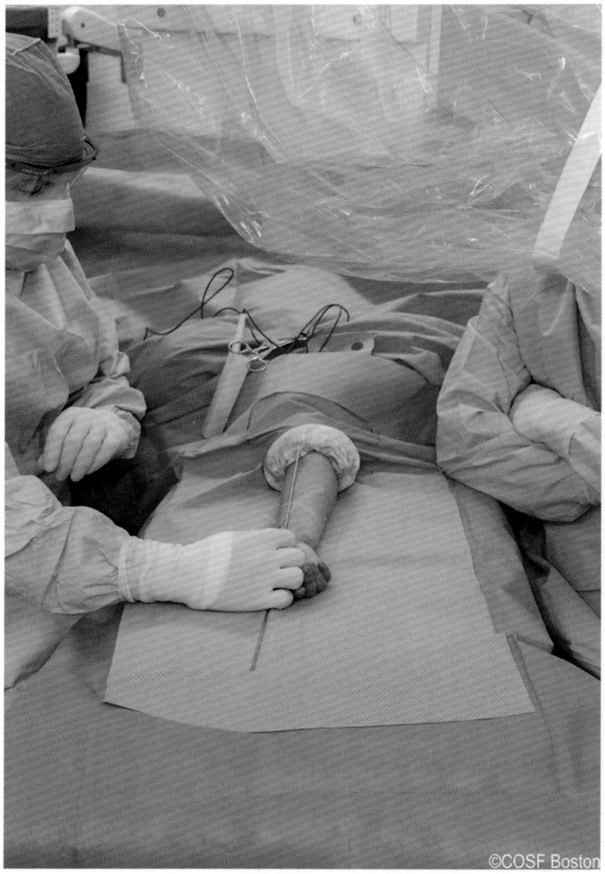

图 9.4 施行逆行弹性髓内针固定前，在可透过 X 线的手术侧台上用 X 线透视，根据髓腔宽度选取合适的弹性髓内针

- ■ 作者倾向于从可能造成拇长伸肌肌腱断裂风险的 Lister 结节处进针。
- 切口延长至桡骨远端干骺端的位置，保护拇长伸肌腱和桡侧感觉神经分支。
- 通过 X 线透视确认桡骨远端进针位置和选取合适的弹性髓内针（图 9.4）。
- 在进入桡骨远端皮质时要注意保护软组织。
  - 可以用钻头或锥子突破桡骨远端皮质。
- 预弯克氏针或弹性髓内针以便顺利通过髓腔，并通过旋转施行桡骨颈骨折复位。
- 在 X 线透视下小幅度旋转克氏针或弹性髓内针完成进针（图 9.5）。
  - 小心进针，不能使用锤子敲击，以免髓内针穿破骨皮质。
- 持续进针直达骨折部位。

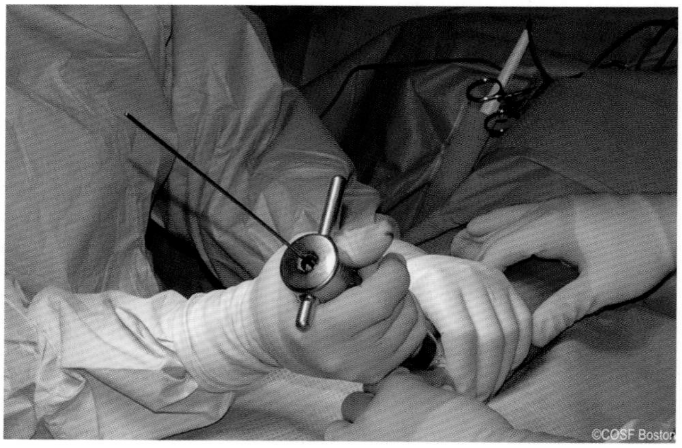

图 9.5 自桡骨远端穿入髓内针，旋转进针安全性高

复位

- C 臂机能充分覆盖前臂近端。
- 将髓内针穿过骨折端，进入桡骨头。
  - 注意不要过度分离骨折端。
- 旋转髓内针复位骨折（图 9.6）。
- 如果髓内针无法复位骨折，则需要辅助复位。
  - 确定桡骨颈骨折位置，并在皮肤上标记。
  - 确定桡骨头的位置，必要时标记将要推动桡骨头到达的位置。
  - 屈肘 90°，将弯的止血钳或骨膜剥离子置于骨折处的桡骨与尺骨之间。
  - 在尺骨桡侧做 1cm 的皮肤切口。
  - 弯钳或骨膜剥离子从尺骨桡侧切口进入，直到触及桡骨。
  - 关键点：
    - 进行上述操作时，前臂保持中立，继而再旋后，使弯钳或剥离子顺利进入前臂骨间膜。
    - 保护骨间背侧神经。
  - 当进入前臂骨间膜后，抬高上肢并伸直肘关节。
  - 转动止血钳或剥离子，以尺骨为支点向外侧推挤桡骨，然后用手指向内推顶桡骨头使其复位（图 9.7）。
  - 也可以不动止血钳或剥离子，通过前臂的旋前或旋后施行复位。
  - 需在移位最大的层面进行 X 线透视，评估复位效果。

固定

- 旋转弹性髓内针，使其尖端指向外侧。
- 当桡骨颈骨折充分复位后，用锤子敲击髓内针使其穿过骨折处。
- 可以通过骺板进入骨骺。
- 如果还需适度复位，这时可以在 X 线透视下将髓内针向内侧旋转（图 9.8）。
- 在皮下剪断髓内针，保护拇长伸肌肌腱和桡神经感觉支，以免这些组织被髓内针锋利的边缘刺激或割伤。

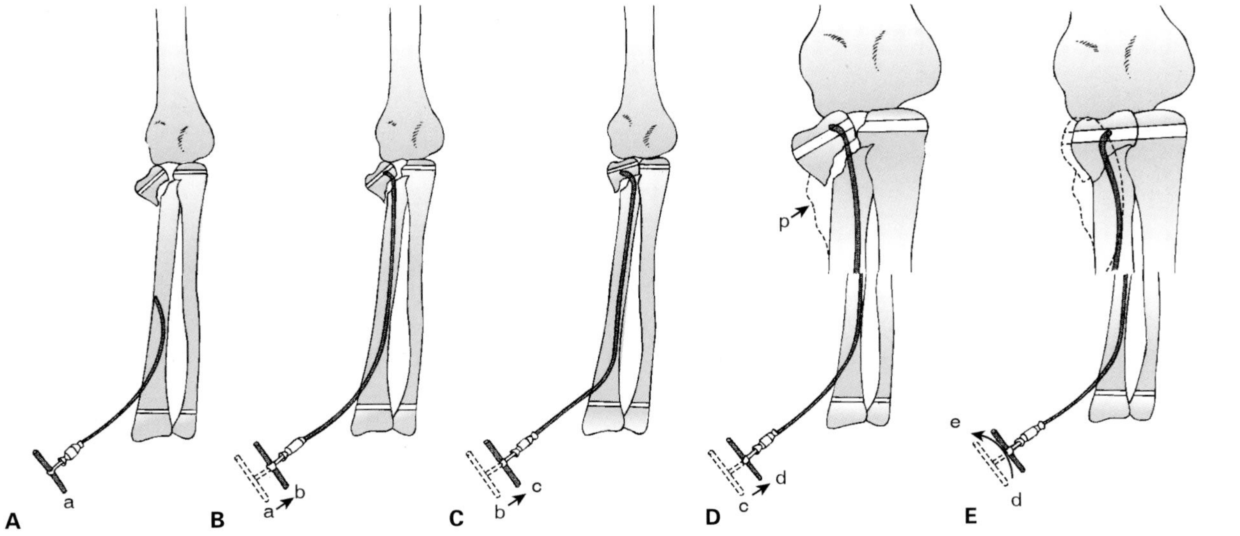

图 9.6 |（A~E）类似于图 9.1 的复位操作图示

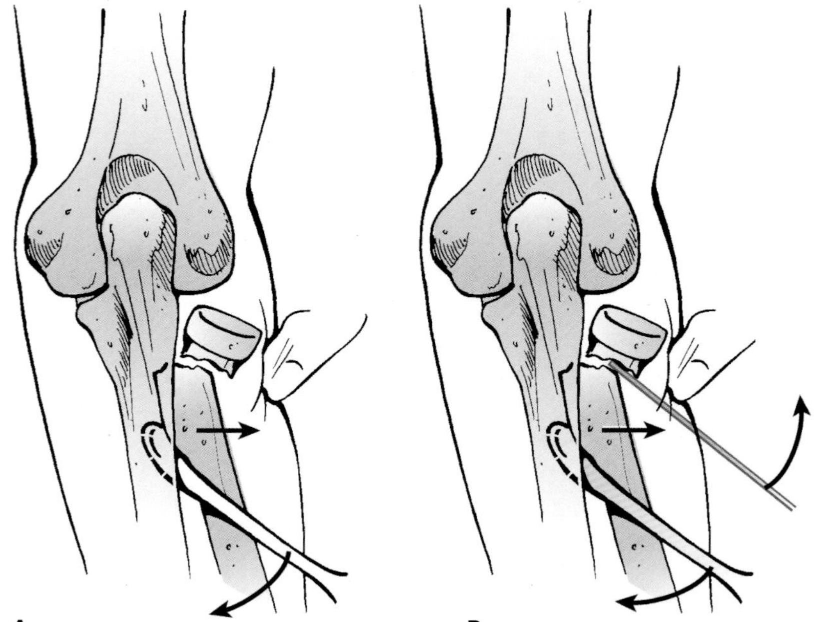

图 9.7 （A、B）通过杠杆作用下的骨膜剥离子辅助闭合复位图示

- 骨折完全愈合后，可在处置室将内固定物取出。

术后护理

- 用长臂双瓣石膏将前臂固定于旋转最稳定的位置。
- 3~4 周拆除石膏外固定。
- 拆除石膏后，可以进行轻柔的肘关节功能锻炼，但注意不要过度。

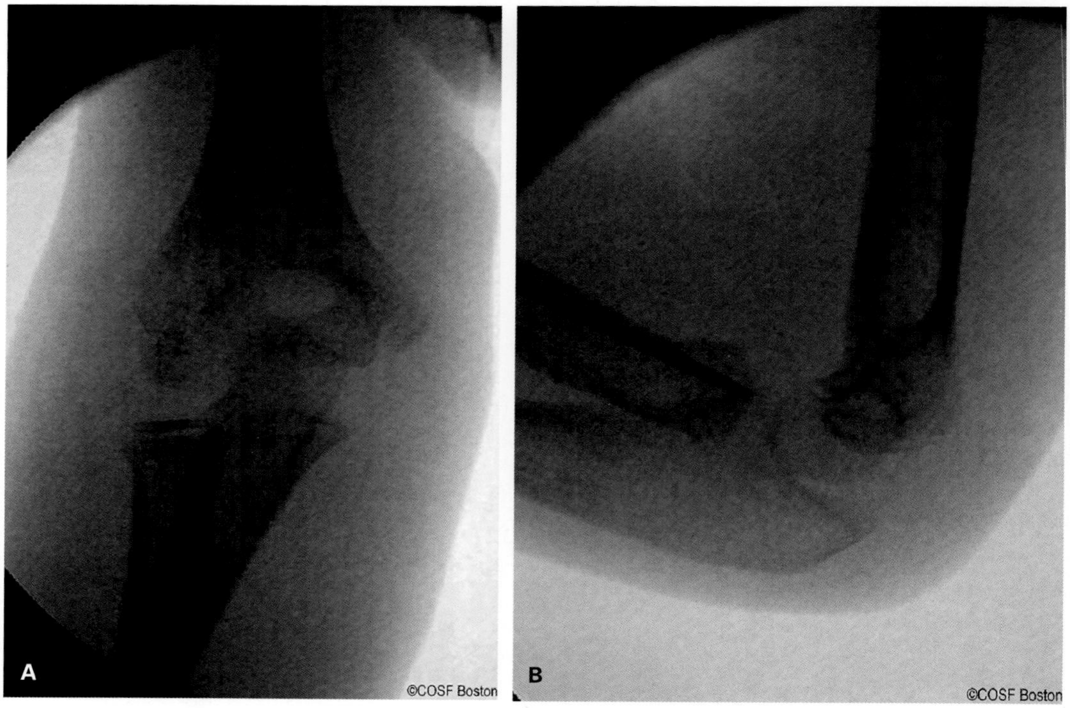

图 9.8 （A、B）最终将髓内针插入桡骨头使其固定，避免骨折处分离

- 在骨折完全愈合后取出内固定物，通常需要术后 8 周以上。

移位型关节内桡骨头骨折的治疗

切开复位内固定（图 9.9）。

适应证

- 关节内骨折移位 > 2mm 和（或）粉碎性骨折。
- 通常需要进行 CT 检查，评估手术适应证及制订手术方案。

器材

- 钢板和 2.0~2.4mm 的螺钉。
- 直径 2.0mm 的光滑克氏针。
- 电钻。
- C 臂机。

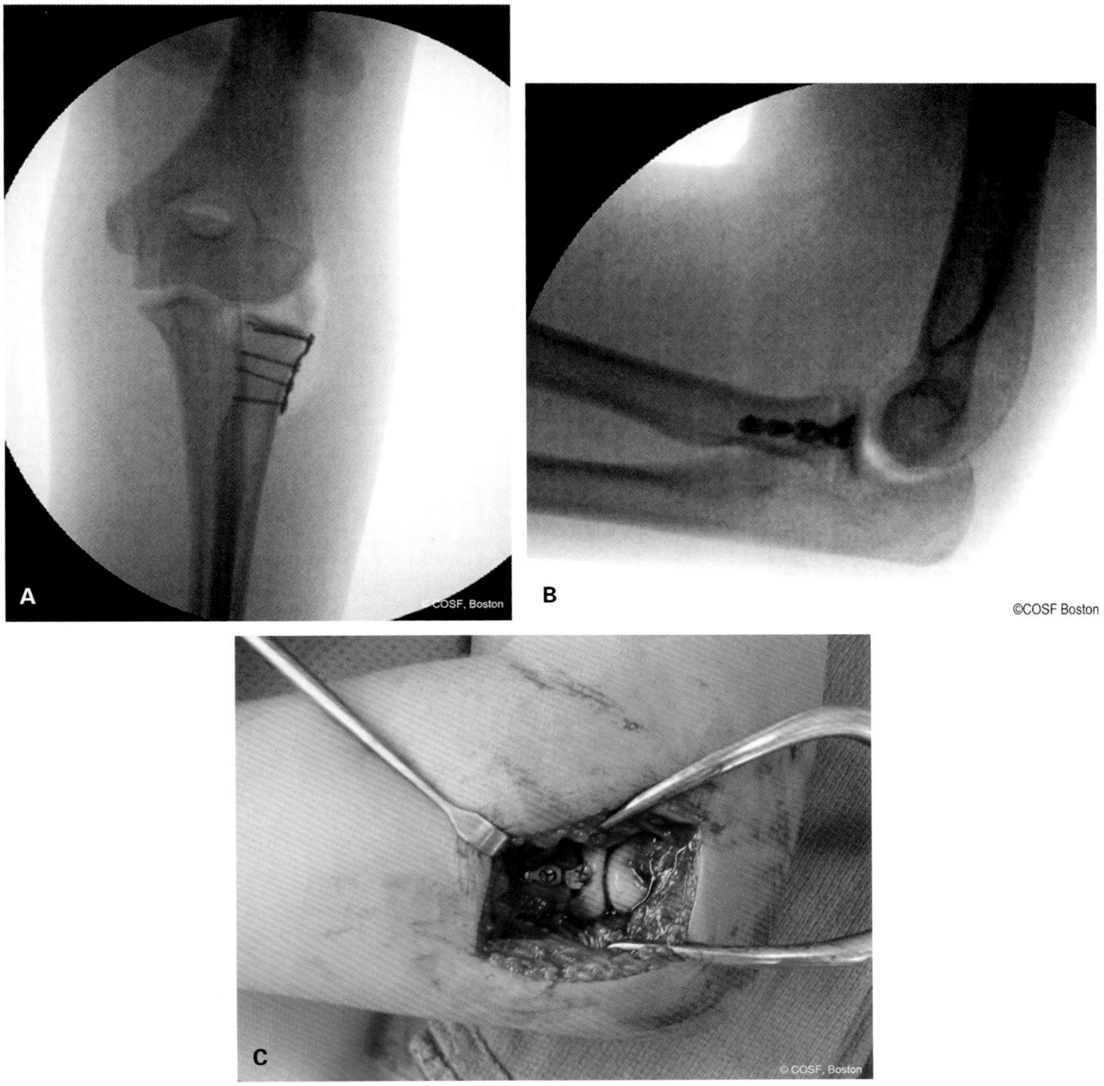

图 9.9 | （A~C）ORIF 治疗桡骨颈骨折的影像和术区直观视图。钢板在安全区内固定骨折

定位

- 采用仰卧位，准备手术侧台。
- 手术侧台旋转 90°，将患者置于手术侧台边缘，这样就可以很容易使 X 线透视到肘关节和整个前臂。
- 用非无菌止血带捆绑上臂近端。
- 用带衬垫的头部保护器和胶带固定患儿头颈部，使其在骨折复位固定过程中始终保持稳定。
- 术者和助手站于手术侧台的两侧。
- C 臂机紧贴手术床与患儿身体平行，并且与患侧上肢相互垂直（图 9.3）。

手术入路

- Kaplan 入路（桡侧腕短伸肌-指伸肌间隙入路）显露肱桡关节优于 Kocher 入路（尺侧腕伸肌-肘肌间隙入路）。
- 切口位于肱骨外上髁与 Lister 结节连线的近端。
- 最终目的是在“安全区”内进行解剖复位及固定（图 9.10）。
- 在旋前位进行术区暴露以减少损伤神经的风险。
- 进入关节。
- 识别环状韧带（可能已断裂）。
    - 根据骨折远端的情况决定是否需要牵开或切断环状韧带。
- 确认骨折部位。

复位和固定技术

- 冲洗骨折端，清除血肿。
- 使用巾钳轻柔地复位骨折块。
- 用克氏针临时固定骨折端。
    - 直视下评估复位情况。
    - C 臂机透视检查。
- 判断仅使用螺钉固定是否稳定（通常用于桡骨头骨折）。
- 最好垂直于骨折面拧入尺寸合适的螺钉（常用 2.0mm 或 2.4mm 的螺钉）。
- 仔细并有计划地将所有骨折碎块解剖复位和固定，同时不使螺钉干扰钢板放置和避免近尺桡关

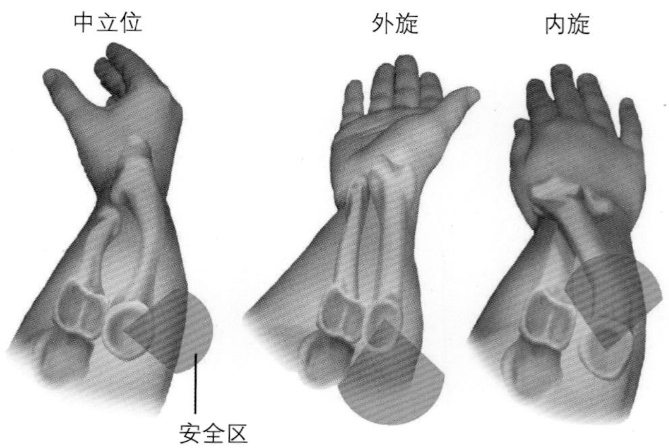

图 9.10 桡骨头及桡骨颈骨折固定的安全区

节（PRUJ）运动。
- 通过活动肘关节，检查螺钉的稳定性以及骨折的对位情况。
  - 将螺钉埋于关节软骨下，确保双皮质固定，但不能突入对侧皮质（图 9.9）。
- 评估环状韧带的稳定性。
  - 如果环状韧带断裂，用不可吸收缝线修补。
  - 再次检查稳定性和活动情况。
- 通过活动肘关节，确认桡骨颈以及桡骨头与肱骨小头的对位是否良好且稳定。
  - 如果活动肘关节时，桡骨头和桡骨颈移发生侧移，则需进一步修复或重建环状韧带。
- 逐层缝合。

术后护理

- 如果固定可靠，可以早期运动。
- 佩戴肘关节支具、双瓣石膏或夹板固定 2 周，直至切口愈合。
- 在支具保护下进行肘关节功能锻炼，重点是做轻柔的、有节律的屈伸和旋转运动。
- 术后 6 周和 12 周进行影像学检查，评估骨折是否愈合。

桡骨头及桡骨颈骨折治疗后的并发症

- 畸形愈合（图 9.11）。
  - 常发生于骨折对位不良后。
  - 某些教科书认为这种畸形可以不用处理。
- 骨折不愈合。
  - 很少发生，但与以下因素相关：
    - 过早取出内固定物和活动，或者内固定物将桡骨颈的骨折端分离过远。
    - 桡骨头骨折碎块加压固定失败。
- 骨间背侧神经损伤。
  - 可能是原发性损伤，也可能是医源性损伤。
  - 理解桡骨近端的安全区（Lister 结节与桡骨茎突连线向近端推移至桡骨近端，就是桡骨近端的安全区）（图 9.10）。
- 僵硬。

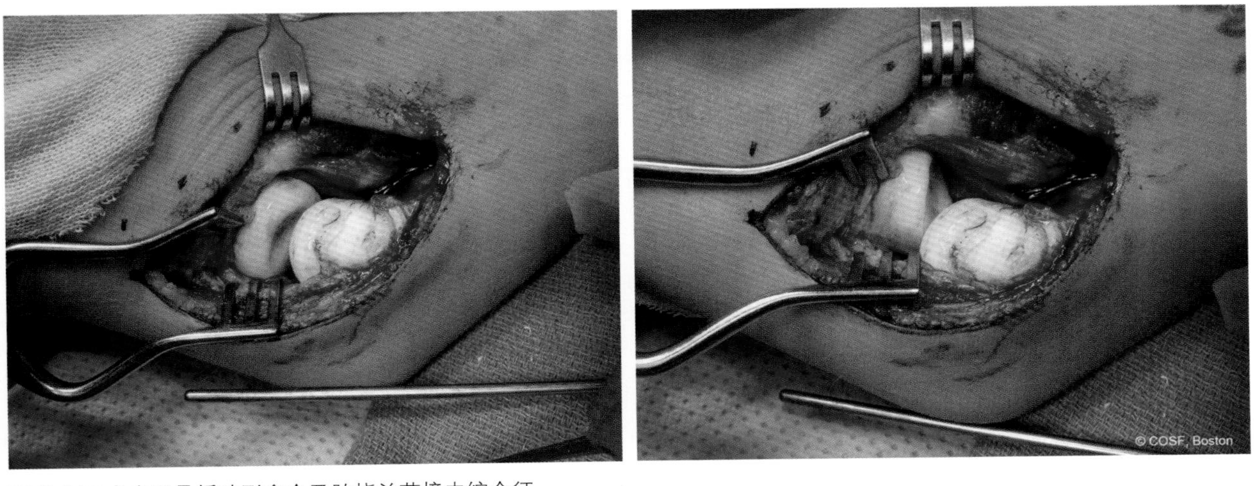

图 9.11 | 术中见骨折畸形愈合及肱桡关节撞击综合征

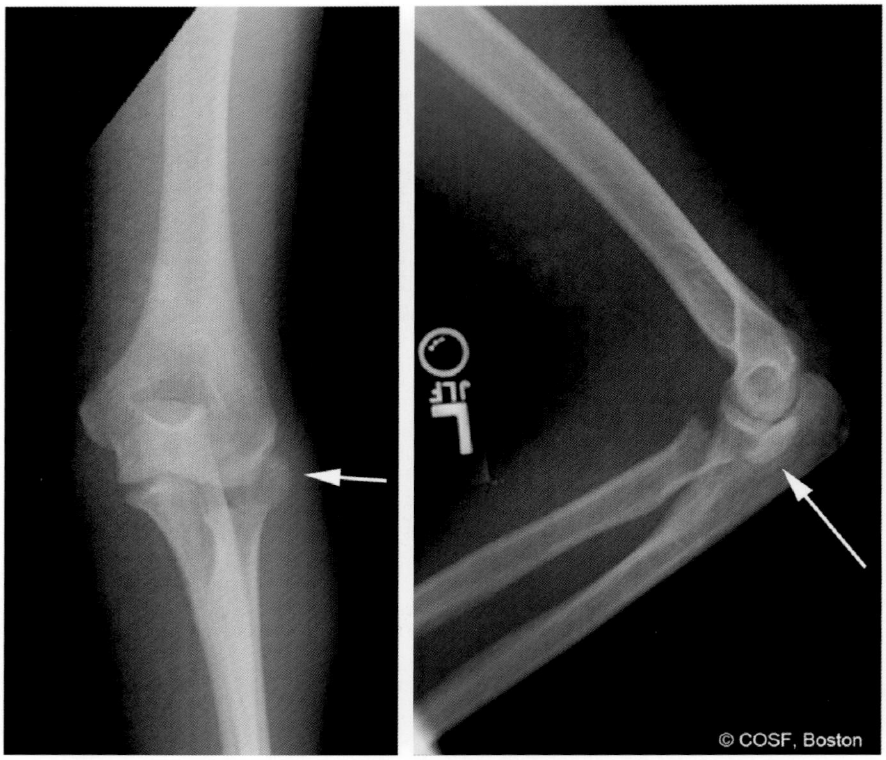

图 9.12 完全移位型桡骨头骨折（箭头）易发生缺血性坏死

  - 早期旋转前臂和屈伸肘关节训练，可以降低发生僵硬的风险。
  - 坚强的固定很重要。
  - 畸形愈合会导致撞击综合征和运动受限。
  - 避免内固定物尾端过于突出。
  - 骨折碎块、内固定物影响和桡骨头缺血坏死导致的桡骨头塌陷以及关节撞击综合征都会造成关节活动受限。
- 类孟氏骨折。
  - 未能修复或重建环状韧带，使桡骨近端在骨折复位固定后仍向前方移位。
- 尺桡骨融合。
  - 注意不要将内固定物穿入到尺桡骨近端之间的骨间膜中。
- 缺血性坏死。
  - 骨折本身就会导致骨折块丧失血运（图 9.12）。
  - 外科手术也能引起。
  - 要做到小心且谨慎。

特殊类型骨折的治疗（图 9.13）

Salter Ⅲ型和 Salter Ⅳ型骨折合并桡骨头部分塌陷

- 这类骨折是漏诊的早期无移位骨折或者没有发现的后期再移位骨折。
- 会导致肱桡关节半脱位。
- 对这类骨折要密切随访，每周拍摄 X 线片，观察骨折端以及关节是否对位良好。
- 需要进行 MRI 检查来明确诊断。

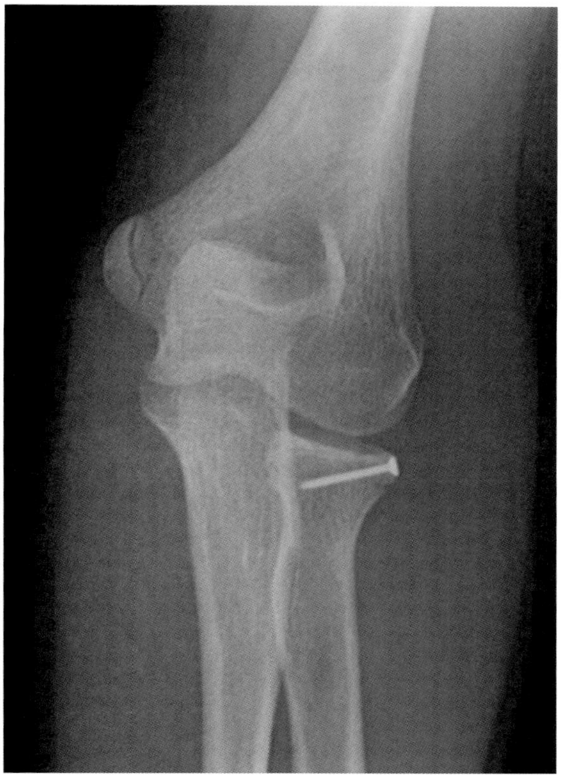

图 9.13 ‖ 冠状位下，ORIF 单枚螺钉固定治疗 Salter Ⅲ型桡骨近端骨骺骨折

- 手术方式与桡骨头骨折 ORIF 相同，由于存在小的、无血运的骨折碎块，使固定更加困难。
- 通常使用单枚螺钉固定，恢复期将更长。

参考文献

[1] Bernstein SM, McKeever P, Bernstein L. Percutaneous pinning for radial neck fractures. J Pediatr Orthop. 1993;13:84-88.
[2] Metaizeau JP, Lascombes P, Lemelle JL, et al. Reduction and fixation of displaced radial neck fractures by closed intramedullary pinning. J Pediatr Orthop. 1993;13:355-360.
[3] Smith GR, Hotchkiss RN. Radial head and neck fractures: anatomic guidelines for proper placement of internal fixation. J Shoulder Elbow Surg. 1996;5(2 pt 1):113-117.
[4] Song KS, Kim BS, Lee SW. Percutaneous leverage reduction for severely displaced radial neck fractures in children. J Pediatr Orthop. 2015;35(4):e26-e30.
[5] Van Zeeland NL, Bae DS, Goldfarb CA. Intra-articular radial head fracture in the skeletally immature patient: progressive radial head subluxation and rapid radiocapitellar degeneration. J Pediatric Orthop. 2011;31:124-129.
[6] Waters PM, Beaty J, Kasser J. TRASH (The Radiographic Appearance Seemed Harmless). J Pediatr Orthop. 2010;30:S77-S81.
[7] Zimmerman RM, Kalish LA, Hresko MT, et al. Surgical management of pediatric radial neck fractures. J Bone Joint Surg Am. 2013;95(20):1825-1832.

第 10 章
尺骨鹰嘴骨折的手术治疗

Michael B. Millis，James R. Kasser

切开复位内固定

适应证

- 导致关节畸形的移位型尺骨鹰嘴骨折（图 10.1）。

器材

器材选择取决于术前计划所需的张力带、螺钉以及钢板和螺钉技术。

- 克氏针常被用于张力带技术中。
- 粗的不可吸收缝线可以被用作张力带。
- 首选的环扎结构是张力带钢丝。
- 如需加压螺钉固定，根据患儿年龄大小和骨折类型，选取 AO 直径 4.0mm、4.5mm、6.5mm 的空心螺钉和垫片。
- AO 的小型骨科器械包，注意保护好外包装。
- 电钻。

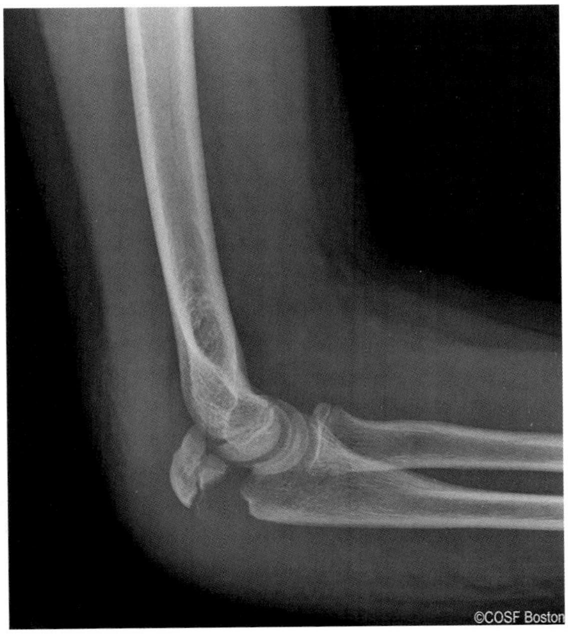

图 10.1 骨骼发育未成熟患儿的移位型尺骨鹰嘴骨折

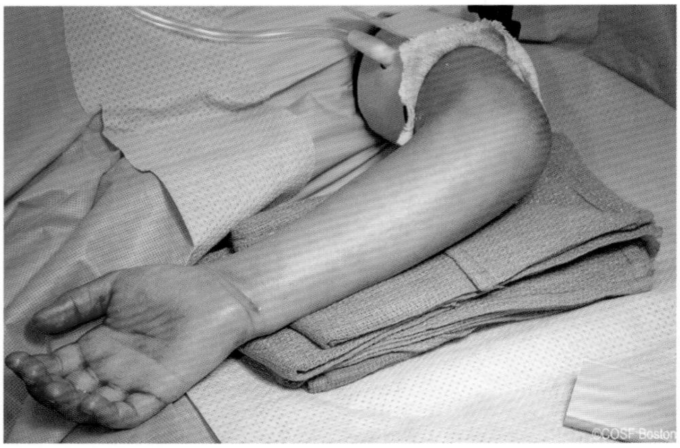

图 10.2 患儿取仰卧位，外旋肩关节

- C 臂机。

定位

- 仰卧位时，患肢置于可透 X 线的手术台上。如果充分外旋肩关节，则可以更容易暴露骨折端及施行固定，最常见的体位见图 10.2。
  - 将患儿置于手术台的边缘。
  - 上臂近端捆绑无菌或非无菌止血带。

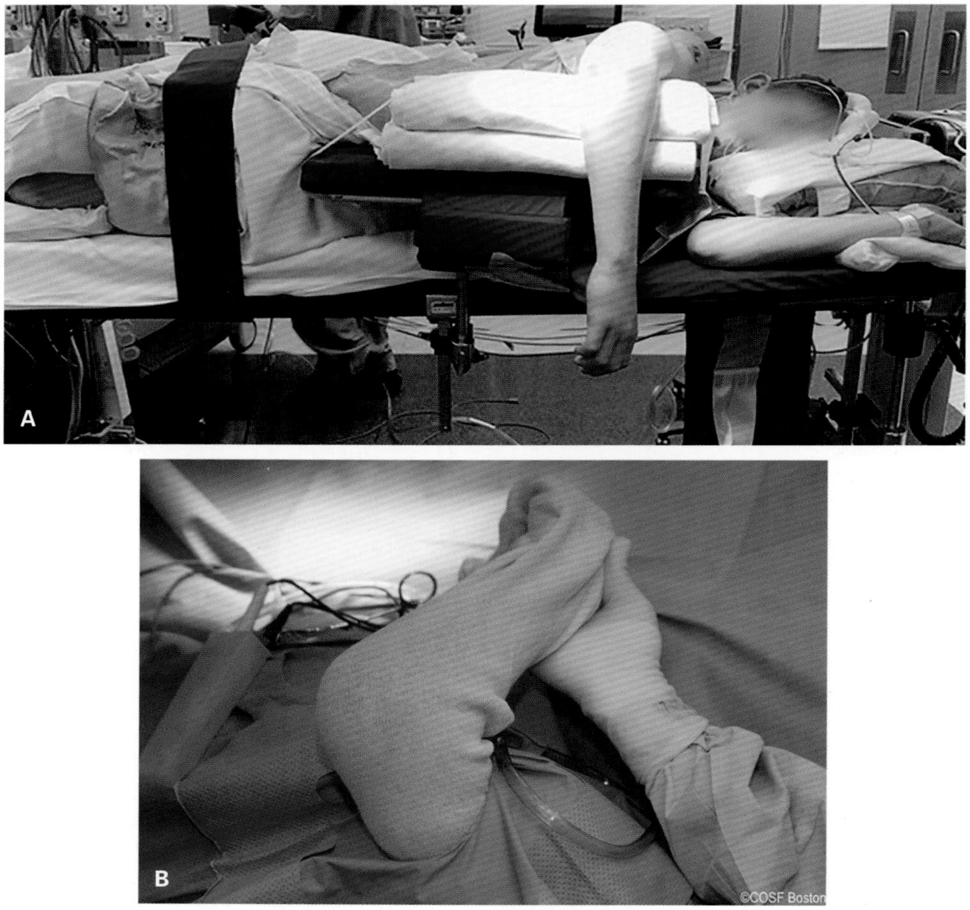

图 10.3 侧卧位时进行（A）无菌准备和（B）铺单

- C 臂机平行于患儿、垂直于患肢放置。
- 术者和助手站于患肢两侧。
- 侧卧位时，手臂支撑架托起患肢（图 10.3）。
- 如果在仰卧位或侧卧位无法得到理想的屈曲和伸直位影像，则需调整患肢位置。

手术入路

- 自肱骨远端鹰嘴窝做 1 个弧形切口直至尺骨近端，需显露骨折端以远至少 3cm。
- 在尺骨鹰嘴处向外侧做弧形切口，避免尺骨鹰嘴处形成瘢痕，同时可以保护肘后内侧的尺神经（图 10.4）。
- 向内侧、外侧方牵开筋膜皮瓣，全面评估骨折端（图 10.5）。

复位和固定技术

复位

- 暴露骨折端时，仔细评估软组织和骨折端的损伤情况，尽可能保护软组织血运。
- 充分冲洗，清除骨折端血肿。
- 如果骨折有明显移位和相关的其他骨折，检查肘关节是否存在软骨损伤，并通过尺骨鹰嘴骨折部位修复其他损伤（与尺骨鹰嘴截骨术显露类似）。
- 推动尺骨近端骨折块和其附着的肱三头肌，骨折复位很容易实现。
- 复位尺骨鹰嘴骨折后，使用大号加压复位钳（图 10.6）夹紧远、近骨折块，完成解剖复位。
  - 如果使用张力带技术，可将复位钳的一端放入张力带缝线的钻孔内，另一端夹在鹰嘴尖处。
- 张力带技术：
  - 通过直视和 X 线透视检查确认骨折解剖复位情况，由尺骨鹰嘴尖斜向下平行穿入 2 枚合适粗

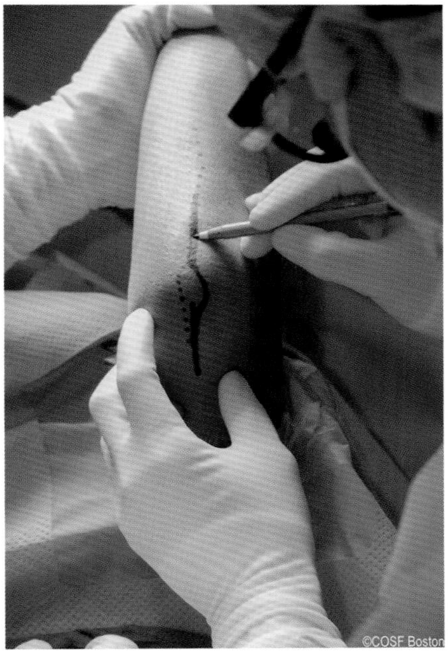

图 10.4 | 在尺骨鹰嘴处向外侧做弧形切口，避免直接经过尺骨鹰嘴，同时可以保护肘后内侧的尺神经

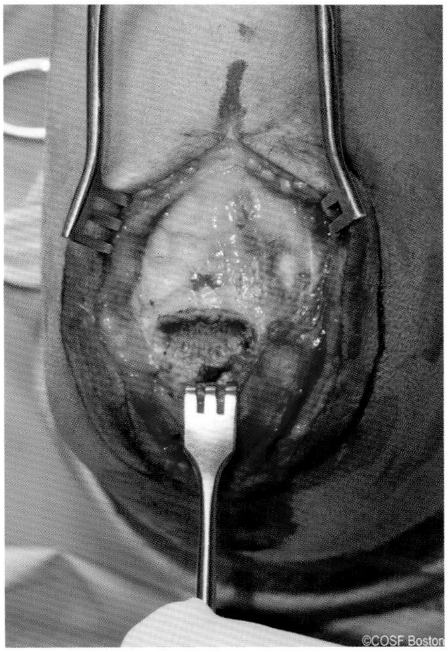

图 10.5 | 拉开皮肤筋膜，暴露骨折端

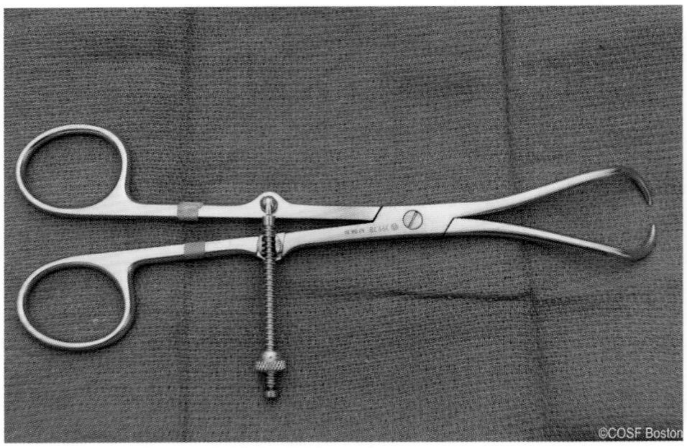

图 10.6 | 大号加压复位钳用于复位

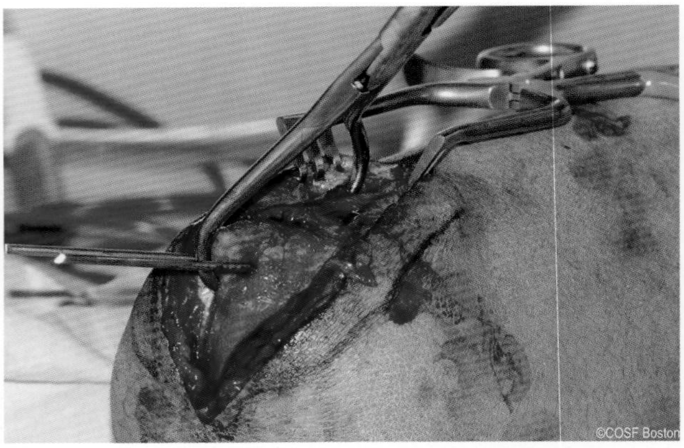

图 10.7 | 复位骨折并加压，由尺骨鹰嘴尖平行穿入 2 枚克氏针，为张力带固定做准备

细的克氏针，穿过骨折端，突破尺骨前方皮质（图 10.7）。

- 轻轻退针（< 5mm），将针尾折弯（> 90°）并剪断。
- 如果复位欠佳，则在骨折端以远的尺骨上做 1 个横行骨隧道（理想的情况是，隧道距骨折端的距离与鹰嘴尖距骨折端的距离相同，约为 2cm）。
- 将张力带（粗的不可吸收缝线）置于弯折的克氏针下方，"8"字形穿过骨折远端的骨隧道，拉紧至完全缝合张力下打结（图 10.8）。
- 轻敲克氏针使其再次穿过尺骨皮质，但不能穿入过多，以免在旋转时引发撞击或尺桡骨融合（图 10.9）。
- 或者，可以使用 1 枚大的加压空心螺钉（通常为 6.5mm，但也取决于患儿年龄的大小）与张力带联合固定骨折。
  - 远端需要双皮质固定。
  - 可以使用张力带缝线，但不是必需的。

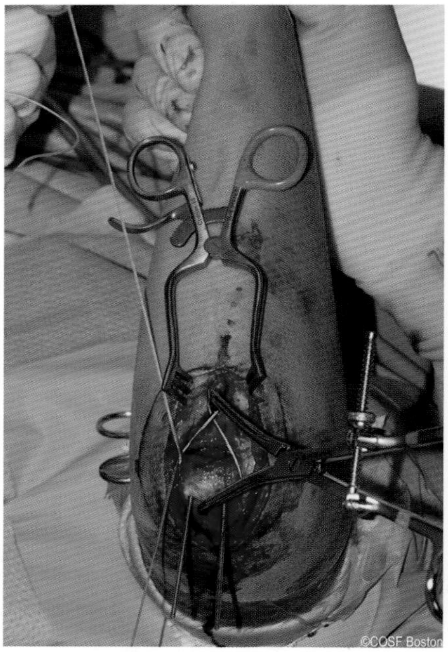

图 10.8 | 张力带缝线围绕克氏针"8"字形环绕

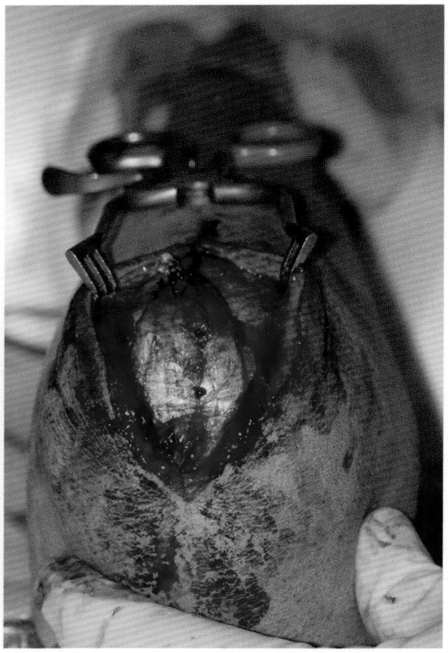

图 10.9 | 剪断克氏针、折弯，埋于肱三头肌肌腱下

  - 移除复位钳，反复屈伸肘关节，在直视和 X 线透视下观察和评估骨折是否复位以及加压是否足够。
- 斜行骨折的螺钉固定技术。
  - 斜行骨折可以使用垂直于骨折线的加压螺钉进行固定。
  - 使用与张力带相同的技术，复位钳两端分别夹住骨折远端的骨隧道和尺骨鹰嘴尖实施加压。
  - 由骨折近端、尺骨干骺端处斜向下垂直于骨折面平行钻入 2 枚空心螺钉导针，直至尺骨前方皮质。
  - 测量螺钉长度。
  - 空心钻沿导针预钻孔。
  - 交替有序地植入 2 枚空心螺钉，防止在最终加压固定时，骨折出现旋转移位。
  - 移除复位钳，反复屈伸肘关节，在直视和 X 线透视下观察和评估最终的复位和加压效果是否满意。

缝合

- 将克氏针或螺钉埋于肱三头肌肌腱下。
- 逐层缝合，并允许早期活动。

特殊类型骨折的治疗

成骨不全（OI）的尺骨鹰嘴骨折

- 尺骨鹰嘴骨折在 OI 患儿中很常见。
  - 高达 70% 的患儿为双侧骨折。
  - 65% 的患儿有非创伤性移位型骨折病史。
  - 由于骨量减少，早期活动至关重要。
  - 张力带技术是治疗成骨不全患儿骨折最安全的方法，并发症发生率最低。

并发症

- 异位骨化和骨不连。
  - 通常是由于螺钉未加压或张力带无张力下固定等错误引起的。
  - 需要再次手术（图 10.10）。
- 内固定物引发软组织激惹。
  - 愈合后及时取出内固定物，但至少在骨折 6 个月以后。
- 关节僵硬。
  - 如果是伸直受限，可能是内固定物突出造成后方撞击；如果是屈曲受限，则可能是由于肱三头肌被锚定所致。
    - 取出内固定物并在 X 线透视下动态评估肘关节运动。
- 棒球投手尺骨鹰嘴应力性骨折不愈合。
  - 选择 6.5mm 加压螺钉固定。

术后护理

- 早期在指导下佩戴活动支具进行肘关节训练，逐渐增加关节活动度。
- 定期换药，防止切口裂开。

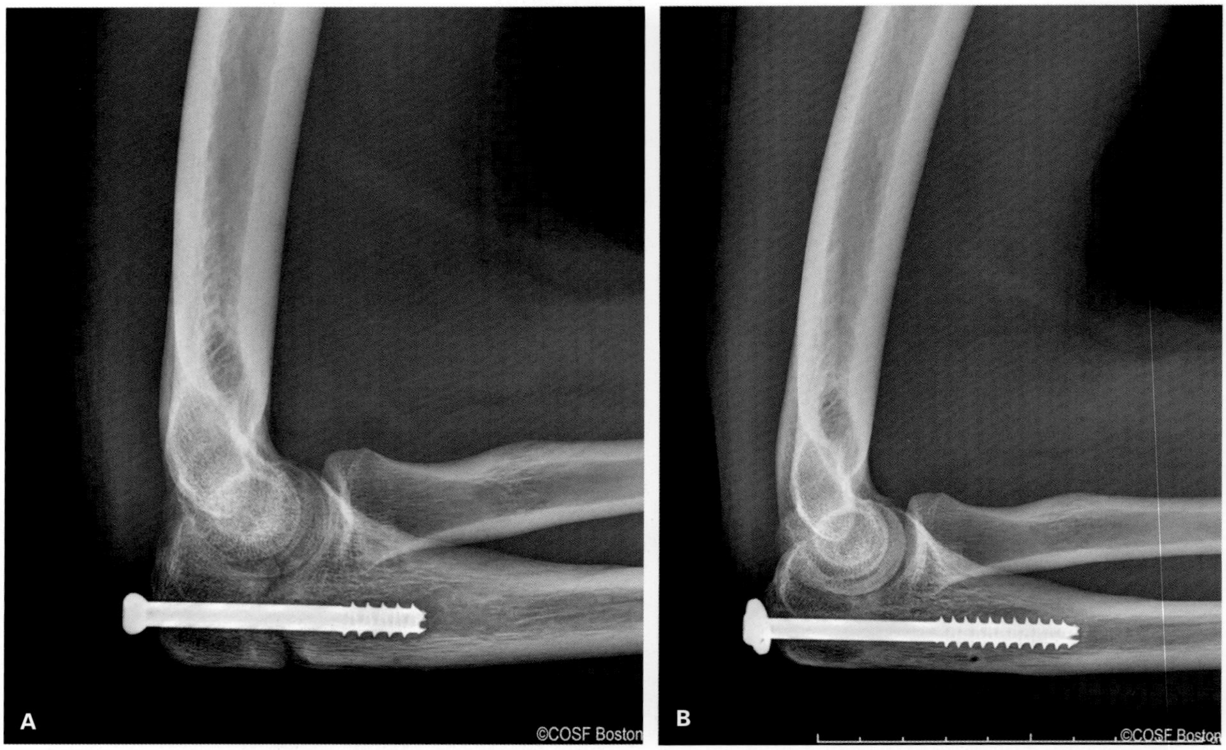

图 10.10 （A）青少年患儿并发螺钉松动和骨不连。（B）选取可以到达远端皮质的更长螺钉，使用张力带技术，骨折最终愈合

- 愈合时间为 6 周。
- 只有当骨折完全愈合、肘关节活动正常、力量恢复后才能进行正常的体育活动或运动。

参考文献

[1] Persiani P, Ranaldi FM, Graci J, et al. Isolated olecranon fractures in children affected by osteogenesis imperfecta type I treated with single screw or tension band wiring system: outcomes and pitfalls in relation to bone mineral density. Medicine. 2017;96(20):e6766.

[2] Gortzak Y, Mercado E, Atar D, et al. Pediatric olecranon fractures: open reduction and internal fixation with removable K-wires and absorbable sutures. J Pediatr Orthop. 2006;26:39-42.

[3] Tarallo L, Mugnai R, Adani R, et al. Simple and comminuted displaced olecranon fractures: a clinical comparison between tension band wiring and plate fixation techniques. Arch Orthop Trauma Surg. 2014;134(8):1107-1114.

第三部分
前臂

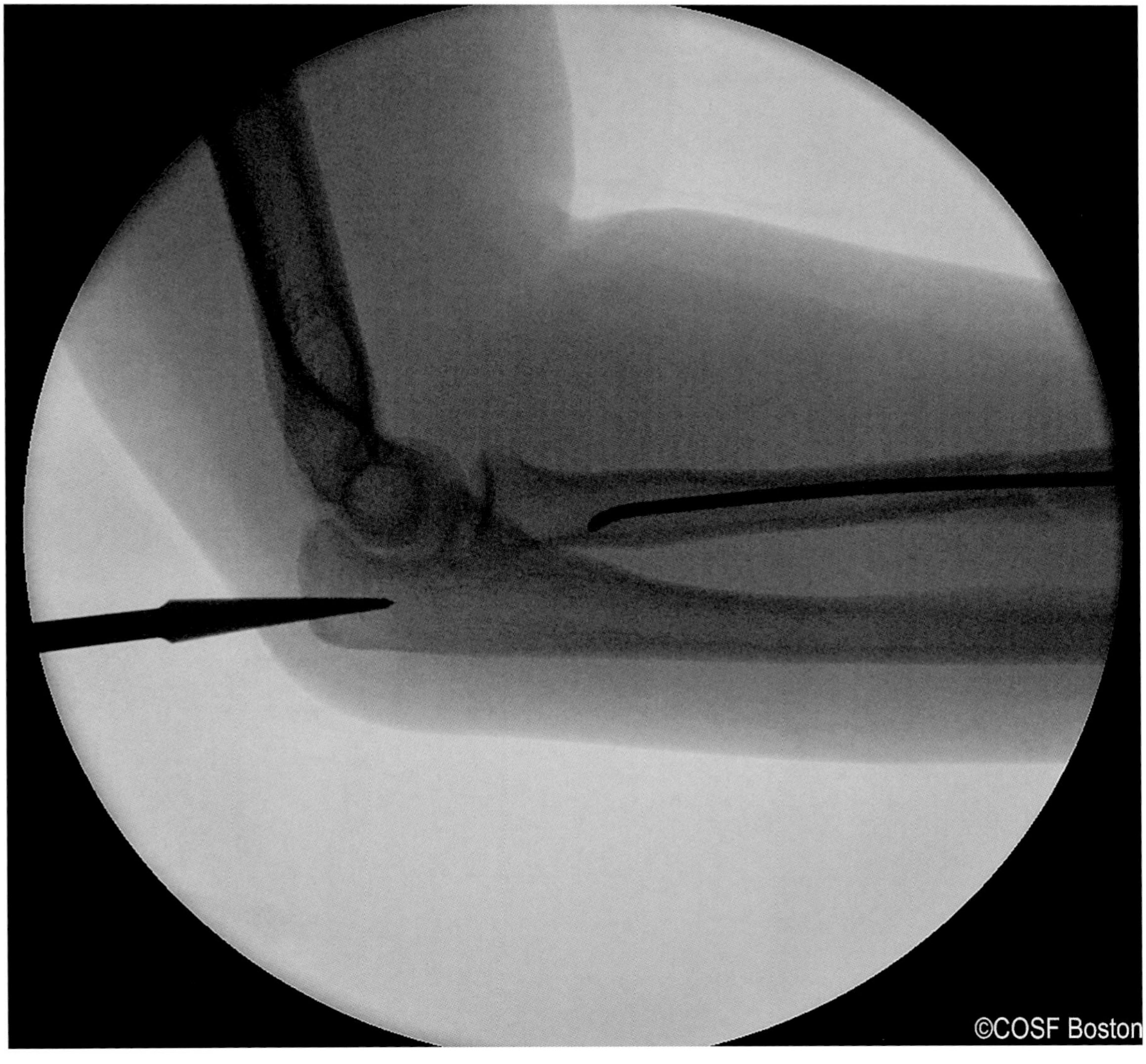

第 11 章
孟氏骨折、脱位的手术治疗

Donald S. Bae

目的是通过下列措施保护肘关节和前臂功能及防治陈旧性孟氏骨折：
- 快速准确识别病变（无急性孟氏骨折漏诊）（图 11.1）。
- 尺骨骨折恢复到稳定长度。
- 桡骨头的复位及维持复位。

可塑性变形和青枝孟氏骨折

- 尺骨骨折闭合复位达到稳定长度并复位桡骨头可以安全有效地治疗脱位（图 11.2）。
- 某些完全骨折也可以采用类似的闭合复位方法治疗，但存在复位失败的风险。
- 因此，作者主张手术治疗所有合并尺骨完全骨折的急性孟氏骨折。

闭合复位弹性髓内针内固定治疗孟氏骨折、脱位

适应证

- 伴长度不稳定性的尺骨完全骨折及桡骨头脱位。

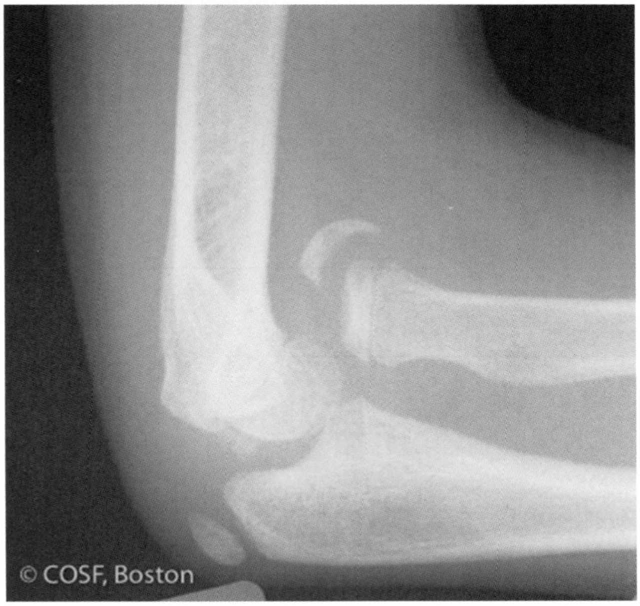

图 11.1 损伤后 6 周定义为陈旧性孟氏骨折，伴有桡骨头向前移位和桡骨头前部及近端环状韧带的骨化

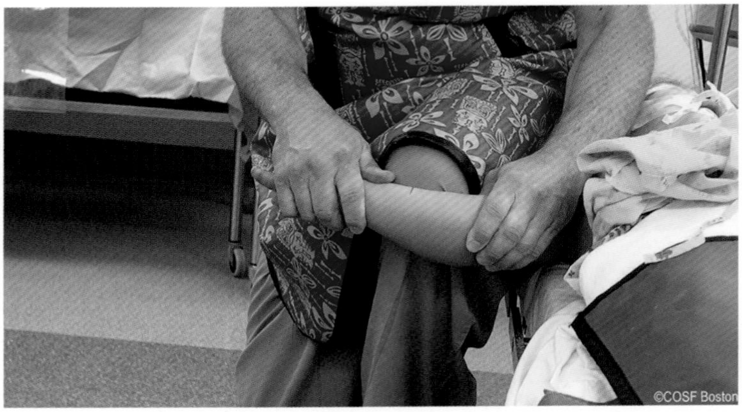

图 11.2 | 闭合复位尺骨变形的孟氏骨折、脱位，用这种手法复位需要较大的力量

- 伴移位的不稳定类孟氏骨折的桡骨头脱位。

手术固定方法取决于尺骨骨折类型

- 横行尺骨骨折：髓内针固定（图 11.3）。
- 短斜行尺骨骨折：髓内针固定。
- 长斜行尺骨骨折：髓内针固定或钢板 / 螺钉固定。
- 粉碎性尺骨骨折：钢板 / 螺钉固定。

器材（取决于以上计划好的手术方法）

- 光滑克氏针。
- 钛制弹性髓内针（TEIN）。
- AO 小骨片套装。
- 小器械托盘。
- 更大范围开放的无菌器械托盘。
- 电钻。
- 无菌止血带。
- C 臂机。

定位（图 11.4）

- 患肢在手术台边缘，旋转 90°。
- 牵引复位的头部支撑。
- 为患肢提供可透 X 线手术台。
- 术者位于患者腋侧。
- 患臂屈曲和肩部外旋，以便进行髓内针固定。
- 患肢手臂在平台上伸直，以便对尺骨用钢板和螺钉行切开复位内固定。
- 如果需要将脱出的桡骨头重建，术者则移至患侧上臂近肩处。
- 从患者上方靠近患者肩部、平行于患者、垂直于手臂进行 X 线透视。

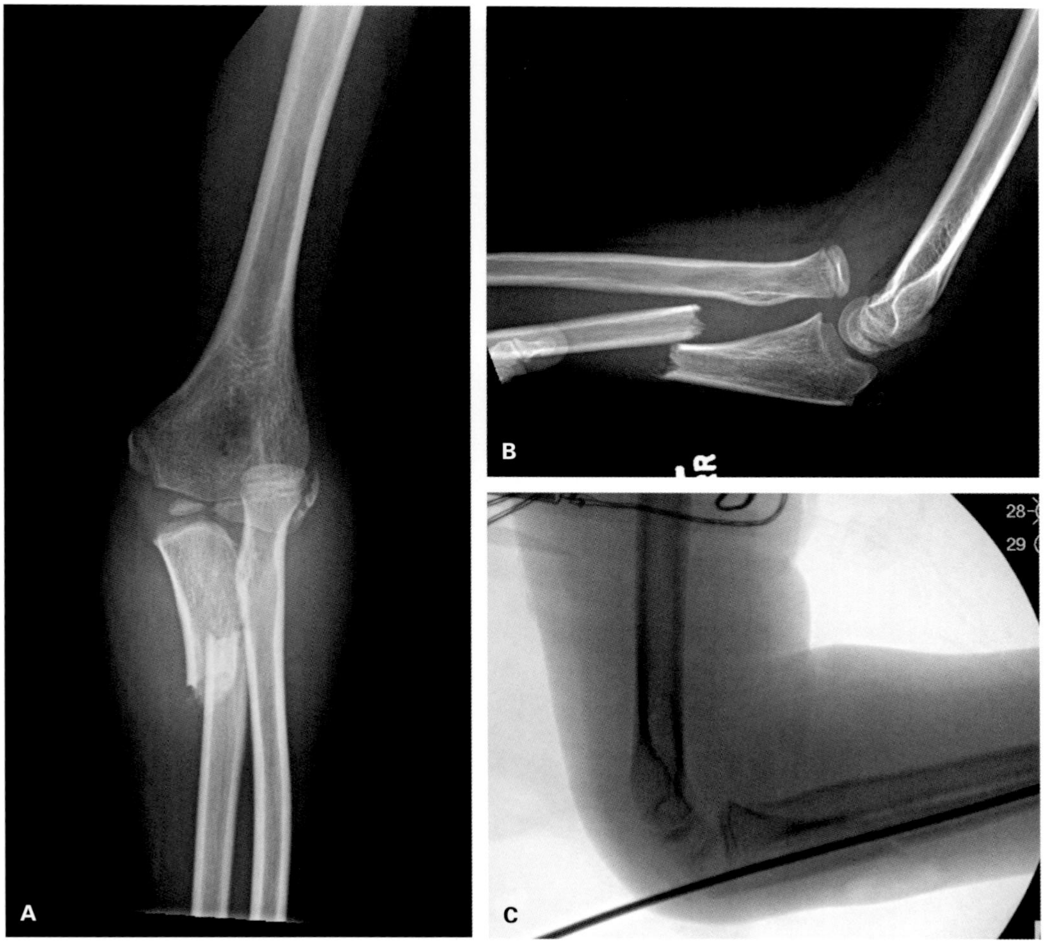

图 11.3 ▎（A、B）移位性尺骨横行骨折合并桡骨头前脱位。（C）闭合复位髓内针固定

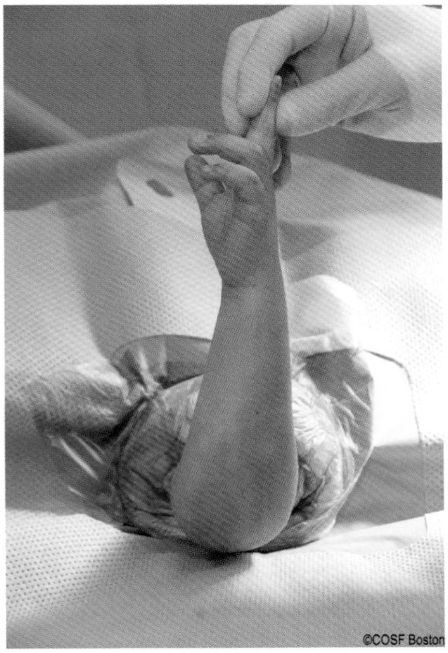

图 11.4 ▎采用 X 线透视臂伸缩台进行切开复位定位

闭合复位弹性髓内针固定

手术入路、复位和固定技术（适用于横行、短斜行尺骨完全性骨折）

- 经皮插入钛制弹性髓内针或光滑克氏针。
  - 将克氏针放在皮肤上并进行 X 线透视检查，以确定克氏针尺寸（图 11.5）。
  - 我们倾向于在体型较小的儿童中使用光滑克氏针，这样更方便日后在处置室中将其取出。
- 当尺骨在约 6 周愈合时，内植物通常直接通过骨性隆突部位取出。
- X 线透视定位髓腔。
- 选择合适尺寸的钛制弹性髓内针或光滑克氏针，用于填充 70%~80% 的髓腔。
- 鹰嘴上的小切口在所有平面上都符合计划的插入方向。
- 向下分离至骨性隆突。
- 在理想的位置插入到骨骺融合部：
  - 进入髓腔中间（图 11.6）。
  - 避免穿过关节和穿透皮质。
- 进入尺骨髓腔时要小心：
  - 确定没有进入错误的通道或穿透对侧皮质。
  - 否则使操作更加困难。
- 用力仅为了穿过鹰嘴骨突和近端皮质。
- 反复 X 线透视以确定髓内针处于理想位置。
- 将髓内针向下轻敲至骨折处（图 11.6）。
- 复位并对位尺骨骨折（图 11.7）。
  - 髓内针可作为操纵杆帮助复位。
  - 牵引并旋转骨折端使其解剖对位。
  - 如果桡骨头未落入原位，用手指按压复位。
    - 如果桡骨头无法复位（罕见），请参考前文中相关的环状韧带开放重建的特殊情况部分。
  - 通过轻轻敲击髓内针外露的近端，使其穿过骨折部位。
  - 将克氏针穿过尺骨骨干峡部延伸至距尺骨远端骺板 1cm 以内。
  - 在肘关节屈伸和前臂旋前旋后位 X 线透视下评估桡骨头复位的稳定性。
  - 弯曲髓内针 >90°，并在尽量靠近皮肤处剪断。
  - 如有必要，可在入针处留置 1 条铬制皮肤缝线。
  - 用大块无菌保护性敷料衬垫外露的髓内针（图 11.8）。

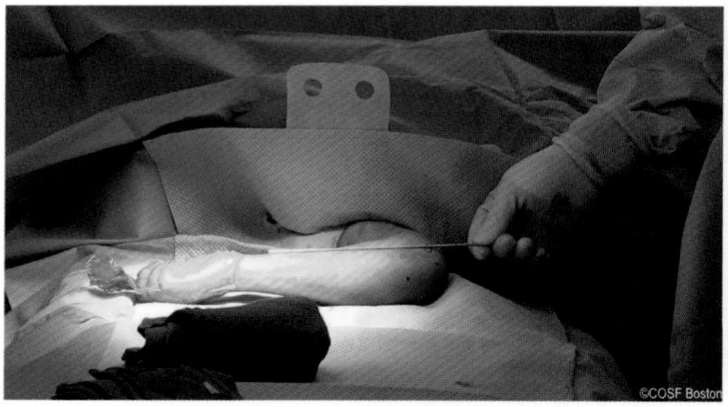

图 11.5 通过 X 线透视评估用于尺骨髓内固定合适的髓内针直径

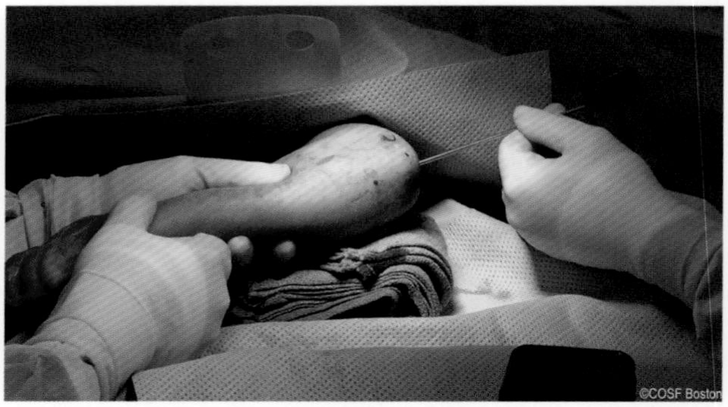

图 11.6 通过骨性隆突进入髓腔后，沿髓腔向下轻敲克氏针或钛制弹性髓内针至骨折端，同时查看影像

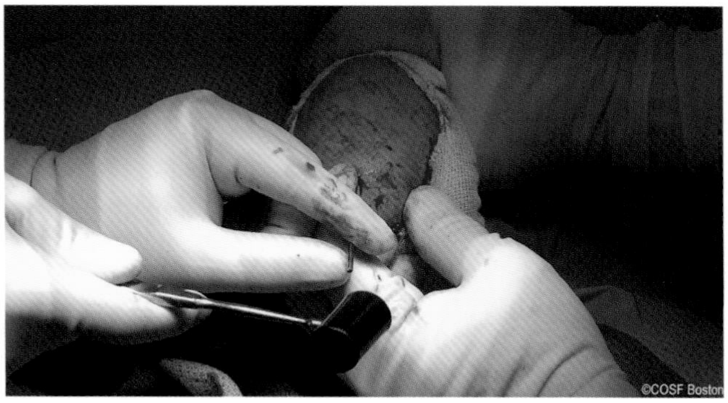

图 11.7 | 骨折复位后，髓内针完全穿过骨折处向下至尺骨远端

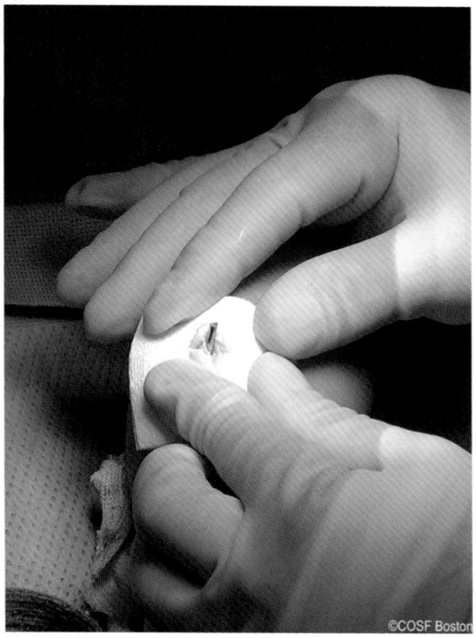

图 11.8 | 弯针并离开皮肤，用无菌保护性敷料衬垫外露的髓内针

- 旋后位使用长臂双瓣管型石膏固定，以维持桡骨头复位并加强环状韧带利于尺骨的解剖愈合（图 11.9）。

孟氏骨折、脱位的切开复位内固定

钢板和螺钉固定

适应证

- 长斜行尺骨骨折和粉碎性尺骨骨折。

复位和固定技术

- 肢体驱血并用非无菌性止血带加压。
- X 线透视骨折部位并在切口皮肤上做标记（图 11.10）。
- 在屈肌-伸肌间隙内直接入路至尺骨。
- 剥离骨膜。
- 应用复位钳复位骨折。

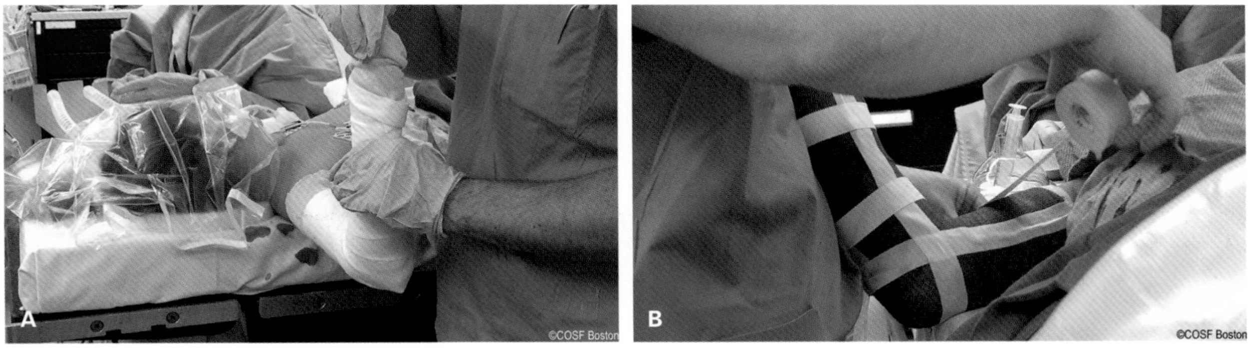

图 11.9 | （A）使用无菌产品 Webril。（B）长臂双瓣管型石膏

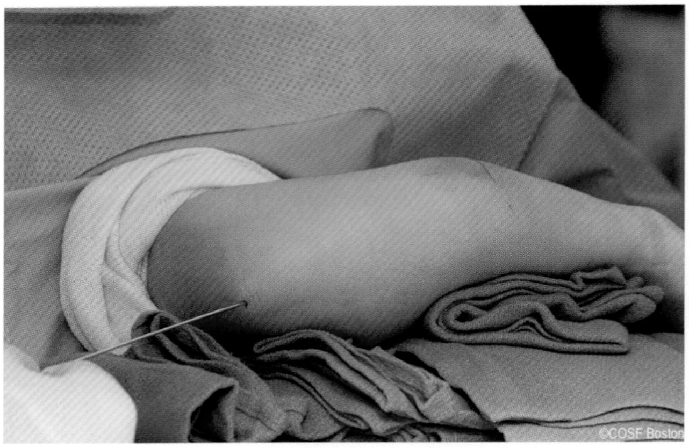

图 11.10 尺骨髓内针的插入部位

 - 如果桡骨头未落入合适的位置，用手指按压进行复位。
 - 如果桡骨头无法复位（罕见），请参考前文中相关的环状韧带开放重建的特殊情况部分。
- X 线透视检查尺骨对位和桡骨头复位情况。
- 钢板可以用来恢复尺骨的解剖对线和长度。
 - 控制旋转和长度。
 - 尤其是粉碎性骨折。
- 用双皮质螺钉和钢板行标准内固定。
 - 使用双层半管式或动力加压钢板。
- 在肘关节屈伸和前臂旋前旋后位下再次检查桡骨头复位情况和稳定性。
- 缝合钢板和螺钉上的骨膜。
- 预防性松解前臂筋膜以降低术后骨筋膜室综合征的发生风险。
- 皮下和表皮下分层缝合。
- 用大块无菌敷料衬垫。
- 旋后位使用长臂双瓣管型石膏固定，以维持桡骨头复位并加强环状韧带回到尺骨侧的解剖愈合。

术后护理

- 骨骼需要 4~6 周的时间愈合，环状韧带需要多达 6 周的时间愈合。
- 在此期间使用保护性长臂石膏。
- 通常 4~6 周，尺骨骨折愈合时，在处置室取出髓内针。
- 除非有长期刺激性症状，否则将钢板和螺钉内植物留在原位。
- 拆除石膏固定后，进行康复治疗，以恢复运动和力量。
 - 用 X 线监测以确保桡骨头仍处于复位状态。
- 通常 3 个月以上，关节完全恢复活动和力量时便可参与体育活动。

特殊情况的处理

急性开放修复 / 重建环状韧带

- 尽管恢复了尺骨长度和对线，但桡骨头仍无法复位的情况较为罕见。
- 需要切开修复或重建环状韧带，以达到和恢复肱桡关节（RCJ）和近尺桡关节（PRUJ）的复位和稳定性。
- 在止血带控制下，暴露后外侧的尺侧腕伸肌–肘肌间隙。

- 进入肱桡关节。
  - 清除血肿。
- 识别桡骨头与肱骨小头之间移位、嵌顿的环状韧带。
  - 除了从带有骨膜袖套的尺骨上撕脱外通常完好无损。
- 通过正中切口识别移位的桡骨头。
- 复位桡骨头上方的环状韧带并向下至桡骨颈。
- 确保肱桡关节（RCJ）和近尺桡关节（PRUJ）中没有软组织嵌顿。
- 确保尺骨对线、尺骨解剖弓和长度的稳定恢复。
- 用 2-0 号不可吸收缝线将环状韧带缝合到邻近尺骨骨膜。
- 通过在 X 线透视下前臂和肘部的运动弧，来检查复位的情况。
- 闭合关节囊和肘肌-尺侧腕伸肌筋膜。
  - 如果担心发生骨筋膜室综合征，预防性松解前臂筋膜。
- 皮下和表皮下分层缝合。
- 用大块无菌敷料垫塞。
- 旋后位时使用长臂双瓣管型石膏固定，以维持桡骨头复位并加强环韧带回到尺骨侧的解剖愈合。

并发症

- 未能识别孟氏骨折。
  - 理想情况下，陈旧性孟氏骨折是“绝不应该发生的事件”。
  - 仔细评估所有前臂和肘部创伤的肱桡关节（RCJ）和近尺桡关节（PRUJ）影像学对位、对线情况。
- 尺骨畸形愈合，桡骨头脱位。
  - 积极手术处理的目的是预防陈旧性孟氏骨折的发生。
  - 陈旧性孟氏骨折手术重建困难，失败风险高。
    - 如前所述，新鲜孟氏骨折脱位手术在大多数骨科医生的操作技能范围内。
- 骨间背侧神经（PIN）损伤。
  - 可伴随创伤（挫伤、拉伸和牵拉）一同发生，但通常会在短时间内恢复。
  - 行肘关节后外侧入路进行术野暴露以及处理中保护前臂旋转。
  - 很少有神经被卡压在关节内的情况发生，但要小心不可复位的骨折、脱位是否使患者存在完全性神经麻痹。
- 骨筋膜室综合征。
  - 高能量损伤下存在此风险。
  - 密切监测、测量骨筋膜室，并对即将有可能发生的骨筋膜室综合征及时进行干预处理。
    - 在出现痛觉丧失、焦虑、激动时。
  - 预防性松解掌侧筋膜、背侧筋膜和活动筋膜，并进行手术干预。

参考文献

[1] Nakamura K, Hirachi K, Uchiyama S, et al. Long-term clinical and radiographic outcomes after open reduction for missed Monteggia fracture-dislocations in children. J Bone Joint Surg Am. 2009;91(6):1394-1404.
[2] Ramski DE, Hennrikus WP, Bae DS, et al. Pediatric Monteggia fractures: a multicenter examination of treatment strategy and early clinical and radiographic results. J Pediatr Orthop. 2015;35(2):115-120.
[3] Ring D, Waters PM. Operative fixation of Monteggia fractures in children. J Bone Joint Surg Br. 1996;78:734-739.
[4] Rodgers WB, Waters PM, Hall JE. Chronic Monteggia lesions in children: complications and results of reconstruction. J Bone Joint Surg Am. 1996;78:1322-1329.

第 12 章
前臂桡骨、尺骨骨折的手术治疗

Samantha Spencer

适应证（图 12.1）

- 无法接受闭合复位的任意年龄段内的骨折（无法进行重塑的骨折）。
- 闭合复位后的不稳定骨折。
- 不稳定性的开放性骨折。
- 神经血管并发症。
- 漂浮肘。

器材

- 1.5~2.5mm AO 钛制弹性髓内针（图 12.2）。
- 无菌切开复位成套器械。
- 电钻。
- C 臂机。

定位

- 患儿仰卧于手术台上，床旁放置可透 X 线的手术侧桌。
- 将手术侧桌旋转 90°，随后将患儿移动至床边。
- 用非无菌性止血带环扎。
- C 臂机与患儿平行，且垂直于患肢。
- 术者和助手分别位于患肢两侧。

原则

- 先复位较易复位的骨折（图 12.3）。
  - 通常为尺骨。
- 尽量减少经皮复位的尝试次数和髓内针通过骨折端的次数。
  - 降低发生骨筋膜室综合征的风险。
  - 如若经皮复位固定的尝试次数不能 < 3 次或尝试时间不能 < 30min，则建议转为切开复位。
- 恢复尺骨弓。
- 选择骨折处、桡骨干骺端近端和远端 3 点进行髓内针固定。

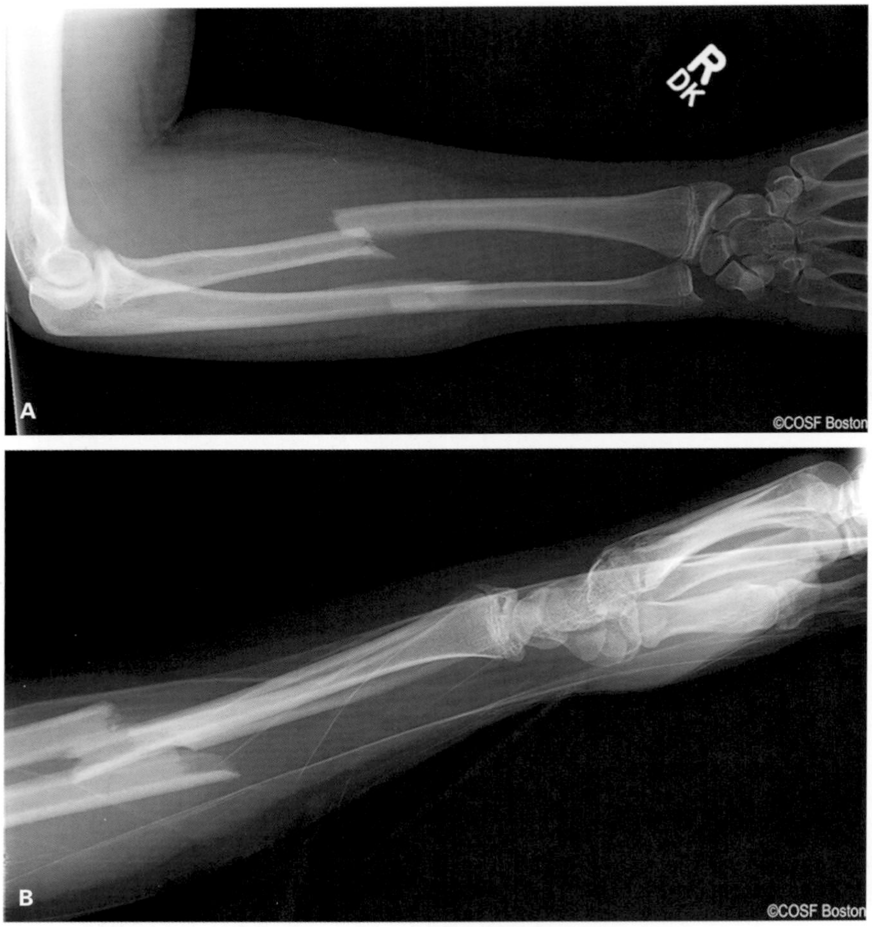

图 12.1 （A、B）桡骨骨折移位、尺骨骨折嵌插合并旋转不良

复位和固定技术

尺骨

- 既可从尺骨近端骨突处进针（需要及早取出髓内针），也可从干骺端处进针（髓内针可在体内留存更长时间）（图 12.4、图 12.5）。
- 使用骨钻打通一侧皮质，不要制造错误的通道（图 12.6）。
- 尺骨形态接近直线，因此无须预弯弹性髓内针。

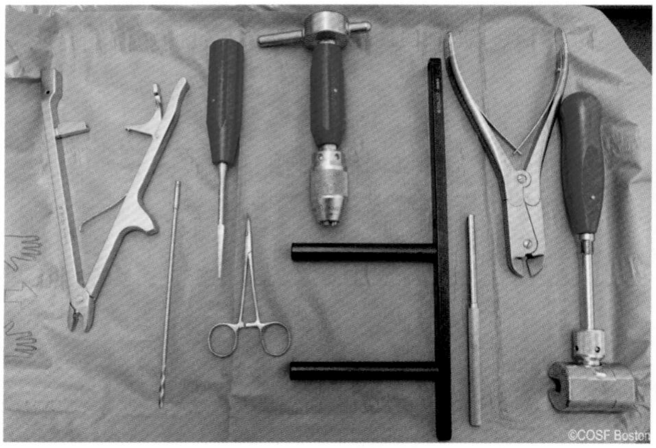

图 12.2 前臂骨干骨折髓内针固定成套器械

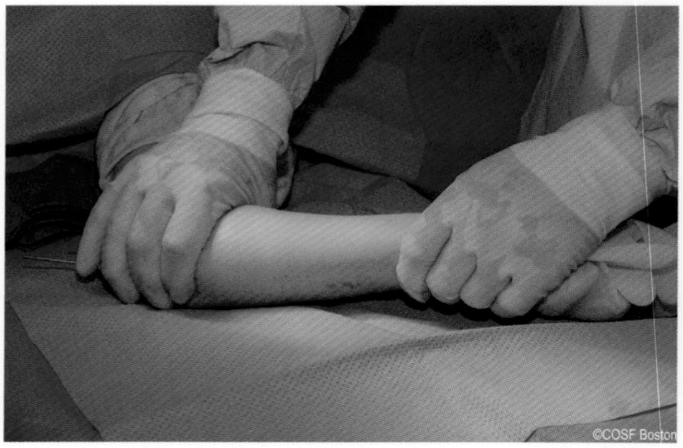

图 12.3 无菌条件下于手术侧桌上进行闭合复位操作

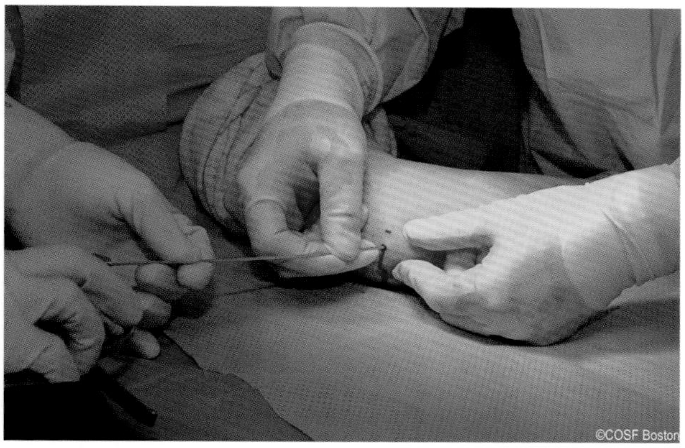

图 12.4 | 于尺骨近端突起处进针

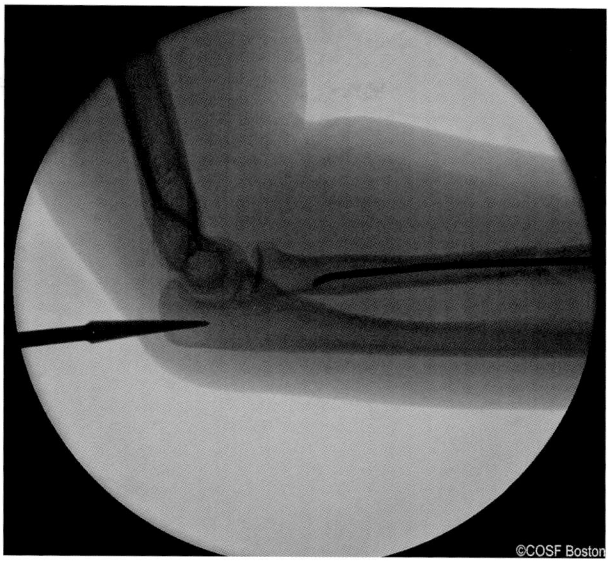

图 12.5 | 于尺骨近端干骺端处进针，此时桡骨骨折已经使用弹性髓内钉进行了复位、固定

- 尺骨髓腔相对狭窄。
  - 根据在手术室（OR）中的成像选择型号合适的髓内针（IM）。
- 穿透皮质并且使用“T”形握柄通过推送、旋转或轻敲，将髓内针送至骨折处。
- 复位骨折，随后将髓内钉穿过骨折处。
  - 通过旋转以改变髓内针的方向，以确保其在髓腔内顺利通过而不会穿过皮质。
- 如果通过几次（ < 3 次）尝试后仍无法复位，则应考虑骨折端存在软组织或骨块阻塞髓腔的情况（图 12.7）。
  - 对骨折端进行 X 线透视检查。

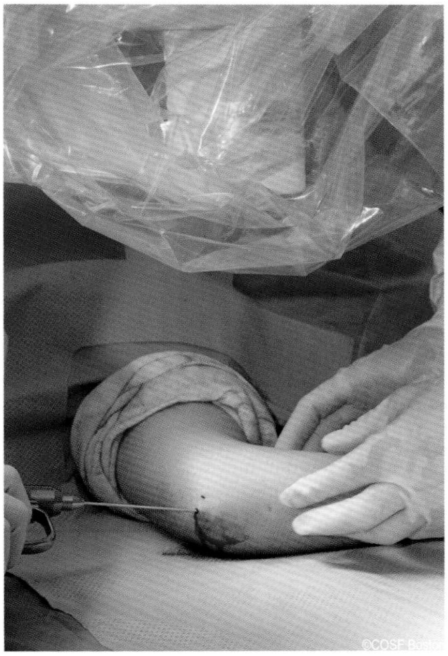

图 12.6 | 骨钻打通一侧皮质，注意不要制造错误的通道

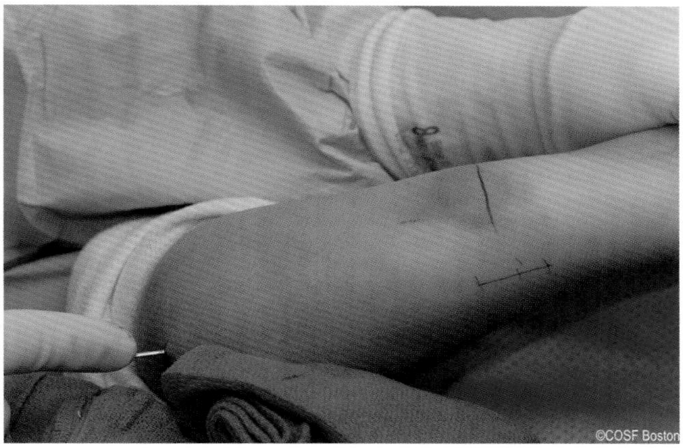

图 12.7 | 髓内针在尺骨近端，在骨折瘀斑中间皮肤表面上使用横切的标记标记出骨折端。如需切开，切口标记如图所示

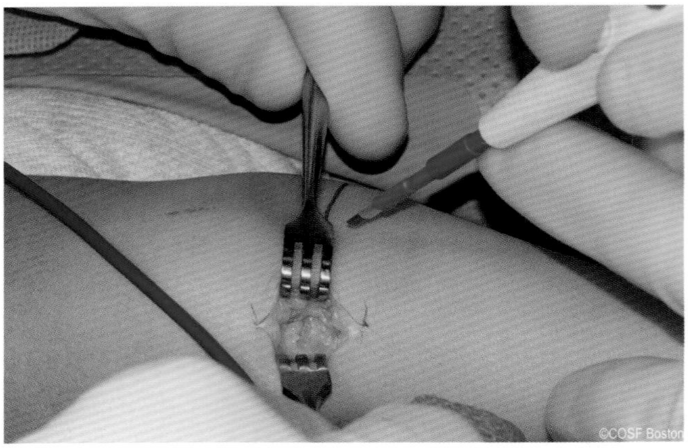

图 12.8 小切口可用于骨折切开复位，同时方便弹性髓内针通过

- 在骨折部位尺侧腕伸肌–尺侧腕屈肌间隙（ECU–FCU 间隙）做 1 个 3~4cm 的线性切口（图 12.8）。
- 向下解剖至骨骼。
- 清理骨折端。
- 复位骨折（图 12.9），并将髓内针穿过骨折端，直至桡骨复位固定前不要将髓内针全部插入。

桡骨

- 进针点在桡骨远端、骨骺的近端，穿过干骺端进针（图 12.10）。
- 通过 X 线透视检查，于骨骺上方的皮肤上做标记。
- 于第一伸肌与第二伸肌间隙之间进入手背桡侧。
- 做 1 个纵向小切口（图 12.11）。
  - 保护伸肌肌腱和桡神经感觉支。
- 在皮拉钩和 C 臂机的辅助下到达桡骨皮质。
- 预弯弹性髓内针以便于 3 点固定（图 12.12）。
- 进入髓腔，确保髓腔的填充度达到 40%~70%。
- 使用“T”形握柄通过推送和旋转，将髓内针送至骨折处（图 12.13）。
- 复位骨折并使髓内针穿过骨折端（图 12.14）。
  - 不可使用蛮力强行通过骨折端。
  - 经多次尝试仍无法顺利通过，则应显露骨折端。

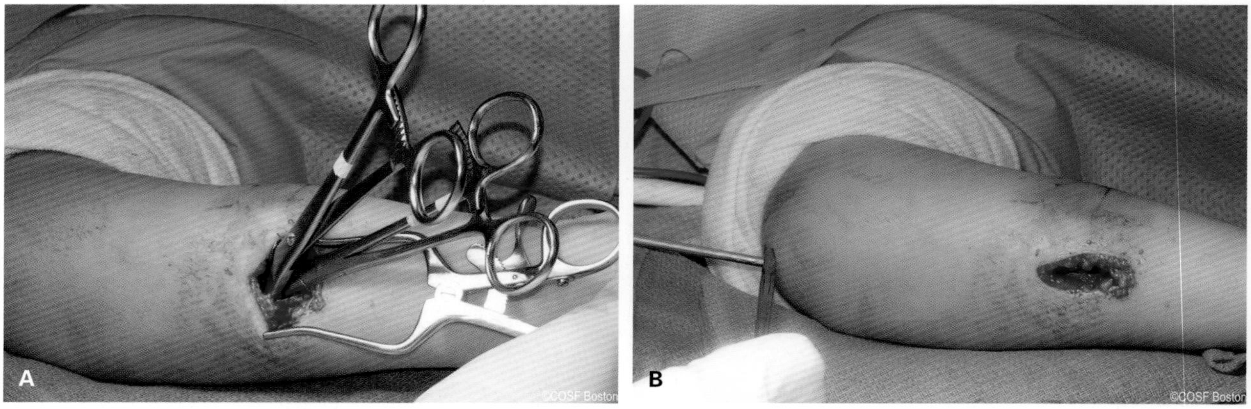

图 12.9（A）用持骨钳复位尺骨骨折。（B）髓内针穿过骨折端

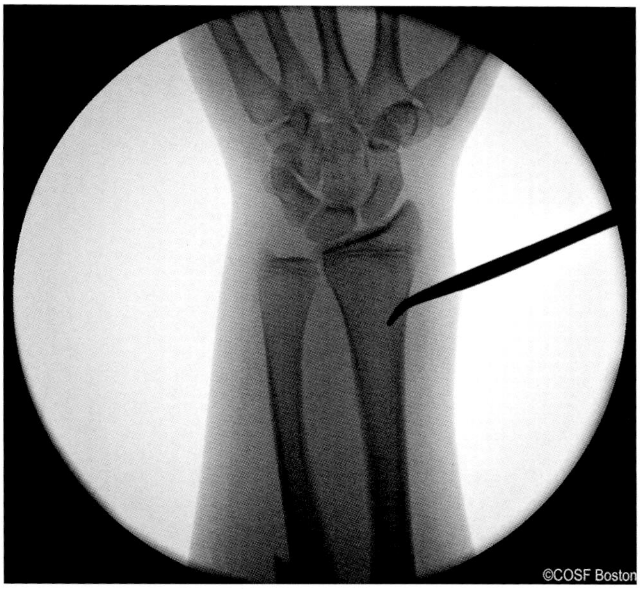

图 12.10 在 X 线透视引导下于桡骨远端干骺端处进针

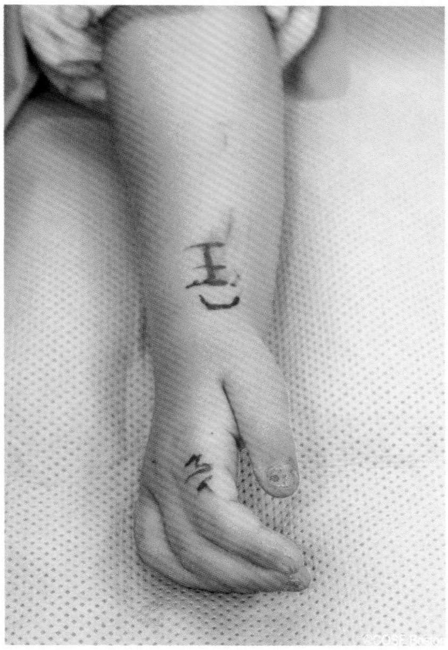

图 12.11 做纵向切口以便于从桡侧进针，注意保护桡神经感觉支和伸肌肌腱

  - 保护邻近的神经血管。
  - 如若骨折端存在嵌插，应注意牵引肌肉。
  - 通过旋转或轻敲“T”形握柄，使髓内针通过髓腔并复位骨折（图 12.15）。
- 先将桡骨内弹性髓内针穿过骨折端，随后将尺骨内弹性髓内针全部穿入。
- 通过旋转髓内针以恢复径向弓。
- 使用剪断器切断髓内针，并用骨锤将髓内针断端包埋于皮肤和皮下软组织中（图 12.16）。
- 妥善处理髓内针断端，以确保髓内针断端不会伤及周围组织（伸肌肌腱、桡神经感觉支）。
- 若对骨折端行切开复位，在闭合切口前应先将筋膜切开，以降低术后发生骨筋膜室综合征的风险。
- 单纯缝合皮肤及皮下。

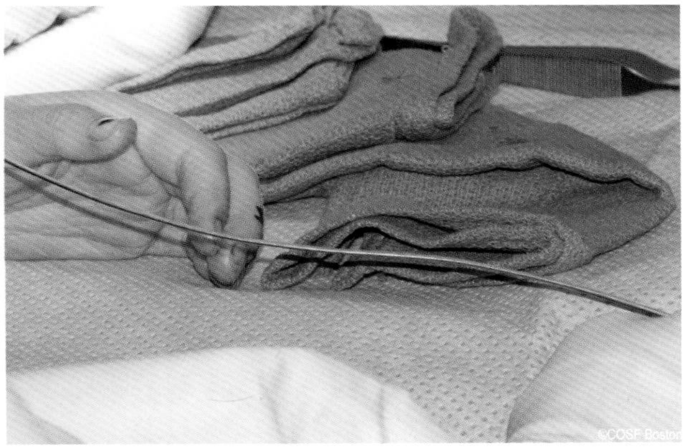

图 12.12 预弯弹性髓内针以便于 3 点固定

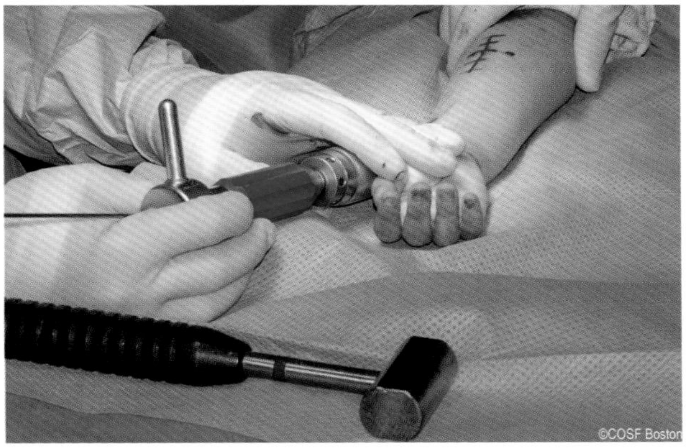

图 12.13 从骨折远端进针，并通过“T”形握柄推送髓内针穿过骨折端

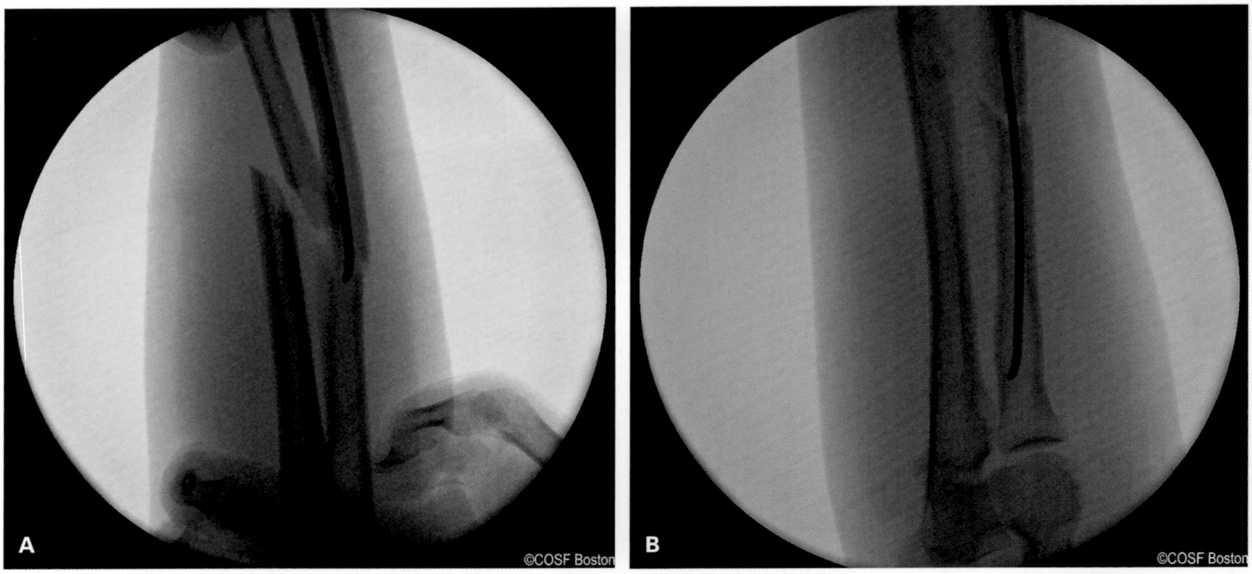

图 12.14 （A）旋转弹性髓内针，使其尖端通过骨折端并将骨折复位。（B）弹性髓内针进入桡骨颈，使桡骨骨折几近得到解剖复位

术后护理

- 前臂中立位长臂双瓣管型石膏固定。
- 使用预防骨筋膜室综合征发生的监护仪。
- 术后未出现神经损伤症状即可出院。
- 术后 2~4 周复查 X 线片，并更换为短臂石膏。
- 石膏固定 6 周。
- 术后 3~4 个月方可取出内植物，若在尺骨近端突起处进针，则需更早取出尺骨内弹性髓内针。
- 弹性髓内针需于日间在手术室内拔除，不锈钢克氏针于处置室即可拔除。

特殊情况的处理

单骨固定

- 年轻患儿的不稳定骨折。
    - 不适用闭合复位和石膏固定治疗。
- 通过复位单根骨头（通常是尺骨）而使得另一根骨头（通常是桡骨）复位（图 12.17）。

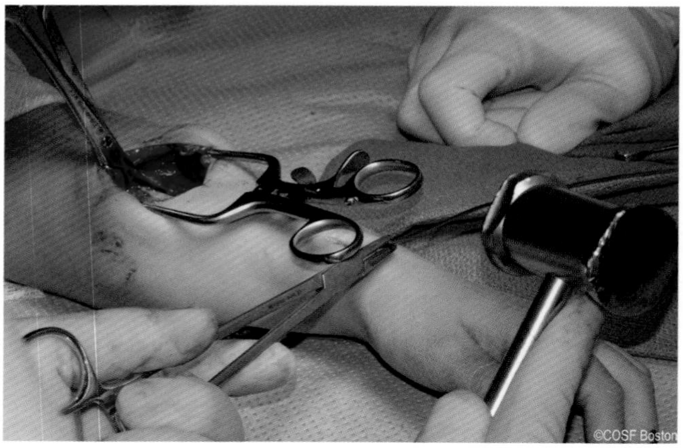

图 12.15 不可使用蛮力强行通过骨折端，如经多次尝试仍无法顺利通过，则应显露骨折端，并将骨折解剖复位（复位操作方式如图所示），随后再使髓内针通过骨折端

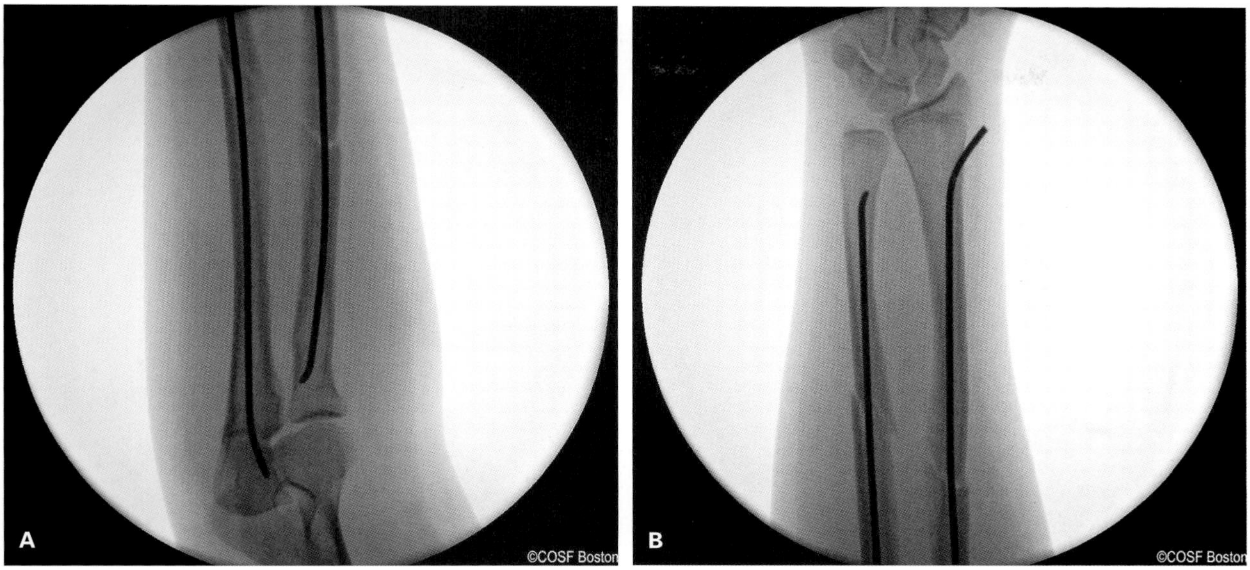

图 12.16 ‖（A、B）桡骨、尺骨骨干骨折的正位 X 线片和侧位 X 线片，髓内针的断端分别位于尺骨近端和桡骨远端干骺端的皮肤和皮下组织

- 把骨膜作为张力带旋转牵拉未固定的骨，进而使其复位。
- 复位原理与不完全骨折治疗相同。

- 需要测试单一骨折复位固定后的稳定性。
  - 如果另一根骨头应力检测不稳定（所有运动平面均应进行应力测试），则应进一步固定第二根骨头。

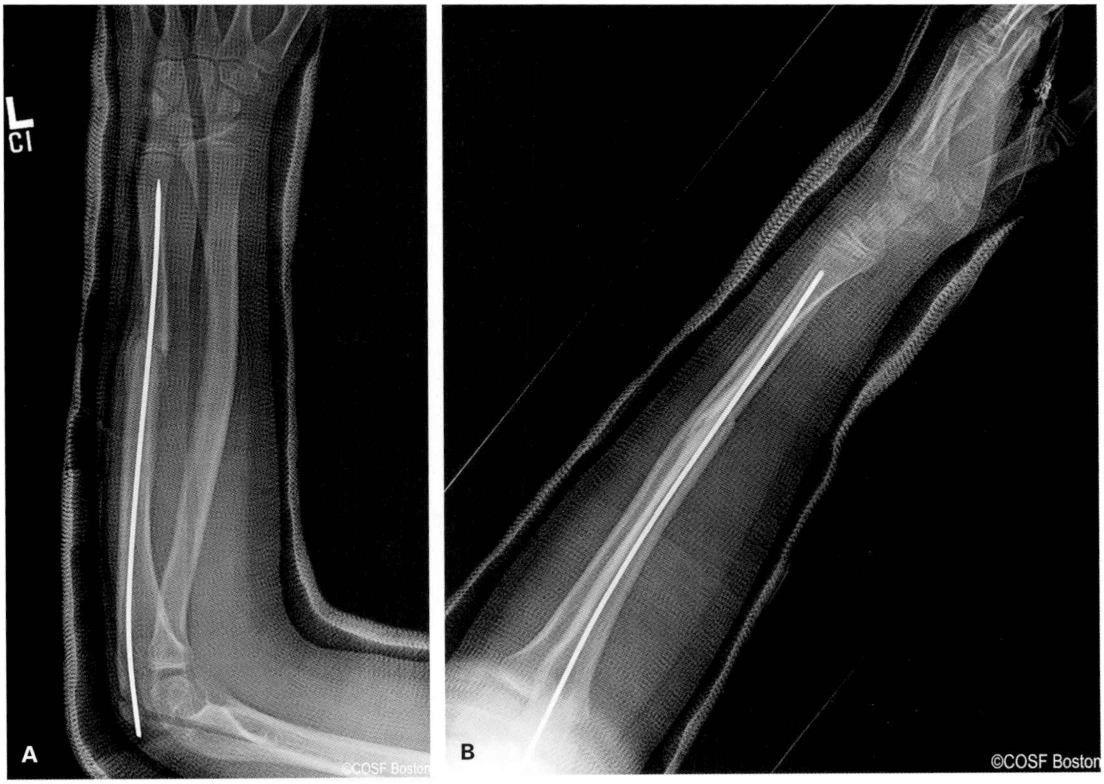

图 12.17 ‖（A、B）两图均为采用单骨固定并通过尺骨的牵引和旋转复位骨折，治疗双侧不稳定性骨折，患者年龄 < 10 岁

- 如果另一根骨头应力检测稳定，行石膏固定即可，以减少前臂旋转。
- 同样的原则也适用于弹性髓内针的植入，切开复位的适应证，以及有关骨筋膜室综合征的问题。

并发症

- 骨筋膜室综合征。
  - 病因：（1）原发伤较重；（2）经皮复位固定尝试次数较多和破坏软组织较多。
  - 预防性地行筋膜切开，以降低切开复位处理的风险。
  - 应避免术后敷料或石膏的过度挤压。
  - 要做到早诊断、早治疗。
- 神经、血管损伤。
  - 约有 8% 的骨折患儿可能合并有相关的神经损伤。
  - 大多数为神经挫伤以及骨折移位导致的牵拉。
  - 也存在一些风险：
    - 开放性骨折合并神经、血管损伤的风险最高。
    - 尺神经损伤较为常见。
    - 切开复位时应注意解除骨折端的卡压。
- 感染。
  - 开放性骨折有较高风险合并感染。
  - 所有开放性骨折患儿均需在手术室进行清创。
- 骨折畸形愈合。
  - 通常继发于闭合性治疗的骨折中，更适合行经皮或切开复位固定。
  - 未能恢复桡骨弓和（或）尺骨的解剖形态。
- 关节僵硬。
  - 长时间石膏固定。
  - 由于桡骨弓和尺骨的力线未能恢复，而导致骨折的畸形愈合。
- 伸肌肌腱断裂。
  - 髓内针较为锋利的边缘切断肌腱。
  - 拇长伸肌腱的断裂常发生在弹性髓内针与 Lister 结节交汇处。
  - 桡背侧入路更安全。
- 桡神经刺激征。
  - 桡骨远端桡背侧入路可合并桡神经刺激征。
  - 在植钉及处理髓内钉针尾过程中，应适当延长切口长度以进行组织保护。
- 再次骨折。
  - 过早拆除内植物和过早的功能锻炼容易引起再次骨折。
  - 使用支具来限制和保护患肢活动。

参考文献

[1] Evans EM. Rotational deformity in the treatment of fractures of both bones of the forearm. J Bone Joint Surg. 1945;27:373-379.

[2] Fee NF, Dobranski A, Bisla RS. Gas gangrene complicating open forearm fractures. Report of five cases. J Bone Joint Surg Am. 1977;59:135-138.

[3] Flynn JM, Waters PM. Single-bone fixation of both-bone forearm fractures. J Pediatr Orthop. 1996;16:655-659.

[4] Lascombes P, Prevot J, Ligier JN, et al. Elastic stable intramedullary nailing in forearm shaft fractures in children: 85 cases. J Pediatr Orthop. 1990;10:167-171.

[5] Murphy HA, Jain VV, Parikh SN, et al. Extensor tendon injury associated with dorsal entry flexible nailing of radial shaft fractures in children: a report of 5 new cases and review of the literature. J Pediatr Orthop. 2017. [Epub ahead of print].

第四部分
腕关节

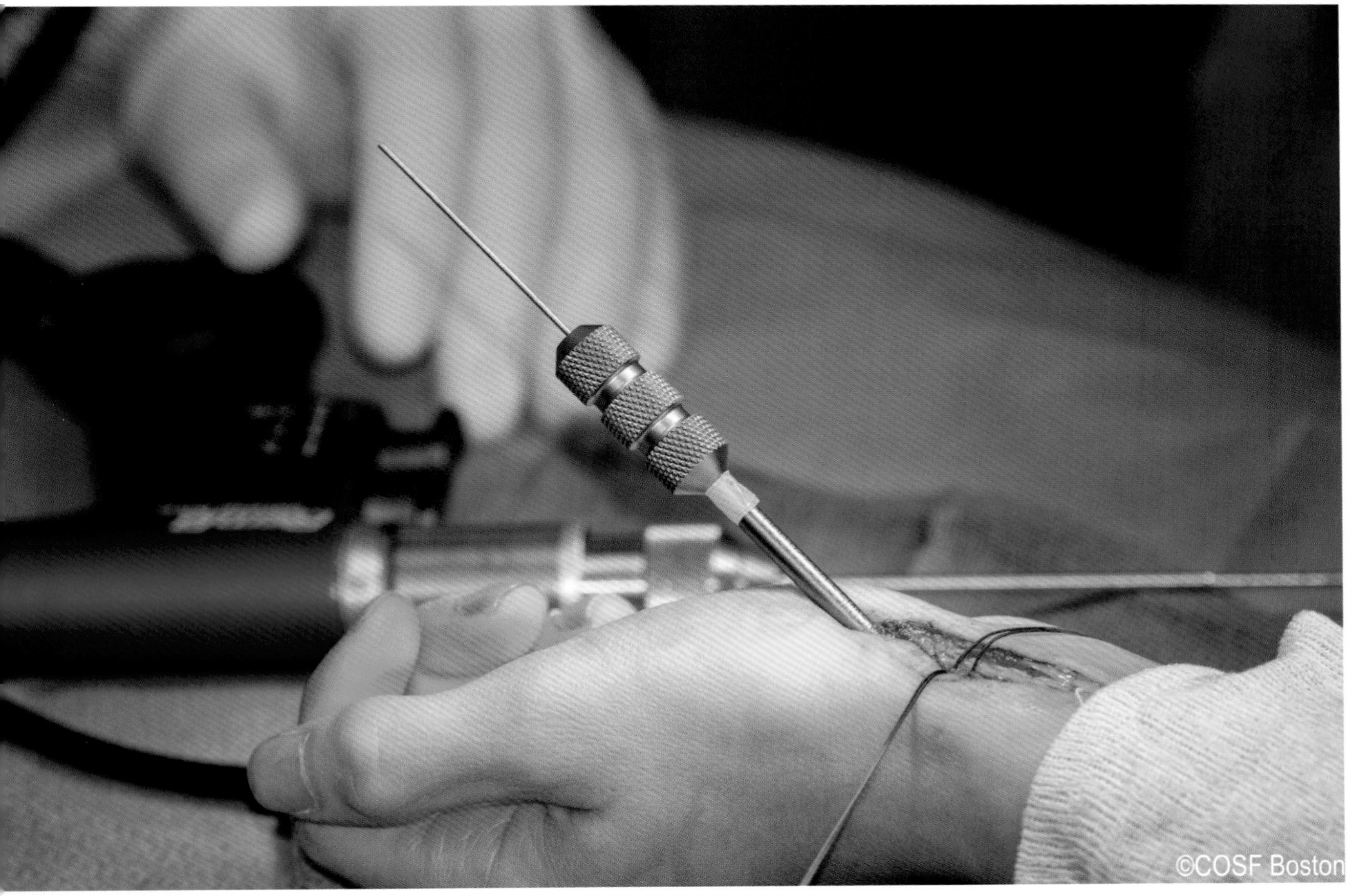

第 13 章
桡骨远端骨折的手术治疗

Collin J. May

闭合复位经皮穿针固定（CRPP）

适应证

- 移位的桡骨骨骺骨折伴正中神经损伤。
- 不稳定性桡骨远端骨折（不能充分塑形）。
- 漂浮肘。

器材

- 0.45mm、0.62mm 克氏针。
- C 臂机。
- 小器械包。
- 电钻。

定位

- 仰卧位，把患肢置于可透 X 线的手术桌上。
- 术者和助手相互配合进行复位。
- 穿针时术者站在患肢的桡侧。
- C 臂机从床的尾侧放入利于穿针。

复位和固定技术

复位

- 移位的桡骨远端干骺端骨折。
  - 对于严重畸形需要极度牵引。
  - 远端推动桡骨。
  - 复位桡骨远端时从顶部到近骨折端。
  - 由背侧向掌侧复位利于解剖复位。
  - 如果需要，在背部做个小切口，插入操纵杆来撬动骨折以复位。
- 移位的 Salter–Harris Ⅱ型桡骨远端骺板骨折。
  - 麻醉下由背侧向掌侧轻揉地复位骨折端，同时矫正桡侧向尺侧的偏斜。
  - 避免过度损伤骺板（减少复位次数）。
  - 在骨折后 5 天内做上述这件事可降低骺板早闭风险。

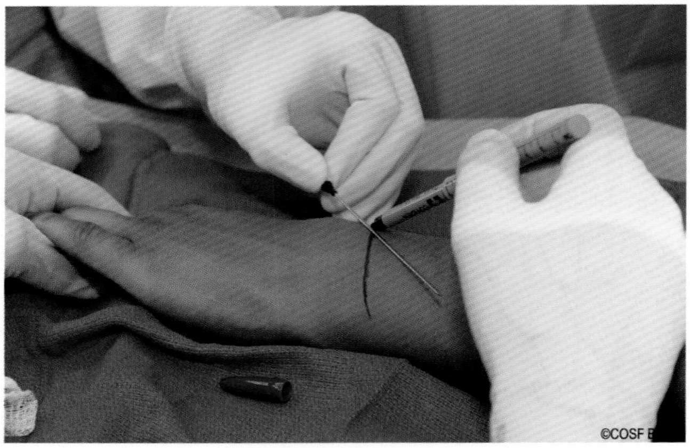

图 13.1 依据 X 线透视图像在表皮上画出骨折线轮廓以及拟行穿针位置

固定

切口

- 触诊：在桡骨远端侧位上标记掌侧及背侧，正位上标记桡骨茎突。
- 将克氏针置于腕上，并在 X 线透视下标记出穿针路线（图 13.1）。
- 在桡骨茎突上做 2cm 的小切口用于进针。
    - 对于骺板骨折，需通过桡骨茎突骨骺。
    - 对于干骺端骨折，可以通过干骺端或骨骺。
    - 利用止血钳分离直达骨质。
    - 用拉钩或套筒保护桡神经感觉支及邻近的伸肌肌腱。

穿针

- 克氏针推顶桡骨茎突（最常用），或者可行的话，可以选择干骺端。
- 使用克氏针套筒将克氏针钻入骨质以保护软组织。
- 通过 C 臂机确定克氏针在正侧位上通过桡骨远端中心，必要时调整。
- 助手维持解剖复位，克氏针固定骨折部位。
- 斜针穿透桡骨双皮质。
- 再次进行正、侧位 X 线检查，确定位置。
- 评估稳定性。
    - 如果单枚克氏针固定足够稳定，手术即可完成。
    - 如果不稳定：
        - 在桡骨茎突处平行穿入第 2 枚克氏针（图 13.2）和（或）从手掌第 4、第 5 掌指间隔处交叉穿入克氏针。
        - 第 4、第 5 掌指间隔置针是从尺骨背侧边缘到桡骨掌侧骨质（图 13.3）。
        - 一些极不稳定的骨折则需要多枚克氏针固定（图 13.4）。
- 不易复位的骨折。
    - 一些骨折需要在骨折处行小切口切开复位。
        - C 臂机下定位骨折部位。
        - 伸肌间隙做 1 个小的纵行切口（图 13.5），在骨折处插入 1 个钝性操作杆（图 13.6），用来撬拨骨折使其复位。

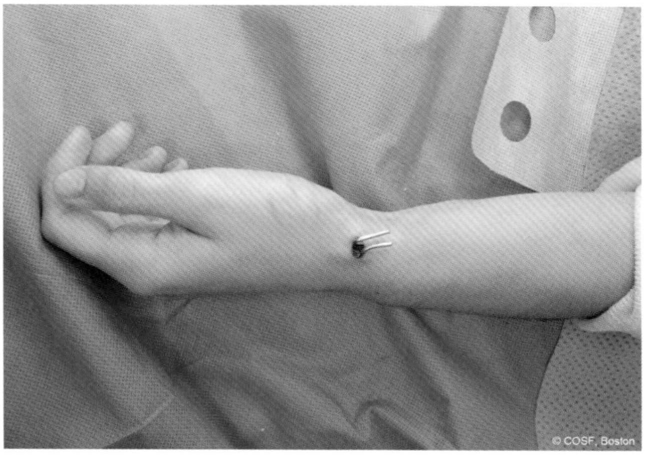

图 13.2 | 桡骨茎突处，2 枚克氏针固定骨折端

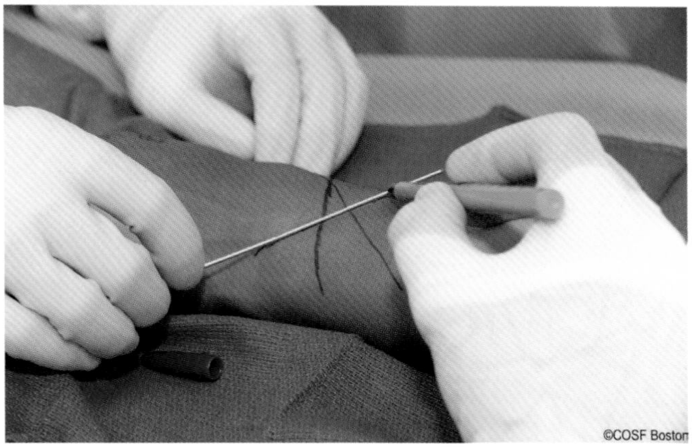

图 13.3 | 标记出由尺骨远端至桡骨近端克氏针交叉固定的路径

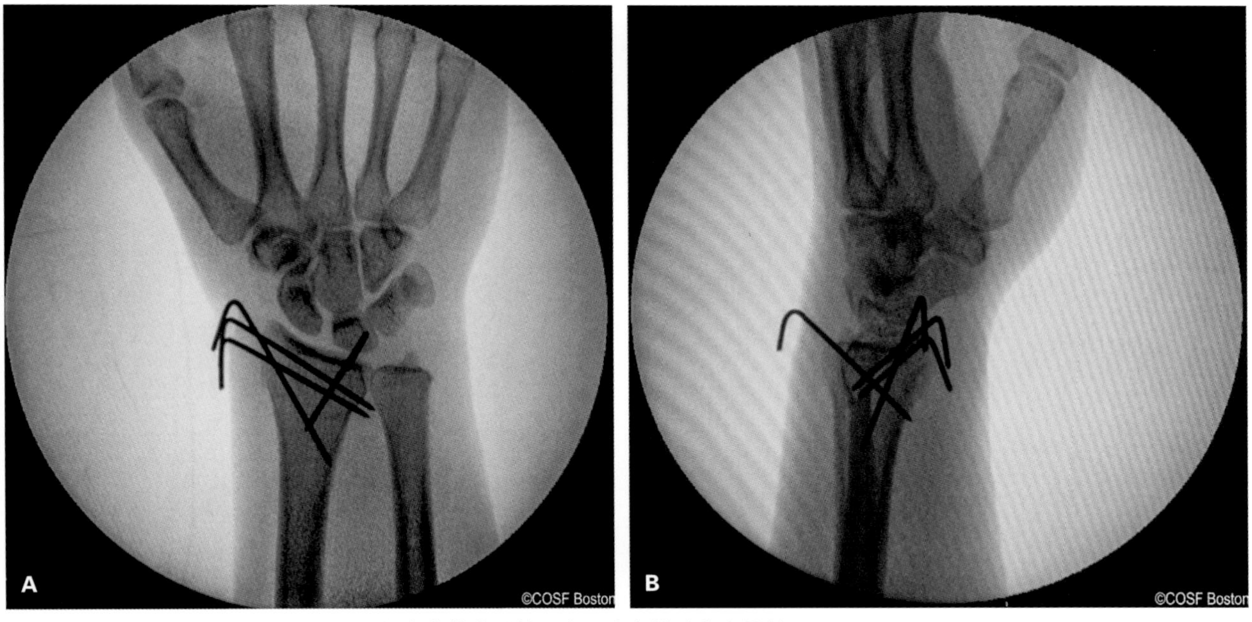

图 13.4 | （A、B）X 线透视图像显示经皮多枚克氏针固定不稳定性关节内骨折

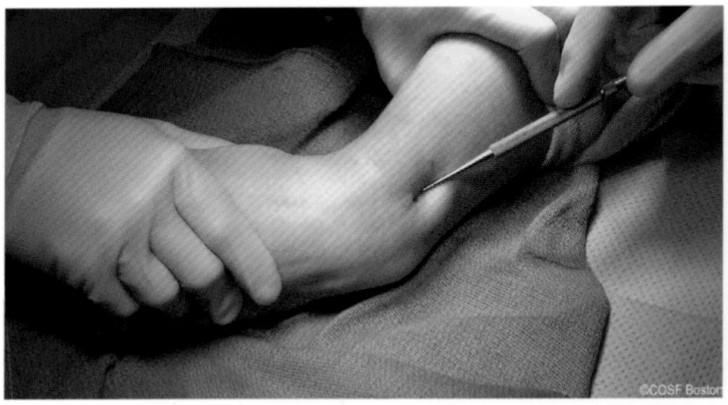

图 13.5 在伸肌间隙行背侧小切口，利于用操纵杆复位不易复位的骨折

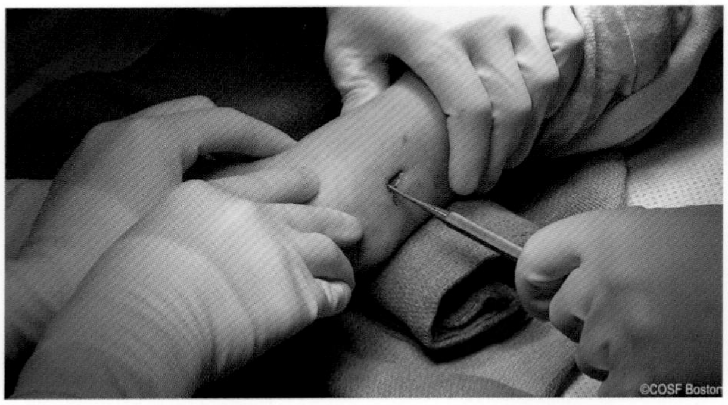

图 13.6 将操纵杆放入骨折端，并“撬动”远端骨折块以得到解剖复位

- 在维持骨折复位的同时，放置套筒保护桡神经感觉支和伸肌肌腱（图 13.7）。
- X 线透视下检查骨折复位和克氏针固定情况，第 2 枚克氏针交叉固定利于增加稳定性（图 13.8）。

- 一些不易复位的骨折需要行掌侧入路切开，用与切开复位内固定（ORIF）相同的方法切开骨膜和（或）旋前方肌。

切开复位内固定

适应证

- 开放性骨折。
- 青少年关节内骨折（图 13.9、图 13.10）。
- 不可复位的骨折。
- 青少年 Galeazzi 骨折伴脱位。

器材

- 光滑的 0.45mm、0.625mm 克氏针。
- 桡骨远端掌侧（DVR）钢板系统。
- C 臂机。
- 非无菌止血带。
- 切开手术器械包，包括复位钳。
- 电钻。

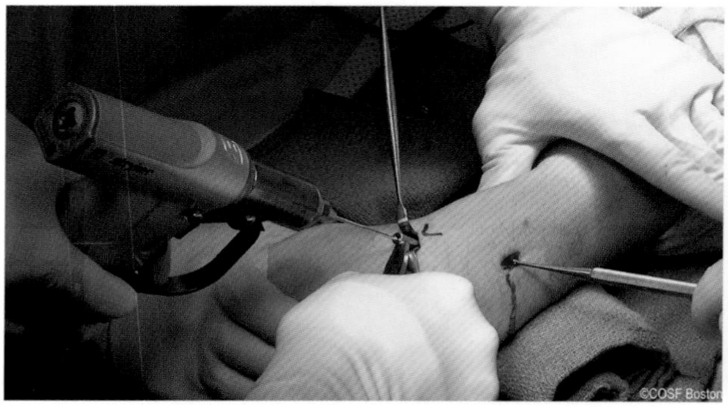

图 13.7 维持复位，从桡骨茎突经皮穿针固定

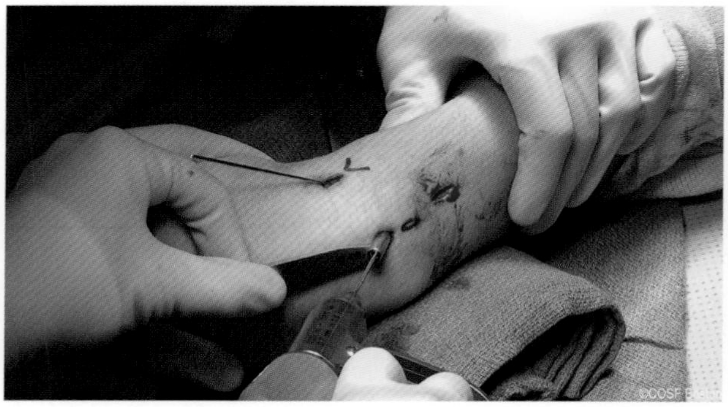

图 13.8 在保护伸肌肌腱的同时穿入第 2 枚克氏针交叉固定

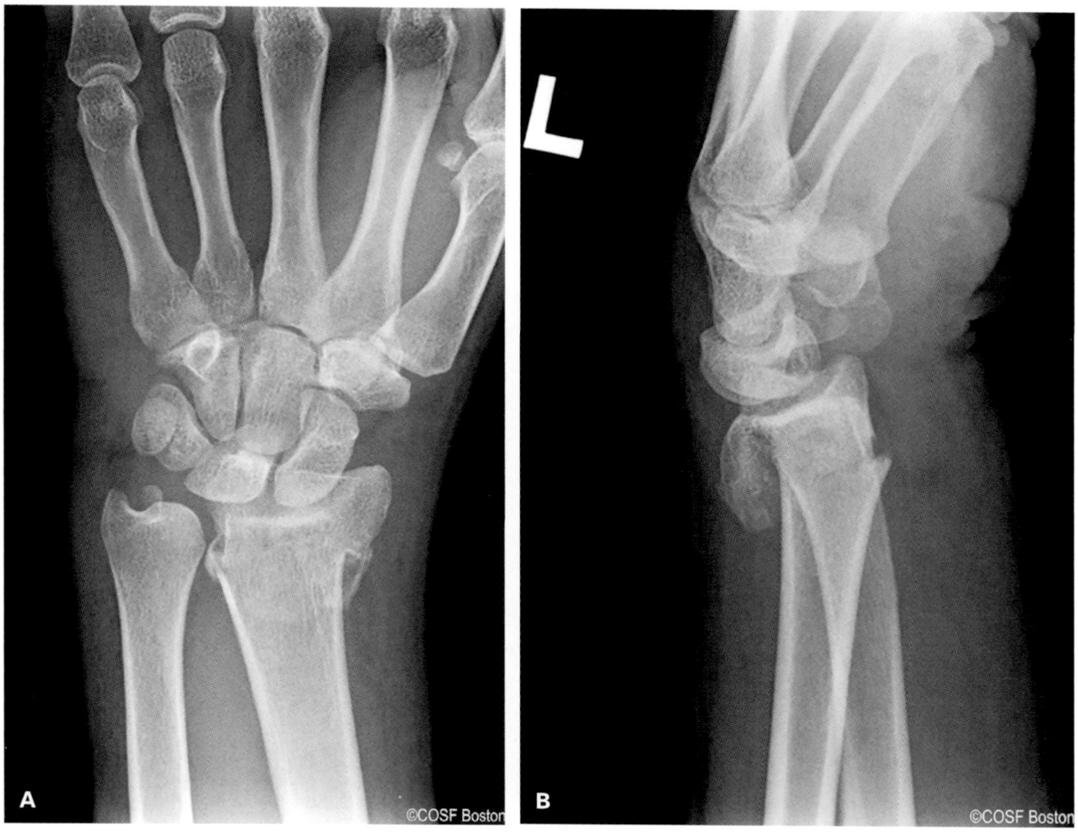

图 13.9 | （A、B）关节内伸直型移位的桡骨远端骨折的正位 X 线片和侧位 X 线片，需行切开复位内固定（ORIF）

手术入路

- 桡骨远端掌侧入路。
- 切口沿桡侧腕屈肌（FCR）肌腱向近端延伸，长度达到能够充分放置所需钢板（图 13.11、图 13.12）。
- 切口沿 FCR 由浅入深。
  - 牵拉 FCR 肌腱，显露血管束（图 13.13）。
  - 保护桡动脉。

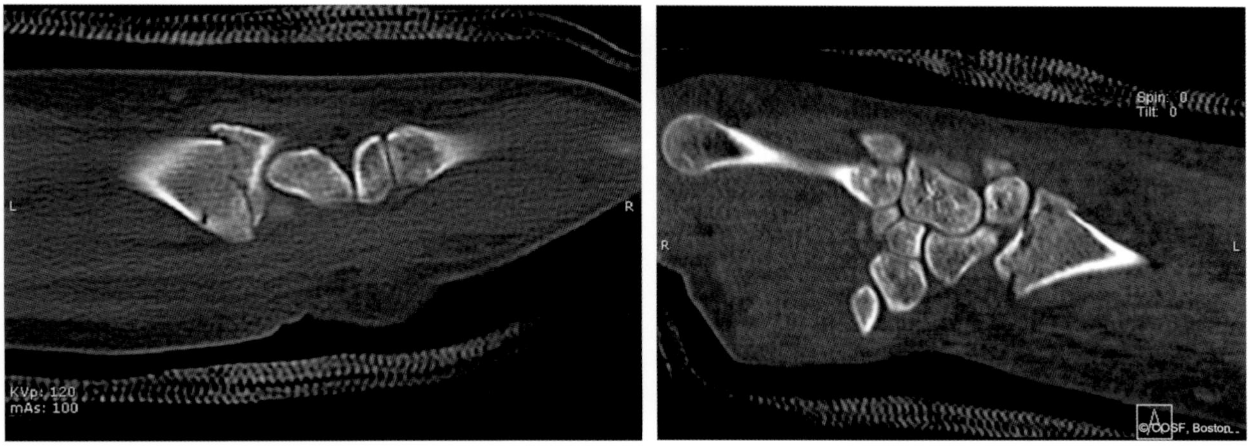

图 13.10 | CT 影像显示移位的骨折需行切开复位内固定

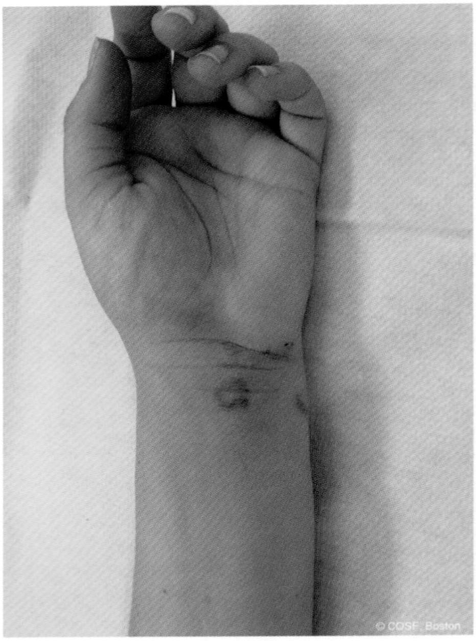

图 13.11 ▌移位的骨折造成桡骨远端掌侧瘀斑

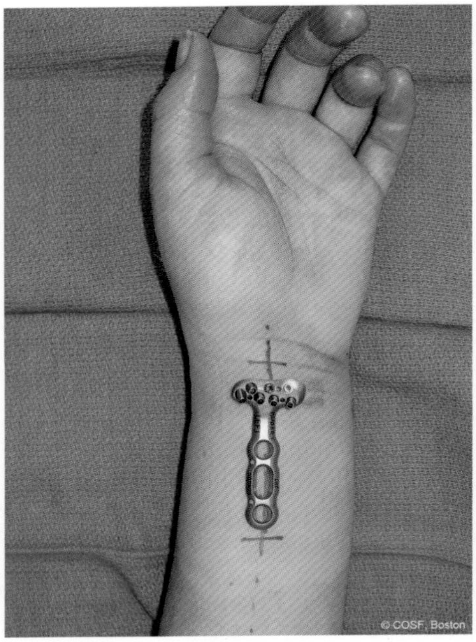

图 13.12 ▌桡骨远端掌侧切口轮廓，沿着 FCR 腱鞘显露桡骨远端利于桡骨远端钢板放置

- 牵拉旋前方肌（图 13.14）。
  - 如果骺板未闭合，严禁损伤骺板。
  - 借助 C 臂机标记受保护的暴露范围。
- 彻底冲洗骨折端，同时借助小刮勺清理（图 13.15）。

复位和固定技术

- 手法复位骨折部位。

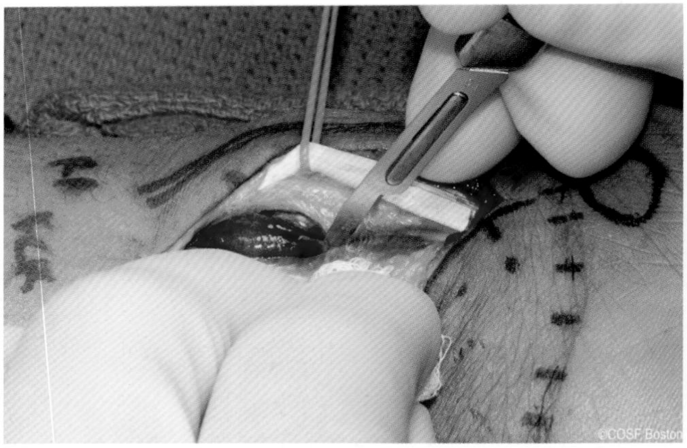

图 13.13 ▌牵拉 FCR 肌腱，显露血管束和旋前方肌利于复位

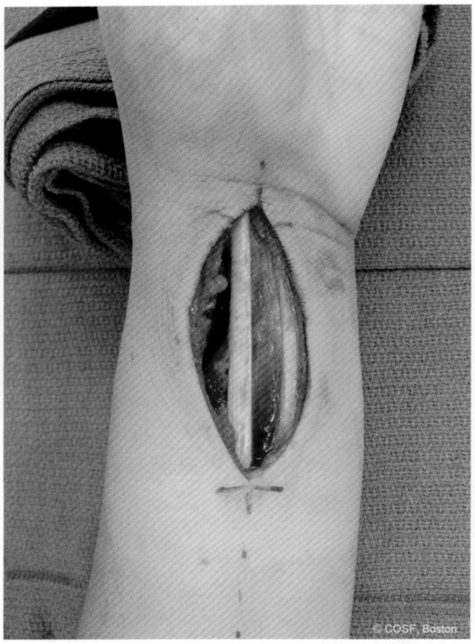

图 13.14 ▌牵拉 FCR 和旋前方肌进行深部解剖分离，同时保护桡动脉

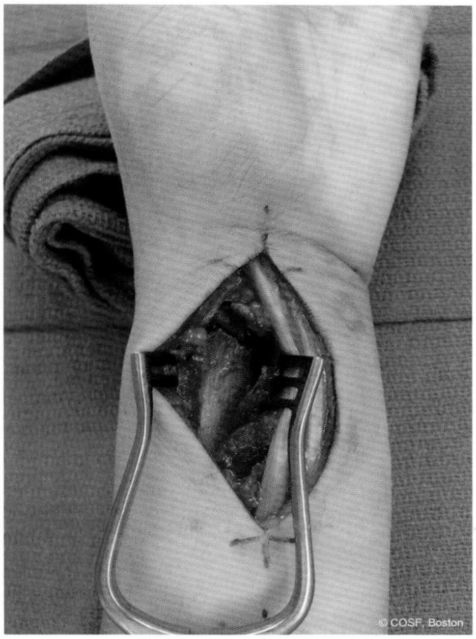

图 13.15 | 骨折端显露及清理

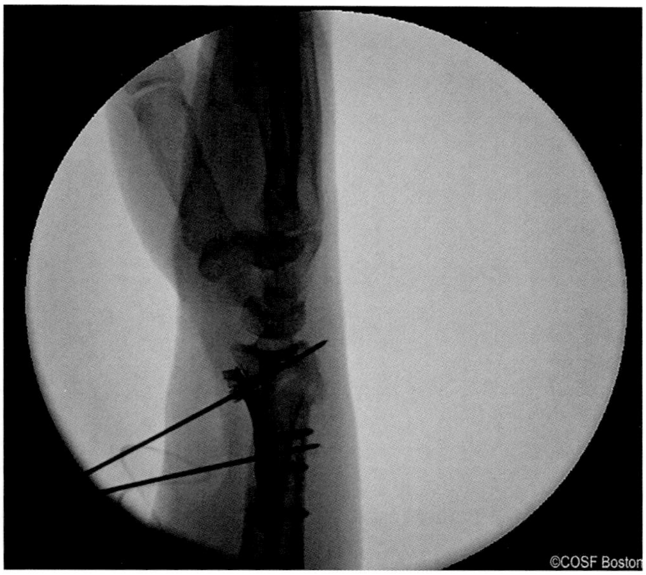

图 13.16 | DVR 系统固定骨折

- 于桡骨茎突经皮克氏针临时固定。
  - 与上面闭合复位经皮穿针固定部分中的描述相同。
- 安放合适侧（左或右）及大小尺寸合适的钢板，并在 C 臂机下检查。
- 解剖型桡骨掌侧接骨板（DVR）治疗桡骨远端骨折（图 13.16），避免损伤下尺桡关节（DRUJ），避免超出桡骨茎突或远端达桡骨掌侧干骺端边缘（降低屈肌肌腱损伤的风险），尽量使用合适的双皮质螺钉或锁定螺钉。
- 由远端到干骺端近端复位骨折。
- 近端全部使用螺钉固定。
- 影像学检查（正位、侧位X线检查）：（1）螺钉没有进入关节；（2）理想的解剖复位；（3）坚强的固定。
- 松解前臂掌侧筋膜，以降低骨筋膜室综合征的发生风险。
- 旋前方肌置于钢板上方。
- 缝合皮下组织和表皮。
- 用大量敷料覆盖和双侧长臂石膏固定。

特殊类型骨折的治疗

Galeazzi 骨折

- Galeazzi 骨折，多发生于青少年，是单独的桡骨远端干骺端骨折合并下尺桡关节分离。通常需要切开复位，使用桡骨钢板固定（图 13.17），并在复位固定后评估下尺桡关节的稳定性。
- 通常在桡骨骨折解剖复位固定术后，下尺桡关节是稳定的，并且通过闭合复位维持在最稳定的位置是可以治愈的（通常由于背侧不稳定而进行旋后位固定；但在一些儿童中，掌侧不稳定，而旋前位稳定）。
- 有时需要 2 枚平行的光滑克氏针固定下尺桡 4 周，来维持下尺桡关节复位稳定性。
- 虽然骨折端有嵌插的骨膜或尺侧伸肌肌腱，但很少有不可复位的下尺桡关节。

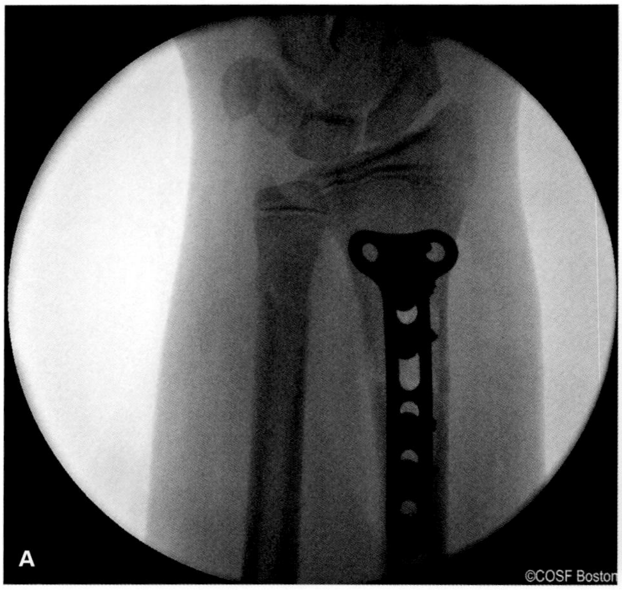

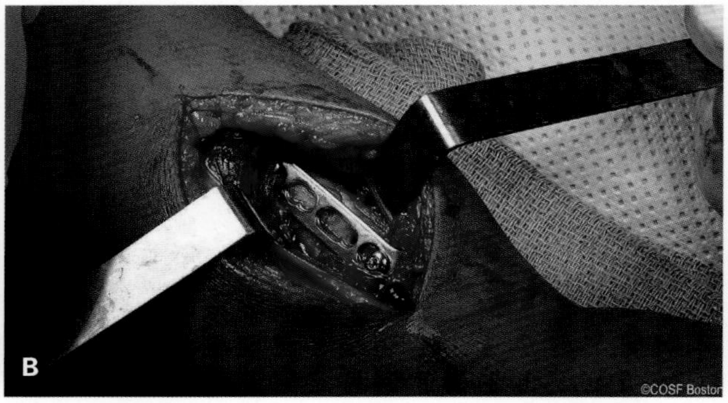

图 13.17 (A) X 线影像显示 Galeazzi 骨折固定术后。(B) 切开复位钢板固定

不可复位的桡骨远端干骺端骨折

- 骨膜或旋前方肌可能嵌插进骨折端，从而干扰复位。
- 通常需要类似切开复位时的掌侧入路。
- 经皮克氏针复位是安全的。

桡骨远端三平面骨折（DRF）

- 一种罕见的骨折，正位 X 线片上 Salter–Harris Ⅲ型骨折、侧位片 Salter–Harris Ⅱ型骨折或与之类似的骨折，类似于踝关节三平面骨折。
- 如果患者年龄较小，最好通过 CT 或 MRI 检查来进行术前评估。
- 复位和固定时需要保护骺板，并且不进入关节，类似于那些骨骼未发育成熟的踝关节损伤。
- 联合克氏针固定，有时外固定是必要的。

术后护理

- 通常合适的双层长臂石膏可以使患者感觉舒适，并且降低术后骨筋膜室综合征的发生风险。
  - 对于闭合复位，需要 4 周，然后移除克氏针。
  - 对于切开复位，长臂石膏固定 2 周。
- 然后用短臂石膏再固定 2 周。
- 随后进行夹板保护性康复锻炼，以恢复充分的运动、力量。

并发症

- 桡骨远端骺板早闭。
  - 发生于桡骨远端骺板骨折患者中（4%）。
  - 桡骨远端骺板骨折发生 5 天后不要复位。
    - 生长停滞风险明显增加。
  - 正常情况下，如果有足够的生长时间，桡骨远端有巨大的塑形潜力（图 13.18）。

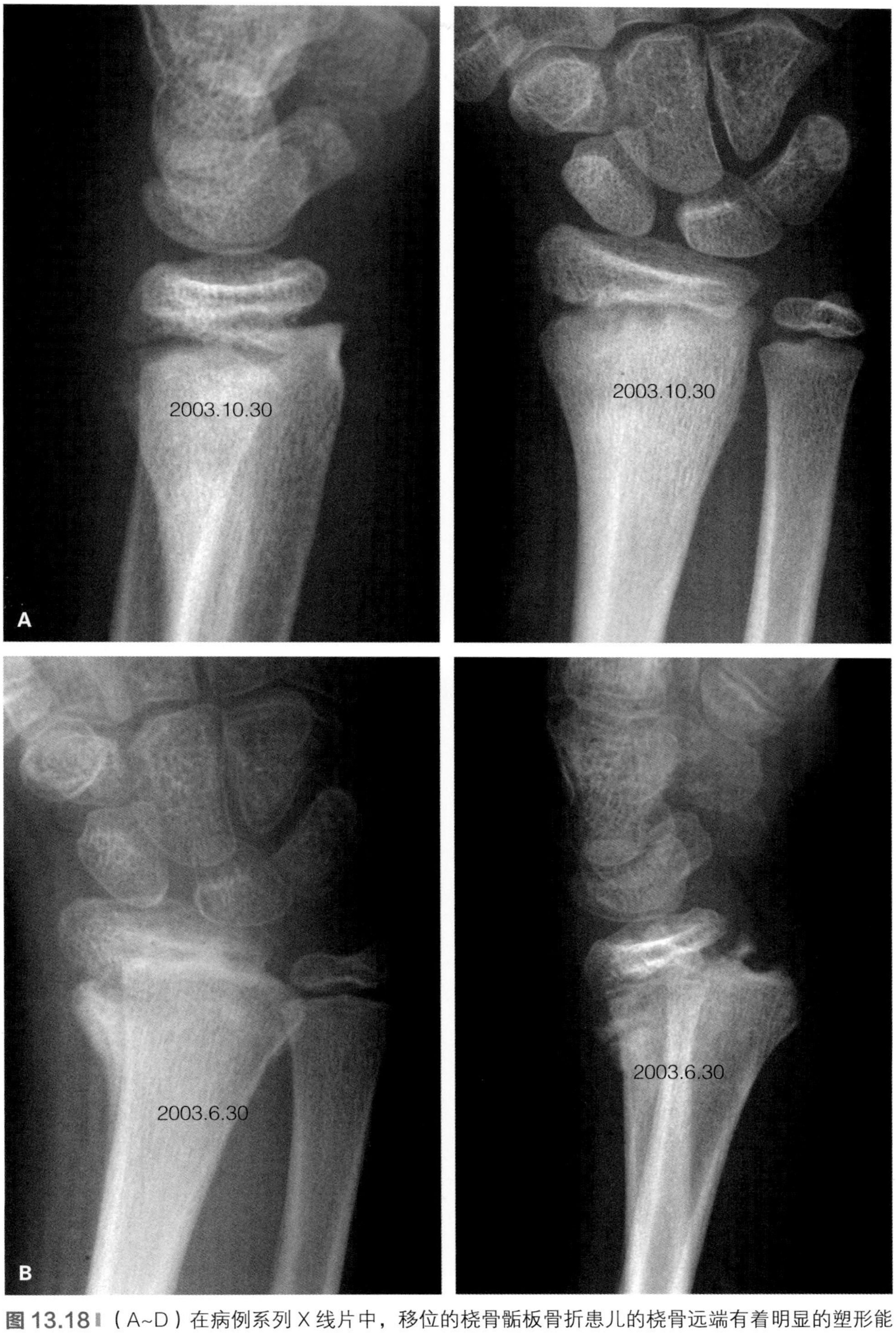

图 13.18 ‖ （A~D）在病例系列 X 线片中，移位的桡骨骺板骨折患儿的桡骨远端有着明显的塑形能力，超过 1 年的生长恢复到解剖位置

- 畸形愈合。
  - 对于桡骨远端没有塑形能力的年龄较大的患者，骨折解剖复位和坚强固定术后的畸形愈合发生率较小。
  - 注意下尺桡关节分离未及时处理。
  - 用截骨术是可以矫正的。

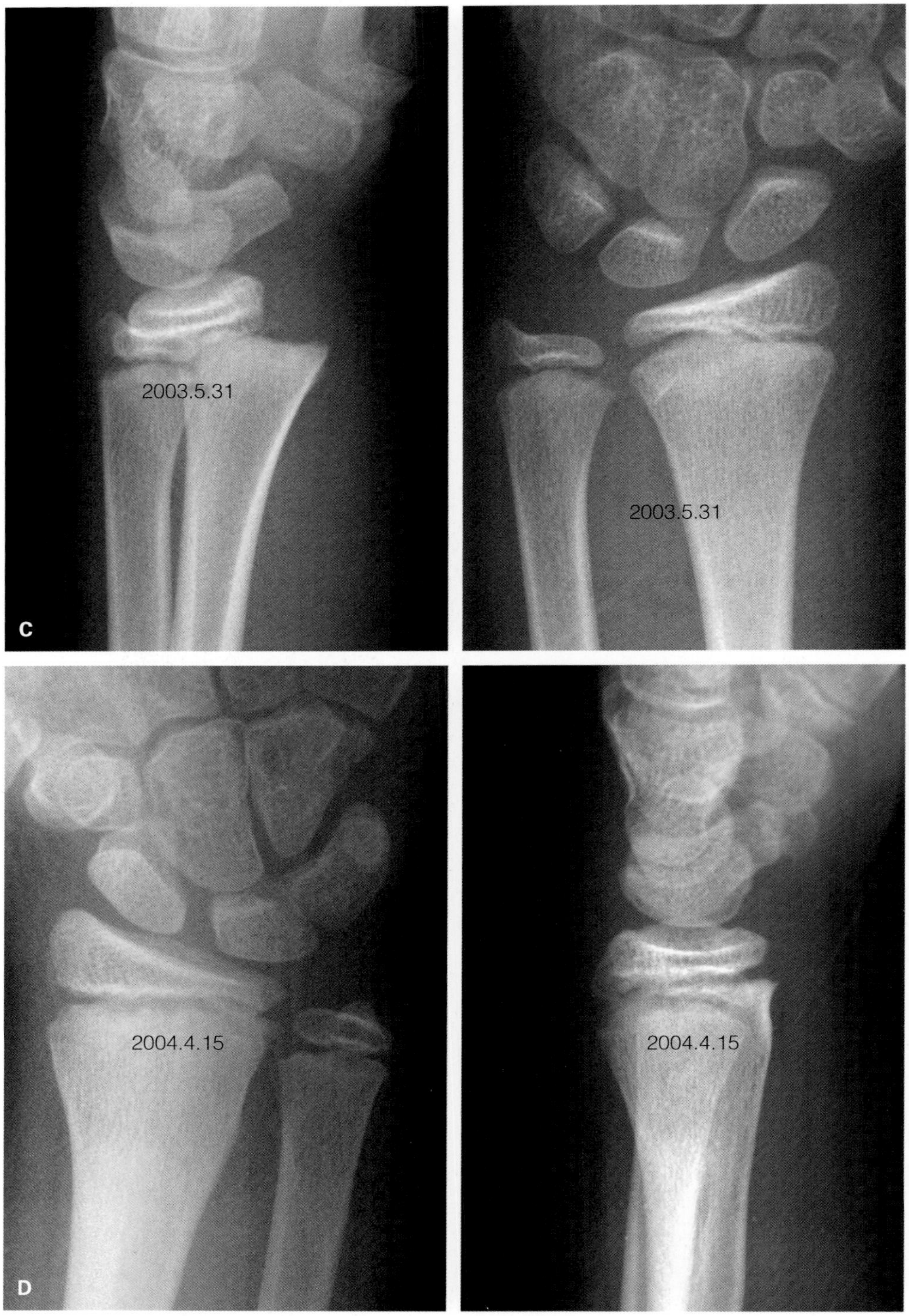

图 13.18（续）

参考文献

[1] McLauchlan GJ, Cowan B, Annan IH, et al. Management of completely displaced metaphyseal fractures of the distal radius in children. A prospective, randomised controlled trial. J Bone Joint Surg Br. 2002;84(3):413-417.

[2] Miller BS, Taylor B, Widmann RF, et al. Cast immobilization versus percutaneous pin fixation of displaced distal radius fractures in children: a prospective, randomized study. J Pediatr Orthop. 2005;25(4):490-494.

[3] Ring D, Waters PM, Hotchkiss RN, et al. Pediatric floating elbow. J Pediatr Orthop. 2001;21(4):456-459.

[4] Waters PM, Kolettis GJ, Schwend R. Acute median neuropathy following physeal fractures of the distal radius. J Pediatr Orthop. 1994;14(2):173-177.

第 14 章
舟骨骨折的手术治疗

Carley Vuillermin

准确诊断舟骨骨折较为困难，因为该骨折症状及体征比预期的轻。甚至在儿童及青少年中，高达 25% 的患者后期出现骨不连。因此准确诊断及治疗对于减少长期骨性关节炎的发生是十分重要的。

舟骨远端骨折大多选择非手术治疗，近端骨折常需要内固定治疗。舟骨腰部骨折则根据移位程度决定是否行切开复位内固定治疗，下面分别加以介绍。骨折部位越靠近端，出现缺血性坏死、骨不连的风险越高。

舟骨腰部骨折的治疗

适应证

- 任何程度塌陷的移位性舟骨腰部骨折。
- 骨折端屈曲成角 >10°。
- 合并月舟关节脱位。
- 对于青少年患者及家属，经皮螺钉固定治疗非移位性骨折需与其共同商议。

器材

- C 臂机。
- 2.4mm、3.0mm 的 AO 无头空心螺钉（图 14.1）（其他加压螺钉也可以使用，该技术描述的是一种特殊装置）。
  - 选择一种半螺纹螺钉，确保没有螺纹在骨折线上。
- 手外科切开器械，包括骨刀、电锯，用于植骨，通常在急性骨折时较少使用，

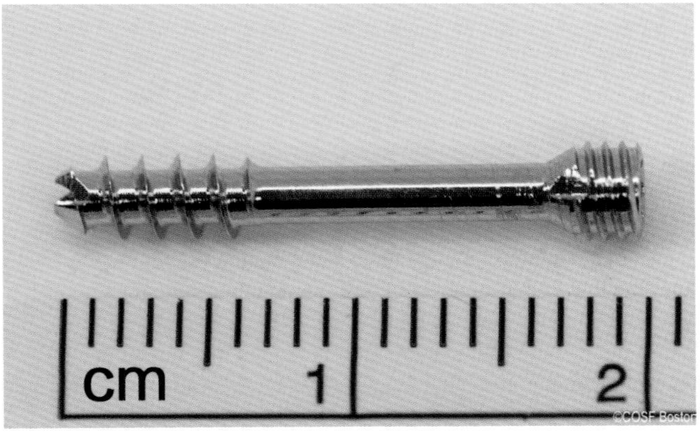

图 14.1 ▍无头空心螺钉

而更常使用于骨不连患者。

- 克氏针（0.35mm、0.45mm、0.62mm）。
- 电钻。

定位

- 仰卧位，前臂置于可透 X 线的手术桌上。
- 应用非无菌止血带。
- C 臂机从足侧进入平行于患者，垂直于前臂。
- 通常局部麻醉即可。

手术入路

切开复位中可以选择掌侧入路（逆行螺钉）或背侧入路（顺行螺钉）。我们介绍的是掌侧入路切开复位内固定及背侧入路经皮复位固定。这里需要说明，不论是切开复位内固定还是经皮复位内固定，不论是掌侧入路还是背侧入路，均是以最利于患者治疗为前提。

掌侧入路可直接显露及复位骨折端，并可进行一些粉碎性骨折的评估（可能需要掌侧植骨）。经皮复位固定常常用于一些体型大、肌肉发达、运动型男性患者。

切开复位（经皮复位技术仅仅是用远端部分切口）。

- 依据腕部桡掌侧皮肤褶皱形态做弧形切口，沿桡侧腕屈肌（FCR）肌腱纵行切开，延伸至鱼际肌基底部（图 14.2）。
- 通过桡侧腕屈肌肌腱逐层分离深、浅层结构（图 14.3）。
  - 利用桡侧腕屈肌腱鞘保护邻近的桡动脉。
- 邻近鼻烟窝沿拇外展肌延长切口，显露桡舟关节、舟骨及大多角骨关节囊（STT）。
- 沿舟骨桡侧缘斜行切开关节囊。
- 可能的话，尽量保留桡腕月韧带（RSC）（大部分急性骨折治疗中可保留）。
  - 通常在舟骨腰部骨折水平。
  - 如果桡腕月韧带需要部分切开，那么闭合切口前需修补。
- 显露骨折部位，清除血肿。
- 水平打开桡腕月关节。
- 尽可能保留附着在舟骨结节上的组织。

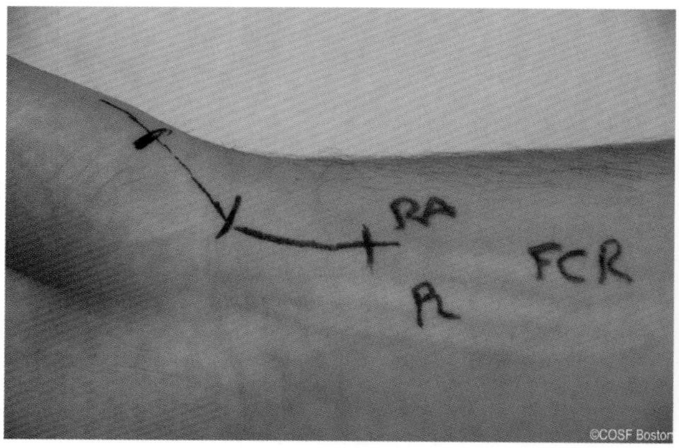

图 14.2 ▌沿桡动脉与掌长肌之间的桡侧腕屈肌肌腱的腕舟骨掌侧入路轮廓，大鱼际基底部弧形延长

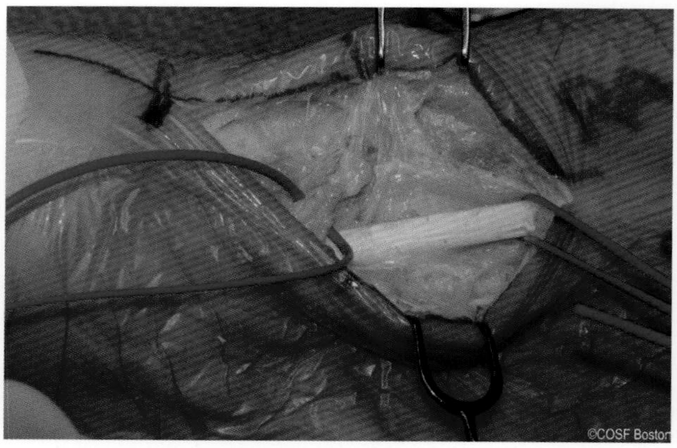

图 14.3 ▌分离桡侧腕屈肌肌腱和桡动脉掌侧支

- 识别舟骨近端。
- 将剥离子置入桡舟关节，并将舟骨翘起利于光滑克氏针植入（图 14.4）。
  - 避免使用带螺纹克氏针，因为当突破对侧皮质时，可出现不同于光滑克氏针的触觉反馈。
- 通过直视及 C 臂机透视进行复位。

复位和固定技术

复位

- 光滑导针植入舟骨远端中心：舟骨中心为 1 ∶ 1 的位置（图 14.5）。
  - 桡骨近端的一个小角可能需要被去掉或截骨来获得理想的导针位置。
- 可将导针作为操纵杆利于骨折的解剖复位。
  - 使用 14 号套管导向克氏针，也可以充当骨折远端的操纵杆（图 14.6）。
  - 观察骨折复位情况。
  - 将腕关节放于小垫上至过伸位利于屈曲畸形矫正。
  - 如图 14.7 所示顺序，将克氏针钻入骨折近端。
  - 有时，如果骨折塌陷导致腕背侧镶嵌不稳定（DISI）畸形，则中立位上使用 1.6mm 导针固定于月骨上利于骨折近端的复位。
    - 使用桡侧缘皮下小切口利于保护桡神经浅支。

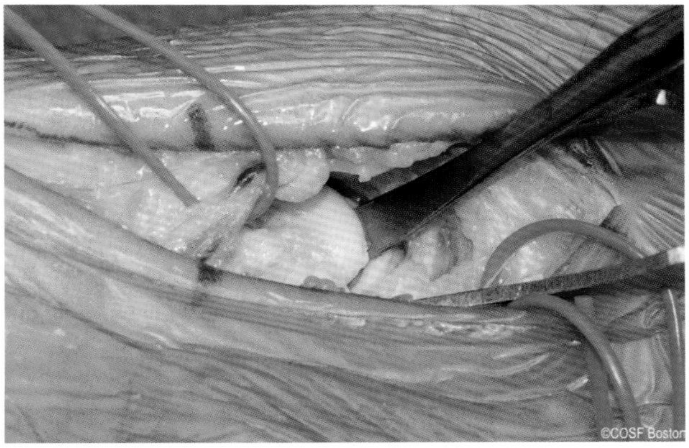

图 14.4 ▎剥离子撬动腕舟骨和血管环保护桡动脉

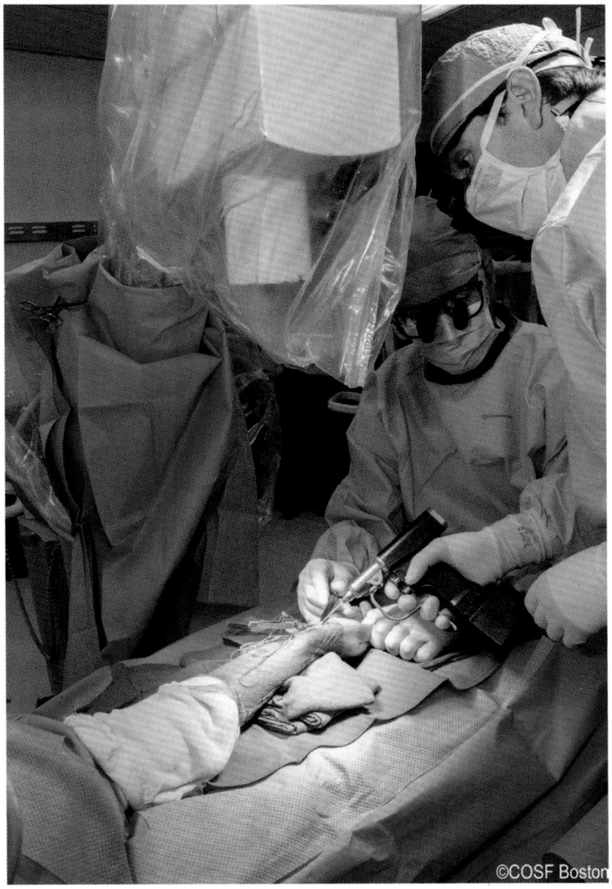

图 14.5 ▎X 线透视引导下导针植入舟骨远端中心：舟骨中心为 1∶1 的位置

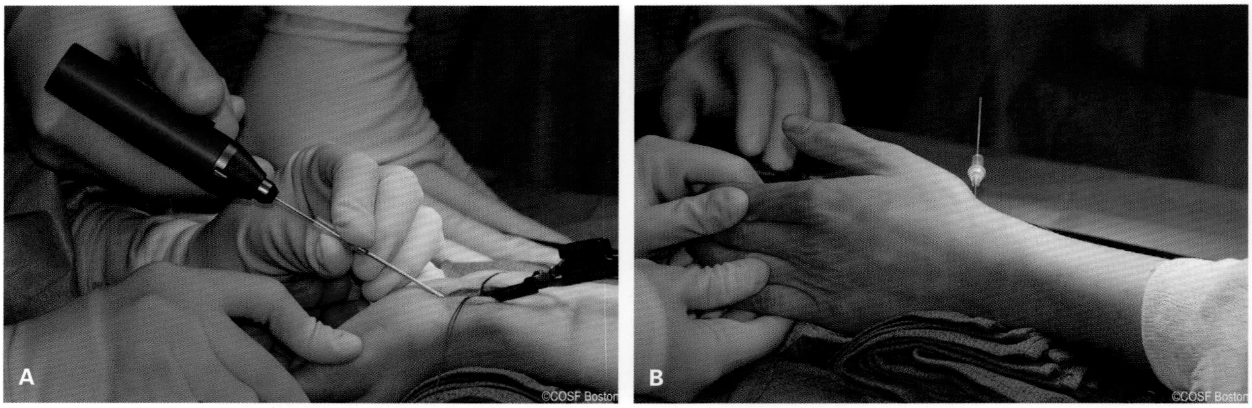

图 14.6 （A）14 号套管用于导向克氏针及空心螺钉固定。（B）侧位 X 线透视检查的对应照片

- 将导针通过骨折线，到达骨折近端皮质缘（图 14.10）。
  - 利用 14 号套管辅助导向或重新定位克氏针是非常有用的，这使得克氏针更坚硬，并且减少克氏针的反复钻入。
  - 反向电钻也有助于找到新的通道。
  - 1∶1 位置固定是外科手术的关键部分。
  - 采取多角度透视来确定，包括最小距离法的实时 X 线透视和内旋斜位 X 线检查（图 14.8）。
    - 在此之前，请勿继续操作。

固定

- 用标准空心导针测量所需的螺钉长度（图 14.9）。
- 使用测量长度至少减去 2mm 的螺钉，以加压骨折端。
- 沿导针钻孔至通过骨折端，通过 C 臂机检查穿透深度，并检查骨折对位情况（图 14.10）。
  - 不要穿透近端进入桡舟关节。
  - 不要弯曲克氏针，否则会断裂。
    - 让钻头轻松进出，不与导针绑在一起
    - 钻孔时，导针应保持在原位。
  - 如果导针和钻头绑在一起，不要放松复位和改变钻孔通道。
    - 准备好第 2 枚光滑的克氏针，以便重新插入或替换原来的克氏针。
- 一定要将克氏针钻入解剖学 1∶1 的位置，获得计划的深度，不要穿透。

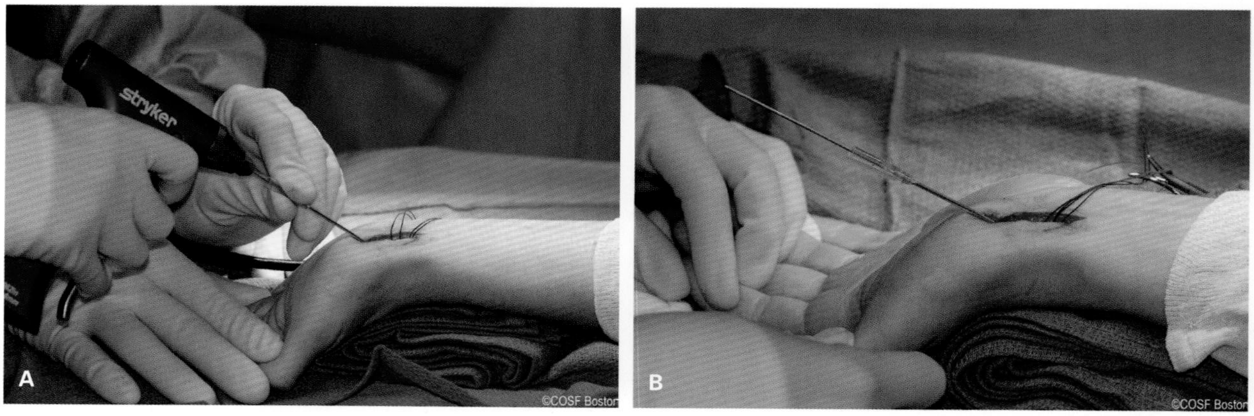

图 14.7 （A、B）进一步将导针植入骨折近端

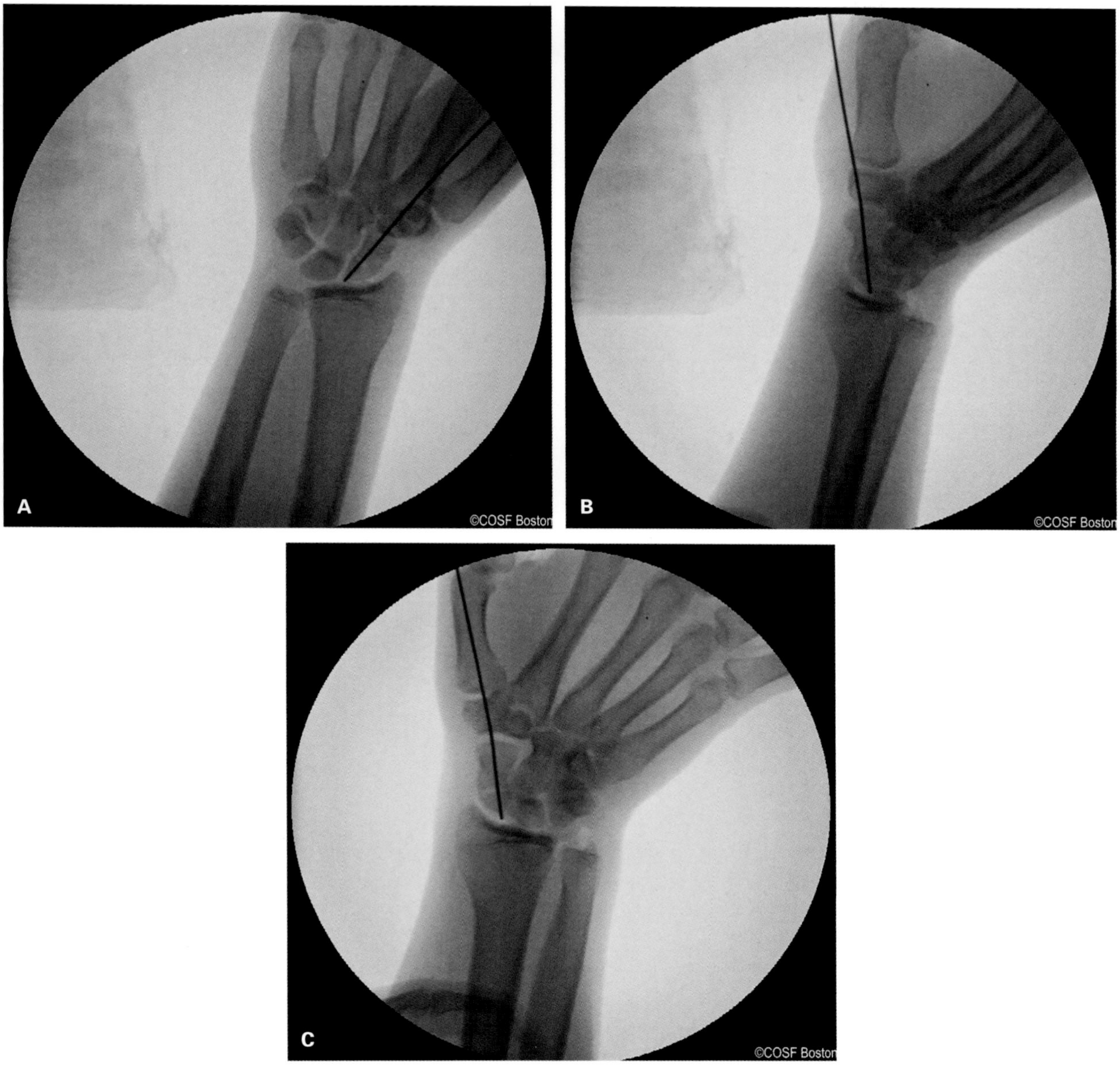

图 14.8 ▎（A~C）一组 X 线透视影像，导针通过 1：1 位置到达舟骨近端，为螺钉固定做准备

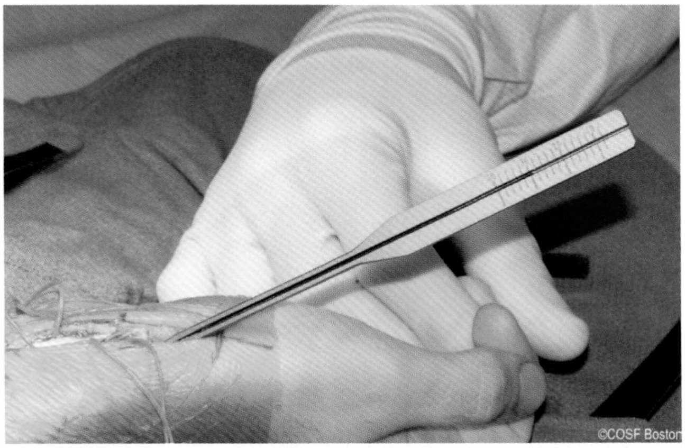

图 14.9 ▎导针测量

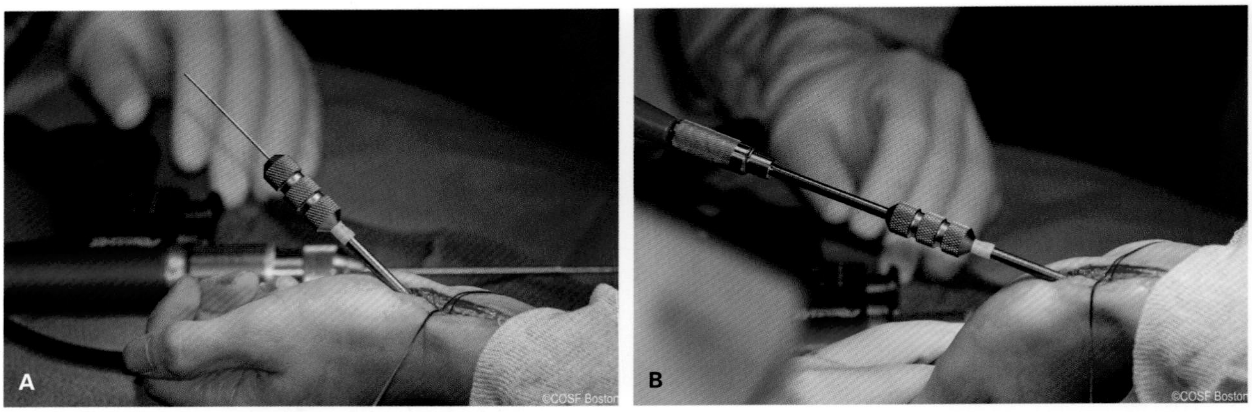

图 14.10 （A）钻头套管放置。（B）顺着导针钻孔

- 使用螺丝刀柄和卡紧的螺丝套拧入长度适宜的无头加压螺钉。
  - 确认近端获得加压。
  - 然后换成带有“绿–黄–红”标记的推进螺丝刀。
  - 植入螺钉—它将在黄色位置脱离，并与近端齐平；通常螺钉陷入红线，位于舟大多角骨关节下方 1~2mm 处。
- 在螺钉加压骨折端的同时保持旋转对位良好。
  - 有时，需要使用第 2 枚平行导针进行旋转控制。
  - 要知道整个舟骨都会旋转。在此阶段，最终小心地拧紧螺钉将预防旋转畸形。
  - 检查骨折，多角度 X 线透视。
  - 螺钉头需要完全埋在骨折远端。
  - 螺纹需要穿过骨折线。
  - 螺钉的近端必须在骨质内，达到 1 ∶ 1 的位置（图 14.11）。
  - 这样才可能不会发生腕部 DISI 畸形。
  - 动态检查舟骨活动。

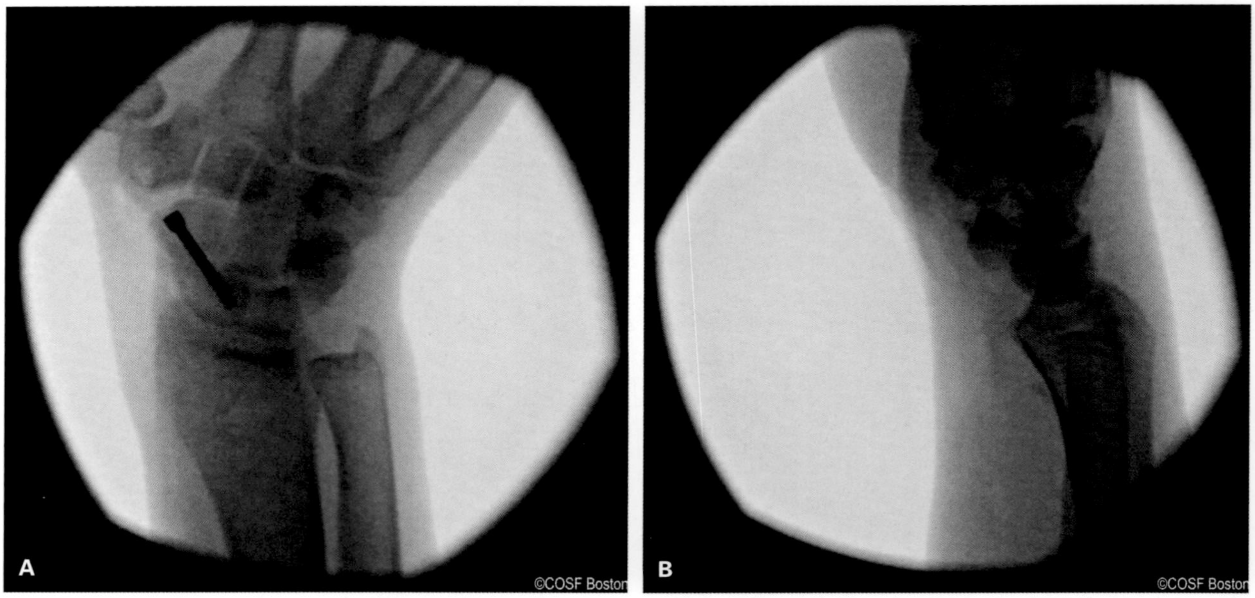

图 14.11 舟骨螺钉放置正位 X 线片、侧位 X 线片

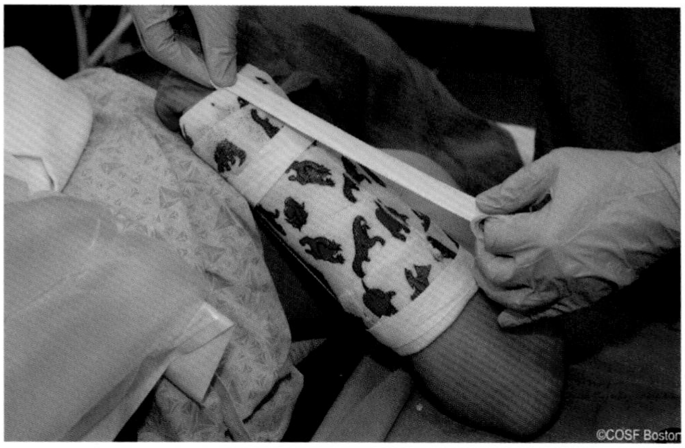

图 14.12 | 双层短臂拇指“人”字形石膏固定

- 逐层缝合。
  - 缝合关节囊、鱼际肌和桡侧腕屈肌腱鞘。
  - 缝合皮下和皮下层。
- 大块敷料包扎和双层短臂拇指“人”字形石膏固定（图 14.12）。

术后护理

- 日间手术程序。
  - 一旦麻醉作用消失后，通知患者和家属镇痛护理。
  - 通常需要服用阿片类镇痛药。
- 术后 2 周时更换石膏、检查切口并复查 X 线片。
- 外科医生决定更换类似成人夹板固定的时间。
  - 通常每月更换石膏，直到骨折完全愈合。
- 一旦影像学上愈合后：
  - 佩戴保护性夹板。
  - 实施康复计划，然后加强计划。
- 术后 3~6 个月进行体育活动。

并发症

- 骨不连。
  - 罕见。
  - 其中最大风险在于：
    - 持续性骨折错位。
    - 螺钉固定未在 1 ∶ 1 位置。
    - 腕关节 DISI 畸形。
    - 非加压螺钉。
    - 不配合的患者，在骨折愈合前使用夹板。
    - 常见的高危因素（肥胖、吸烟、糖尿病、局部感染等）。

舟骨近端骨折的治疗

复位和内固定治疗可降低骨不连、进行性加重的腕关节畸形、活动受限以及长期不良结果的风险。在舟骨骨折中，近端骨折的缺血坏死率最高。如果可行，经皮复位内固定是最好的治疗方法。术前 MRI 检查，也可以是 CT 检查，对于手术设计和预后是必要的。可以采用背侧或掌侧入路。行经皮复位固定的背侧入路需要手腕的足够松弛，以便腕关节屈曲达 90° 或更大角度，以便将导针和螺钉固定在 1：1 的位置，否则掌侧入路更安全。

背侧入路可以加压固定舟骨近端骨折，并解决共存的舟月韧带病理问题。

背侧入路经皮复位固定治疗的手术指征

- 近端骨折。
- 对于经皮复位固定治疗的腕关节骨折，腕关节具有足够的活动度。
- 合并舟月关节损伤。

器材

- 与舟骨切开复位内固定相同。
- 2.4mm、3.0mm AO 无头空心螺钉。
  - 使用半螺纹螺钉（所有螺纹都应远离骨折线）。

定位

- 与上述舟骨切开复位内固定相同。
- 进行背侧入路之前，当腕关节充分屈曲时，必须在 X 线透视下确认，舟骨近端不会被桡骨背侧凸起部分所遮挡。
  - 如果不是这样，则中止并进行掌侧入路。
  - 术前检查对侧腕关节可能会有帮助。

手术入路

- X 线透视确定舟月间隙并做皮肤标记（图 14.13）。

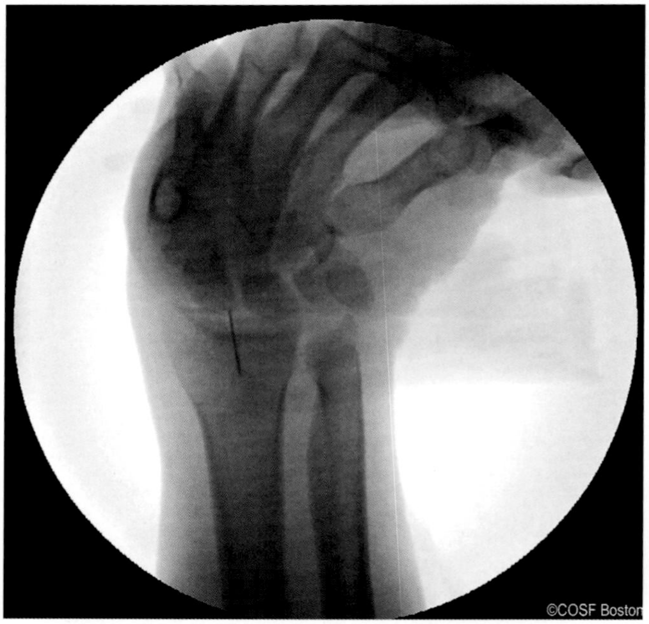

图 14.13 在 X 线透视下定位舟骨近端入针点

- 皮肤上标记 Lister 结节和拇长伸肌（EPL）肌腱。
- 标记第 3 背侧间隔（EPL）及第 4 背侧间隔（EDC）。
  - 在手术过程中需要保护伸肌肌腱。
- 手术切口应该靠近舟骨近端骨折的近端和尺侧，距离应与患者的皮下组织相对应。
  - 通常是尺侧到 Lister 结节。
  - 如果需要转换为切开复位，可以延长纵向切口。
- 切开皮肤，钝性分离至关节囊。
- 分离 EPL 并用拉钩保护。
- 切开关节囊，在充分屈腕状态下显示舟骨近端。

复位和固定技术

- 将合适大小的导针（2.4mm 或 3.0mm 空心螺钉）置于舟骨近端处，该位置是舟骨近端的尺侧缘，邻近腕舟月韧带附着点。
  - 舟骨近端通常是无血管的，因此很软。
  - 作者在钻入全长导针之前，先在 X 线片上确认入针点（图 14.14）。
    - 精确的 X 线成像可能很困难，因为在伸腕时，桡骨背侧凸起会使撞击针或使针弯曲。
    - 术者可以“沿着大拇指的轴线”植入导针。
- 整个背侧经皮复位固定过程基于与拇指全长对位对线。
  - 舟骨–腕掌关节（CMC）–掌指关节（MCP）–指骨对位对线至关重要
  - “向下看”拇指纵轴并穿针 1∶1 位置（图 14.15）。
    - 一定要记住，如果在舟骨中实现 1∶1 的位置进针和螺钉固定，你可以中止并选择掌侧入路。
  - 将导针斜穿过舟骨的长轴。
    - 同样 14 号套管（没有“J”形尖，没有安全性）对导针植入非常有帮助。
    - 使用光滑的克氏针，而不是带螺纹的，以获得最大的触觉反馈。

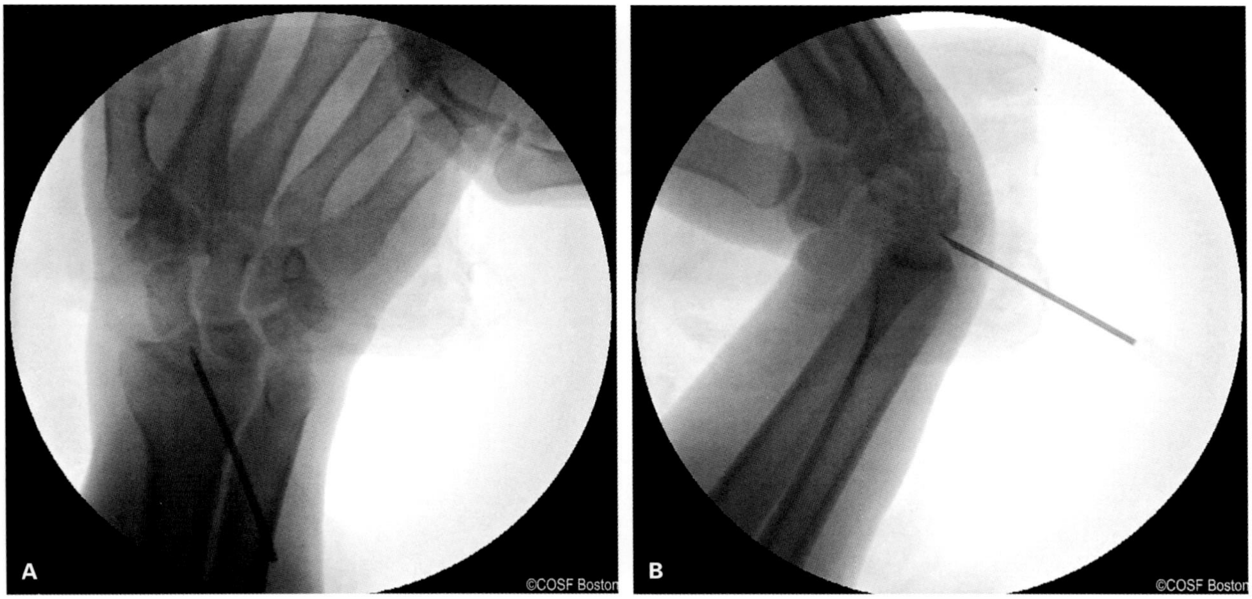

图 14.14 | （A）正位 X 线片。（B）侧位 X 线片。导针置于骨折近端，准确识别图像确认骨折对齐和穿针路线

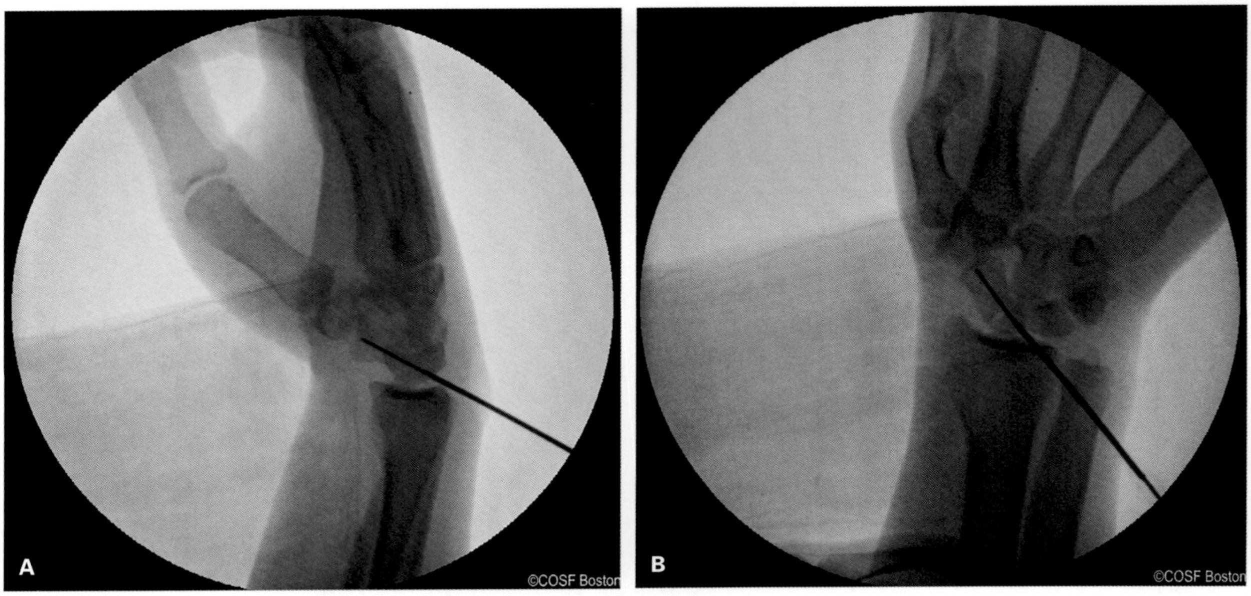

图 14.15 （A、B）正位 X 线片和侧位 X 线片，导针穿过舟骨整个长轴

- 通过 X 线透视和“感觉”监测克氏针。
  - 你要知道你已经到达骨质。
  - 如果有疑问，请检查并进行 X 线透视复查。
  - 较少的情况下，克氏针穿入始终可以实现可视化，然后可以将其顺行放回以替换螺钉固定。
    - 如果从掌侧穿出并且远端到大多角骨，其结果是放心的。
  - 如果太难，在骨折近端受损前改为掌侧入路。
- 使用测量长度缩短至少 2mm 的螺钉利于加压。
- 小心地做好舟骨钻前准备。
  - 这时要非常小心，不要损坏近端（压碎或碎裂）。
- 螺钉植入。
  - 加压骨折端时，确保骨折端不会出现旋转畸形。
- 确认舟骨固定位置（1∶1 位置）。
- 移除导针。
  - 将钉头埋在近端（图 14.16）。
    - 在年轻患者中，由于软骨的厚度，这看起来像是在关节内。
    - 需要检查活动时有没有刺痛、看到螺钉植入、用操纵杆进行触诊非常有帮助。
- 最后多角度 X 线透视检查，得到旋前斜位 X 线，移除导针后的影像和伸腕后影像。
- 缝合关节囊。
- 重新检查 EPL 和 EDC。
- 缝合皮肤。
- 短臂拇指“人”字形双层石膏固定。

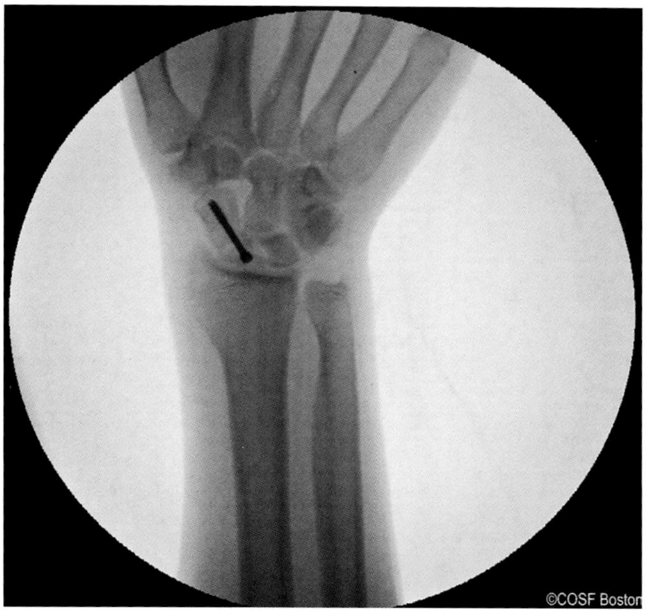

图 14.16 | 螺钉从近端到远端固定舟骨

参考文献

[1] Bae DS, Gholson JJ, Zurakowski D, Waters PM. Functional outcomes after treatment of scaphoid fractures in children and adolescents. J Ped Orthop. 2016;36:13-18.
[2] Gholson JJ, Bae DS, Zurakowski D, Waters PM. Scaphoid fractures in children and adolescents: contemporary injury patterns and factors influencing time to union. J Bone Joint Surg. 2011;93:1210-1219.
[3] Mintzer CM, Waters PM. Surgical treatment of pediatric scaphoid fracture nonunions. J Ped Orthop. 1999;19(2):236-239.

第 15 章
手部骨折的手术治疗

Peter M. Waters

大部分手部骨折（75%）具有对位稳定这一特点。这也就意味着大多数的手部骨折不会出现明显的复位失败，并且可以成功通过闭合复位治疗。在此，作者对手术护理方面的内容不做太多解释，重点讲述手术适应证和手术技术，主要介绍大多数儿童和青少年手部骨折的手术治疗。作者会在本章告诉你，当选择手术时该如何操作。

适应证

需要手术干预以达到复位和稳定的骨折：

- 移位的远节指骨骺板骨折合并嵌入的甲床（Seymour 骨折）。
- 旋转畸形或屈曲受限有移位的近节或中节指骨颈骨折。
- 旋转畸形的指骨或掌骨干骨折。
- 移位的关节内指骨骨折。
  - 近节指间关节（PIP）髁间骨折和双髁骨折。
  - 拇指近节指骨骨骺骨折（SH Ⅲ型）合并第 1 掌指关节（MCP）脱位。
- 第 1 掌骨基底部骨折伴腕掌关节（CMC）脱位（Bennett 骨折）。
- 第 5 掌骨基底部骨折伴腕掌关节（CMC）脱位（反 Bennett 骨折）。
- 常伴有掌骨头粉碎性骨折的不可复位的第 1 掌指关节（MCP）脱位。

器材

大多数需要手术的儿童和青少年手部骨折可以通过闭合复位经皮穿针固定（CRPP）成功治疗。移位的关节内骨折通常需要切开复位穿针或小螺钉固定。如果骨折固定后需要早期功能锻炼以获得更好的效果，那么首选一种可靠的螺钉固定。

- 光滑的克氏针（0.7cm、0.9cm、1.1cm 或 1.6cm 克氏针），取决于患者的年龄和骨折的程度。
- 配有螺钉（1.5mm、2.0mm 或 2.4mm 螺钉）的 AO 器械或同等器械。
- C 臂机（通常为微型 C 臂机）。
- 止血带（闭合复位失败，需要切开复位时使用）。
- 如果需要切开复位，可用手部重建器械。
- 经皮复位钳。
- 电钻。

定位

- 当进行复位和固定时，患手置于可透 X 线的手术桌上。
- 依据患者的年龄大小及获取骨折复位固定后图像的难易程度，选择使用常规 C 臂机还是微型 C 臂机。
- 目标：
  - 获得可靠的图像，易于为患者提供所需的治疗。
  - 减少对患者和手术室专业人员的 X 线暴露。
  - 如果很难获得有用的图像或过度成像，使用低剂量成像系统（微型 C 臂机）可能无法达到目的。
  - 可能的话，在外科医生和助手面对面手术操作时，建议间歇性进行手部区域的 X 线透视。
  - 在可行的情况下，使用微型 C 臂机可降低患者和手术室专业人员的 X 线暴露风险（图 15.1）。

Seymour 远节指骨骺板骨折的治疗

切开复位

适应证

- 移位的骺板骨折伴甲床损伤（Seymour 骨折）（图 15.2）。

手术方法

- 麻醉方式和手术部位。
  - 急诊室的镇静或手指的局部麻醉。
  - 手术室的全身麻醉。
- 捆绑止血带。
  - 急诊室里捆绑：
    - 系成大结，以防止术后遗留。
- 手术室的手臂止血带。
- 两侧甲床近端沿甲胚折叠延伸处做平行切口。

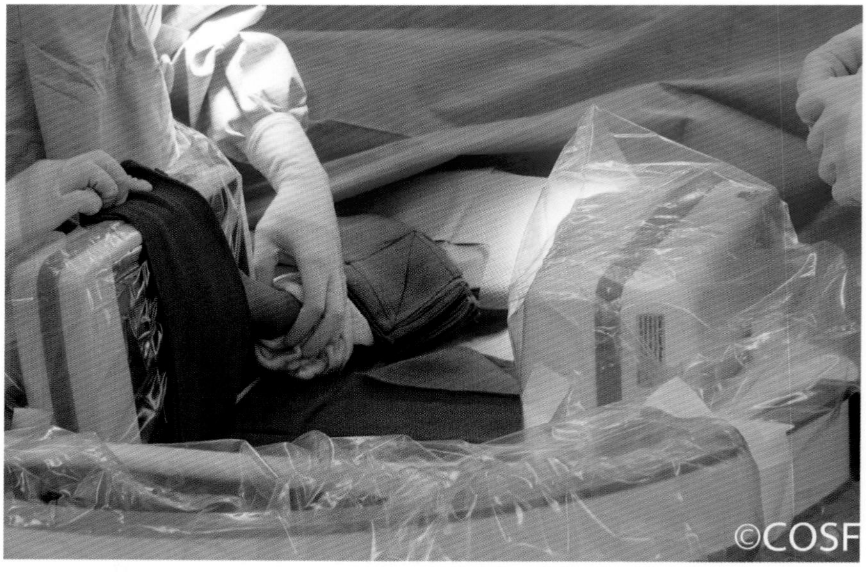

图 15.1 使用微型 C 臂机进行手部骨折复位和穿针

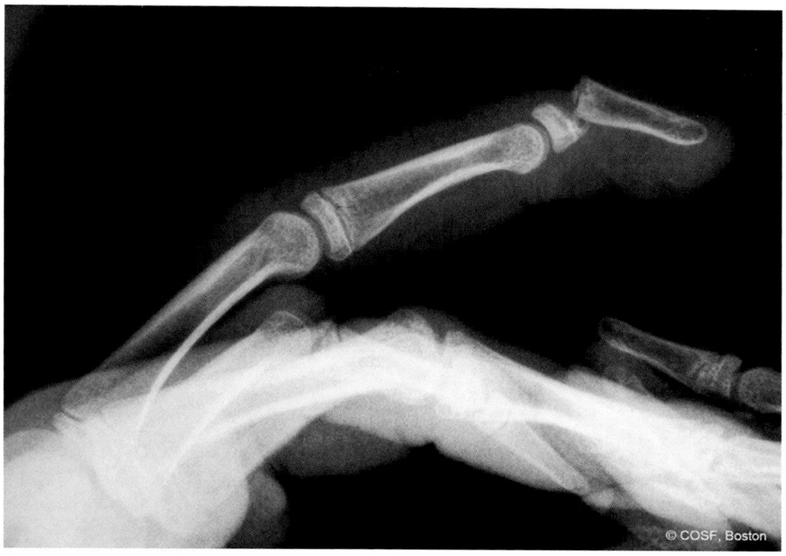

图 15.2 | 移位的远节指骨骺板骨折伴甲床损伤（Seymour 骨折）的侧位 X 线片

- 过度屈曲远节指间关节（DIP）。
- 用皮肤拉钩小心地掀起背侧甲皱襞（图 15.3）。
- 轻柔地取出嵌入的甲基质和近端甲床。
- 冲洗骨折部位。
- 轻柔地复位骺板骨折，与远节指间关节对位对线良好。
  - X 线透视检查。
- 修复甲床破损处。
  - 使用生物可吸收缝线（通常使用 5–0 号或 6–0 号缝线）进行甲床外部修复（图 15.4）。
  - 2 根相邻的缝线缝合中央–桡侧和中央–尺侧甲皱襞。
  - 沿甲皱襞近端开始，穿入背部皮肤。
  - 随着骺板骨折的复位：
    - 缝线连接甲基质和近端甲床。
    - 转动缝线 180°，与原缝线相邻且平行的方向重新进入甲床，由远及近、由浅入深穿过甲基质和近端甲床。

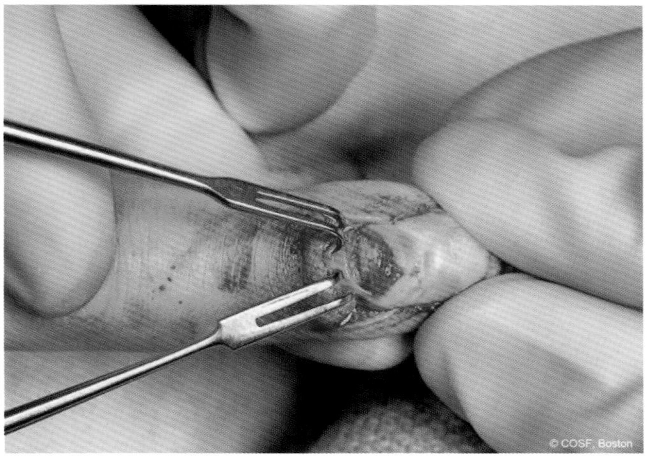

图 15.3 | 取出嵌入的甲基质，切开复位 Seymour 骨折

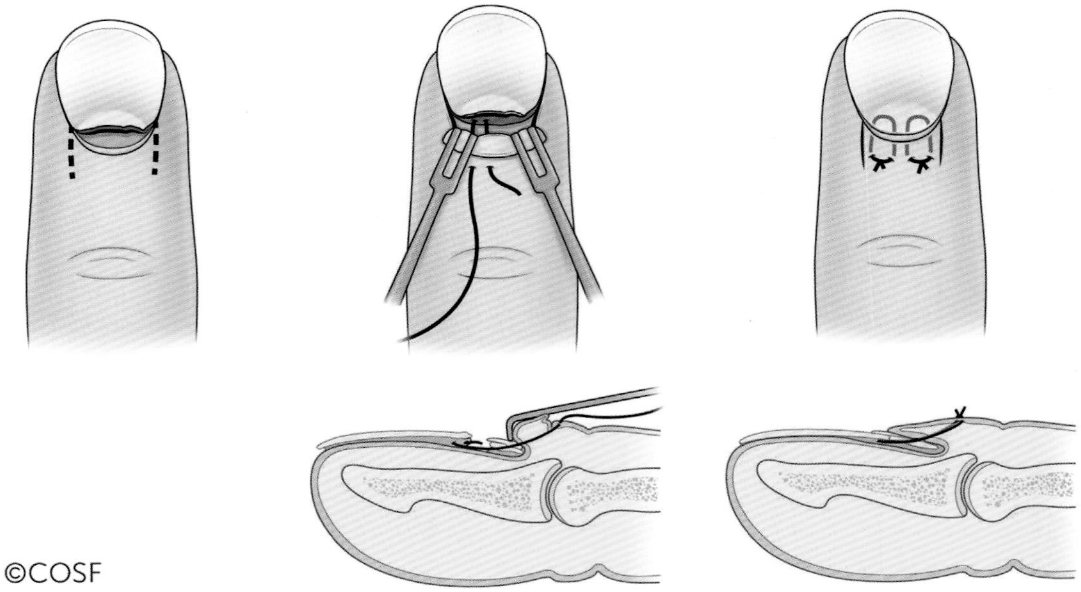

图 15.4 Seymour 骨折相关甲床损伤外部修复的连续步骤

        - 从邻近并平行于入点处的背部皮肤穿出。
        - 在打结缝线之前，使用与第 1 根缝线相同的方法，进行第 2 根缝线缝合。
        - 在保持复位的同时，按顺序将 2 根缝线扎紧。
        - 在轻微应力下评估骨折复位的稳定性，并在 X 线透视下复查。
- 决定是否需要另外的克氏针稳定。
    - 在急诊室，使用 18 号针头刺入掌侧固定远节指骨（图 15.5）。
    - 在手术室，从远节指骨经皮克氏针固定骨折和 DIP。
- 石膏固定。
    - 对于 5 岁以下的儿童，佩戴长臂连指石膏。

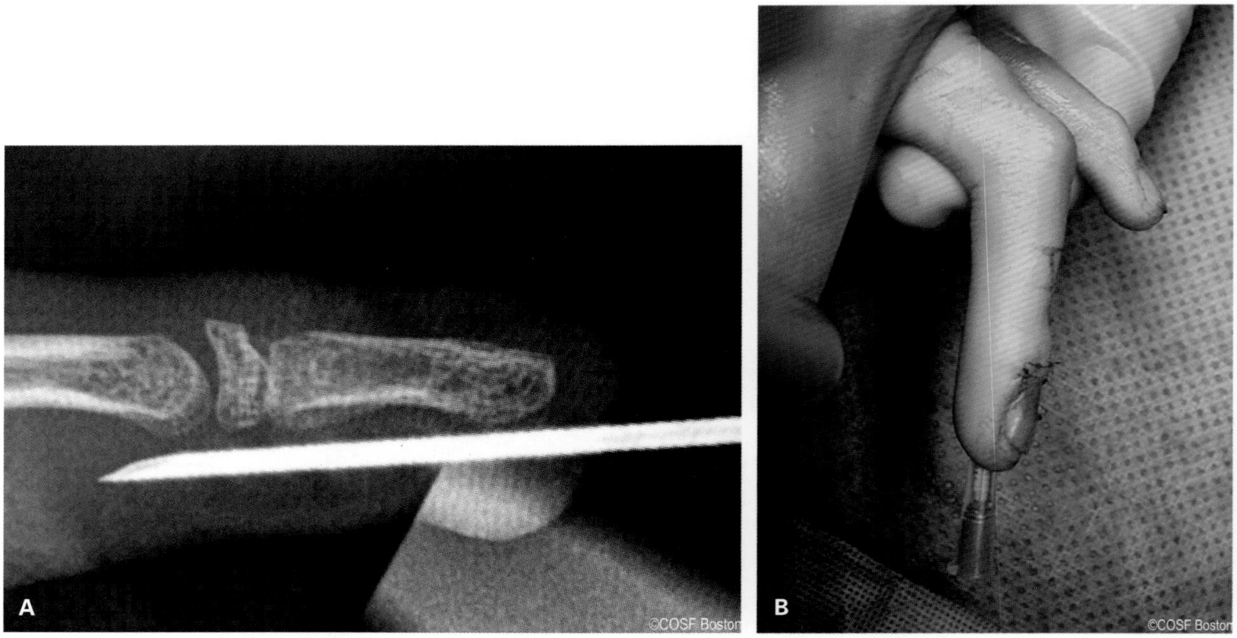

图 15.5 在骺板骨折治疗过程中使用针头固定维持复位，如（A）侧位 X 线片和（B）对应照片所示

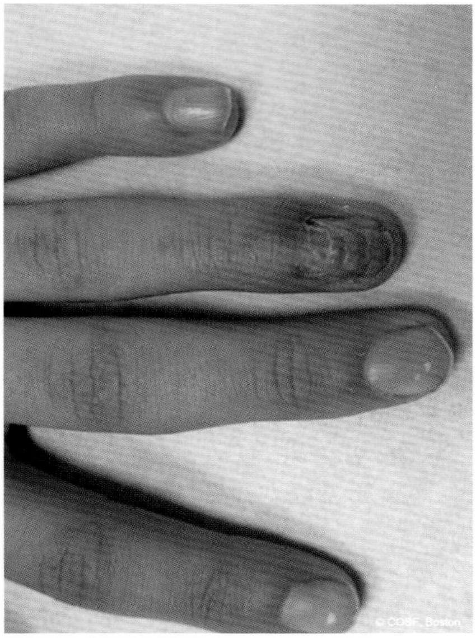

图 15.6 | Seymour 骨折治疗不当导致的长期指甲畸形

- 对于年龄较大的儿童，佩戴短臂连指石膏。

术后护理

- 如果使用克氏针固定，则用石膏保护 4 周。
- 将石膏换成手指背侧夹板后还需保护 2 周。
  - 仅在家中可进行拆卸夹板的主动轻微 DIP 屈曲活动。
- 通过家中锻炼恢复 DIP 屈曲功能。
- 在接下来的 3~6 个月监测指甲的生长。

并发症

- 指甲畸形。
  - 可能发生在晚期或非解剖复位时（图 15.6）。

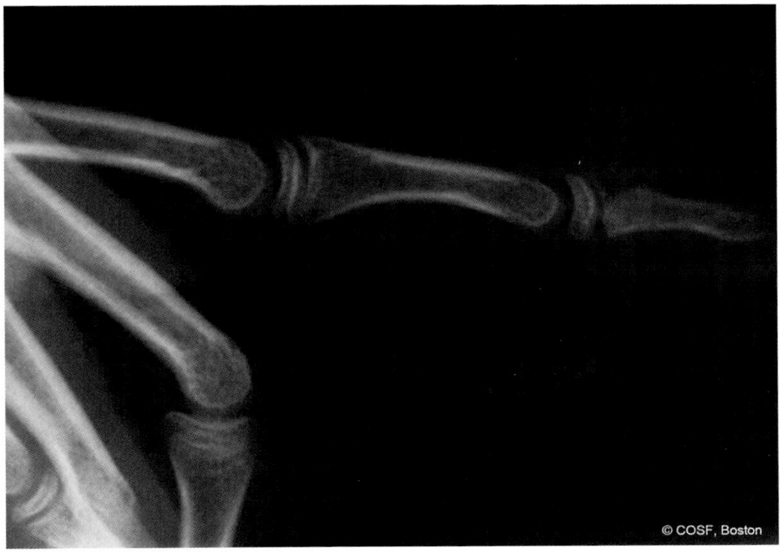

图 15.7 | 延迟治疗的 Seymour 骨折导致迟发性远节指骨感染

- 感染。
  - 可能发生在晚期（图 15.7）。
- 生长停滞。
  - 罕见且通常不重要。

指骨颈部骨折的治疗

闭合复位经皮穿针固定

适应证

- 移位的指骨颈骨折（图 15.8）。
  - 伴旋转畸形。
  - 伴指间关节屈曲受限（PIP 屈曲 <90°）。
    - 对于小于 2 岁的患儿，中节指骨骨折伴轻度屈曲受限，无旋转畸形，其父母可以接受缓慢的塑形病例除外。

手术方法

复位

- 复位和穿针固定类似于肱骨髁上骨折闭合复位经皮穿针固定（翻转手指图像并放大，它们类似邻近关节伸直、旋转畸形）（图 15.9）。
- 对于屈曲成角 30° 以内的骨折进行牵引，恢复长度。
- 矫正旋转和成角畸形。
- 骨折复位后保持指间关节完全屈曲位。
- 维持复位。
- 用细记号笔标记指骨髁的桡侧和尺侧。

穿针

- 对于 5 岁以下的儿童，单枚克氏针固定可能就足够了。
- 对于年龄较大儿童的不稳定骨折，需要交叉针固定。
- 初始克氏针选择在指骨的远端髁突起部进入。
  - 侧位上保持中心固定，避免肌腱卷入。
  - 确保通过骨折远端。
    - 许多外科医生刚开始手术时易出现克氏针未固定住骨折远端的情况。
  - 最简单的方法是用手将合适尺寸的克氏针尖扎入髁突起处。

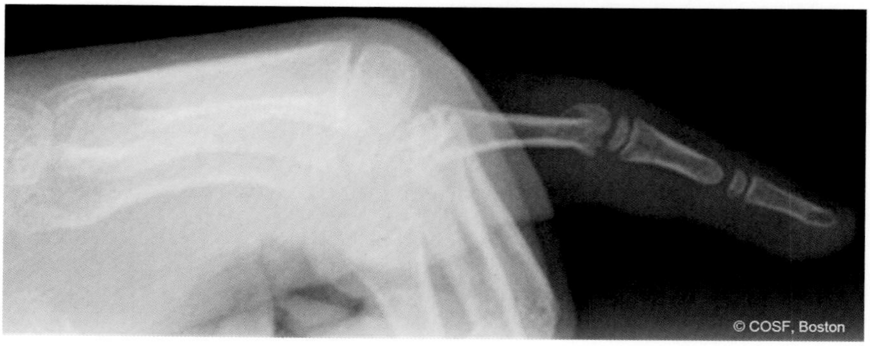

图 15.8 ▌侧位 X 线片显示移位的指骨颈骨折

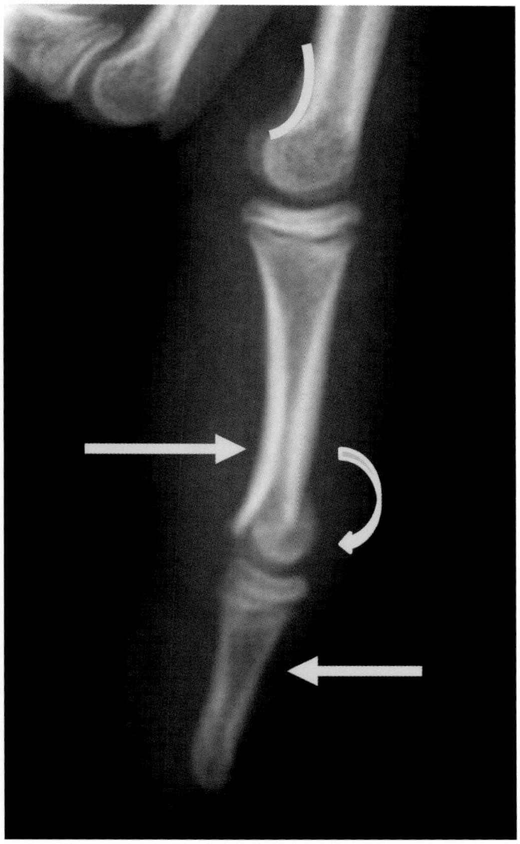

图 15.9 | 指骨颈骨折类似于肱骨髁上骨折，可视为 1 个缩小版。直箭头表示骨折的上方和下方，弧形箭头表示骨折远端平移，施行闭合复位。远节指间关节骨折处正常软骨下窝的恢复参考图中近节指间关节标记处

- 使用轻柔的力量将克氏针斜着通过骨折近端对侧皮质。
  - 避免过早从掌侧或背侧穿出。
  - 这比你想象的要难。
- 作者经常在不用 X 线透视的情况下进行穿针，以避免手术复位的丢失和减少 X 线暴露，然后在固定初始针后，通过指间关节的伸展来检查克氏针的固定效果。

检查稳定性

- 如果需要，从对侧髁上穿入第 2 枚斜行克氏针（图 15.10）。
  - 避免将 2 枚针聚在一起。
- 检查指间关节被动屈伸活动。
- 通过腕部肌腱作用进行旋转畸形矫正。
- 将皮肤外的克氏针折弯、剪断。
- 敷料包扎和石膏固定。
  - 5 岁以下儿童佩戴长臂连指石膏。
  - 大龄儿童及青少年佩戴短臂连指石膏。

早期指骨颈骨折畸形愈合的治疗

经皮克氏针骨折固定

适应证

- 晚期症状为指间关节屈曲障碍。
- 影像学表现为骨痂形成不完全的指骨颈骨折。

手术方法

- 尝试闭合复位。
  - 虽然晚期且骨折尚未完全愈合，但通常不可行。
- 如果不能复位，进行经皮克氏针骨折固定术。
- C 臂机的无菌准备与铺单。
- 通过触诊和影像结果，定位骨折部位。
- 在伸肌肌腱桡侧或尺侧的背侧表面皮肤标记进针点。
- 克氏针穿过皮肤路线与通过骨折路线一致。
- 凭手感固定骨折部位，并通过影像确认（图 15.11）。
- 将克氏针通过骨折近端的掌侧干骺端边缘。
  - 注意保护屈肌肌腱及神经血管鞘。
- 远端处抬起克氏针以复位骨折。
  - 克氏针必须足够结实，不会弯曲（通常为 0.62mm）。
- 移除克氏针和极度屈曲指间关节。
- X 线透视检查复位情况（图 15.12）。
- 如果复位是可接受的，那么使用单枚或交叉针经皮固定。
  - 复位不一定是解剖复位，但是必须充分恢复关节屈曲活动。
- 检查指间关节被动屈伸活动。
- 通过腕部肌腱作用进行旋转畸形矫正。
- 将皮肤外的克氏针折弯、剪断。
- 敷料包扎和石膏固定。
  - 5 岁以下儿童佩戴长臂连指石膏。

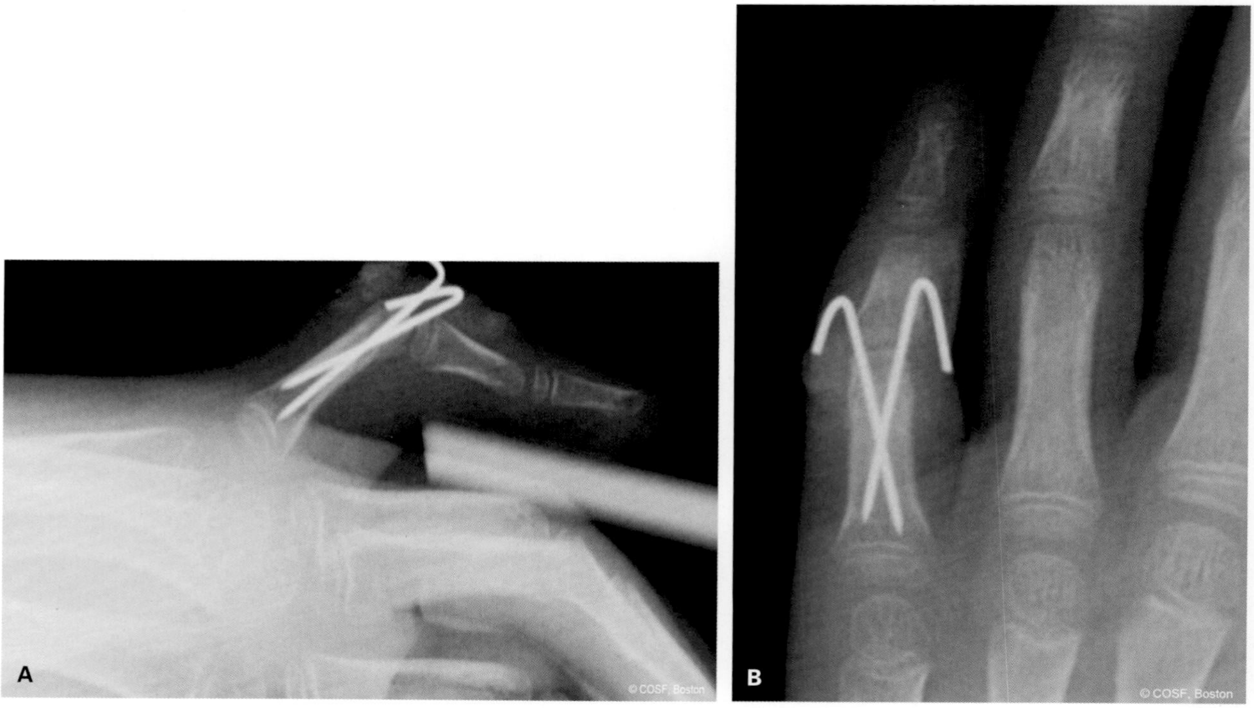

图 15.10 （A）侧位 X 线片和（B）正位 X 线片显示指骨颈骨折闭合复位经皮交叉针固定

- 大龄儿童及青少年佩戴短臂连指石膏。

术后护理

- 石膏和克氏针固定至骨折愈合，通常是 4 周。
- 处置室内拔除克氏针。
- 在家主动进行指间关节功能锻炼，以充分恢复屈伸活动。
- 通常不需要正规机构康复治疗，但是如果在家 3 周的功能锻炼不能解决指间关节僵硬的问题，则需正规康复治疗。

并发症

- 畸形愈合。
  - 通过准确诊断和及时干预进行预防。

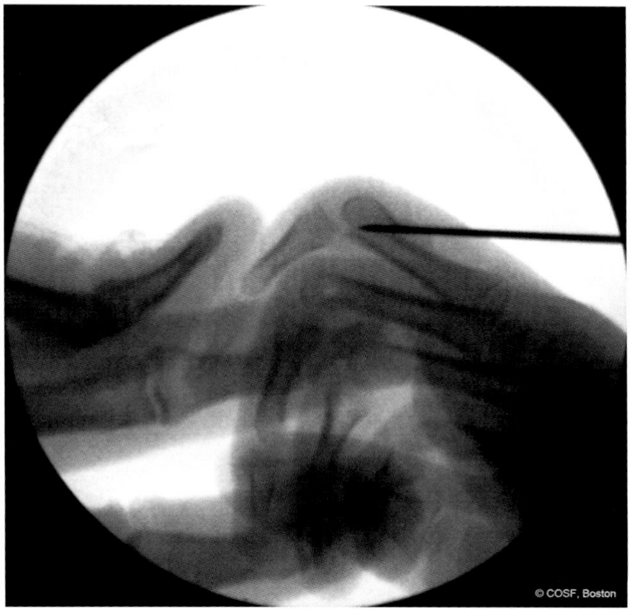

图 15.11 | 骨折固定术治疗指骨颈骨折畸形愈合的侧位 X 线片

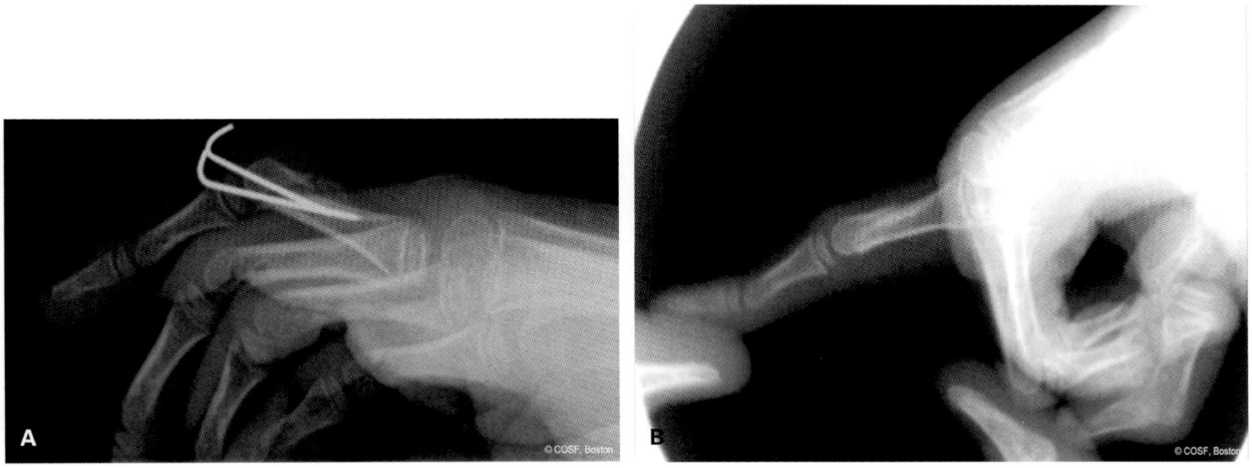

图 15.12 | （A）指骨颈骨折早期畸形愈合可接受的复位和穿针固定。（B）长期随访结果

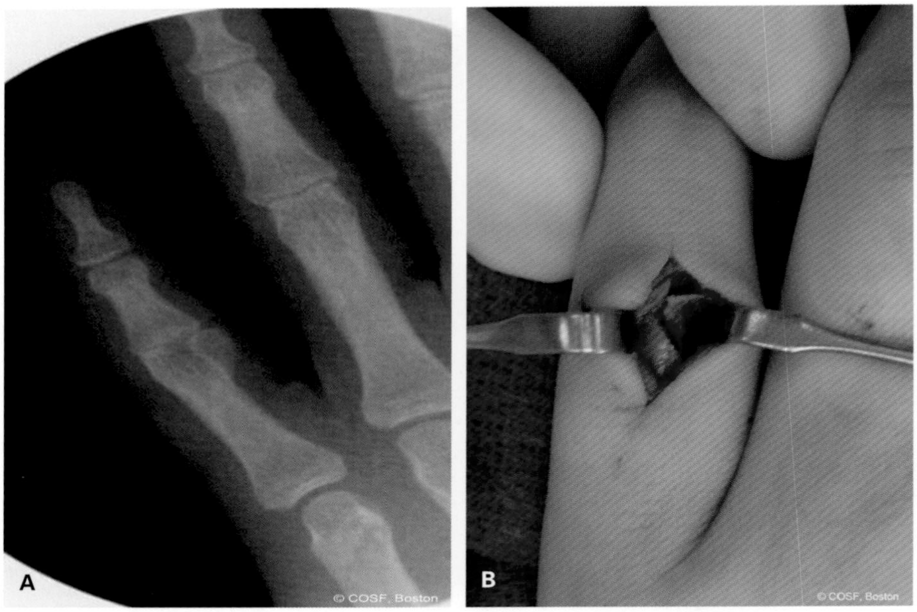

图 15.13 （A）正位 X 线片显示单髁指骨骨折移位。（B）切开复位的图像

- 关节僵硬。
  - 任何指间关节损伤都存在永久挛缩的风险。
- 缺血性坏死。
  - 通常是切开复位过度剥离导致的结果。

指骨髁骨折的治疗

闭合复位经皮固定

适应证

- 移位的单髁指骨骨折（图 15.13）和双髁指骨骨折。
- 有移位风险的单髁和双髁指骨骨折。

复位和固定技术

- 恢复关节面对位。
- 纵向牵引使关节内骨折恢复长度。
  - 对于单髁骨折，完整的髁和关节面是长度恢复与对位良好的标准。
  - 对于双髁骨折，长度恢复基于完整的近侧干骺端。
- 当恢复长度时，矫正旋转和成角畸形。
- X 线透视检查对位。
- 通过手指加压、经皮复位钳或操纵杆克氏针利于各个平面上的关节面解剖复位。
  - 这一步对于成功的经皮复位效果至关重要。
  - 解剖复位。
  - 使用电钻和克氏针准备经髁固定。
  - 将克氏针在关节面下方穿过髁部。
    - 通过对侧皮质。

        - X 线透视检查。
        - 关节面加压复位。
    - 如果是双髁骨折，则穿入第 2 枚平行的经髁克氏针。
- 经过干骺端固定利于稳定关节内骨折。
    - 将克氏针从骨折髁处斜行穿透对侧的近端骨皮质。
    - 对于单髁骨折，通过手动和 X 线透视成像检测关节的屈伸活动度、骨折对位关系和稳定性。
    - 对于双髁骨折，将另外的斜行克氏针穿过髁达近端骨干，然后按上述方法进行检测。
    - 如果稳定且达到解剖复位，折弯、剪断皮肤外留置的克氏针。
- 应用敷料保护克氏针，用短臂连指石膏固定。
- 在手掌水平，手指背侧给予局部麻醉。

指骨髁骨折

切开复位内固定

适应证

- 移位的单髁指骨骨折和双髁指骨骨折。
    - 不可经皮复位。

复位和固定技术

- 捆绑止血带，显露骨折端。
    - 从 PIP 近端至指骨髁骨折处做背侧弧形切口。
    - 抬起分离皮瓣，注意保护静脉。
    - 切开侧束-中央束间隔，保持中央束肌腱滑动。
    - 切开背侧关节囊，保护附着于髁处侧副韧带。
    - 显露骨折端，清除血肿。
    - 保护周围软组织同时，解剖复位骨折端。
    - 使用加压复位钳固定指骨髁。
    - X 线透视确认复位。
    - 经髁克氏针固定。
    - 根据骨折类型和稳定性，决定第 2 枚克氏针平行或交叉穿透近端对侧皮质。
    - 对于大龄儿童和青少年患者使用螺钉固定。
        - 一旦骨折得到解剖复位，使用合适尺寸的钻头穿过髁；X 线透视检查确认位置和钻孔深度。
        - 取下钻头，用测深器测量深度。
        - 螺钉植入髁部。
        - 拧紧螺钉时，注意不要产生旋转畸形。
            - 如有必要，钻入第 2 枚防旋转克氏针或钻头固定。
        - 如果空间足够，用同样的方法拧入第 2 枚螺钉。
    - 缝合关节囊。
    - 检查活动度、骨折对位以及最终影像。
    - 缝合侧束-中央束间隔。
    - 缝合皮下组织及皮肤。
- 使用敷料保护克氏针，用短臂连指石膏固定。

- 在手掌水平，手指背侧给予局部麻醉。

术后护理

- 石膏固定 4 周。
- 影像资料检查骨折愈合程度。
- 处置室内拔除克氏针。
- 换成手部矫形夹板。
  - 开始活动度锻炼。
  - PIP 骨折伴脱位是挛缩的高风险因素。
- 当手指运动及功能恢复时，开始完全活动。
- 用胶带将患指与相邻手指固定在一起，防止再次骨折。

并发症

- 畸形。
  - 通过准确诊断和及时干预进行预防。
- 关节僵硬。
  - 任何指间关节损伤都存在永久挛缩的风险。
  - 指骨髁骨折风险更高。
    - 尤其是畸形愈合或 AVN。
- 缺血性坏死。
  - 通常是切开复位过度剥离导致的结果。
  - 发生在中央处移位的粉碎性双髁骨折。
- 关节炎。
  - 最终担忧非解剖复位愈合的骨折。

指骨：掌骨骨折

闭合复位经皮穿针固定

适应证

- 伴有成角或旋转畸形的指骨干或掌骨干骨折。
- 伴有成角或旋转畸形的指骨骺板骨折。
- 闭合复位后不稳定。
- 难以复位的骨折。
- 开放性骨折。

复位和固定技术

复位

- 在无菌条件下，进行闭合复位。
  - 通过稳定骨折的远端进行纵向牵引。
  - 通过手法复位来矫正成角和旋转畸形。
  - 通过 X 线透视来评估复位情况。
  - 如有必要，使用经皮穿针作为操纵杆来辅助复位（图 15.14）。

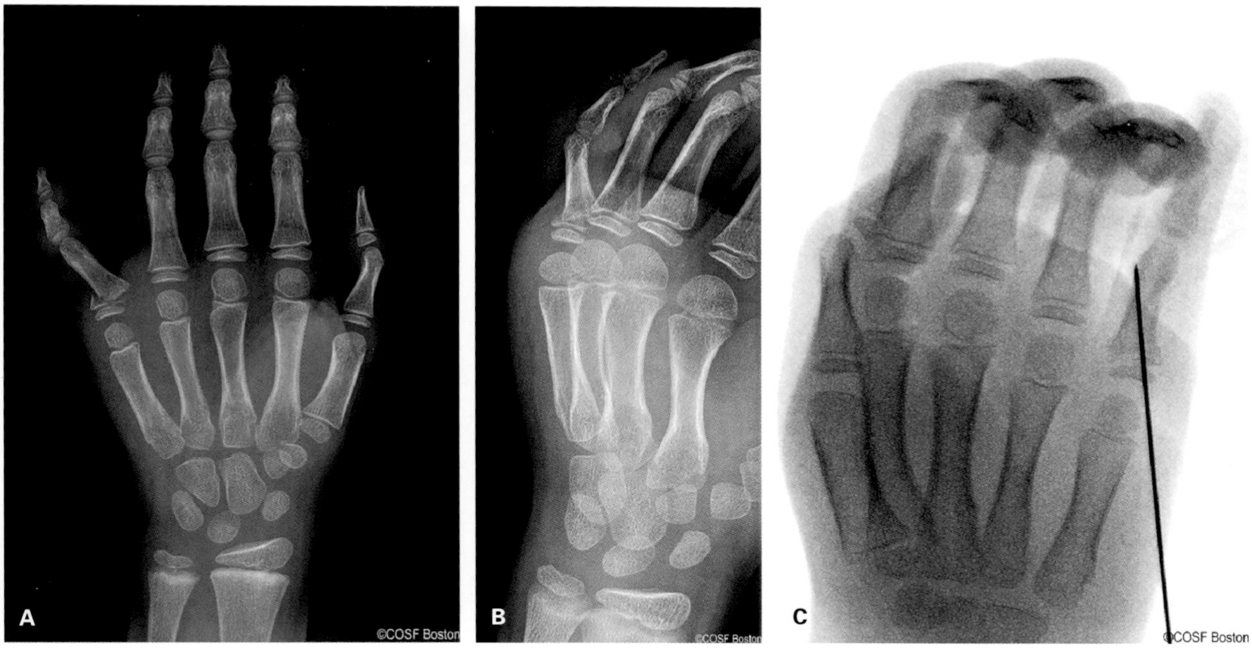

图 15.14 |（A、B）移位的不稳定小指近节指骨骺板骨折闭合复位的正位 X 线和侧位 X 线影像。（C）闭合复位经皮穿针固定治疗

固定

- 只有接受复位才可进行。
  - 选择合适尺寸的光滑克氏针。
  - 要求克氏针穿入皮肤经中轴线至骨折远端。
  - 避免损伤掌侧神经血管束和背侧伸肌装置。
  - 通过 X 线透视检查确定入针点。
  - 手持克氏针触及入针点骨皮质。
  - 保证一定角度的进针，以确保骨折部位近端和远端有足够的骨皮质，理想情况下应垂直于骨折线（图 15.15）。
    - 想要获得理想的植针，如遇较厚的骨皮质，穿针不会像示意图或 X 线片上显示的那么简单。
    - 由于骨质本身呈立体结构，在近节指骨骨折穿针会更困难。
    - 中指和环指掌骨骨折需要特别注意，稍后叙述。
    - 边缘手指（小指和示指）和拇指难度较低。
    - 永远不要低估它的挑战性。
  - 将克氏针通过骨折端并穿透对侧骨皮质。
  - 利用肌腱检查对位情况。
  - 通过 X 线透视检查对位情况（图 15.16）。
  - 如果一切顺利，使用第 2 枚克氏针来控制旋转。
    - 通常由远及近交叉针固定。
    - 也可以是间距足够的平行针固定。
  - 对于粉碎性骨折，用第 3 枚克氏针固定。
  - 修整贴近皮肤的克氏针（图 15.17）。

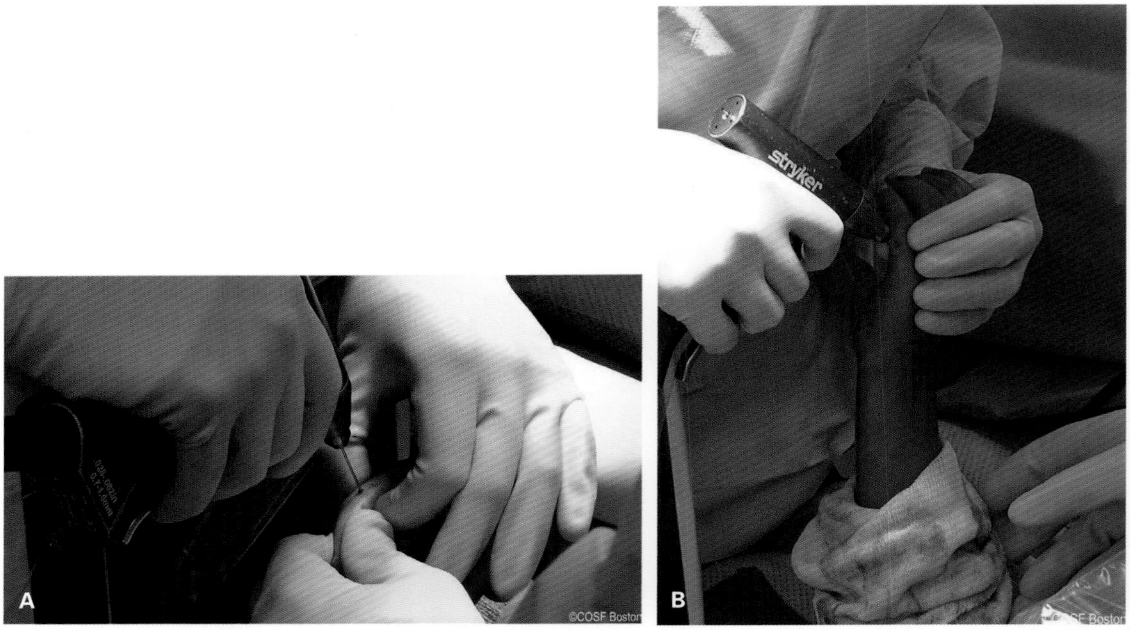

图 15.15 （A）在与骨面成 90° 时植入。（B）垂直于骨折线钻入

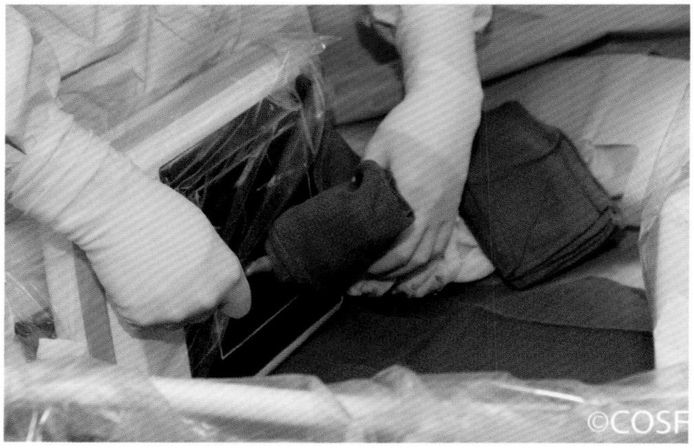

图 15.16 通过 X 线透视检查复位后经皮穿针固定情况

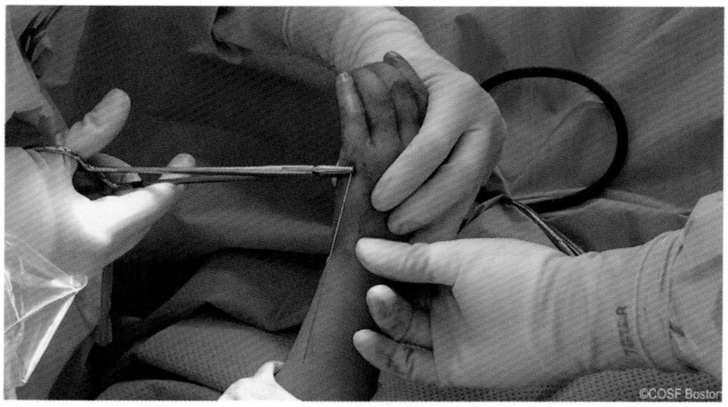

图 15.17 修整靠近皮肤的克氏针

- 用无菌敷料（剪开的 2cm × 2cm 敷料）包扎。
- 用短臂连指石膏固定。

术后护理

- 石膏固定 3~4 周。
- 在处置室去除石膏和拔除克氏针。
- 开始家庭康复训练，通常用保护性胶带缠绕，直到可以完全活动。
- 只有在手指完全活动、正常力量（通常超过 3 周）和保护性胶带保护的情况下，才可参加体育运动。
- 很少需要专业的康复治疗和手部夹板固定。

并发症

- 僵硬。
  - PIP 附近骨折存在这种风险。
- 畸形愈合。
  - 克氏针固定的复位不良骨折愈合。利用甲床、肌腱的检查确定骨折的复位情况，X 线透视下确定克氏针固定的可靠稳定性。

特殊类型骨折的治疗

环指和中指掌骨干骨折

对于难以经皮穿针固定治疗的掌骨骨折，可以选择使用经掌骨穿针或髓内针固定。此外，有时切开复位单独使用螺钉或钢板螺钉固定是最好的解决方案。外科医生在开始治疗前应该为所有这些选择做好准备。

拇指 Salter-Harris Ⅲ型近节指骨骺板骨折的治疗（与儿童 gamekeeper 骨折的治疗相同）

切开复位内固定

适应证

- 移位的拇指近节指骨骺板骨折。
  - 提示尺侧副韧带损伤伴 MCP 不稳定。
  - 存在关节内和骺板对位不良。

手术方法

- 在捆绑止血带后，在拇指 MCP 中心尺侧做弧形切口。
- 提起皮肤和分离皮瓣。
- 识别并保护桡神经感觉支。
- 轻轻切开内收肌腱膜。
- 显露尺骨副韧带和骨折端。
- 保留副韧带的同时显露骨折远端。
  - X 线透视有助于分离解剖切入点。
- 在保持骺板骨折端和尺侧副韧带完整性的情况下，切开背侧关节囊进入 MCP。

- 清除血肿。
- 骨折解剖复位。
  - 借助光滑的克氏针、大的皮肤双钩或复位钳。
  - X 线透视检查复位。
- 由近到远，从尺到桡穿针通过骨折端。
  - 通常需要另外选择入针点位置穿过皮肤而不是从原始切口进入。
  - 保护桡神经感觉支。
  - 获得骨折端的可靠固定。
  - 骨折端加压复位。
- 如果需要控制旋转且骨折端的大小允许，增加第 2 枚克氏针固定。
- 修复 UCL 复合体和背侧关节囊。
- 修复韧带到伸肌装置。
- 重新检查桡神经感觉支。
- 缝合皮肤及皮下组织。
- 弯曲皮肤外面的克氏针。
- 用无菌敷料（剪开的 2cm × 2cm 敷料）包扎。
- 用拇指短臂连指石膏固定。

术后护理

- 用拇指短臂石膏固定 4 周。
- 在处置室去除石膏和拔除克氏针。
- 另外佩戴夹板 2 周，同时恢复运动和力量。
- 根据运动和患者的自身状态，另外使用运动防护夹板 2~3 周。

参考文献

[1] Cornwall R, Waters PM. Remodeling of phalangeal neck fracture malunions in children: case report. J Hand Surg Am. 2004;29:458-461.

[2] Krusche-Mandl I, Köttstorfer J, Thalhammer G, et al. Seymour fractures: retrospective analysis and therapeutic considerations. J Hand Surg Am. 2013;38(2):258-264.

[3] Light TR, Ogden JA. Complex dislocation of the index metacarpophalangeal joint in children. J Pediatr Orthop. 1988;8:300-305.

[4] Puckett BN, Gaston RG, Peljovich AE, et al. Remodeling potential of phalangeal distal condylar malunions in children. J Hand Surg Am. 2012;37(1):34-41.

[5] Reyes BA, Ho CA. The high risk of infection with delayed treatment of open Seymour fractures: Salter-Harris I/II or juxta-epiphyseal fractures of the distal phalanx with associated nailbed laceration. J Pediatr Orthop. 2017;37(4):247-253.

[6] Seymour N. Juxta-epiphysial fracture of the terminal phalanx of the finger. J Bone Joint Surg Br. 1966;48:347-349.

[7] Teoh LC, Yong FC, Chong KC. Condylar advancement osteotomy for correcting condylar malunion of the finger. J Hand Surg Br. 2002;27:31-35.

[8] Waters PM, Taylor BA, Kuo AY. Percutaneous reduction of incipient malunion of phalangeal neck fractures in children. J Hand Surg Am. 2004;29:707-711.

第五部分
脊柱

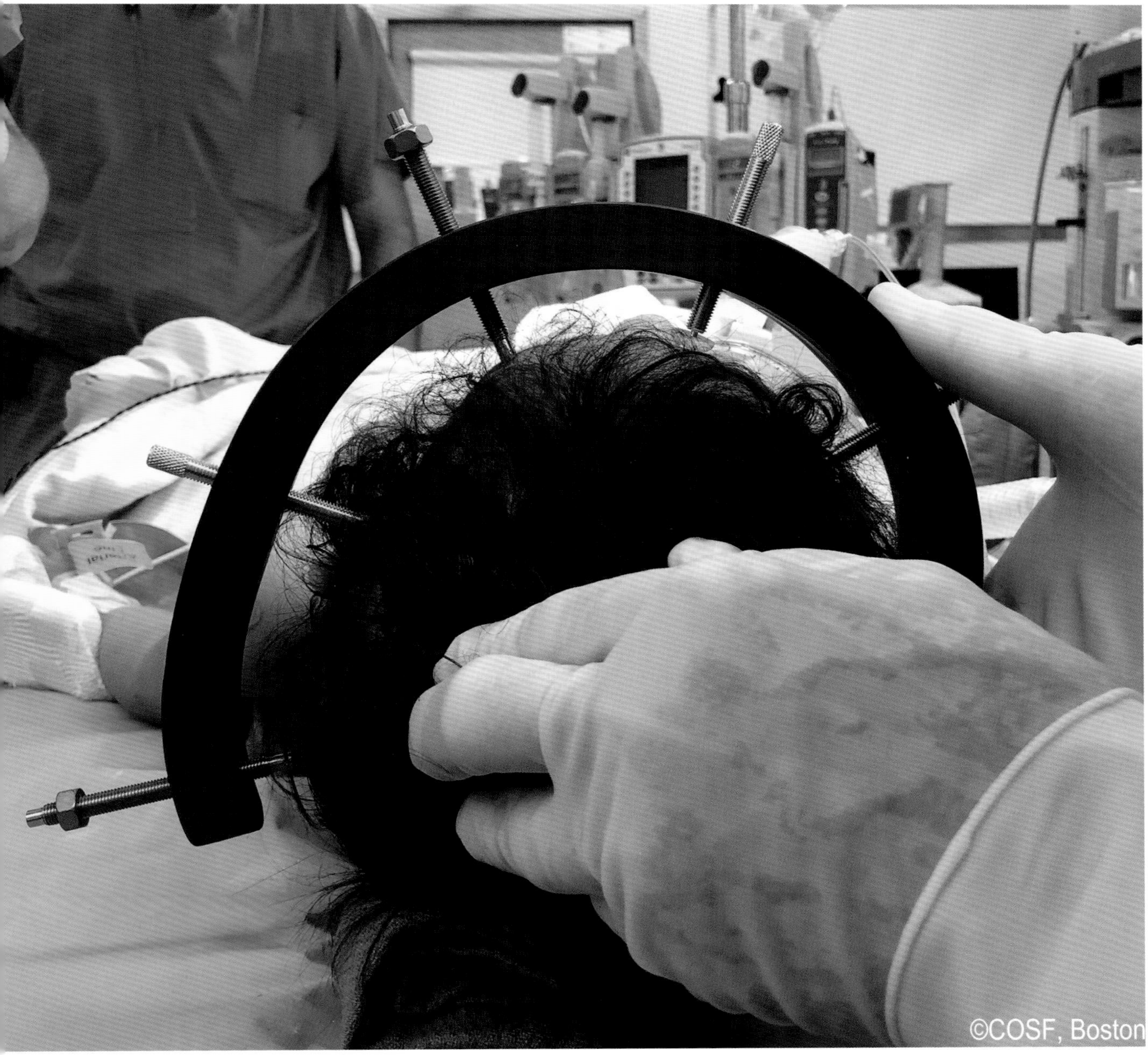

第 16 章
Halo 架的放置

John B. Emans

适应证

- 不稳定型颈椎损伤。
- 颈椎损伤的术后固定。
- 无年龄限制。

器材

- Halo 架外固定系统。
  - 商务系统可进行在线胸部及躯干数据的测量，以确定支具和 Halo 环的尺寸。制造商提供的在线视频有助于了解支具与 Halo 环的连接过程。最好有多种尺寸可供选择。
  - 3/4 周长的 Halo 环是首选，这样比全环使用更方便，并且不会干扰后入路的枕部固定 / 手术。
- 操作所需物品（图 16.1）。
- 准备含碘伏（倍他定）的拭子 / 棉签。
  - 眼部周围禁止使用洗必泰。

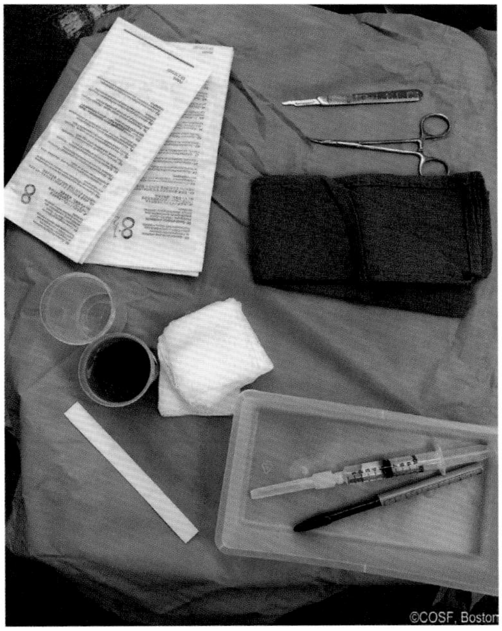

图 16.1 ▮ 操作所需物品

- 局部麻醉药物及肾上腺素。
- 用 15 号刀片（做锚钉处的切口）。
- Halo 环锚钉的个数为 4（青少年）~10 个（婴幼儿）。
    - 包括标准钉和加长的钉。
- 扳手和扭力限制器。
- Halo 支具的准备。
    - 支具尺寸应通过测量乳头平面的胸围和脐平面的腹围来决定，并符合制造商的推荐。
    - 目视检查支具，确保所选尺码适合该患者。
    - 如果放置气管插管、胸腔管或胃管，在安装支具前对其进行适当调整。

定位

- 仰卧在手术台上。
    - 调整位置确保麻醉和插管的顺利施行，并尽可能接近床头。
    - 支撑固定气管插管，避免头部被麻醉设备牵拉。用毯子垫高肩膀 / 身体，使枕部后仰避免屈曲（图 16.2）。
        - 尤其对于较小的儿童，因其头部相对于身体较大且患者平躺在平面上，会造成无意的颈椎屈曲。
- 后枕部稍微抬离床面，使 Halo 环可以从后方套入而不接触手术床；在枕骨下垫放窄纸板或折叠毛巾（图 16.3）。
- 头部处于中立位置，避免无意的屈曲。
- 用眼贴贴闭住双眼。

手术规划

- 选择合适尺寸的 Halo 环。
    - 通过术前测量颅骨的周长并查看制造商的尺寸推荐，可以确定所需 Halo 环的尺寸大小。
    - 由于年龄和个体差异导致颅骨的形状各异，因此环的尺寸可能需上调。

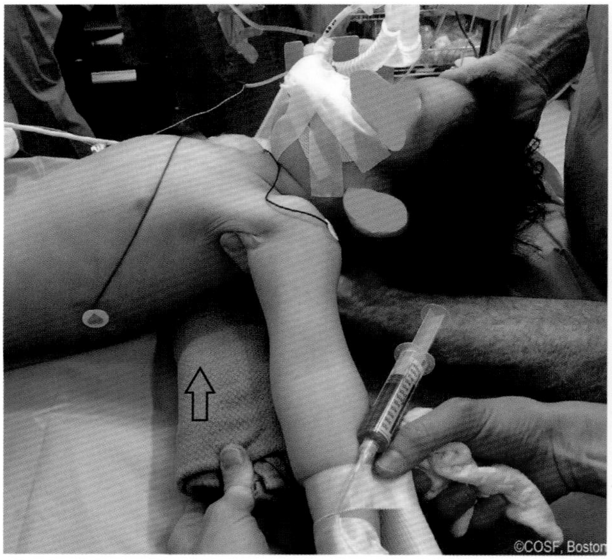

图 16.2 垫高肩膀 / 身体，使枕部后仰避免屈曲

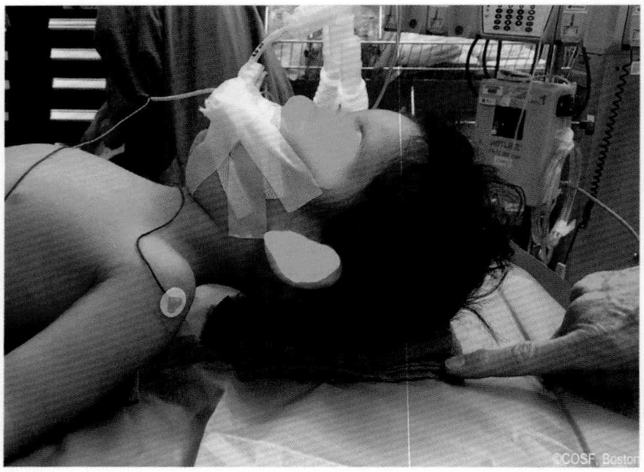

图 16.3 毛巾放置在枕后正中，以便 Halo 环居中放置

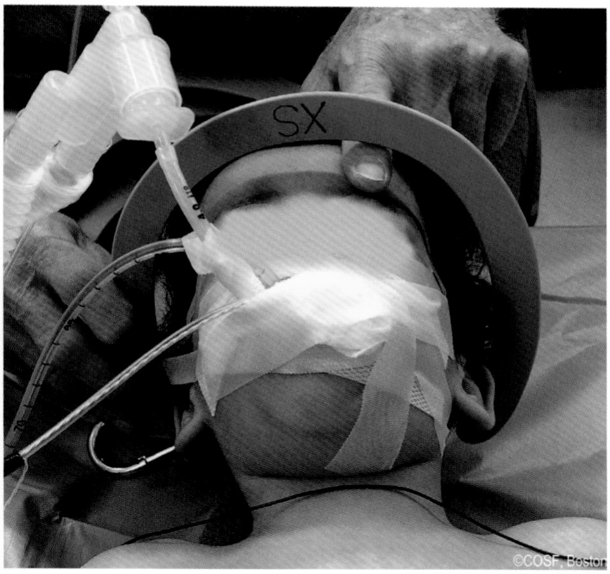

图 16.4 | 使用模具显示合适的 Halo 环尺寸

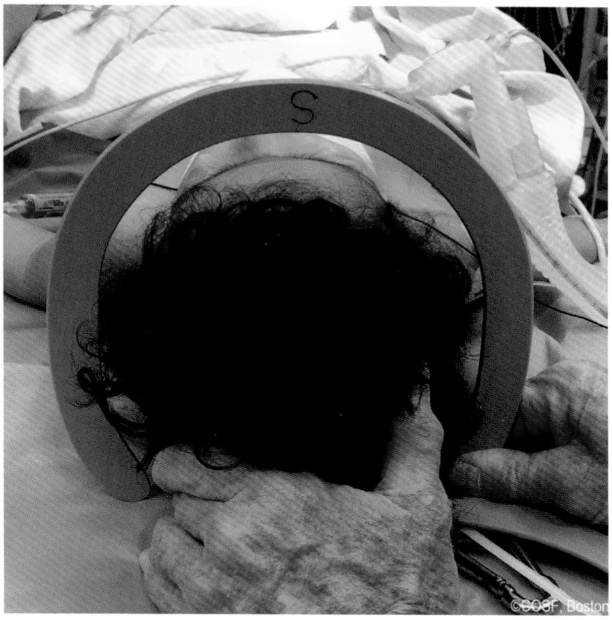

图 16.5 | 居中放置模具，确保颅骨与 Halo 环之间的空间

  - 可以的话，建议使用模具来选择 Halo 环的尺寸（图 16.4）。
  - 颅骨与 Halo 环之间的距离至少 1 指宽；距离太小的话，会增加锚钉的护理难度（图 16.5）。如果有顾虑，更大的 Halo 环和更长的锚钉也是不错的选择。
- 使用多少锚钉？
  - 取决于骨质的情况。
  - 骨质正常的青少年通常只需要 4 个，幼儿或颅骨异常柔软的儿童可能需要 10 个。
- 锚钉的扭力是多少？
  - 取决于骨质的情况。
  - 锚钉的数量和扭力的负载平衡（1bs，1bs=0.4536kg）取决于患者年龄。范围应为：
    - 学步时期的幼儿：8~10 个锚钉，用手指拧紧。
    - 4~8 岁儿童：6~8 个锚钉，4~6 N/lbs。
    - 8 岁及以上：4 个锚钉，8 N/lbs。
  - 成人的标准操作流程：直接将锚钉插入皮肤，24~48h 后重新拧紧。对于儿童，特别是骨质较柔软的小儿，更倾向于在入钉点做 1 个小切口，切口方向要与皮肤褶皱平行，切口大小足以容纳锚钉而不使皮肤凹陷。这样可使锚钉直接与颅骨接触，对旋入的扭力和深度有更好的反馈。不需要再次拧紧。
- Halo 环应该放在颅骨的什么位置？
  - 标准位置是在颅骨的“赤道”上。对于前额倾斜或其他异常形状的特定患者来说，这可能很困难。
  - 最佳位置在眉毛上方 1cm 处，并恰好在耳郭上方（图 16.6、图 16.7）。
  - Halo 环的后端应尽可能包裹颅骨后方，从而使后方锚钉位于颅骨最宽部分的后面，与前方锚钉的位置相对（图 16.8）。
  - 避开引流、既往开颅手术等部位。

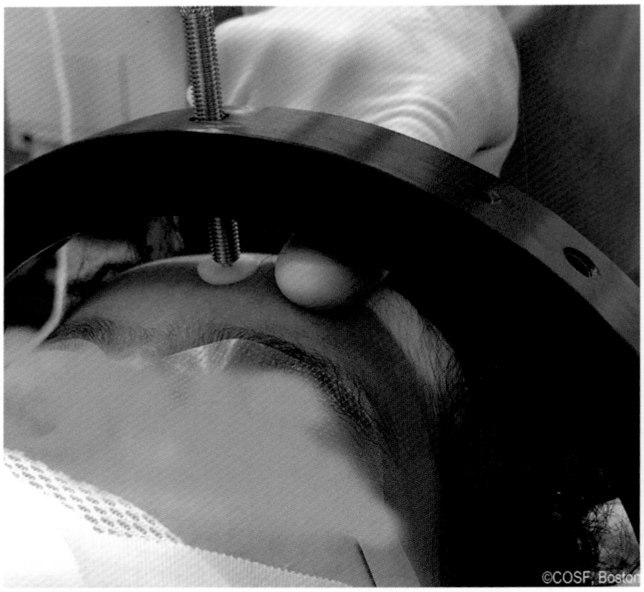

图 16.6 Halo 环的最佳位置距颅骨 1 指宽

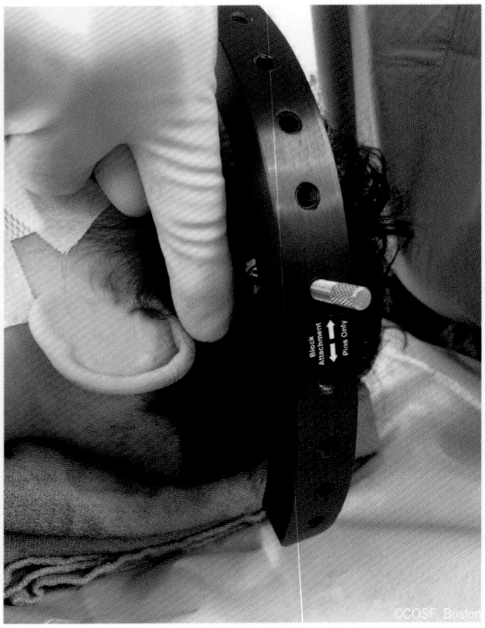

图 16.7 Halo 环的最佳位置在耳郭上方

Halo 环的应用

- 将带有塑料垫的无尖头临时固定钉穿过 Halo 环，在皮肤上调整将 Halo 环固定到合适位置，居中（图 16.9）。
- 剪除预定进钉位置的头发（非必须）。
- 一只手稳住颅骨，另一只手稳住 Halo 环。另一个人放置锚钉。
- 锚钉植入。对于每一个锚钉：
  - 植入前用碘伏消毒预定部位。

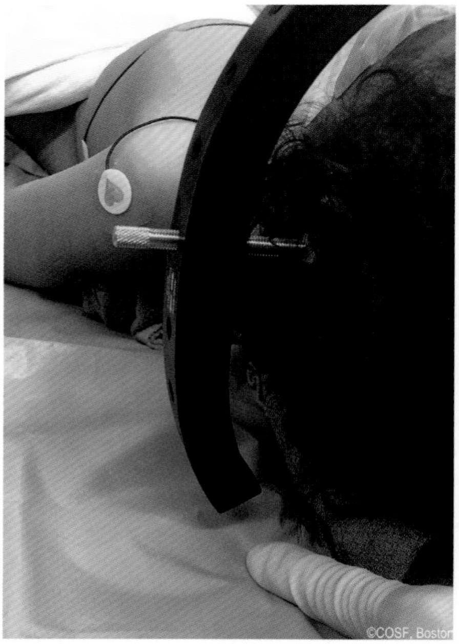

图 16.8 Halo 环的最佳后方位置是可以允许后外侧锚钉放置的位置

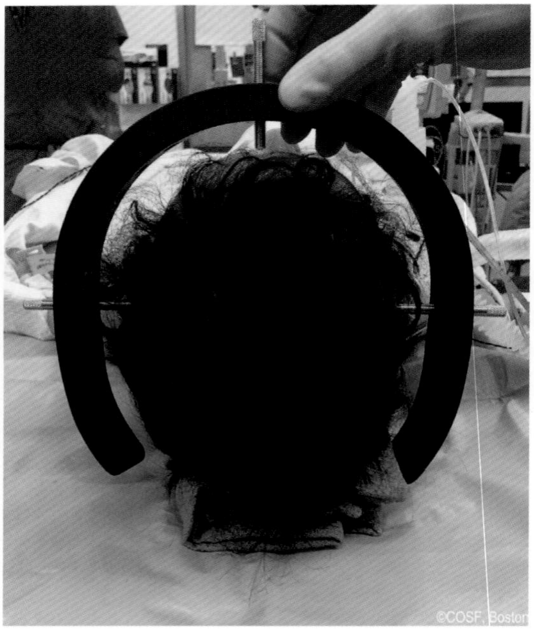

图 16.9 将带有塑料垫的无尖头临时固定钉稳定 Halo 环并使其居中

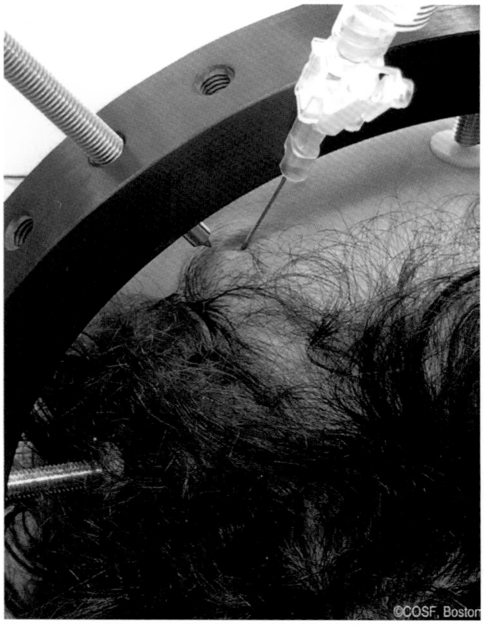

图 16.10 | 切开皮肤前，消毒后做浸润麻醉

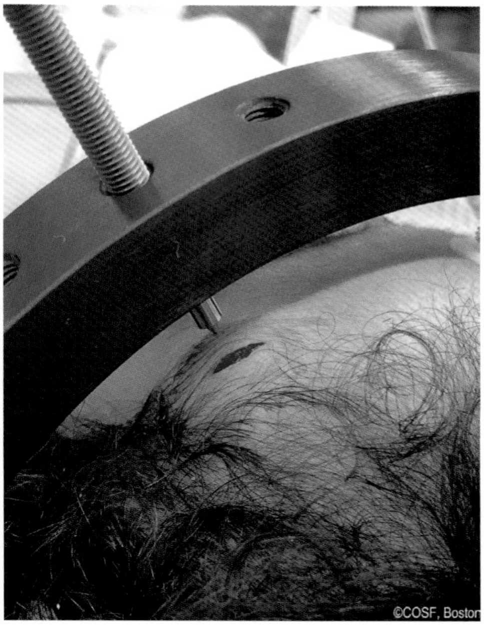

图 16.11 | 图片显示放置锚钉前横切口深达颅骨

- 成人标准技术无切口：
  - 直接插入锚钉，使其穿过皮肤，用手拧紧。
- 儿童，特别是幼儿切口技术：
  - 消毒准备，在预定的进钉点做局部浸润麻醉（用于止血和镇痛）（图 16.10）。
  - 平行皮肤褶皱切开表皮和皮下（约 7mm）（图 16.11）。
  - 用手植入锚钉直至感觉接触到骨头（皮肤被切开时，这种感觉很明显）（图 16.12）
- 锚钉的位置（图 16.13）：

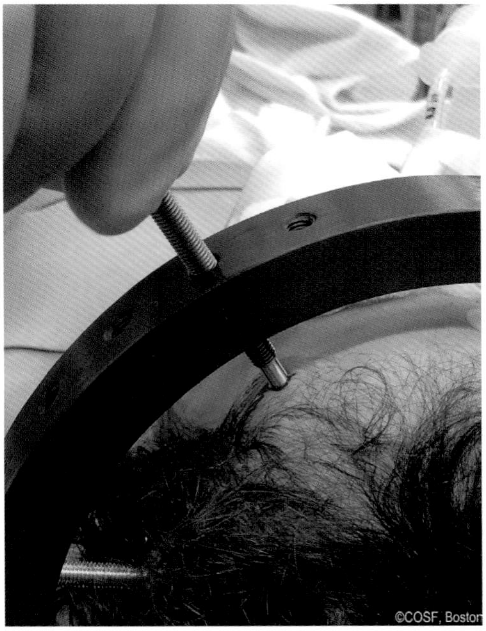

图 16.12 | 通过皮肤切口，用手将锚钉插入直到颅骨

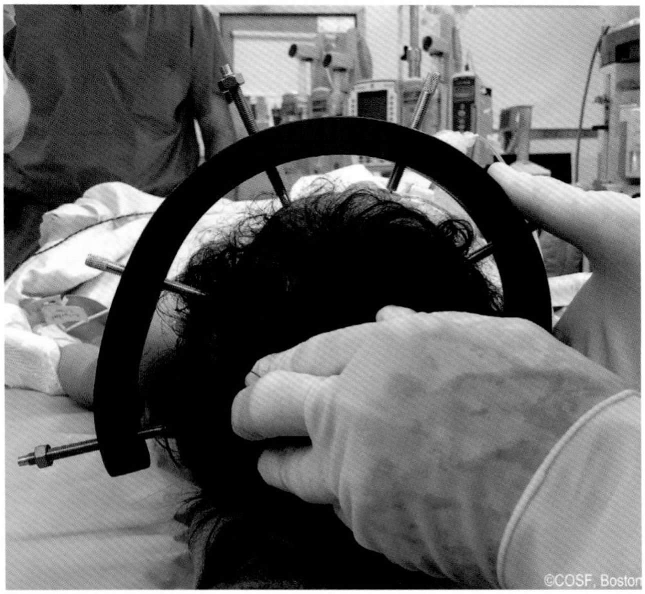

图 16.13 | 前方锚定和后方锚钉的最佳位置

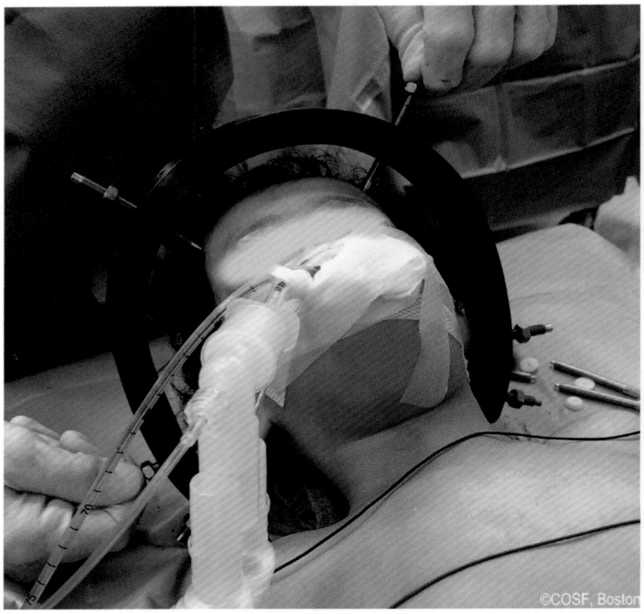

图 16.14 同时拧紧相对位置的 2 个锚钉

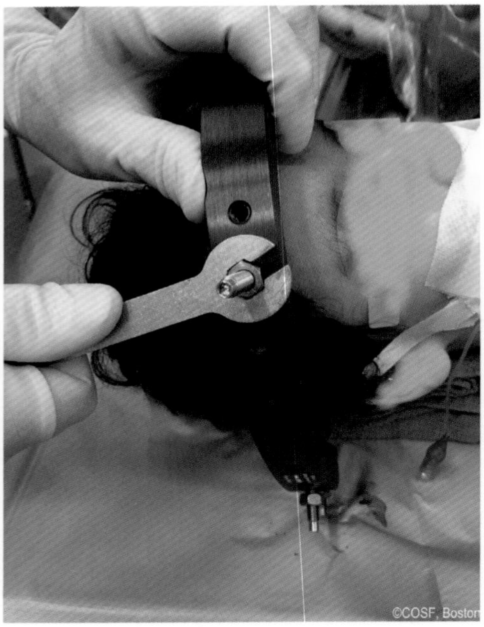

图 16.15 拧紧每一个锁定螺钉

- 前方 2 枚锚钉应在眉心上方的两边。
- 后方 2 枚锚钉位于距枕后中点及侧方中点 45° 处。
- 锚钉植入顺序：
  - 不管放置多少锚钉，先植入 4 枚，2 枚在前面，2 枚在后面。
  - 先植入一侧前方及对应的后方锚钉，手动拧紧后，再植入另一侧前方和对应的后方锚钉。
  - 手动拧紧 4 枚锚钉，根据前面所述年龄和扭力建议，使用扭力扳手将锚钉拧紧，然后拧紧锁定螺钉。
- 锚钉的扭力：
  - 检查扭力扳手是否设置正确。
  - 同时拧紧相对位置（如左前和右后）的锚钉（图 16.14）。
    - 根据上述扭力指南实施或力量稍小。
  - 最重要的是扭力扳手弹起后立即停止，这表明锚钉上的应力面已经达到颅骨皮质。
  - 即使扭力扳手没有弹起，也不要让锚钉植入超过合理的预期深度。偶尔会有非常柔软的区域不产生扭力，不能提供支撑，这时考虑更改植入位置。
  - 根据患者年龄的不同，可以在前、后方放置更多的锚钉，注意避免前方锚钉过于靠近外侧，这样会刺激颞肌，使咀嚼困难。拧紧每个锚钉上的锁定螺钉。
  - 如果计划在第 2 天重新拧紧，一定记录每个锚钉的扭力。
- 拧紧锁定螺钉（图 16.15）。
- 移除 3 个临时固定钉和塑料垫（解释说明）。
- 锚钉周围进行浸润麻醉用于术后镇痛。
- 使用抑菌软膏涂抹锚钉周围。

佩戴支具

- 松开所有外固定架上的连接，以便于手动调整，但要保证外固定架位置不变及稳定。

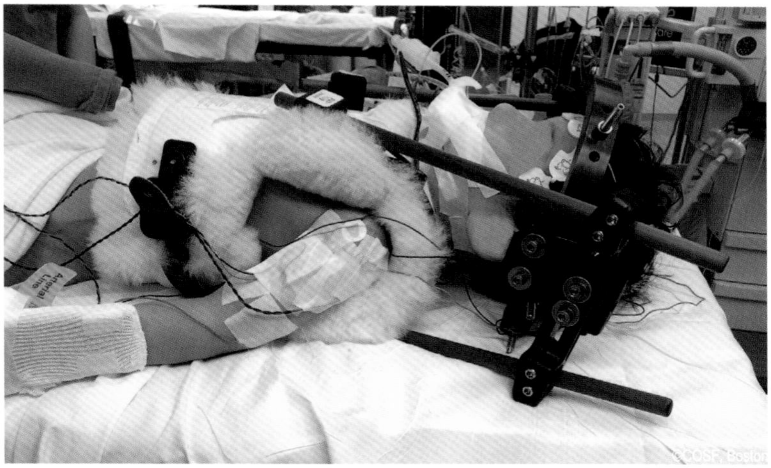

图 16.16 | 放置 Halo 架后的临床照片

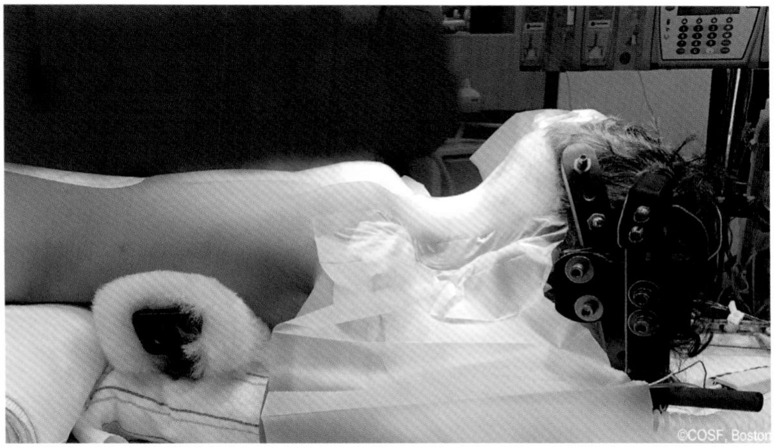

图 16.17 | 俯卧位，去除后方支具

- 在接下来的操作中要注意保护颈椎的位置。这可能需要其他人员来安全地放置支具而不引起颈椎损伤。
- 轴线翻身后把支具的后半部分放在患者身后，翻回后通过肩带的正确水平调整位置。检查头部与躯干的相对位置，并根据需要将毛巾卷放在支具或头部下方进行调整。
- 放置支具前半部分，注意让助手把患者头部保持在中立位置。
- 确认患者头部处于理想的位置。必要时使用 X 线透视（图 16.16）。
- 依据制造商规定的扭力拧紧所有部件。
- 俯卧位，后路手术时，可以临时去除支具的后半部分（图 16.17）。

并发症

- 锚钉部位感染。通过每日清洁锚钉部位进行预防，有感染迹象的早期口服抗生素。
- 固定失效。因为年轻患者颅骨不够结实，所以常见发生于年轻患者中，同时也可以在放置 Halo 架时增加锚钉的数量来避免这种情况。

为紧急气道管理做准备

- 颈椎骨折和手术常导致上气道水肿，增加重新插管难度。

- Halo 架制动加上颈椎手术固定限制功能，导致头部和颈部的位置不便于气管插管的实施。
- 如果需要紧急气管插管，与团队商讨可行的办法。
  - 在紧急情况下，支具可以从 Halo 环上拆卸下来吗？如果需要，迅速找到并打开最合适的连接点。如果这样做不安全，可以商讨选择去除支具的前半部分进行心肺复苏或紧急气管切开。
- 用胶带将 1 把匹配 Halo 架连接处的扳手固定在支具上。

术后护理

- 日常钉眼处护理。
- 术后第 2 天重新拧紧锚钉（在没有使用切口技术的情况下）。

参考文献

[1] Limpaphayom N, Skaggs DL, McComb G, Krieger M, Tolo VT. Complications of halo use in children. Spine. 2009;34(8):779-784. doi: 10.1097/BRS.0b013e31819e2d90.
[2] Botte MJ, Byrne TP, Abrams RA, Garfin SR. Halo skeletal fixation: techniques of application and prevention of complications. J Am Acad Orthop Surg. 1996;4(1):44-53.

第 17 章
后路固定治疗胸腰椎骨折

Lawrence I. Karlin

适应证

- 不稳定的脊柱骨折（图 17.1）。
  - 稳定性取决于骨和韧带的损伤程度。
  - 后方韧带复合体（PLC）损伤是后路固定的明确指征（图 17.2）。
  - 骨折形态是调整因素：相较于欠稳定的类型（压缩 / 爆裂），更加不稳定的类型（移位 / 旋转或牵张）需要更长节段的固定。
- 脊柱不稳定骨折伴有完全性神经损伤。
- 脊柱不稳定骨折伴有不完全性神经损伤。

器材

- 标准脊柱手术器械托盘。
  - 拉钩。
  - Cobb 剥离子。

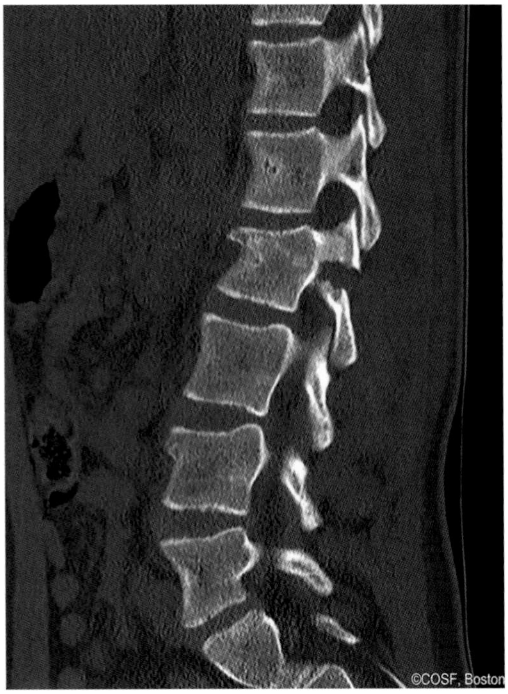

图 17.1 CT 影像显示移位 Chance 骨折

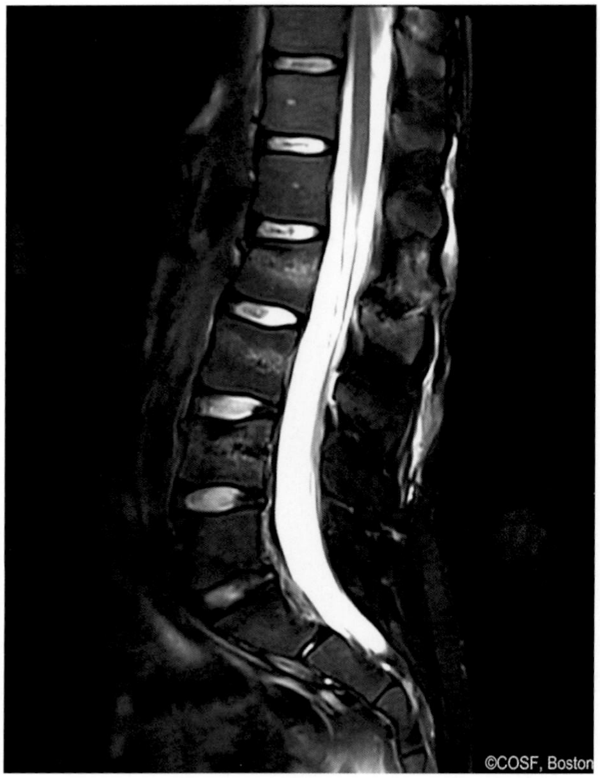

图 17.2 MRI 影像显示信号改变，说明后方韧带复合体损伤

- 咬骨钳、Kerrison 咬骨钳、骨刀。
- 同种异体骨。
- 止血及硬膜修复材料：纤维蛋白胶、可吸收性明胶海绵。
- 脊柱内固定器械。
  - 规格大小取决于患者的年龄和体重。
  - 椎弓根螺钉、Hook 钩和椎板下钢丝。
- 神经电生理监测。
  - SSEP、经颅 MEP、EMG。
- C 臂机。

定位

- 脊柱患者取俯卧位时需格外小心。
  - 大量成员团队协作才能安全地进行轴线翻身。
  - 另外，还可使用可旋转的脊柱床（图 17.3），进行 180° 翻转从仰卧位变为俯卧位。
- 俯卧于可透 X 线的脊柱床上（图 17.4）。
  - 俯卧于脸托上。
  - 于胸部和髂嵴下进行支撑，保证腹部静脉回流（4 柱支架）。
  - 手臂放置肘关节呈 90°，肩外展 45° ~60° 。
  - 放置髋部以助于骨折复位，必要时伸展以增加腰椎前凸。
  - 摆放好体位后，对脊柱进行正位及侧位 X 线检查，重新确定骨折部位。用 1 个不透 X 线的标记物有助于确定切口位置。

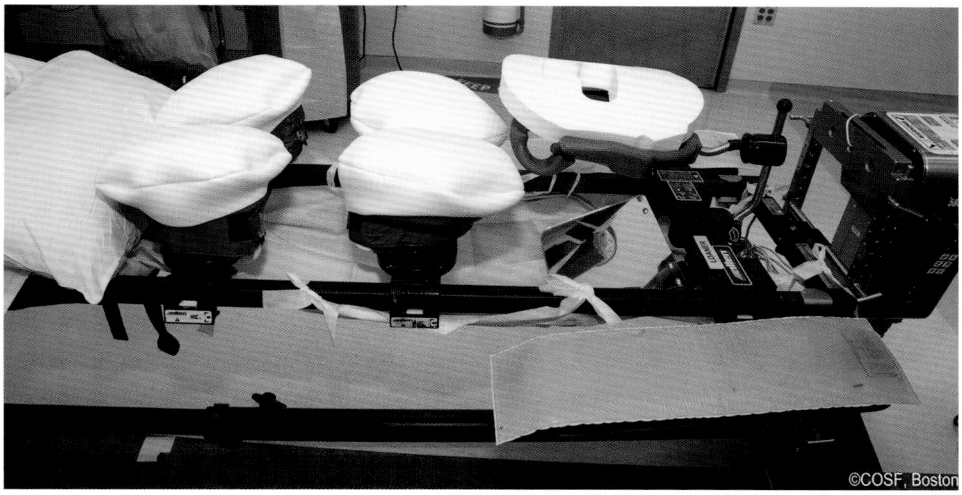

图 17.3 | 配备头枕和体位垫的标准脊柱床

手术入路

- 后路切口以损伤处为中心，长度取决于固定节段数目。
- 不稳定性脊柱损伤（图 17.5）常伴有棘突 / 筋膜 / 肌肉组织的损伤，伴有大量血肿和正常结构的破坏。
- 注意小关节和黄韧带的损伤、硬膜的暴露或损伤以及神经根的卡压。
- 显露完成后通过 X 线透视确定节段（图 17.6）。

内固定设计

- 椎弓根螺钉结构提供了最佳的固定效果和稳定性，固定、单轴或多轴螺钉均可使用（图 17.7）。一般根据外科医生的喜好，螺钉植入可以采用以下 3 种方式之一：
  - 手动植钉并经 X 线透视确认（图 17.8）。
  - X 线透视辅助下植钉。
  - 导航辅助下植钉。

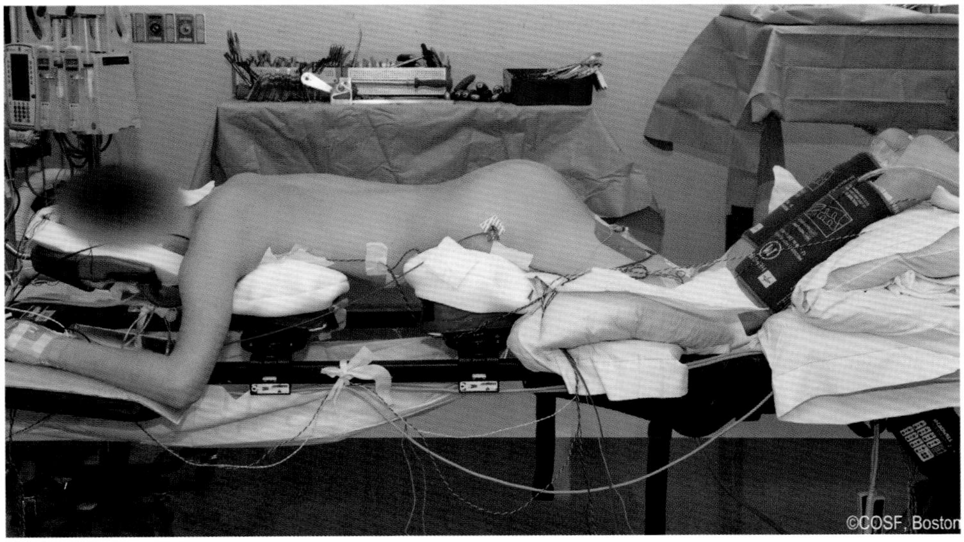

图 17.4 | 脊柱创伤患者的俯卧位

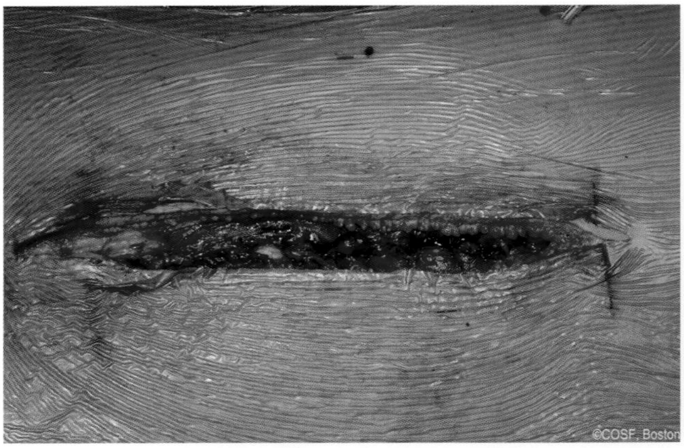

图 17.5 | 皮肤切开后可见筋膜血肿，提示为不稳定性脊柱损伤

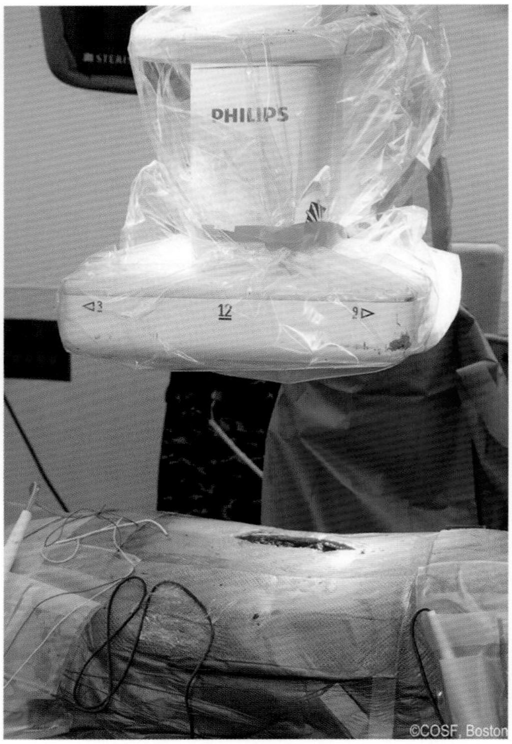

图 17.6 | 通过 X 线透视确定节段

- 固定结构设计取决于骨折形态和失稳程度。为了保留腰椎运动节段，可以在不牺牲结构稳定性的前提下，改变固定或融合的脊柱结构数目。

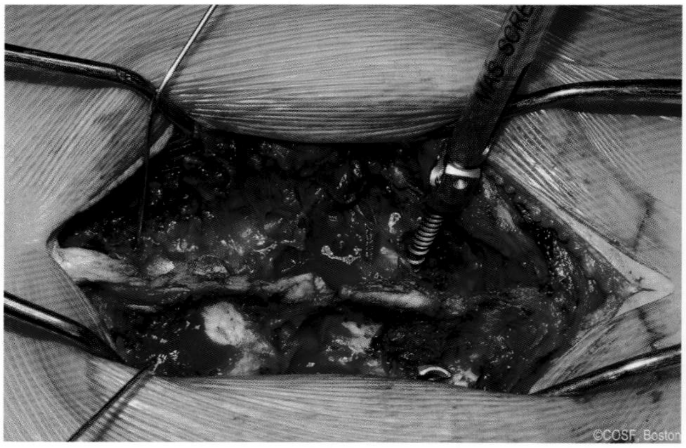

图 17.7 | 手动植入椎弓根螺钉的术中照片

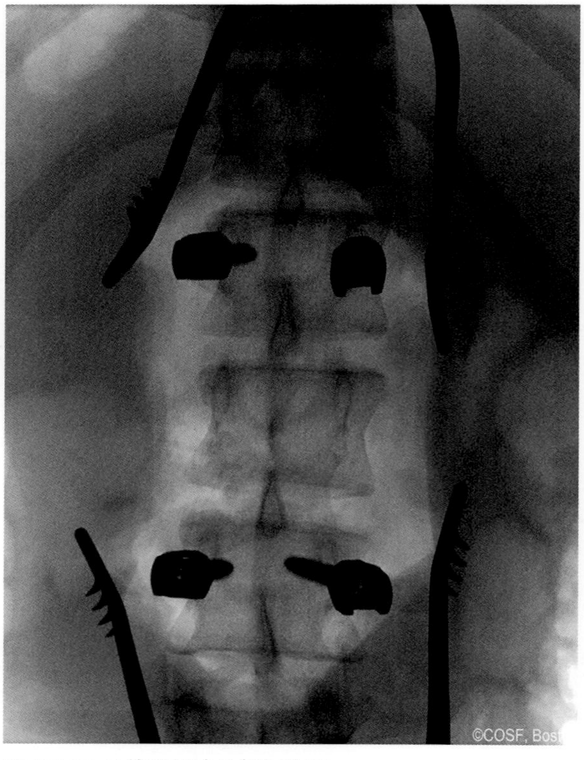

图 17.8 | X 线透视确认螺钉位置

爆裂性骨折

- 短节段（损伤部位上、下各 1 个节段）：保留运动节段，尤其适用于 L2 节段及以下的损伤，但可能不适合用于明显的后凸或前柱粉碎性骨折。
- 上、下各 2 个节段：这是一个更稳定的结构，适用于前柱完整性不足的情况。为了保留运动节段，可以考虑采用短节段融合，远期移除额外的螺钉。

Chance 骨折

- 所有的骨损伤均可是稳定的，软组织损伤可采用短节段内固定方法治疗。

水平移位损伤

- 高度不稳定，通常伴有神经损伤。建议最好上、下各固定 2 个节段。

复位和固定技术

- 在骨折复位和恢复脊柱序列之前，去除任何可能导致神经压迫的组织。在脊柱操作过程中，观察神经结构，避免损伤。
- 为了减少小关节错位，清除关节突间的全部组织，钳住骨折上、下的棘突进行复位。
- Chance 损伤：清除骨折部位的血肿和碎片，使连接棒与上端螺钉接合，再将连接棒嵌入尾侧螺钉内，同时确保覆盖压缩骨折部位。X 线透视检查复位情况（图 17.9、图 17.10）。
- 爆裂性骨折：将连接棒预弯成合适的前凸形态，并连接上、下端螺钉。通过 X 线透视评估脊柱序列恢复情况。继续矫正，通过调整连接棒弧度、撑开或压缩来恢复矢状面和冠状面序列和前柱高度。

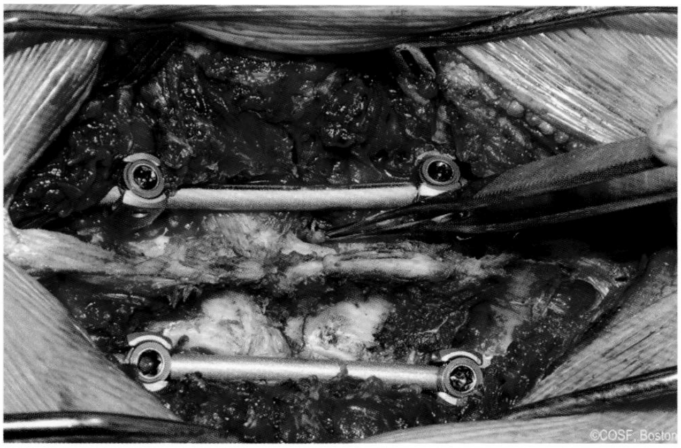

图 17.9 ‖ 应用短节段固定进行骨折复位的术中照片

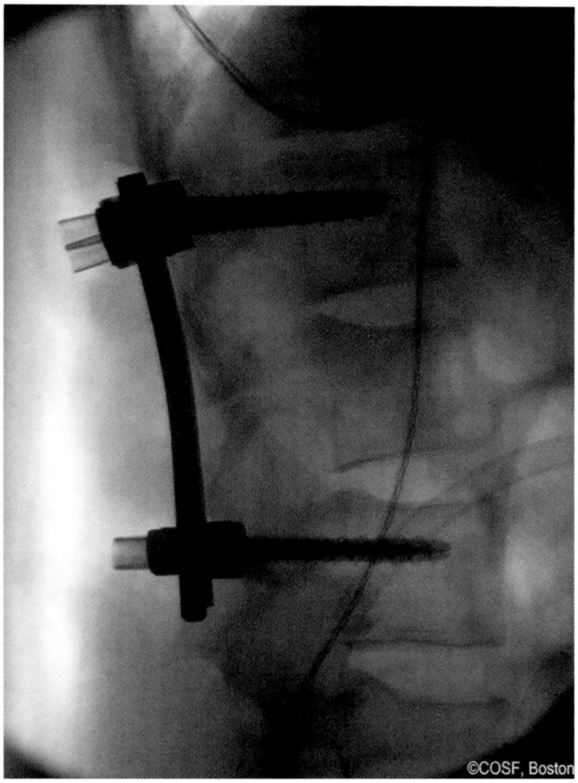

图 17.10 ‖ X 线透视显示脊柱前凸恢复

    - 预弯的连接棒可以通过多种方式放置：（1）如果使用多轴螺钉，则将连接棒与螺钉接合，然后轻轻旋转至合适的矢状位；（2）将连接棒与上端螺钉接合，然后嵌入至尾侧螺钉内，理想情况下，这种操作是对两侧连接棒同时进行，以更好地分配复位力量；（3）连接棒与上、下端螺钉锚定，然后原位前凸弯棒放置。
    - 多轴螺钉更易于放置连接棒。因为它们可以在一定程度上适配预弯的连接棒，并有一些额外的成角用于固定。
- 水平移位 / 牵张损伤：这些高度不稳定的损伤有其独特的特点，需要多种操作技术，包括：棘突操作、弯棒、撑开和压缩（图 17.11）。
    - 考虑在临时锚定点中放置复位连接棒，例如 Hook 钩（以避免永久性锚点失效）（图 17.12、图 17.13）。

并发症

- 神经功能障碍。剥离造成的神经损伤，如硬膜撕裂，可通过对暴露神经结构的预判和细致的操作来避免。必要时，应通过影像学和神经电生理监测仔细确认植入物的位置。神经压迫必须在术前进行诊断，必要时予以解除。为了减小操作过程中神经损伤的可能，可以直视化神经组织。如果在手术后担心神经压迫，应及时进行影像学检查，然后进行适当的减压。
- 脊柱序列 / 内固定失败。矫形早期失败表明内固定强度不足，需要增加固定节段和（或）前柱稳定性（见内固定设计）。晚期内固定或脊柱序列失败可能是由于骨不连，适当的影像学检查具有诊断意义，同时应该考虑感染问题。

术后护理

- 对于脊柱创伤，建议使用引流管，因为损伤的筋膜和肌肉会增加患者感染或形成血肿的风险。
- 术后支具固定 6~12 周有助于保护内固定物，强烈建议短节段固定时使用。
- 所有的物理治疗应在术后 3 个月时开始。
- 对于脊髓损伤的患者，建议转至强化康复中心。

参考文献

[1] Vaccaro AR, Oner C, Kepler CK, et al. AOSpine thoracolumbar spine injury classification system: fracture description, neurological status, and key modifiers. Spine. 2013;38(23):2028-2037.

[2] Mahar A, Kim C, Wedemeyer M, et al. Short-segment fixation of lumbar burst fractures using pedicle fixation at the level of the fracture. Spine. 2007;32(14):1503-1507.

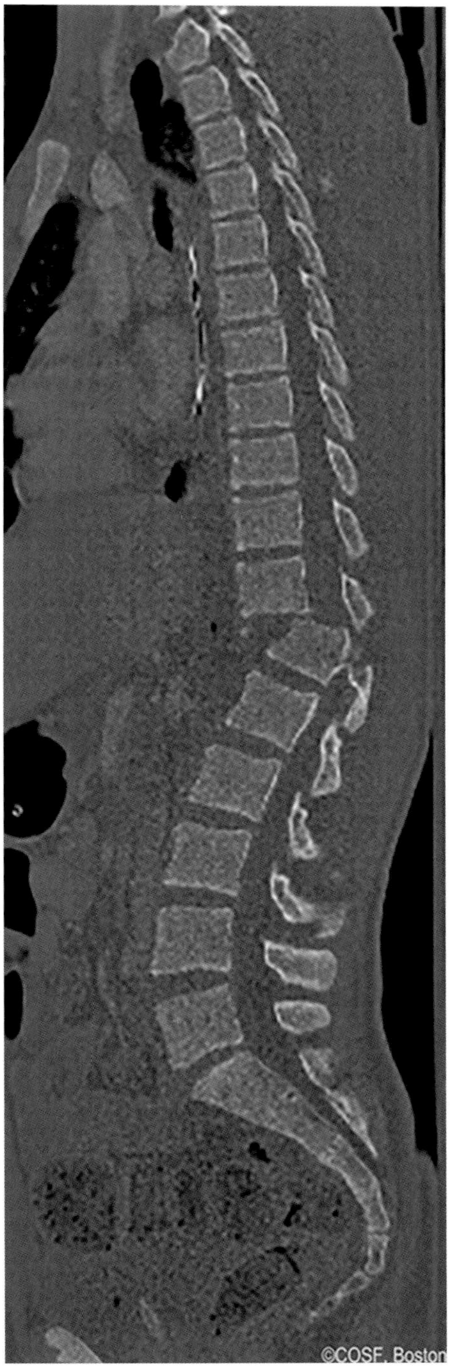

图 17.11 ‖ CT 检查显示严重的水平移位损伤 (AOC 型)

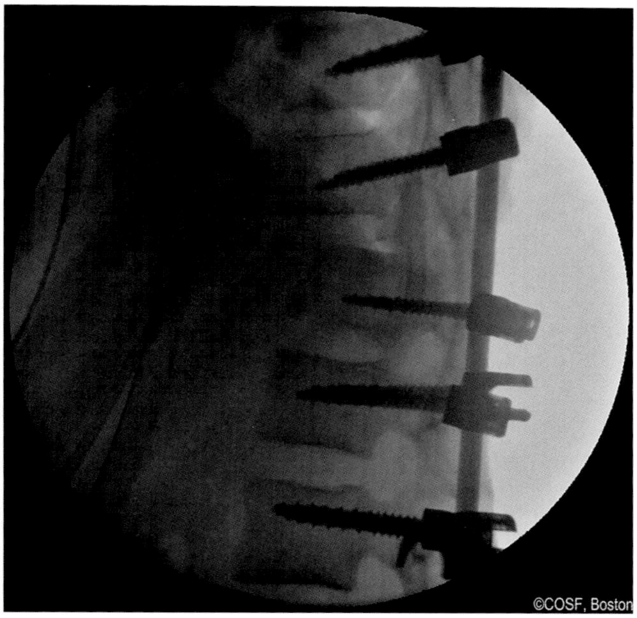

图 17.12 ‖ 通过中线撑开连接棒复位小关节，初步实现骨折复位

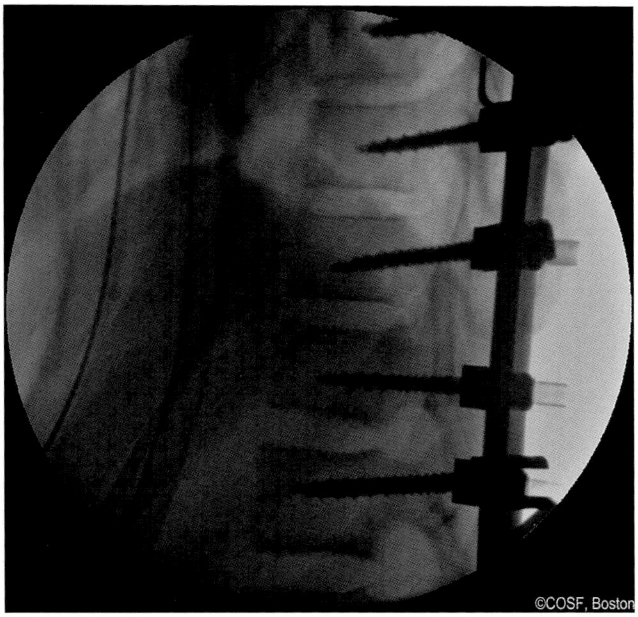

图 17.13 ‖ X 线透视显示小关节操作后用直棒复位以减少脊柱后凸

第六部分
髋关节

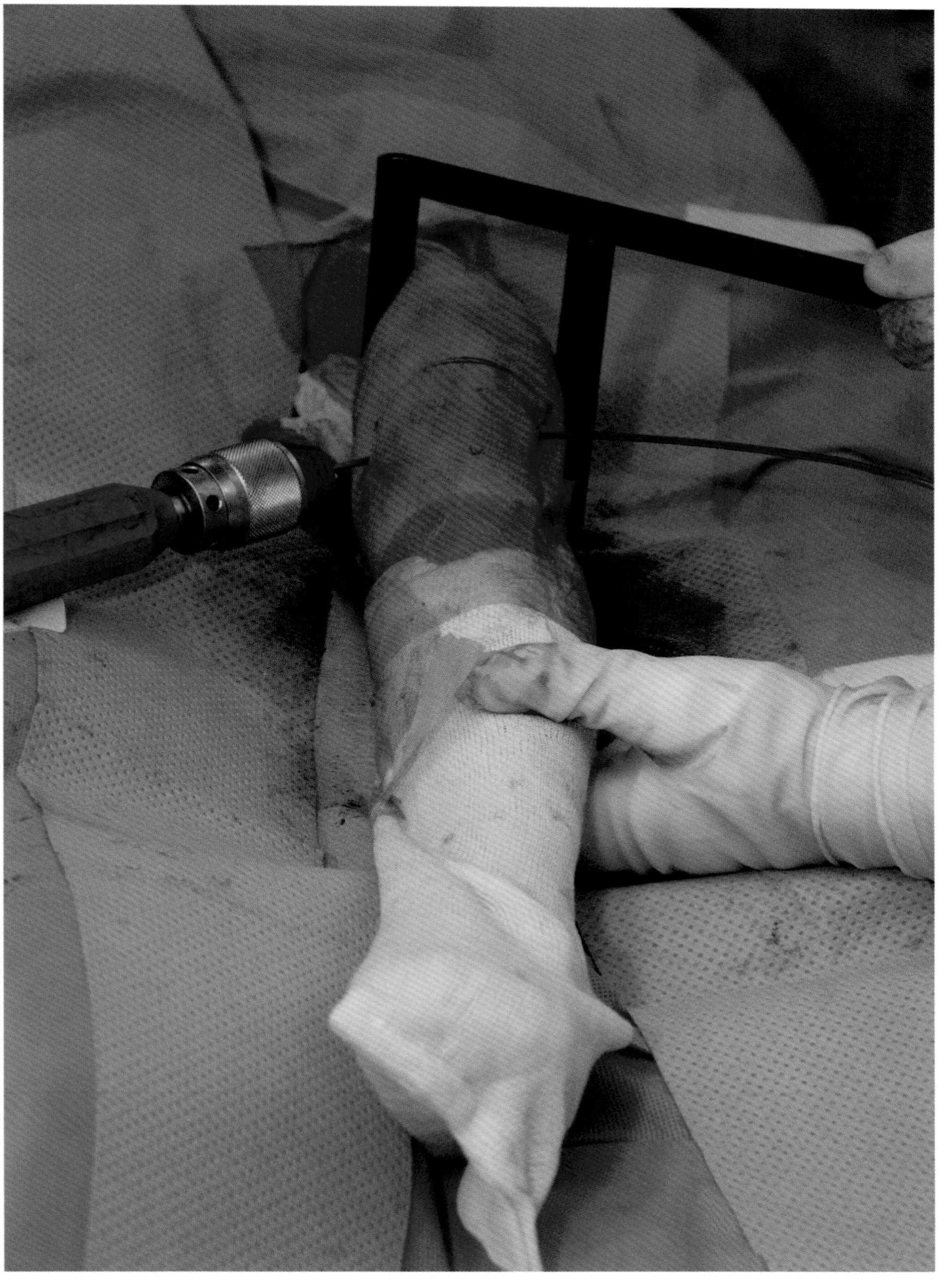

第 18 章
经皮螺钉内固定治疗股骨骨骺滑脱（SCFE）

Michael B. Millis

适应证

- 稳定型及不稳定型股骨骨骺滑脱。
- 对年龄 <10 岁的内分泌疾病患儿行健侧预防性螺钉内固定。

器材

- 全螺纹不锈钢空心螺钉（7.3mm 螺钉）。
- 部分螺纹不锈钢空心螺钉（6.5mm/7.3mm 螺钉）。

定位

- 首选仰卧位，将患者置于可透 X 线的手术床上，患肢可自由活动。
  - 牵引床可作为备选，但牵引可增加骨骺滑脱风险。
- C 臂机置于手术床对侧。
  - 可获得完整的髋关节正、侧位 X 线影像。
  - X 线接收器置于患者上方，放射管球指向天花板。接收器越靠近患者，放射管球与患者的距离越大，患者承受的放射剂量越低。
- 患者同侧手臂置于胸前。

手术入路

- 该入路为经皮穿刺入路，目的是将导针垂直于骺板置于股骨头中心，并使螺钉尖端接近软骨下骨。
- 刺入导针前，确保 C 臂机有足够的成像区域。
  - 髋关节正、侧位 X 线影像均可获得。
  - 术前准备和手术铺单。
    - 注意：因骺板稳定性不确定，所以移动患肢时要小心。
  - 铺单范围：整条腿至髂嵴。
  - 导针定位：在股骨近端前侧皮肤表面放置 1 枚导针，借助 C 臂机确定股骨颈的位置。
  - 用记号笔在皮肤表面标记出预设的前外侧入针点和股骨颈指向近端和内侧

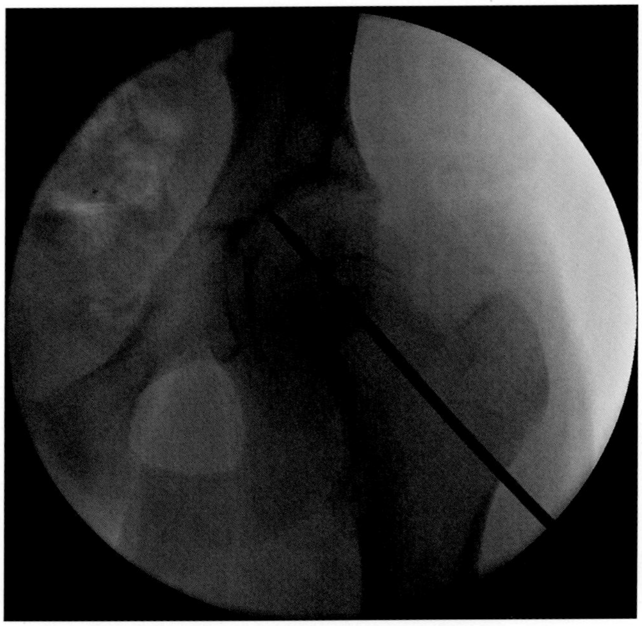

图 18.1 X 线影像显示大腿上方的导针方向正确

的轨迹。

- 利用放置在皮肤表面的导针在 C 臂机下正位 X 线影像上标记出正确轨迹（图 18.1）。
- 在侧位 X 线影像上标记出股骨外侧。
  - 最安全的操作方法是旋转 C 臂机而非腿部，可使骨骺进一步滑脱的风险降到最低。
- 导针的入针位置为上述 2 条线在大腿近端前外侧表面相交的位置。

复位技术

所有的即刻复位操作都会有股骨头血管损伤的危险，这部分内容超出本章的范围。

固定技术

- 轻柔地将小铺巾卷放置于膝关节下方，使下肢轻度屈曲。尝试将下肢置于旋转中立位。避免使用暴力，从而降低 AVN 发生的风险。
- 避免过度操纵肢体影响复位效果。
- 内植物选择：常规使用空心螺钉。
  - 6.5mm/7.3mm 螺钉；稳定型 SCFE 通常使用 1 枚螺钉固定；对于极度不稳定型 SCFE，如果可能，使用 2 枚平行螺钉固定。
  - 针对不稳定型 SCFE，在观察 2 个平面上的导针轨迹时，应通过旋转 C 臂机而非移动肢体来实现。
  - 对于稳定型 SCFE，通过活动髋关节减少对 C 臂机移动的依赖，可获得准确的正侧位 X 线透视影像（但请记住，骨骺的稳定性始终是未知的）。
- 导针插入。
  - 在皮肤标记处刺出 1 个小切口。
    - C 臂机下监测，必要时做出调整。
  - 将导针尖端推进至股骨前外侧骨皮质。
    - C 臂机下监测（2 个平面），必要时做出调整。

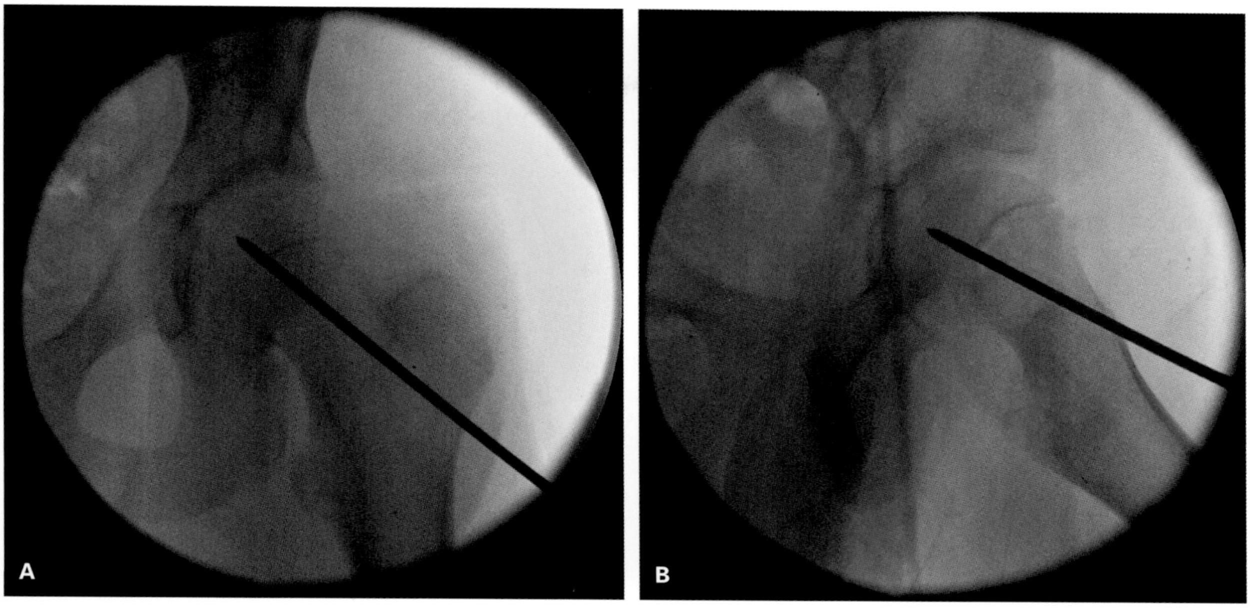

图 18.2 ‖（A、B）X 线图像显示了在正侧位 X 线影像上定位、插入位置准确的导针

- 对于较严重的滑脱，导针应在股骨颈前方刺入，以便垂直穿过骺板并到达骨骺中心。

- 向近端、内侧和后侧的方向小心地钻入导针。
- 以垂直于骺板的角度对准股骨头的中心（图 18.2）。
- 确保拍摄正、侧位 X 线影像时 X 线投照方向垂直于骺板，以避免视差和减少盲点。
- 对于不稳定型 SCFE，可通过钻入 2 枚发散方向的导针以实现展开式螺钉固定。
- 应用 C 臂机评估导针位置，确保其不会侵入关节腔内。移动和旋转 C 臂机，而不是活动髋关节（图 18.3）。
  - 注意：如果导针已经穿透股骨头表面，在活动髋关节而不是移动 C 臂机时，轻则可能会损伤髋臼软骨，重则使导针在关节腔内断裂。

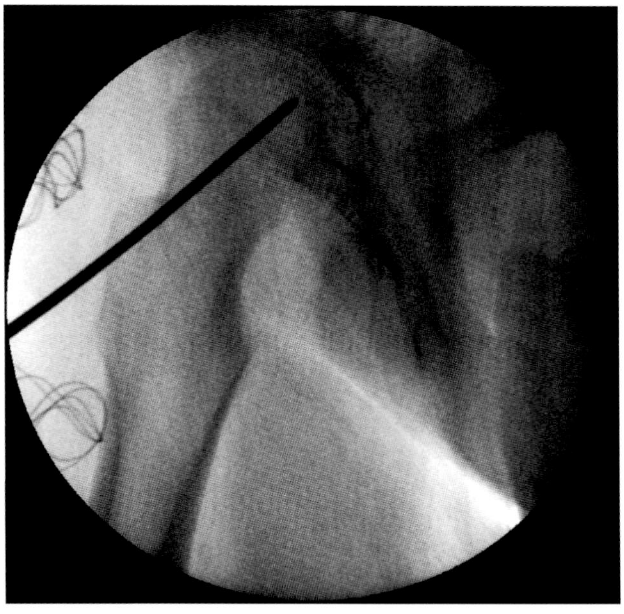

图 18.3 ‖ 通过移动 C 臂机，而不是活动髋关节获得的侧位 X 线影像。注意导针靠近股骨头边缘的位置

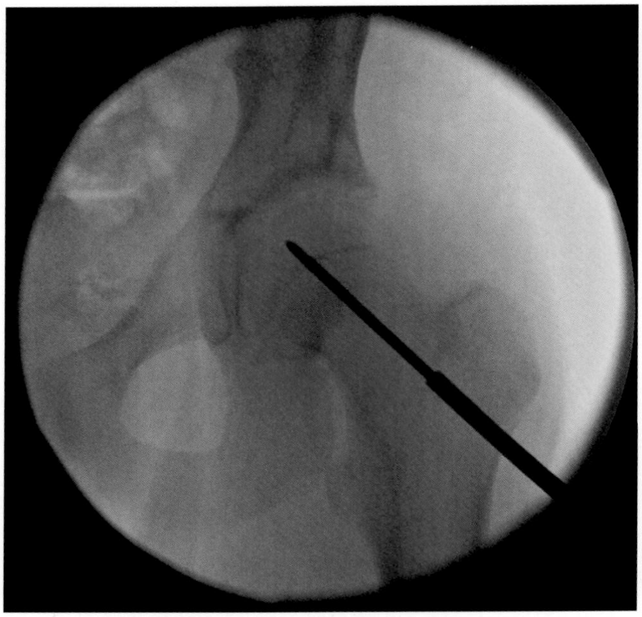

图 18.4 X 线透视图显示沿导针钻入空心钻

- 沿导针钻入 5.0mm 空心钻。
  - 为了避免热坏死，要慢慢地将空心钻钻入。这期间多次使用 C 臂机透视，确保钻头没有将导针推入关节腔内（图 18.4）。
  - 空心钻跨越骺板进入股骨头。
- 取出空心钻的同时注意不要撤出导针。
- 将空心螺钉通过导针植入。
  - 小心地操作 C 臂机，在 2 个平面上的监视下，使空心螺钉平稳推进，确保导针不被顶入关节腔内。
  - 或者，可以放置单枚 6.5mm 的螺钉。
  - 对于不稳定型 SCFE，可放射状放置 2 枚 6.5mm 螺钉；对于较小的儿童，可放置 2 枚 4.5mm 螺钉。
- 一旦螺钉达到理想位置，从骨骺上撤出导针，但仍将其留在空心螺钉中。随后行必要的多平面 X 线透视，以确保螺钉固定稳定，同时确保空心螺钉头没有穿透股骨头突出至关节腔内（图 18.5）。

并发症

- 植入物穿透。
  - 为避免穿透股骨头的螺钉导致软骨溶解，可在 X 线透视引导下放置克氏针后将其回退。
- 再次发生滑脱。
  - 至少随访患者直到骨骼发育成熟，以监测有无滑脱的发生、股骨头坏死、对侧滑脱以及髋关节撞击的迹象（图 18.6）。
- 股骨髋臼撞击。
  - 残余的畸形，甚至影像学上轻微的滑脱后，都可出现髋关节前撞击以及髋关节外旋受限的情况。

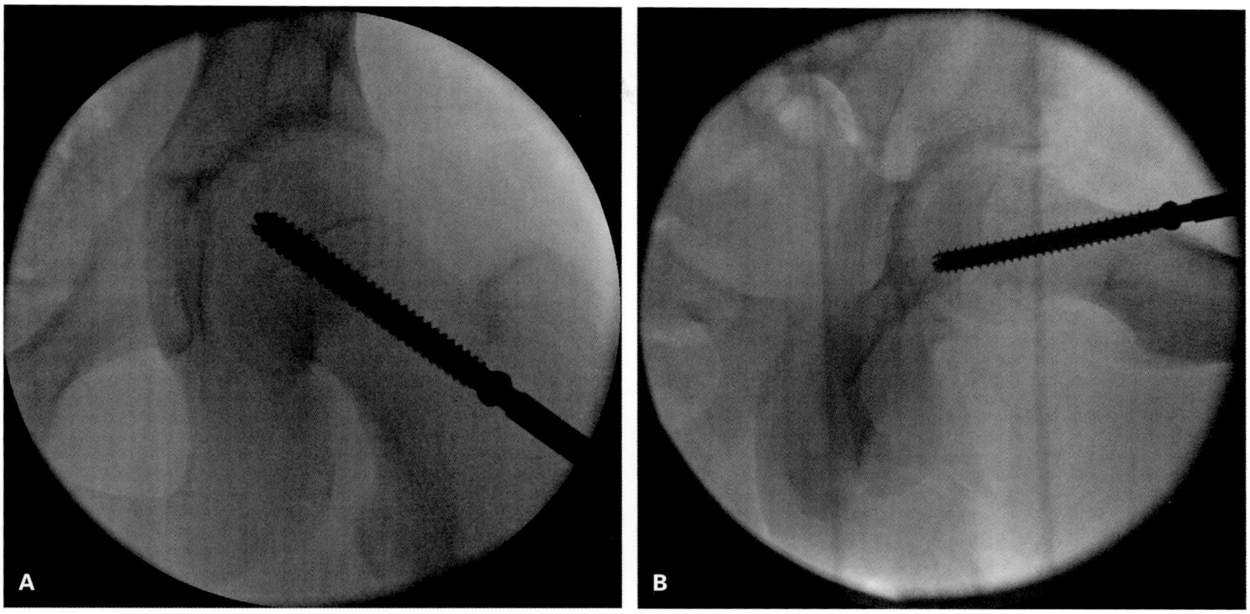

图 18.5 | （A、B）取出导针，未取出改锥时进行 X 线透视，确保螺钉位置良好，关节内无螺纹贯穿

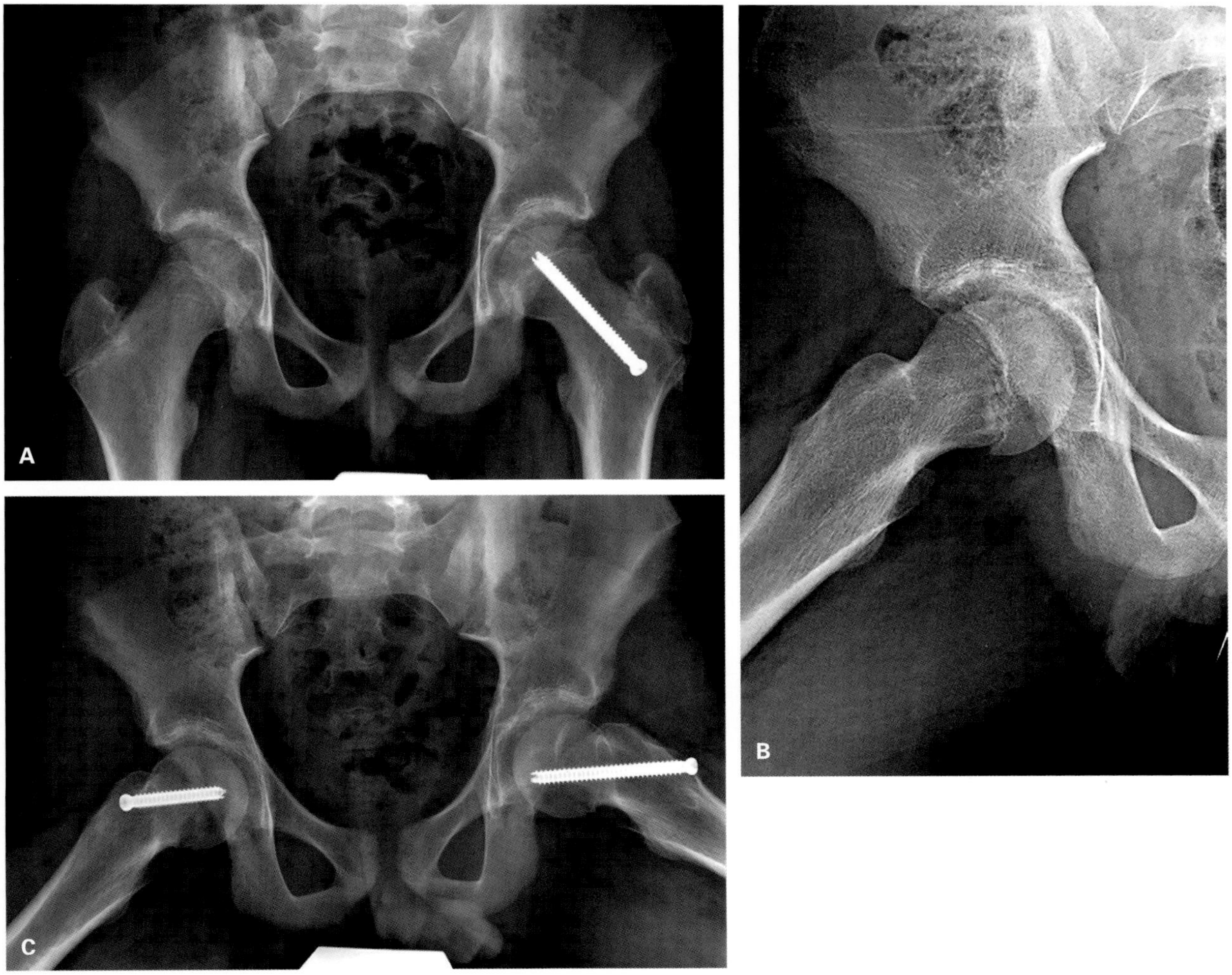

图 18.6 | （A~C）患者 1 年前接受螺钉内固定稳定型 SCFE，并出现对侧髋关节疼痛。X 线片显示对侧 SCFE，采用螺钉内固定治疗

术后护理

- 持双拐部分负重至少 6 周。
- 连续的正、侧位 X 线片可用来确保没有进一步的滑脱直至渐进性头骺闭合。
- 密切随访对侧髋关节。

参考文献

[1] Millis MB, Novais EN. In situ fixation for slipped capital femoral epiphysis: present perspectives. J Bone Joint Surg Am. 2011;93A:46-51.
[2] Millis MB. SCFE: clinical aspects, diagnosis, and classification. J Child Orthop. 2017;11(2):93-98.

第 19 章
股骨近端骨折的手术治疗

Young-Jo Kim

适应证

- 任何年龄段的不稳定股骨近端骨折。
- 5 岁开始到骨骼成熟的患者，无移位的股骨颈骨折。
- 股骨头骨折。

器材

- 切开复位内固定所需的工具。
  - Weber 夹骨钳。
  - 深部牵开器。
  - 克氏针。
- 内植物（由患者的年龄及骨折类型所决定）。
  - 4.5mm 或 6.5mm 的空心螺钉。
  - 儿童髋部锁定钢板（3.5mm/4.5mm/5.0mm 钢板）。
  - 动力髋螺钉装置。
  - 无头加压螺钉。

定位

- 患者的体位取决于术者倾向于在可透 X 线手术床进行手术还是在骨科手术床上进行手术。
- 骨科手术床适合于微小移位或无移位的骨折，即通过闭合方式就可以实现复位。患者体位呈双下肢剪刀中立位，以确保获得完全的 X 线透视范围。
- 患者于可透 X 线手术床上取仰卧位，肢体呈中立位，需行切开复位时，最好垫高患侧的臀部，以利于实现对于远端骨块的更多操作，同时也利于 Smith–Petersen 入路的操作。
- 于可透 X 线手术床上取侧卧位（图 19.1）更适用于对于股骨头骨折处理的手术操作，包括外科脱位入路或者后侧 Kocher–Langenbeck 入路进行显露。

手术入路

- 直接外侧入路。
  - 此入路适用于不用通过直接显露骨折端即可复位并通过螺钉固定的骨折。

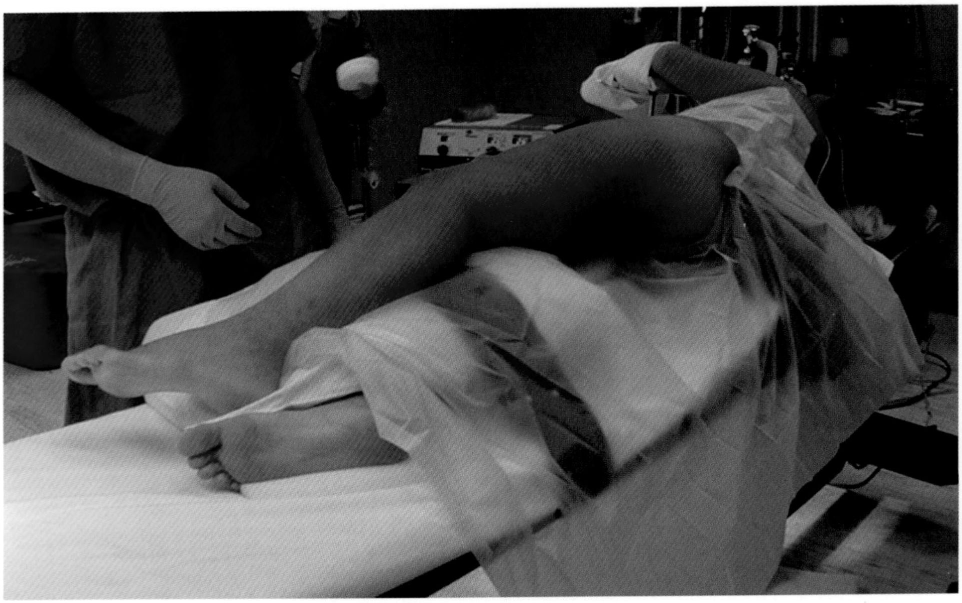

图 19.1 切开复位内固定时采用的侧卧位

直接由外侧切开，纵向切开的髂胫束，依据放置内植物的情况决定股外侧肌剥离的程度。

- Watson–Jones 入路。
  - 此入路适用于需要切开复位以及于股骨近端外侧面放置内植物的股骨颈骨折。取髂前上棘至股骨外侧切口，浅层分离于阔筋膜张肌与臀大肌间隙进行，随后的深层分离于臀中肌与股肌间隙进行（图 19.2）。
- 前侧 Smith–Petersen 入路。
  - 适用于切开复位股骨头骨折或经皮固定股骨颈时，需要观察股骨头及股骨颈前侧的情况。浅层分离于缝匠肌与阔筋膜张肌间隙进行，深层分离股直肌，牵开髂腰肌（图 19.3）。
- 外科脱位入路。
  - 适用于股骨头骨折及移位股骨颈骨折的内固定。患者取全外侧入路，通过经转子入路暴露前侧关节囊，使得股骨头从前侧脱位而不影响股骨头血供。
- 后侧 Kocher–Langenbeck 入路。
  - 适用于显露股骨头后方及髋臼缘。沿着臀大肌肌纤维走行方向轻柔地分离，显露大转子后侧。旋股内侧动脉沿着闭孔外肌肌腱走行。一般情况下于梨状肌肌腱与臀小肌间对关节囊进行分离，显露股骨头后部与髋臼缘。

复位和固定技术

复位

- 行闭合复位时，常需将患侧下肢轻微屈曲、内旋，并给予纵向牵引（图 19.4）。骨折端环形 X 线透视的结果是评估复位是否满意的最主要参考依据。如果复位满意，可直接显露骨折处进行固定。
- 切开复位的要求是通过上文中提及的入路取得足够骨折端显露，复位的方式通过以下技术单独或联合进行。
  - 牵引：纵向牵引远端骨块有助于复位，最好使用龙虾爪钳样的骨钳对远端骨块进行牵引。
  - 旋转：通过将克氏针置于远端骨块中实现对远端骨块的控制，引导远端骨块通过正确旋转与

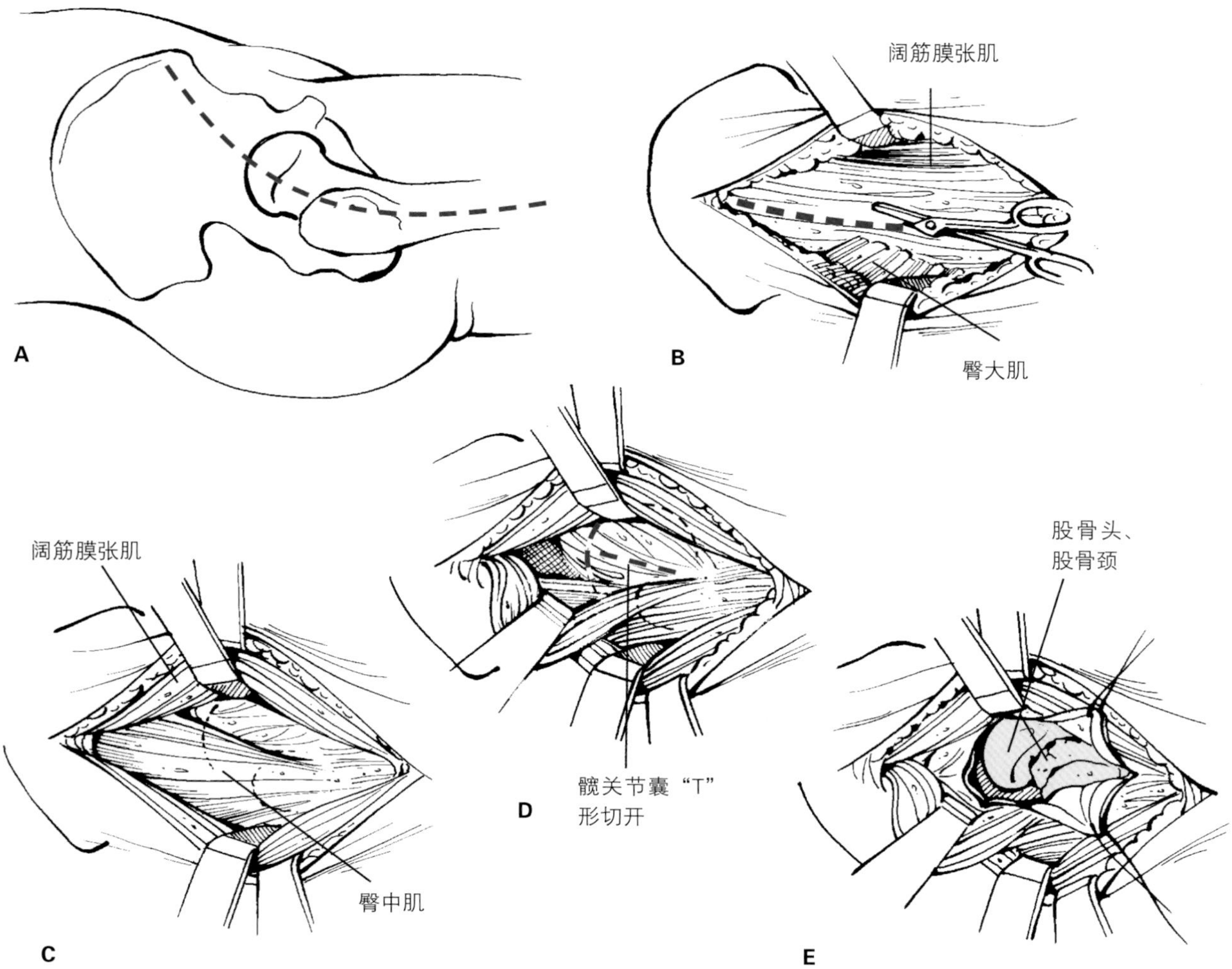

图 19.2 | Waston–Jones 入路示意图

近端骨块契合（图 19.5）。

- 骨钩：用骨钩将远端骨块向外拉（图 19.6）。
- 骨钳：用 Weber 骨钳与龙虾爪钳样骨钳可以控制远端及近端的骨折块以保持骨折的复位状态（图 19.7）。
- 实现最后固定前，可用小块钢板或克氏针进行临时固定（图 19.8）。

固定

- 依据患儿的年龄，选择合适的内固定。骨折稳定性是所有年龄患者的首要考虑因素，为确保骨折稳定性，必要时内植物需要跨过骺板固定。
- 对于需要穿过骺板固定骨折的小龄患儿，可以从紧邻小转子上方水平的外侧皮质植入光滑的克氏针进行固定。用 2~3 枚克氏针平行穿过骨折端进行固定，并穿过骺板植入股骨头中（图 19.9）。于外侧皮质侧折弯克氏针，确保其可以贴于外侧皮质 2~3cm。可用钢丝环扎克氏针针尾或者通过更简单的方法，即小钢板及螺钉将克氏针针尾贴附于皮质上，这样（使用小钢板）可以使软组织损伤最小，另外，一旦骨折愈合，也更加容易取出内植物。

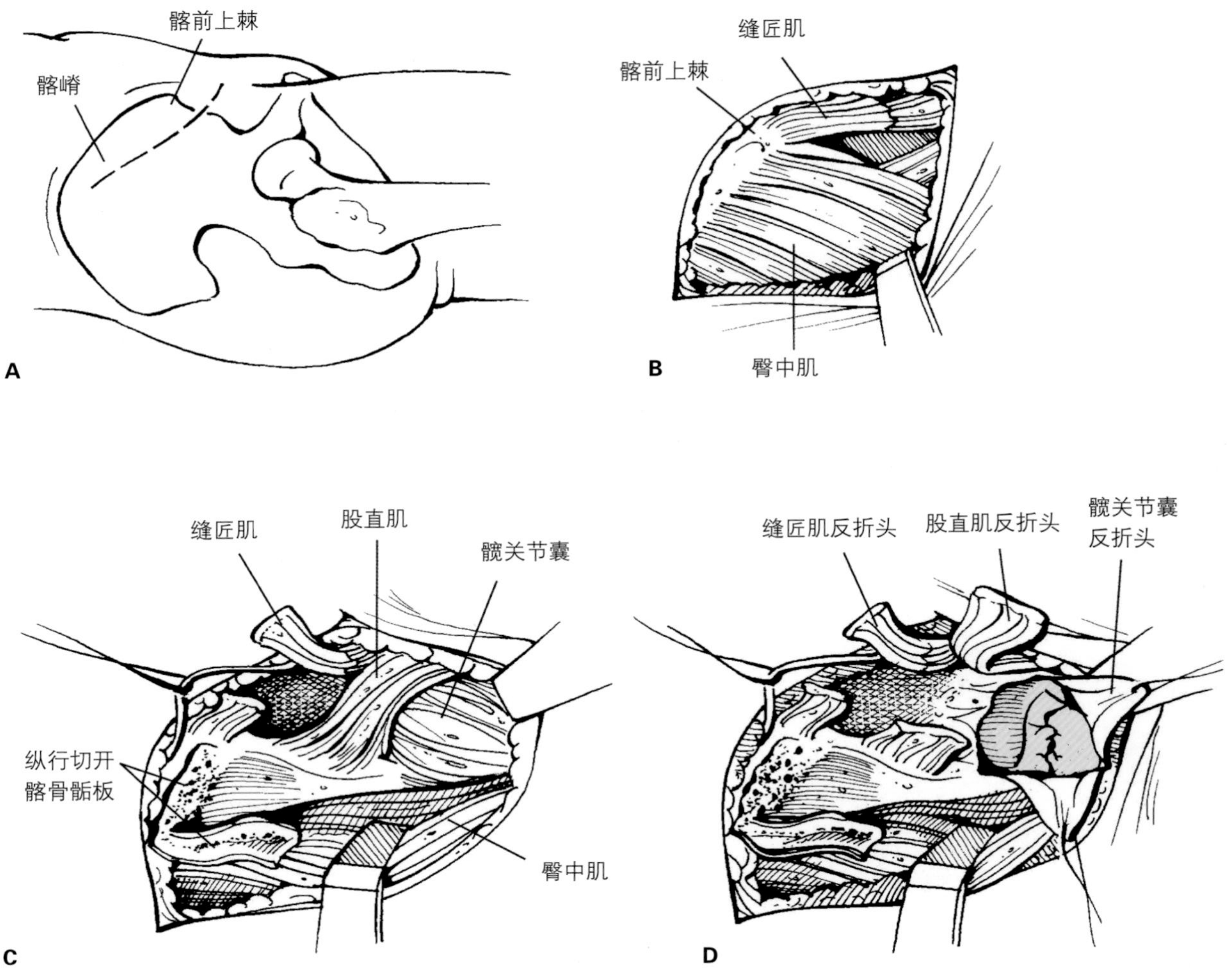

图 19.3 （A~D）采用 Smith-Petersen 入路的示意图

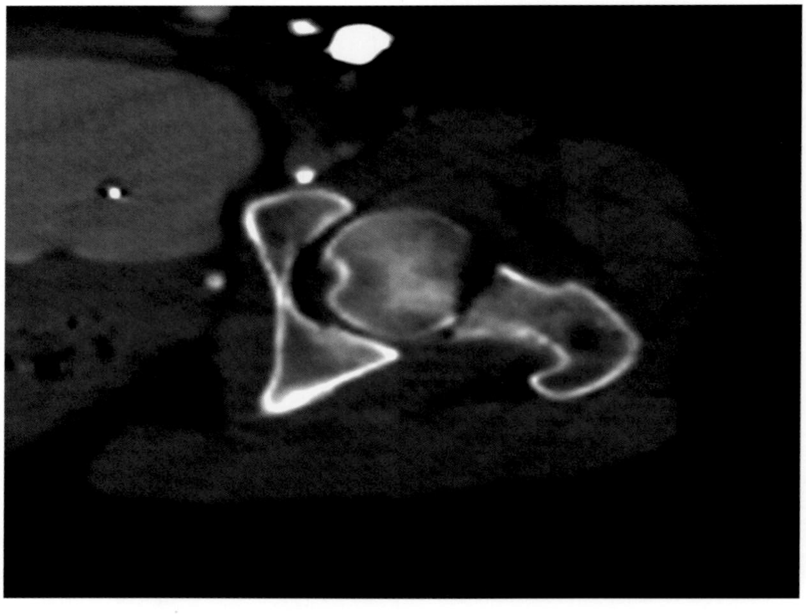

图 19.4 CT 检查显示远端骨块外旋移位

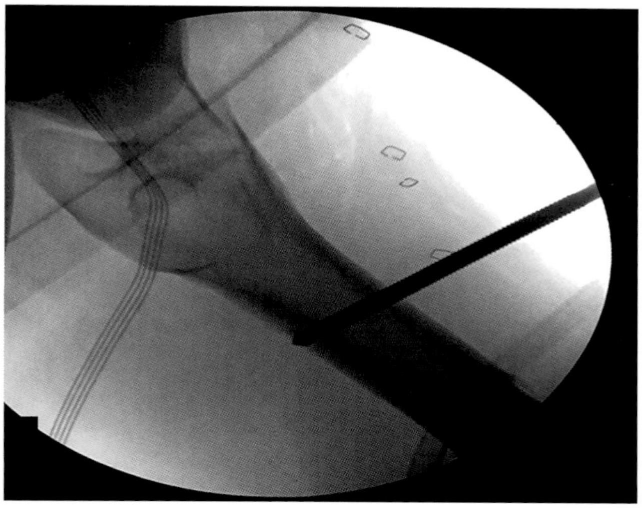

图 19.5 ‖ 克氏针置于远端骨块中以协助调整成角移位

- 空心螺钉可用于不同年龄段的患者，4.5mm 的空心螺钉可用于小龄患儿的骨折固定，6.5mm 的螺钉可用于大龄儿童及青少年的骨折固定。螺钉可以平行分布，也可以呈三角形分布。除了基底型骨折外，螺钉固定通常会穿过骺板，因为对于 10 岁以下的基底型骨折患儿，螺钉末端可能会止于骺板之前。导针的放置对于内植物的正确植入位置以及植入螺钉时提供的旋转稳定性至关重要。植入螺钉前要植入所有导针（图 19.10）。理想的螺钉分布是最主要的螺钉紧邻股骨颈内侧皮质上方，这样可以最佳地固定骨骺的下半部分。

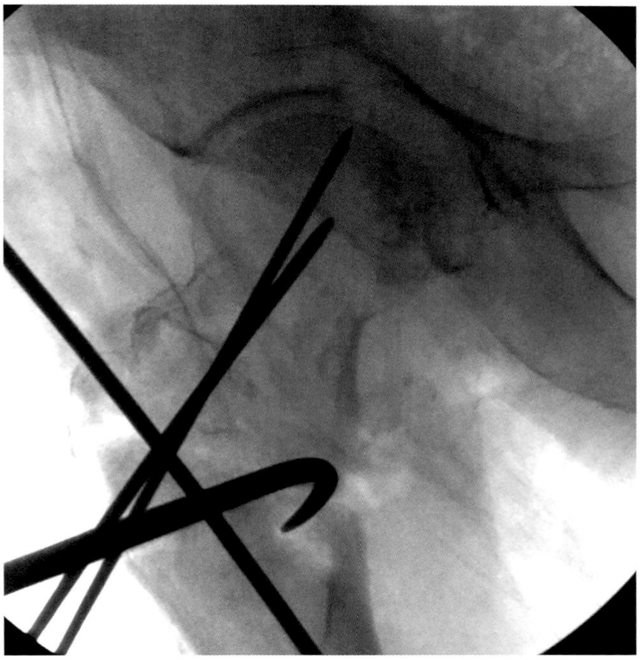

图 19.6 ‖ 用骨钩控制并向外拉远端骨块

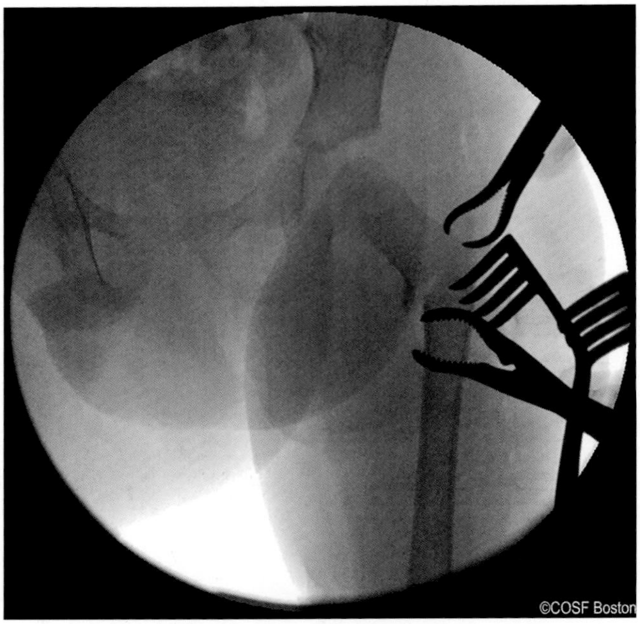

图 19.7 用骨钳控制远近端骨块以协助复位

- 螺钉钢板固定装置可以选择动力髋螺钉（DHS）或新一代的从 3.5mm、4.5mm 到 5.0mm 尺寸的股骨近端锁定钢板（图 19.11）。同样的，DHS 装置也有儿童尺寸、中间尺寸与成人尺寸的各种型号。

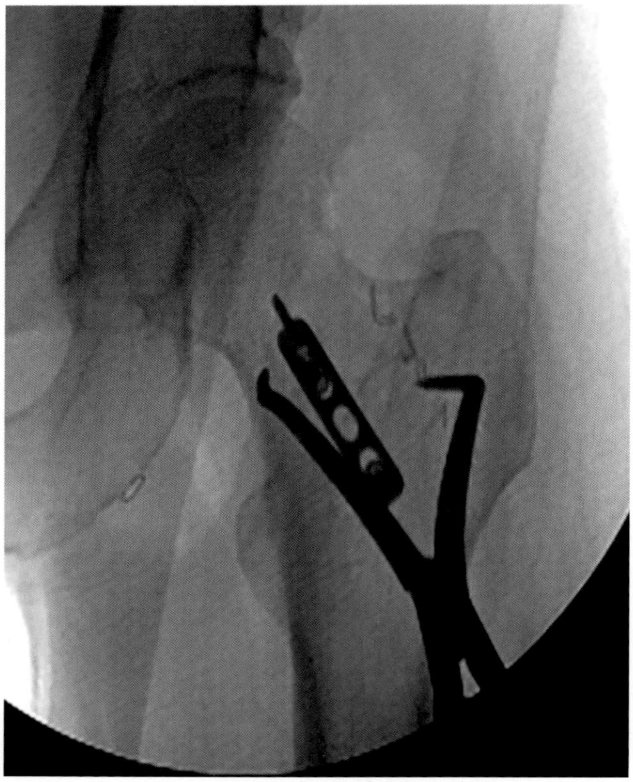

图 19.8 小钢板临时固定以保持复位

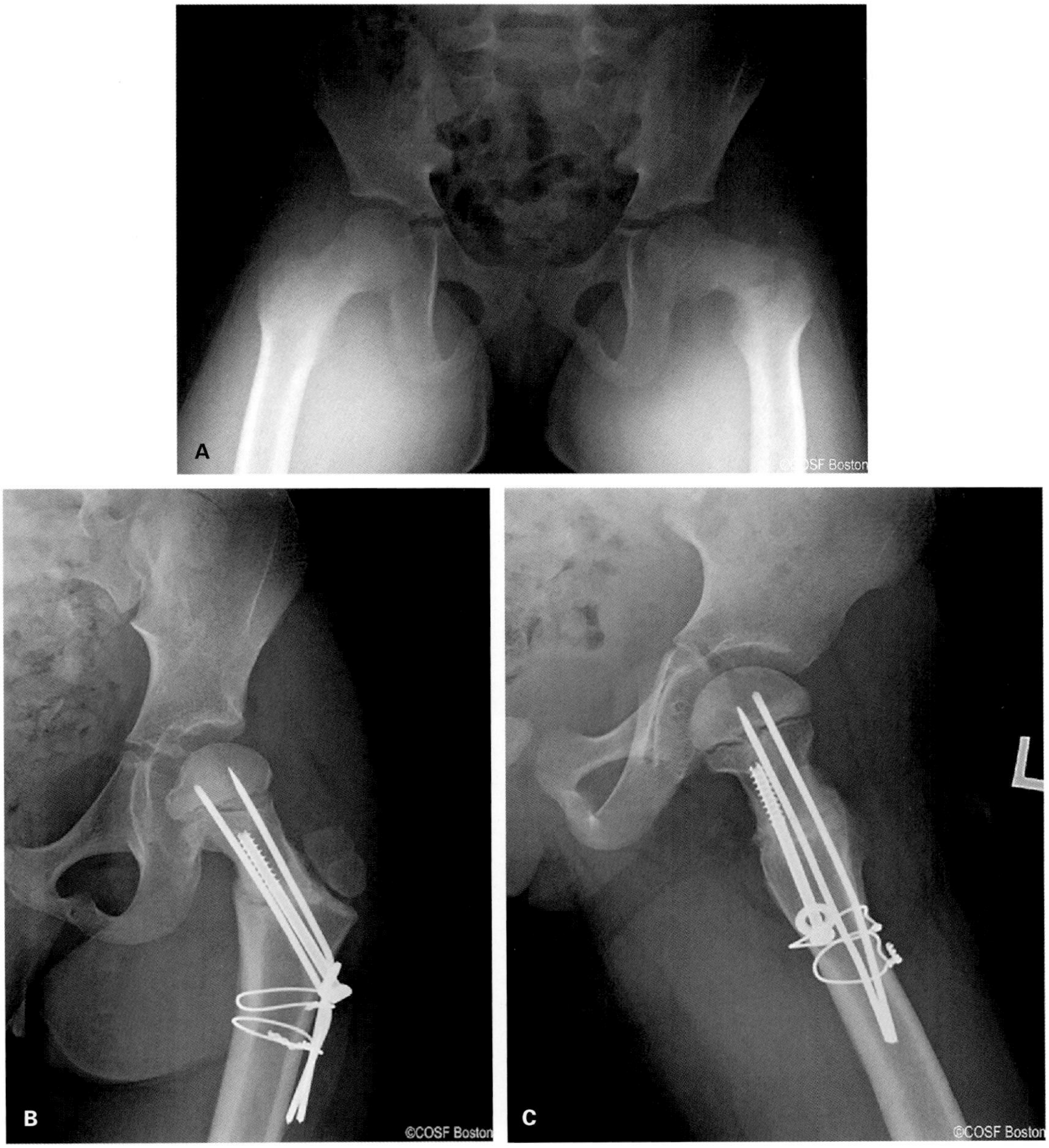

图 19.9 | （A ~ C）1 例 4 岁股骨颈骨折患儿的影像学资料，采用克氏针横穿骺板的侧边固定，不仅稳定且不影响生长

- 一旦复位骨折后，不论使用什么内固定，导针都必须穿过骨折端并向上进入到股骨头中以提供稳定。新一代的锁定钢板可以植入 2 枚单独的螺纹导针以保证正确的螺钉位置并提供旋转稳定性。使用 DHS 时，1 枚螺纹导针要平行于预定的髋部螺钉钉道上方植入（图 19.12）。

并发症

- 缺血坏死。
  - 移位的股骨颈骨折、骺板分离易出现较高的股骨头缺血坏死发生率。推荐急诊手术，实现解剖复位并予以内固定，减低股骨头缺血坏死的发生率。
- 骨不连、畸形愈合与复位丢失。
  - 股骨颈基底部骨折需要坚强的角度固定以使得骨不连与畸形愈合出现的风险最小化。空心螺

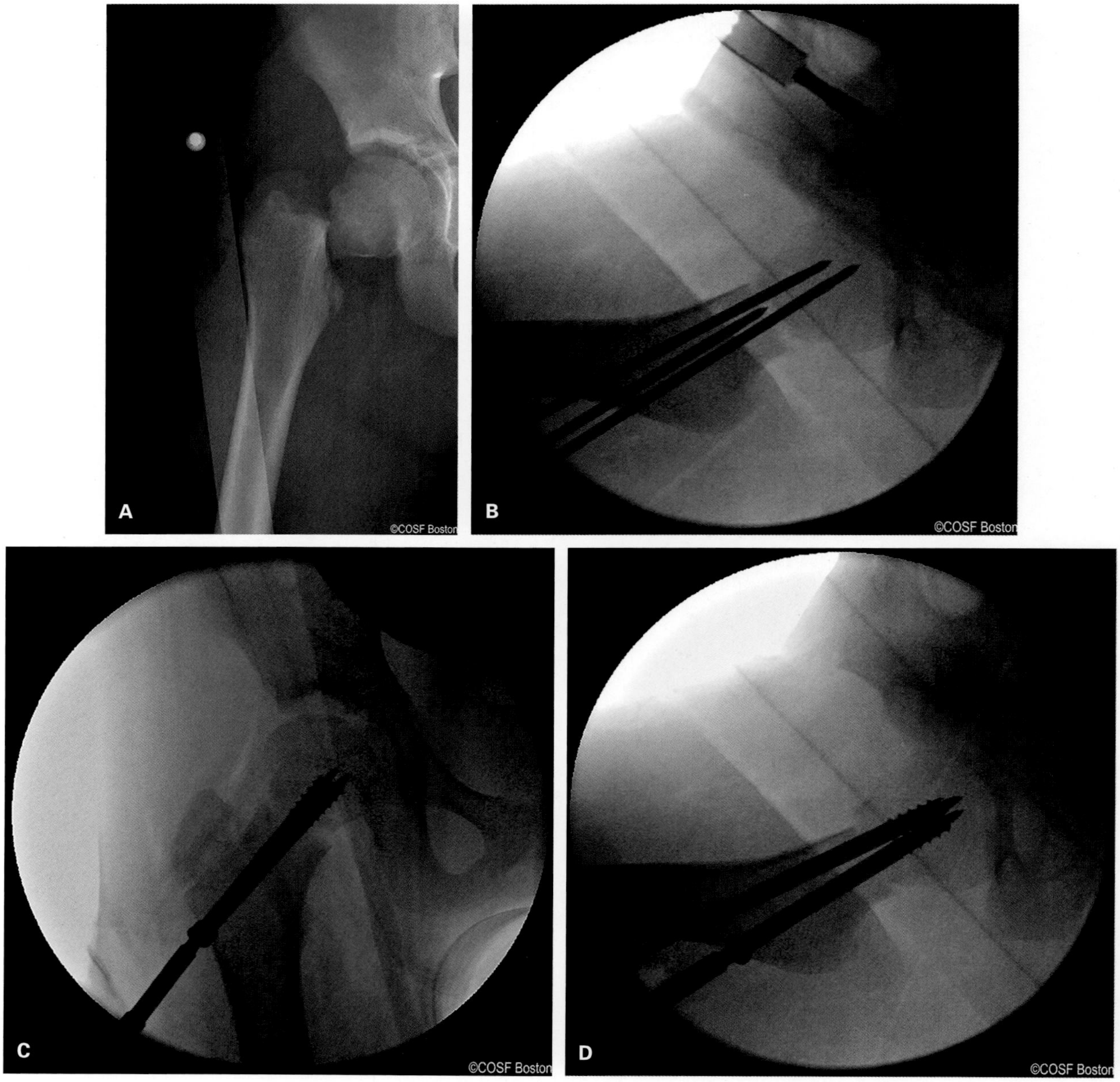

图 19.10 ▍（A~D）1 例 8 岁患儿的影像学资料，采用切开复位内固定治疗，注意空心螺钉不要穿过骺板

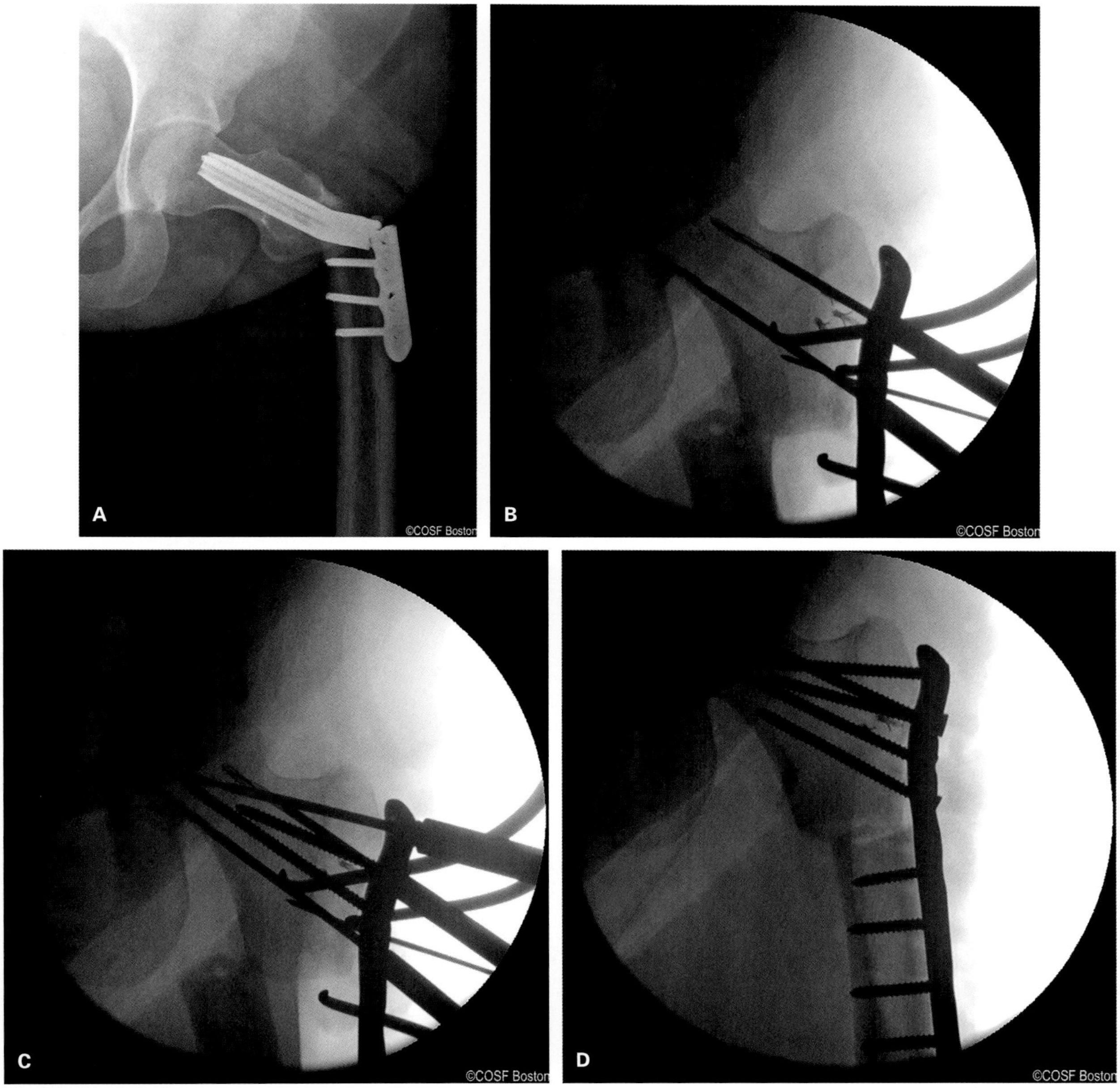

图 19.11 ‖ （A~D）1 例转子间骨折内植物失败患者的影像学资料，采用股骨近端锁定钢板治疗骨折

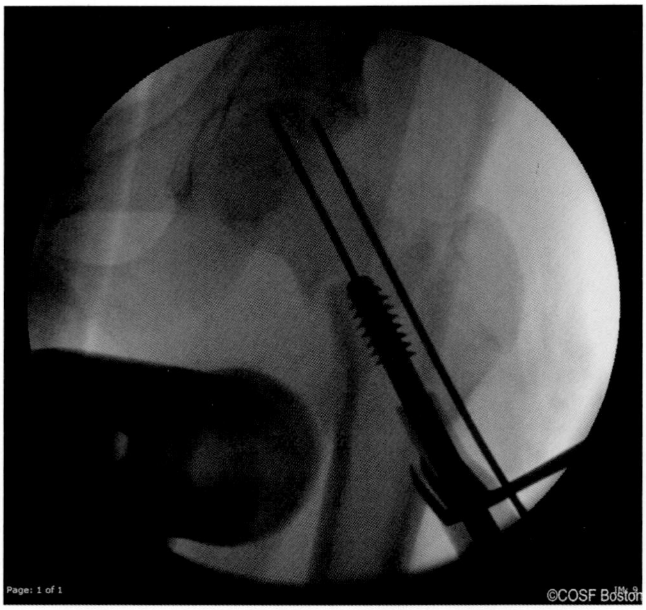

图 19.12 采用 DHS 治疗股骨颈骨折的 X 线透视影像，注意防止上方的导针可在髋部螺钉植入的过程中旋转

钉固定强度是不够的（图 19.13）。如果发生股骨颈骨不连，外翻截骨术可提升骨折愈合的生物力学条件。

- 骨骺早闭。
  - 骨折伴股骨头缺血坏死、使用器械或内植物多次穿过骺板易引起骨骺早闭。观察有无骨骺早闭，需要注意监测双下肢不等长程度是否大于 2.5cm。

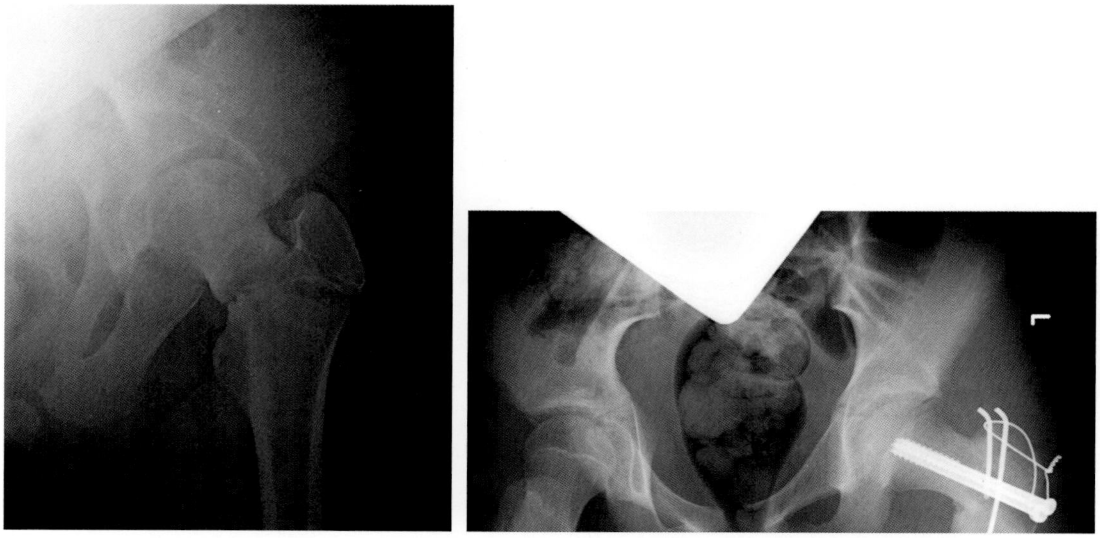

图 19.13 复杂的股骨近端骨折采用的内固定物强度不够导致固定失败。注意补救措施是通过更加坚强的内固定物固定，并改善力线

术后护理

- 小龄患者中，内固定后必要时需行“人”字形石膏辅助固定。
- 可提供更高固定强度的内植物，比如 DHS 或固定角度的内植物，通常不需要“人”字形石膏辅助固定。

参考文献

[1] Patterson JT, Tangtiphaiboontana J, Pandya NK. Management of pediatric femoral neck fracture. J Am Acad Orthop Surg. 2018;26(12):411-419.
[2] Spence D, DiMauro JP, Miller PE, Glotzbecker MP, Hedequist DJ, Shore BJ. Osteonecrosis after femoral neck fractures in children and adolescents: analysis of risk factors. J Pediatr Orthop. 2016;36(2):111-116.

第 20 章
股骨转子下骨折固定

Travis Matheney

适应证

- 股骨转子下骨折。
- 5 岁开始到骨骼成熟的患者。

器材

- ORIF 设备。
  - 球头钉。
  - 大型 Weber 钳。
  - 持骨复位夹（锯齿形）。
- 内植物。
  - 3.5mm/5.0mm 加长型儿童髋部锁定钢板。
  - 4.5mm 窄锁定钢板（用于肌下技术）。
  - 刚性髓内钉（用于青少年患者）。
  - 弹性髓内钉（用于长度稳定型骨折，患者体重 <45kg）。

定位

- 仰卧于手术台上，双下肢分开（图 20.1）。
- 垫高患侧骨盆并将同侧前臂置于胸前枕上。
- 确保转子区易于显露。
- 避免足部旋转不良。
- 确保 X 线透视可充分显示髋部、骨折区域和膝关节。
  - 刚性髓内钉。
  - 肌下钢板。
  - 弹性髓内钉。
- 侧卧于可透 X 线手术床上（图 20.2）。
- 确保髋关节和骨折区域 X 线透视可见。

手术入路

- 侧方入路，根据需要暴露的范围显露股骨近端。
- 切开皮肤，纵向劈开髂胫束。
- 在股骨前方的股肌插入点，用电刀水平切开股肌，并将其向前方剥离使其与

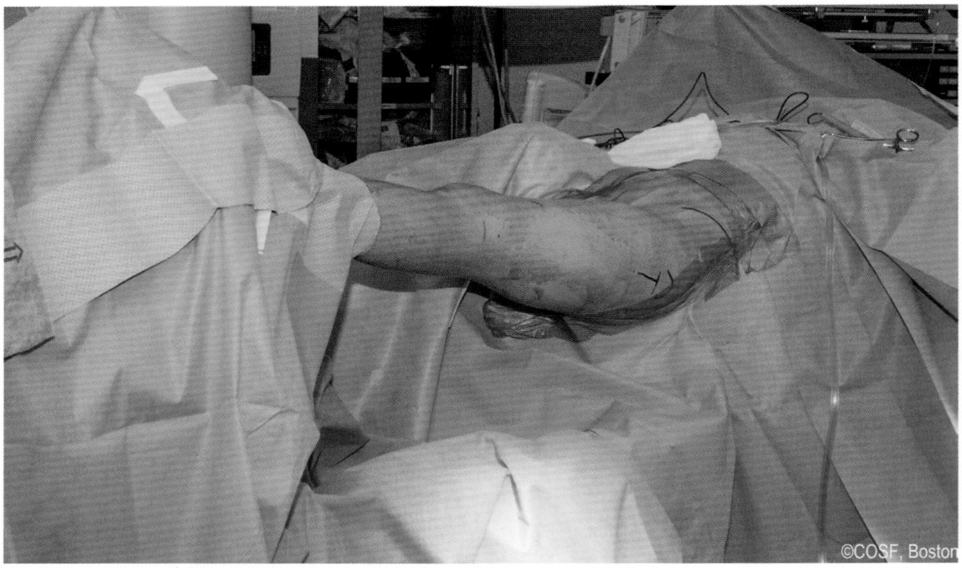

图 20.1 ▮ 患者仰卧位照片

后侧肌间隔分离，保留少量肌袖以避免隔膜破裂。电凝穿支血管（图 20.3）。

- 暴露程度的大小取决于内植物的选择。使用开放式钢板，需要广泛解剖；使用髓内钉，则需选择性暴露。

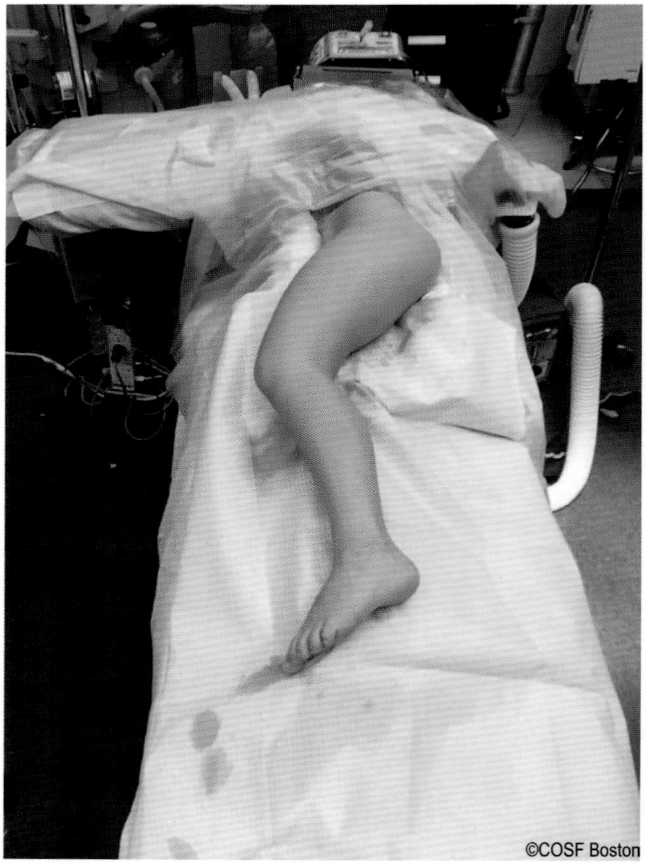

图 20.2 ▮ 股骨转子下骨折切开复位内固定侧卧位

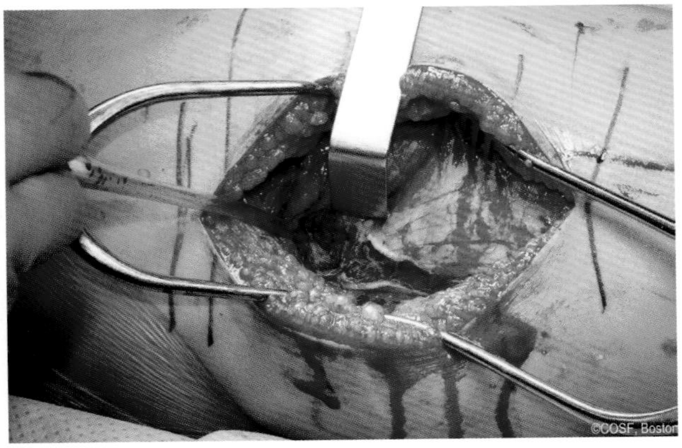

图 20.3 | 股骨近端的外侧显露

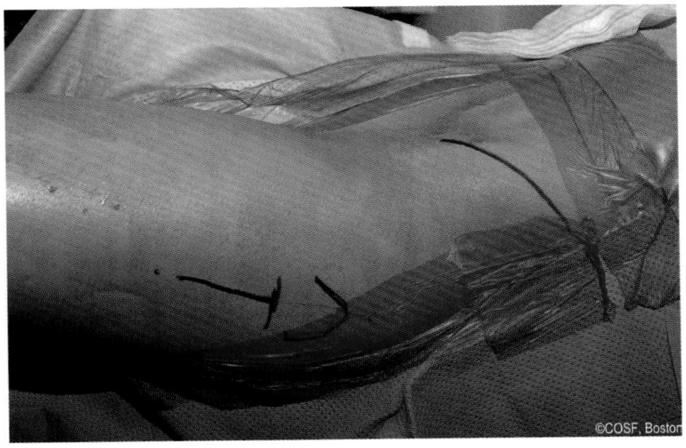

图 20.4 | 肌下钢板的外侧显露

复位和固定技术

- 所有复位技术都依赖于对附着在近折端肌肉力量的理解，这些肌肉可使骨折近端屈曲（髂腰肌）、外展和外旋（臀肌、短外旋肌）。
- 手术方式的选择决定了对骨折远、近端复位的方式。

弹性髓内针技术

- 理想情况下，该技术适用于体重 < 45kg 的低龄患者，可利用牵引床获得复位。
- 所用内植物为后续章节所述的从远端植入的弹性髓内针。
- 2 枚髓内针分别于内、外侧植入股骨髓腔，上行至邻近大转子尖端附近。

肌下钢板技术

- 理想状态为在获得骨折初步复位后，利用螺钉进一步复位使骨折端更加紧密。
- 应选用 4.5mm 窄的结合钢板，预弯后以便贴合股骨近端的膨大。
- 于外侧纵向劈开髂胫束，随后于股外侧肌近端做垂直切口，在肌肉与骨膜间钝性分离形成间隙（图 20.4、图 20.5）。
- 将钢板穿入隧道，紧贴股骨侧方中线位置，钢板近端的组合螺钉孔内旋入锁定螺钉导向套筒有助于控制方向。一旦对钢板位置满意，即可将导丝由近端导向套筒钻入。
- 随后经皮将 1 枚克氏针钻入远端钢板的螺钉孔内。

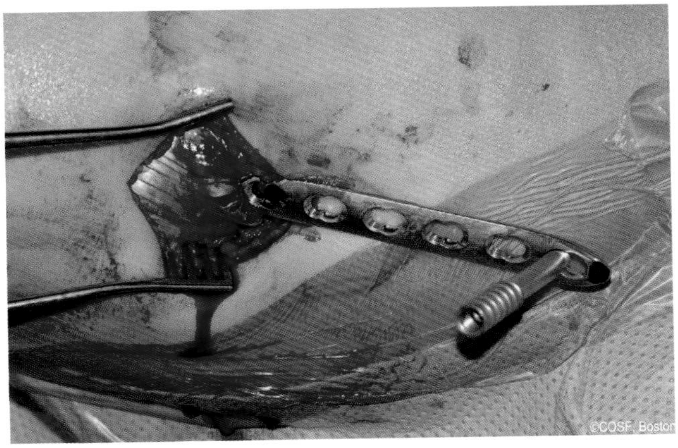

图 20.5 | 肌下钢板近端植入治疗股骨转子下骨折

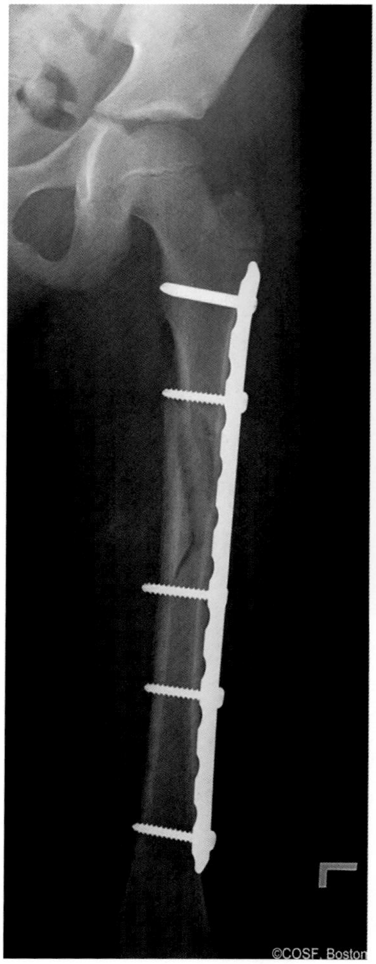

图 20.6 ▍X 线片显示肌下钢板

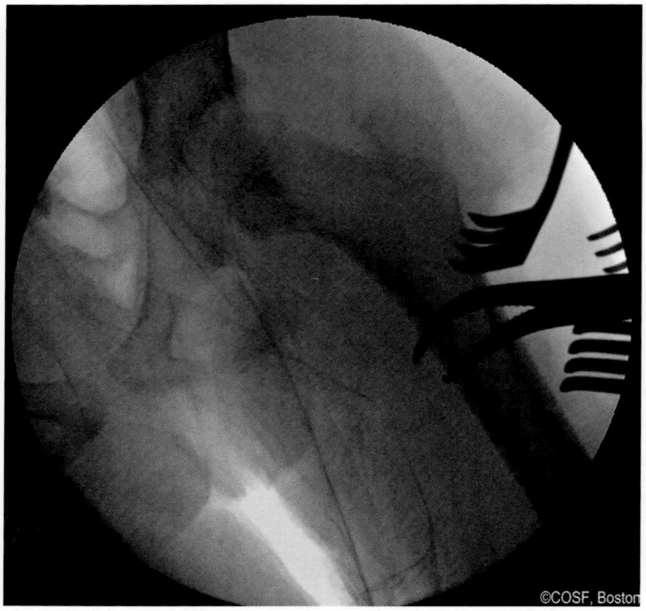

图 20.7 ▍X 线透视显示持骨器控制骨折近端

- 如肌下钢板章节中的一般规则所言，非锁定螺钉应植入在邻近骨折区域的远、近端，这将有助于钢板贴近骨骼。完成此操作后，可利用近端导向套筒钻入顶部的锁定螺钉，随后在钢板远端以适当的间隔经皮另外添加 1~2 枚螺钉，以达到在长钢板上分担载荷的作用（图 20.6）。

切开钢板内固定

- 患者侧卧于可透 X 线手术床上，行标准外侧入路。
- 一旦显露充分，可通过 Weber 钳夹持股骨近端前、后对应侧控制骨折近端，以便手动对抗肌肉力量。
- 骨折远端可由大型持骨器夹持控制，并辅以纵向牵引协助复位（图 20.7）。
- 直视下手法复位骨折端，当有斜行骨折端复位后可用克氏针固定，此时可松开持骨器，以便钢板更好地贴附于股骨。
- 我们推荐使用 3.5mm 或 5.0mm 的儿童髋部锁定钢板，这样可以在股骨颈部植入 3 枚锁定螺钉，并在钢板远端使用标准螺钉进行固定。
- 选择恰当宽窄和长度的钢板，并将 2 个锁定导向套筒固定在 130° 钢板近端的 2 个孔中（图 20.8）。
- 将钢板准确居中放置，用持骨器将其牢固地夹持于股骨上，然后通过近端锁定导向套筒钻入 2

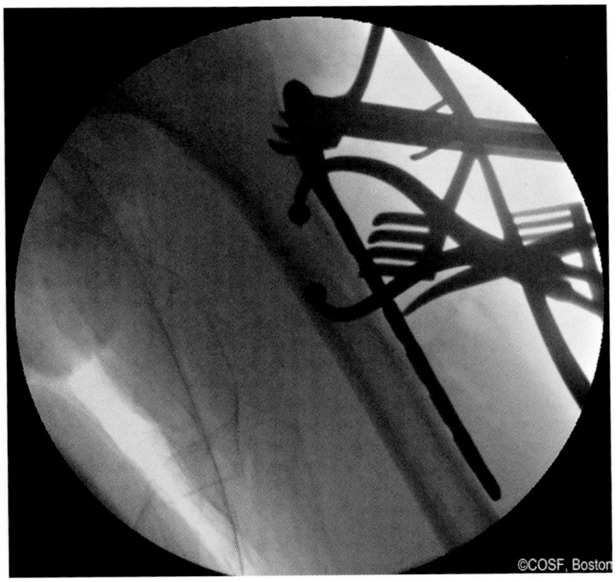

图 20.8 | 正确的钢板植入位置和骨折碎片的稳定性

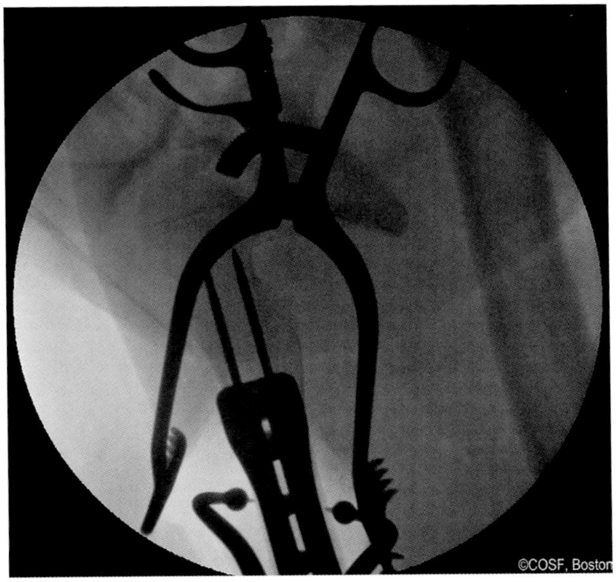

图 20.9 | 侧位 X 线透视影像，显示导针正确地植入股骨颈部

枚导针进入颈部。X 线透视检查以确保导针位于颈部和头部的中心，避免前、后方向和颈部穿出，并检查钢板与股骨是否贴合良好（图 20.9）。

- 远、近端植入的螺钉应确保双皮质固定，锁定螺钉向上进入股骨颈内，任何拉力螺钉应符合骨折固定解剖原理（图 20.10）。

刚性髓内钉技术

- 手术步骤：获得解剖复位，取得完美的植入点，导丝临时插入维持复位，行扩髓和髓内钉植入。因此，是一个具有挑战性的过程。
- 前期步骤可借助 X 线透视确认和完成。

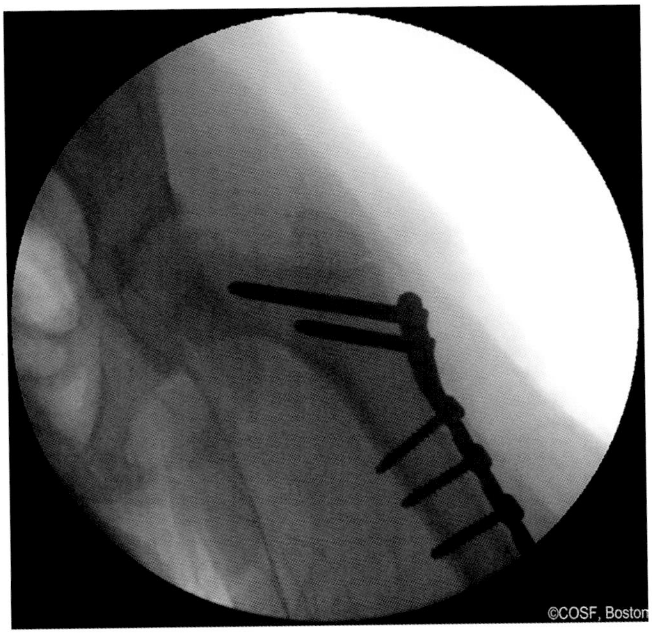

图 20.10 | 解剖钢板内固定复位良好

- 手术过程中可通过多种方式进行复位和维持。
  - 通过小切口显露，可利用持骨器夹持骨折远、近端协助复位。
  - 借助皮肤小切口，可使用球头钉推顶骨折近端或使用连接在“T”形握柄上的半针协助复位。
  - 大切口，清除嵌顿在骨折远、近端间的肌肉，持骨器夹持，直视下复位。
- 在整个过程中，导针必须始终保持居中，维持骨折复位期间避免扩髓铰刀向外侧和后方飘移，使后续植入的髓内钉引发内翻对位不良和骨折端不稳定。
- 髓钉植入中应注意保持骨折复位。
- 移除导丝后使用标准锁定技术或引导锁定技术将近端锁定螺钉钻入股骨颈。
- 远端锁定应按标准锁定方式进行。

并发症

- 骨折端对位不良是髓内钉技术的常见并发症，这是为避免内翻对位不良，需对入钉点选择、扩髓和骨折复位不断完善所致。
- 短缩和外旋可见于弹性髓内钉内固定，源于近端钉量有限。对于体重 < 45kg 的身高稳定型的儿童，严格髓内钉的使用可避免此类情况的发生。

术后护理

大多数儿童无论何种固定，都需要拄拐 6 周不负重。使用钢板和锁钉技术可允许早期术后功能锻炼。用弹性髓内针治疗儿童需等待 1 个月再进行术后康复锻炼。如果植入髓内钉并对其稳定性有所担忧，需行单腿髋“人”字形石膏固定 3~4 周。

参考文献

[1] Li Y, Heyworth BE, Glotzbecker M, et al. Comparison of titanium elastic nail and plate fixation of pediatric subtrochanteric femur fractures. J Pediatr Orthop. 2013;33(3):232-238.

第 21 章 A 部分
股骨骨折的髋“人”字形石膏固定

Colyn Watkins

适应证

- 6 个月至 4 周岁股骨骨折患儿。

器材

- 石膏用具（纤维网状织物、玻璃纤维石膏）。
- 石膏衬垫。
- Gor-Tex 内衬。

定位

- 待患儿麻醉后，给其穿上适当尺寸的 Gor-Tex 内衬（图 21.1）。
- 随后将患者放置在髋“人”字石膏床上，小心地将患者肩部放置在躯干平台上，双臂外展，并使用纤维网状织物将其缠裹固定于双侧臂板上（图 21.2）。
- 将患者骨盆支撑于髋“人”字形石膏床上的骨盆垫上。
- 患儿平卧于石膏床上取坐姿位，即髋关节与膝关节屈曲 90°，双侧髋关节外展 45°，以便于进行患儿排便及腓侧的护理。
- 助手应位于患儿足侧，跨坐在床上，持患儿双踝，将其固定在合适的 90°–90° 位置。

复位和固定技术

- 对于大多数股骨骨折，术者的目标是缠裹石膏上至剑突软骨处，向下包裹骨折侧整条腿，直至脚踝。未骨折侧肢体石膏应缠裹至膝关节上方。
- 持患侧腿部的助手应自始至终对其进行徐缓的牵引，另由 1 名医生和 1 名石膏操作医生，进行石膏的缠裹。
- 使用纤维网状织物将毛毡石膏衬垫缠裹固定于如图 21.3、图 21.4 所示区域。
- 在剑突水平缠裹石膏之前，应该在 Gor-Tex 内衬下放置一个腹部衬垫，该衬垫将在石膏缠裹结束后取出。这样可避免腹部石膏缠裹过紧。为实现此项操作，可将外科布巾折叠成方形以备使用。
- 未骨折侧肢体石膏应缠裹至膝关节上方。

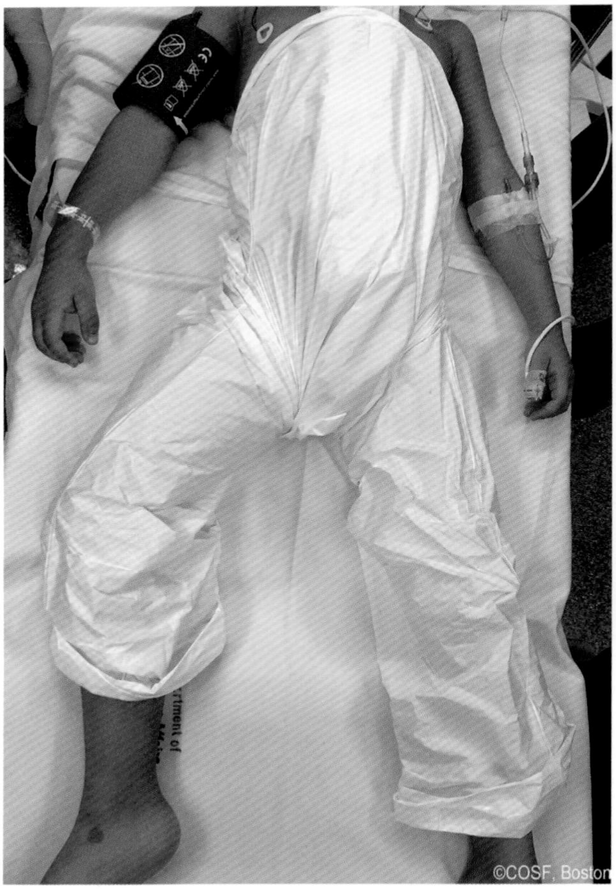

图 21.1 ▮ 患者穿着 Gor-Tex 内衬的临床照片

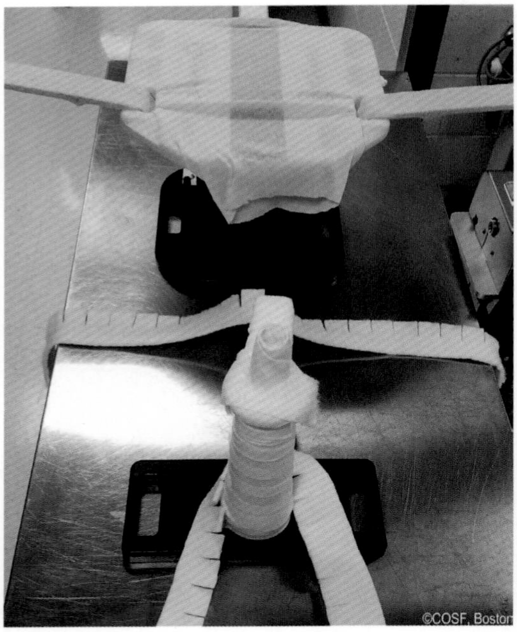

图 21.2 ▮ 髋“人”字形石膏床和髋“人”字形石膏的预置

- 于患肢踝部环形缠裹衬垫。
- 使用 1 片可同时对后面的骶尾部和腹股沟区域包绕的衬垫。
- 患肢膝关节后方放置 1 块衬垫，以免腘窝处空虚。
- 一旦纤维网状织物将所有衬垫单独缠裹固定，随后即可继续将剩余所需覆盖区域缠裹。一般在躯干部部分应用 10cm 宽的纤维网状织物，在腹股沟和肢端则应用 7.6cm 宽的纤维网状织物。
- 应注意避免出现包括臀后部在内的任何未被纤维网状织物覆盖区域。
- 一旦内衬、衬垫和纤维网状织物应用完毕，准备足够的玻璃纤维石膏以及 1 桶水。
- 由 2 个人协同工作，均匀、迅速地应用玻璃纤维石膏进行缠裹。
- 用 7.6cm 宽的玻璃纤维石膏在脊柱区域来回铺设约 30.5cm 范围，用作后部石膏的支撑结构（图 21.5），以增加石膏的强度。
- 把持腿部的助手应非常认真地将其保持于中立位，避免股骨进一步移位或旋转不良（图 21.6）。
- 一旦大部分的玻璃纤维石膏铺设完成，2 名缠裹石膏医生中的 1 人即可开始把持大腿部，并在骨折区域的石膏上施加一定程度的外翻外展塑形，此时应避免对腘窝造成过大的压力。
- 骨折端通常会随着时间的推移而呈屈曲和内翻畸形，因此外翻外展塑形是保持有效复位的关键。
- 股骨骨折有过度生长的倾向，因此在操作时注意避免用力过度使骨折端过度牵引显得尤为重要。
- 当玻璃纤维石膏硬化后，通过拍摄 X 线片或透视对骨折复位进行确认。

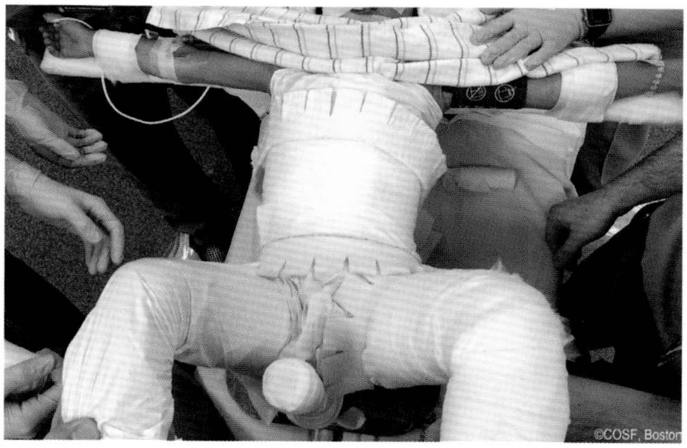

图 21.3 | 以 90°-90°的姿势放置患者于石膏床上，包绕衬垫于腹部和腹股沟处

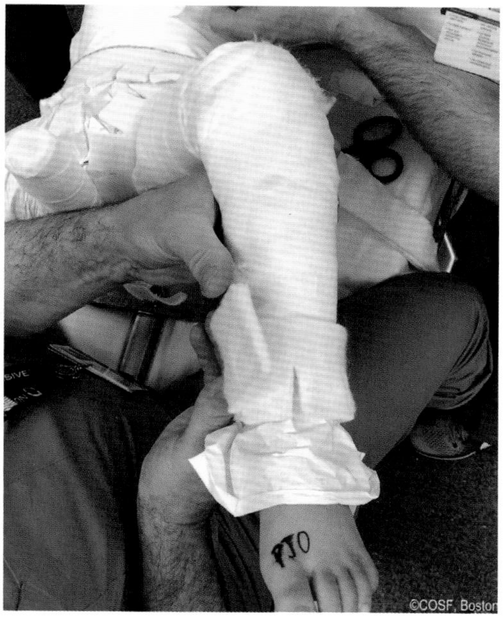

图 21.4 | 患侧踝部放置衬垫

- 骨折复位确认后，加缠 1 层玻璃纤维石膏。
- 与健侧对比检查患侧足部情况，不应有任何静脉瘀血或颜色变化。如果存在上述情况，则应考虑取下石膏，重新固定，因为这可能意味着石膏或牵引导致了腘静脉压迫（图 21.7、图 21.8）。
- 把患儿从髋“人”字形石膏床上抱下，随后用石膏锯在腹股沟、会阴部和臀部去除适量的石膏，以便给患儿更换尿布及做日常护理。
- 在腹部石膏处切出 1 个孔洞，这样有助于适应患儿餐后腹部的扩张（图 21.9）。
- 用胶带粘贴石膏边缘，随后给患儿敷上尿布。
- 再次检查患侧足部，以确保无血液灌注异常的情况存在。

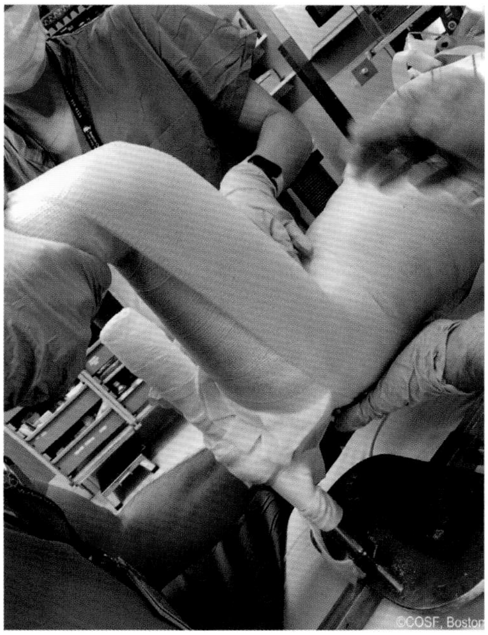

图 21.5 | 维持 90°-90°位，铺设后部支撑石膏

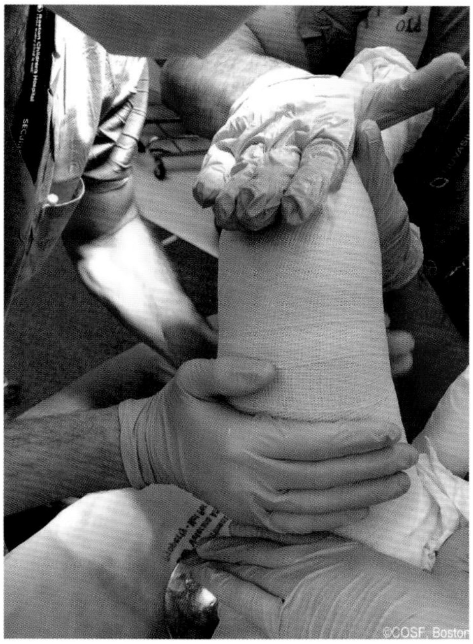

图 21.6 | 缠裹石膏后塑形以维持髋、膝关节位置

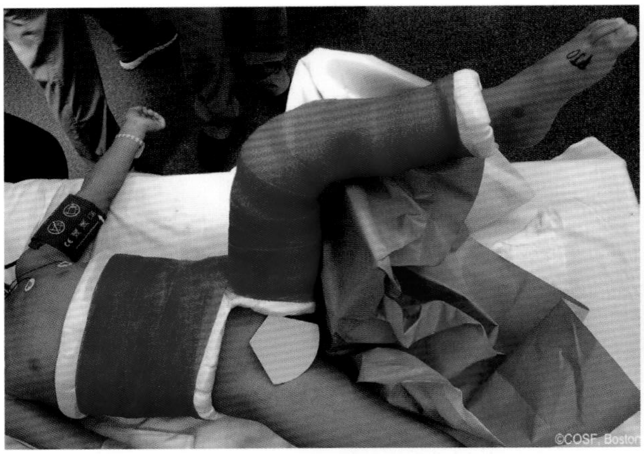

图 21.7 ▌最终 90°-90° 石膏外观和足部血运情况

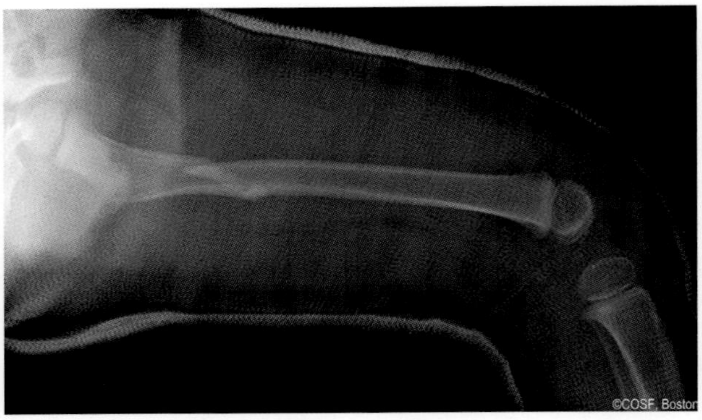

图 21.8 ▌X 线透视显示腘窝处无压迫

并发症

- 继发于腘窝压迫所致的骨筋膜室综合征是一种已知的并发症。任何足部颜色的变化，疼痛加剧或进行性肿胀，均应在劈开或完全拆除石膏后进行彻底的评估。
- 可能发生骨折复位失败，如果发生，通常在术后 1~2 周发现，建议在术后对患肢每周进行 1 次 X 线复查，以确保骨折复位在可接受的范围内（图 21.10）。
- 可能会出现严重的粪便 / 尿液污染，治疗方法取决于患儿的年龄、骨折类型和使用污物存在的时间。可能的话，应劈开石膏清理污物，同时进行局部皮肤护理与骨折部位的影像学再评价。

术后护理

- 需要对家长进行有关尿布更换和髋“人”字形石膏护理的健康宣教，同时叮嘱其对汽车座椅进行安全检查，以确保安全性。轮椅会在一段时间内被频繁使用，特别是对于年龄更大的患儿。
- 大多数患儿的髋“人”字形石膏治疗时间为 6 周。

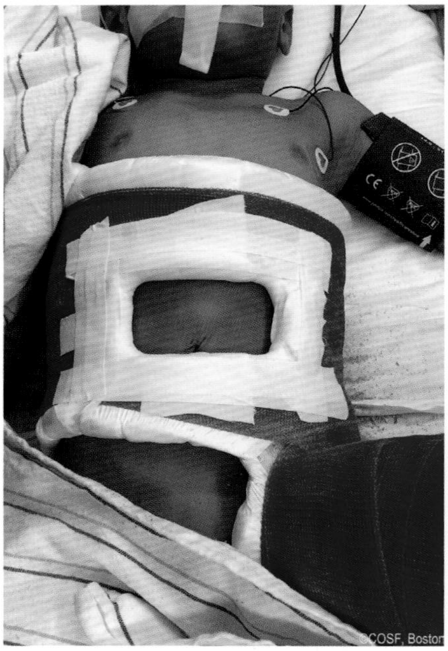

图 21.9 ▌腹部压力区开放，适应餐后扩张

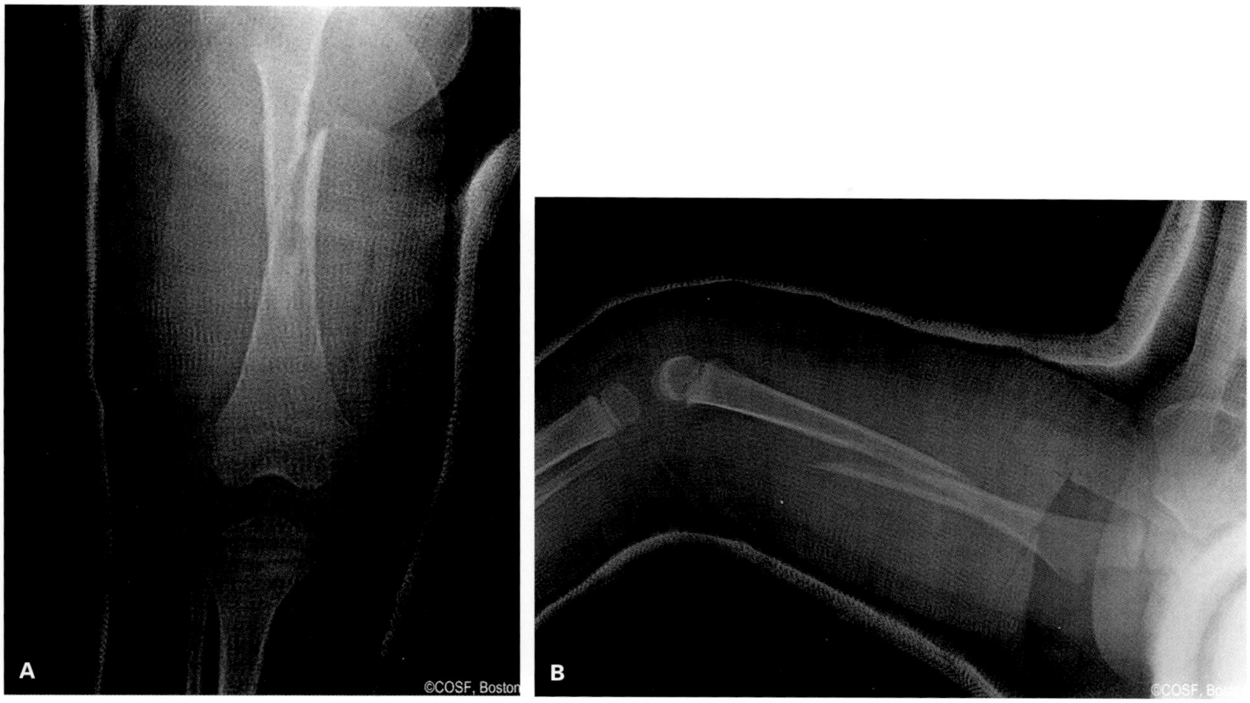

图 21.10 |（A、B）外翻外展位的最终 X 线片

参考文献

[1] Leu D, Sargent MC, Ain MC, Leet AI, Tis JE, Sponseller PD. Spica casting for pediatric femoral fractures: a prospective, randomized controlled study of single-leg versus double-leg spica casts. J Bone Joint Surg Am. 2012;94(14):1259-1264.

[2] DiFazio R, Vessey J, Zurakowski D, Hresko MT, Matheney T. Incidence of skin complications and associated charges in children treated with hip spica casts for femur fractures. J Pediatr Orthop. 2011;31(1):17-22.

第 21 章 B 部分
股骨骨折弹性髓内针固定

Susan Mahan

适应证

- 股骨转子下、股骨干、股骨远端干骺端骨折。
- 长度稳定型骨折（横行骨折，短斜行骨折）。
- 5~11 岁的骨折患儿。
- 体重 < 45kg 的骨折患儿。

器材

- 钛制弹性钉（Nancy 钉）套件或不锈钢弹性钉（Enders 钉）套件。

定位（图 21.11）

- 仰卧于可透 X 线手术台上，双腿分开。
  - 患侧臀部下方放置体位垫防止下肢外旋。
  - 健侧腿部放低以便患肢侧位 X 线透视。

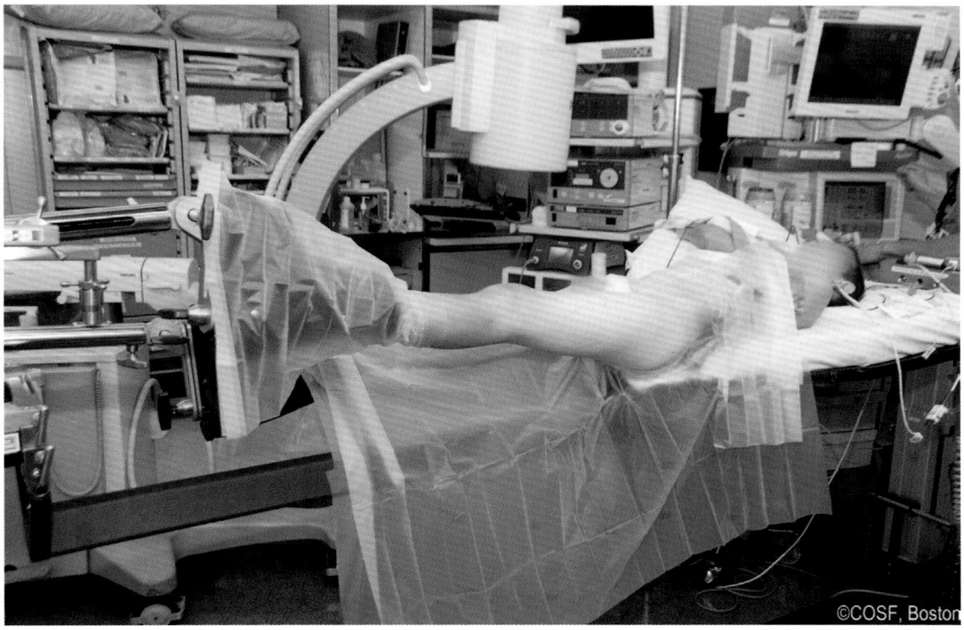

图 21.11 ▮ 在手术台上对弹性髓内针进行定位

    - 同侧手臂跨过胸前置于软枕上使手术侧无障碍。
    - 保持髋部和髌骨向上，以避免出现旋转不良。从足侧纵向观察，当髋关节前方与膝关节前方相匹配时才有意义。如果足部和骨折远端出现明显内旋或外旋，应引起足够的关注，并重新评估。
    - 消毒范围包括患侧整条大腿，膝关节两侧应充分暴露，以便做内、外侧切口。
- 可对髋关节、膝关节以及骨折处行全面的正、侧位 X 线透视，以确保能够完整显露股骨以便临时复位。
    - 另一种体位是仰卧于可透 X 线手术台上（图 21.12）。
    - 患侧臀部垫软枕，侧面消毒范围延伸至髂嵴水平。
    - 由助手维持纵向牵引。

手术入路

- 一般情况下，近端入针，由近至远植入髓内针，适用于股骨远端骨折的治疗。
    - 切口（3cm）位于股骨远端外侧至股骨大转子顶点连线之上。
    - 劈开髂胫束，显露股骨大转子底部的外侧区域。
- 股骨远 1/3 节段以上包括股骨转子及其以下部分的骨折，应从远端至近端植入髓内针（图 21.13）。
- 切口位置的选择取决于是通过外侧植入 2 枚髓内针还是通过内、外侧各植入 1 枚髓内针。

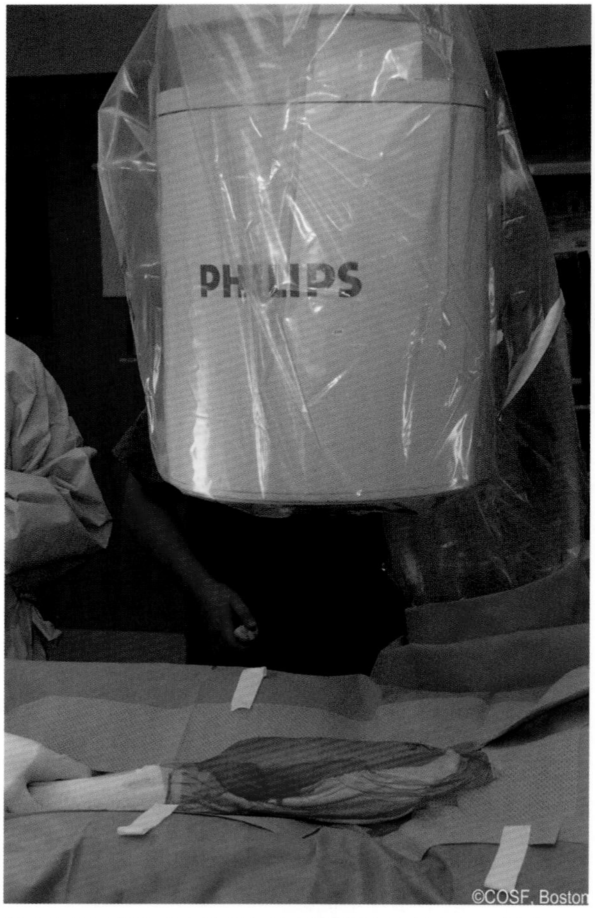

图 21.12 ▮ 仰卧位下腿部可在骨折复位过程中自由活动

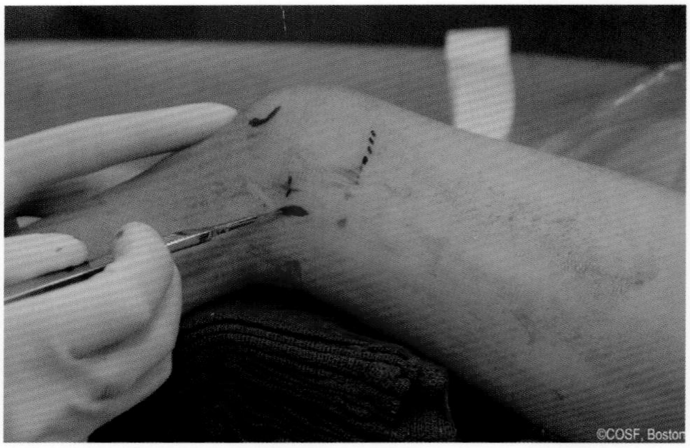

图 21.13 ▮ 外侧植针的显露

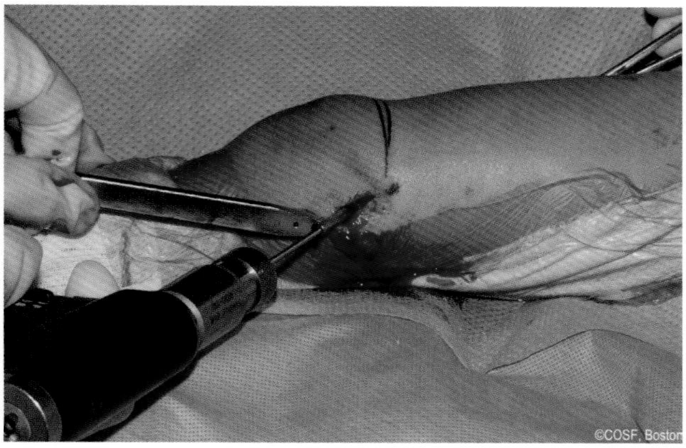

图 21.14 | 进入点钻孔位置

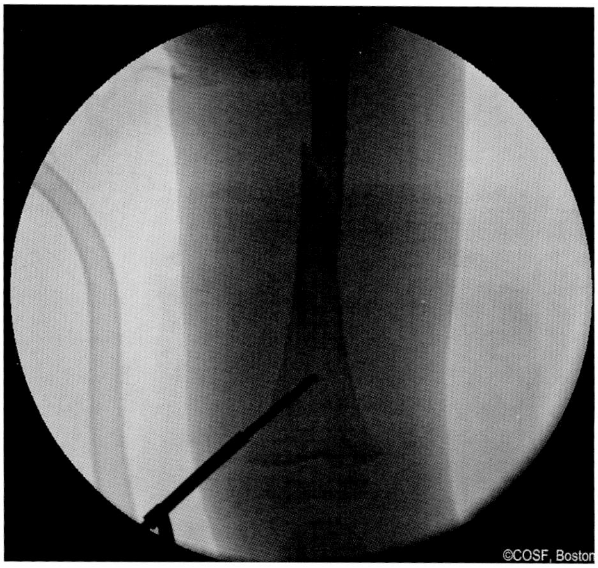

图 21.15 | 使用钻头开孔的 X 线透视影像

- 对于外侧髓内针的植入，切口始于股骨远端骺板外侧远端 1cm 处，并向近端延伸。
- 纵向劈开髂胫束，可见股外肌远端肌间隔，向上分离股外侧肌，电凝穿支血管，显露股骨远端外侧骨质。以上操作应在股骨远端骺板近端并在股肌下而非骨膜下进行。
- 对于内侧髓内针的植入，切口应同外侧在同一水平，仔细找寻股内侧肌的远端。向上分离股内侧肌，显露内侧骺板近端的干骺端骨质。

复位和固定技术

- 髓内针直径一般为 3.5mm 或 4.5mm。最好使用相同直径的髓内针，以避免直径大的髓内针力量占优影响骨折复位。
- 髓内针应有 1 个 30° 的弯曲弧度，同时髓内针尖端也应具备一定的弯曲度弧度，以便于髓内针在干骺端和髓腔内通行。
- 髓内针入针点通常远离骺板 2cm，侧位中线处。使用 3.2mm 钻头开孔。如果需要 2 个髓内针穿过同 1 个入口时，可选择直径更大的钻头。初始钻头方向应垂直于股骨，一旦穿透骨皮质，使钻头往复运动以最终改变开口角度，使其朝向头侧 45°（图 21.14、图 21.15）。
- 优先从外侧入针。将髓内针安放于“T”形手柄的卡槽内，持手柄近端借助其机械优势入针。髓内针一旦进入洞口，变换其方向应指向近端。这样髓内针就会止顶于对侧骨皮质，随后“弹入”近端的髓腔方向。X 线透视确认髓内针并未沿起始轨迹穿透对侧皮质，顺势将髓内针推顶至骨折端（图 21.16）。
- 按相同方式植入第 2 枚髓内针，注意 2 枚髓内针在骨折端呈分散放置。同样，第 2 枚髓内针也应推顶至骨折端。
- 一旦髓内针接近骨折端边缘，外侧髓内针应停靠于股骨髓腔内侧壁，顶端指向外侧，内侧的髓内针应停靠于股骨髓腔外侧壁，顶端指向内侧（图 21.17）。
- 随后，将 2 枚髓内针交替通过骨折区域。这期间可能需要改变针尖方向穿过骨折部位，同时协助进一步的骨折复位。一旦第 1 枚髓内针通过骨端处几厘米，则有利于第 2 枚通过，尽量避免 2 枚髓内针相互缠绕。上述操作有助于髓内针在骨折部位的分散，可起到像弹簧一样的作用。
- 在髓内针穿行过程中，遇到骨折端复位困难时，可操纵“F 架”协助复位（图 21.18）。

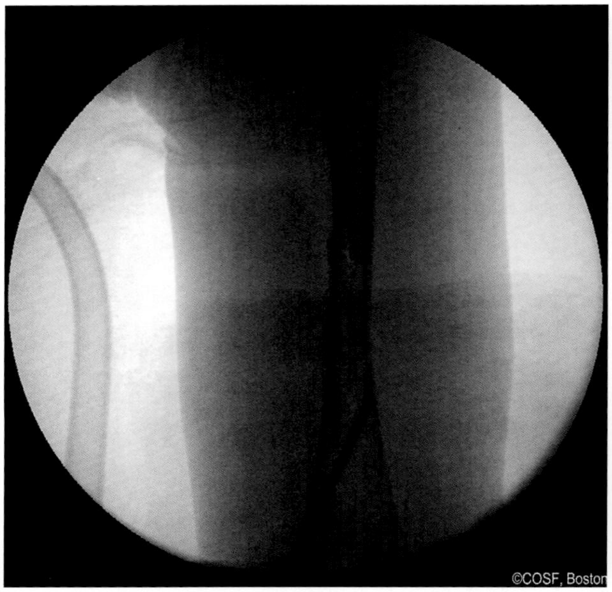

图 21.16 ▮ X 线透视显示骨折部位及第 1 枚髓内针

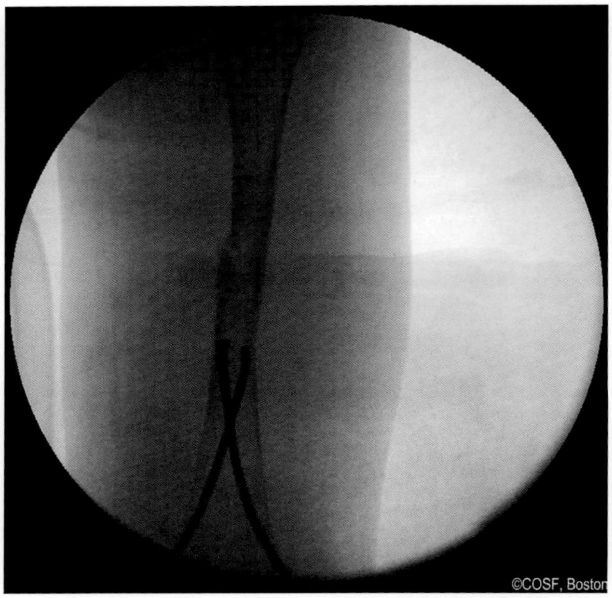

图 21.17 ▮ X 线透视显示骨折端的髓内针呈适当的分散状

- 有时，可能需要通过外侧微创切口完成骨折复位。
- 一旦髓内针通过骨折区域，继续推顶髓内针，最终使外侧髓内针尖端行至大转子区域，内侧髓内针尖端行至股骨颈中（图 21.19、图 21.20）。
- 应在骨折充分复位后确认髓内针最终位置。然后在每枚髓内针入股骨的位置进行标记，回退 2cm，将其剪断，接着将其再次推入至最终停靠位置，使髓内针末端平贴于干骺端。应外露足够长度的髓内针，以便于取出，同时减少针尾对软组织的刺激。不要折弯髓内针尾端，因为软组织激惹症可导致膝关节活动受限（图 21.21）。
- 不锈钢弹性针（Enders 钉）适用于那些可能出现短缩或有旋转趋势的骨折。这些髓内针有孔

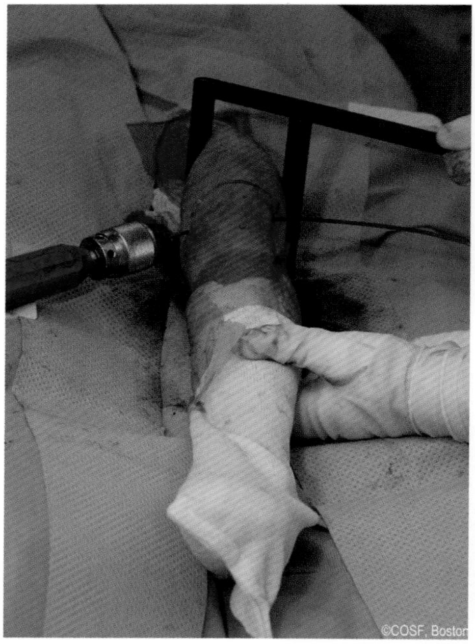

图 21.18 ▮ "F 架"，用于协助骨折复位的工具

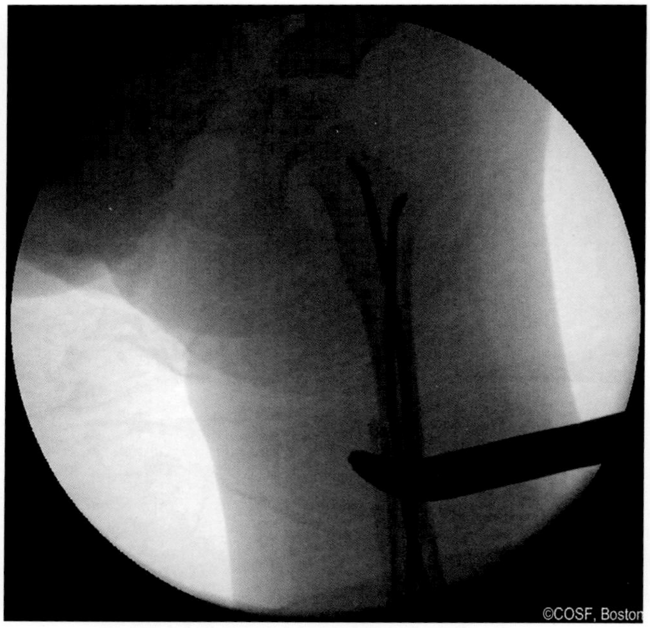

图 21.19 ▮ 正位 X 线透视显示正确的髓内针位置

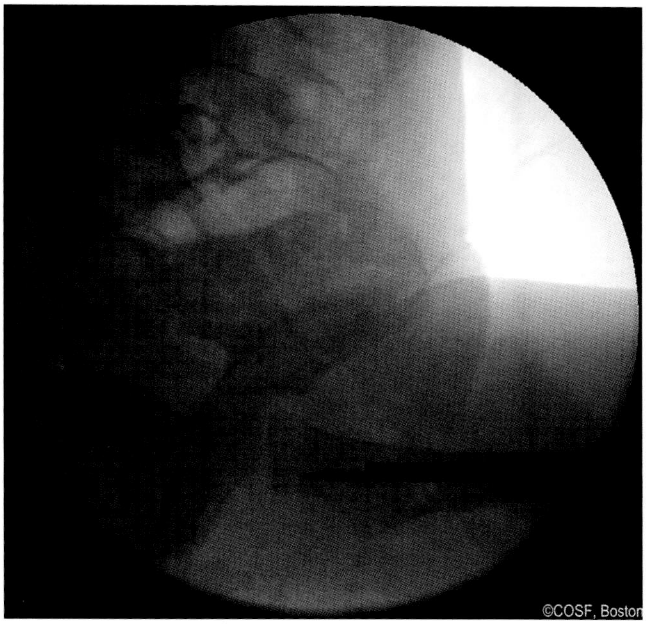

图 21.20 | 侧位 X 线透视显示正确的髓内针位置

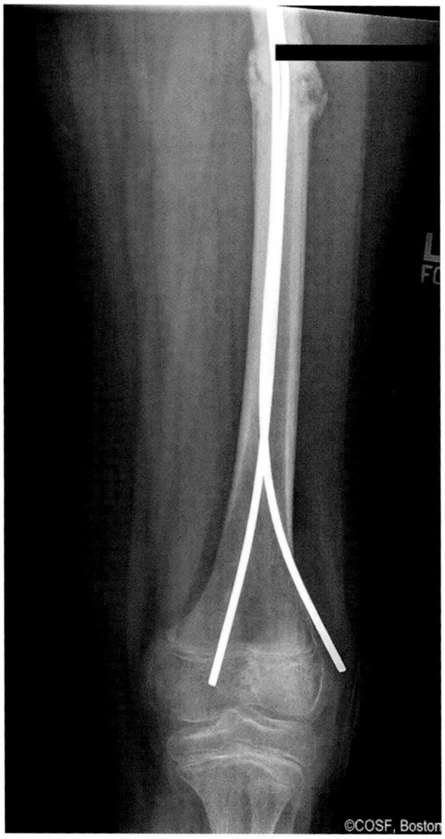

图 21.21 | 错误的入针点和针尾突出，导致软组织激惹和膝关节活动受限

眼，可通过植入锁定螺钉（3.5mm），防止髓内针回退。植入方法如上所述。一旦植入，可用 2.5mm 的钻头通过小孔在股骨钻孔，然后将螺钉穿过小孔，将不锈钢弹性钉固定在骨质上。

并发症

- 骨折端短缩和外旋。严格遵循患者选择以及骨折类型选择的原则，可避免上述情况发生。在长度不稳定型骨折中，应用锁定不锈钢弹性针或添加尾帽并配合短期单髋“人”字形石膏固定可降低该并发症的发生率。
- 髓内针植入不当，可引起软组织激惹和膝关节活动受限。出现这种并发症时，可以直接切开显露入针点，减少针尾在骨骼外露长度，同时使针尾平靠在皮质上。

术后护理

- 无须支具或石膏固定。但鉴于许多患儿由此产生的忧虑，可佩戴膝关节护具 2 周。
- 通常 2 周后，可在患儿容忍范围内进行髋、膝关节活动以及股四头肌力量训练。
- 一般情况下，患儿在 6 周内不负重，随后根据患者的体形和影像学愈合情况决定负重时间。
- 对于儿童而言，无须取出内固定物。

参考文献

[1] Kocher MS, Sink EL, Blasier RD, et al. Treatment of pediatric diaphyseal femur fractures. J Am Acad Orthop Surg. 2009;17(11):718-725. Review.

[2] Moroz LA, Launay F, Kocher MS, et al. Titanium elastic nailing of fractures of the femur in children. Predictors of complications and poor outcome. J Bone Joint Surg Br. 2006;88(10):1361-1366.

第 21 章 C 部分
股骨干骨折肌肉下钢板固定

Eduardo Novais

适应证

- 股骨转子下、股骨干、远端干骺端骨折。
- 长度不稳定骨折类型（粉碎性骨折、长斜行骨折、蝶形骨折）。
- 5~11 岁患儿。

器材

- 下肢锁定钢板器械（4.5mm 窄结合钢板）。
- 台式钢板预弯装置。
- 克氏针。
- 套索于螺钉头部的长的可吸收线。

定位

- 仰卧于可透 X 线手术台上，双下肢呈剪刀状（图 21.22）。
  - 同侧臀部下方放置衬垫防止下肢外旋。
  - 健侧下肢放低以便患肢侧方 X 线透视。
  - 同侧手臂交叉置于胸前枕头上，使术区无干扰。
  - 保持髋部和髌骨向上，以避免出现旋转不良。从足侧纵向观察，当髋关节前方和膝关节前方相匹配时才有意义。如果足部和骨折远端出现明显内旋或外旋，应引起足够的关注，并重新评估。
- 可对髋关节、膝关节以及骨折处行全面的正、侧位 X 线透视，以确保能够完整显示股骨并获得临时复位。

手术入路

- 一般而言，股骨转子下骨折同股骨干近 1/3 骨折一样，最适用于近端显露并由近至远的放置钢板治疗。
  - 切口（3cm）位于股骨远端外侧到股骨大转子顶点水平连线之间的位置。
  - 劈开髂胫束，在股肌上做一个反向的"L"形切口，将骨膜表面的股肌上翻 2cm，获得肌下隧道起始端。最理想的钢板应自远端至大转子骨质膨大处均贴合股骨外侧。
- 针对股骨干中部及以下的骨折，钢板的铺设方向为从远端到近端（图 21.23）。
  - 切口始于股骨远端外侧骺板远端 1cm 并向近端延伸。

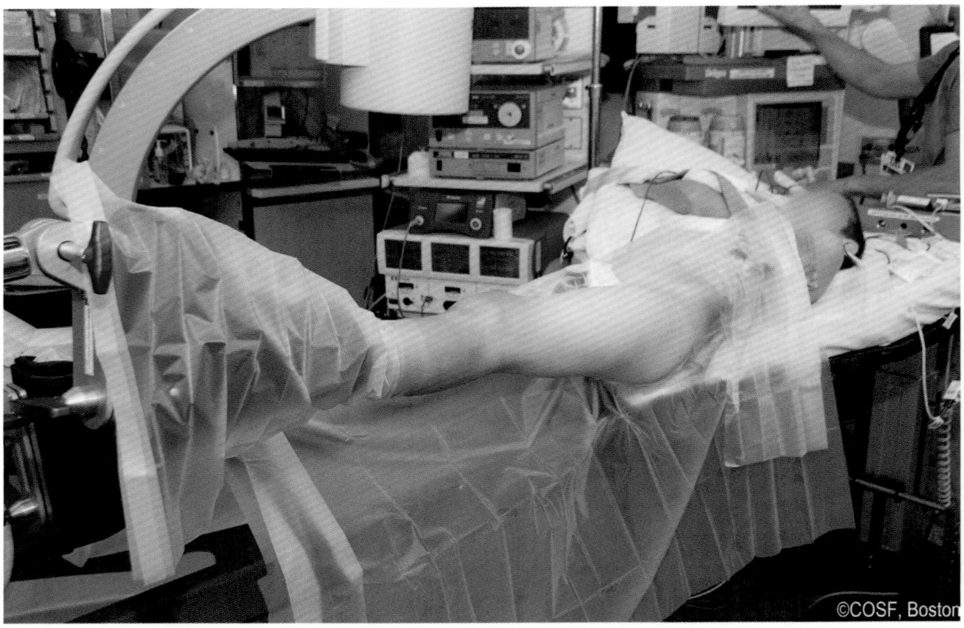

图 21.22 患者体位位，双下肢呈剪刀状

- 纵向劈开髂胫束，找到股外侧肌，将其向前方剥离，电凝穿支血管。在股肌与骨膜之间由近端至股骨远端骨骺显露股骨远端外侧骨皮质。

复位和固定技术

- 钢板应足够长，从植入部干骺端至相对端的干骺端。
  - 近端植入的钢板应末端预弯（图 21.24）适配远侧干骺端处并使钢板近端贴合股骨大转子区域的下方的近侧干骺端。
  - 远端植入的钢板应末端略低于股骨近侧干骺端并预弯使其贴附于远端骺板以近的干骺端。
- 在植入钢板之前，使用 Cobb 剥离子创建股肌与骨膜之间的隧道上至（或下达）骨折区域。保持骨膜平面平整。
- 在钢板最近端（如果从近端植入）或最远端钉孔内植入锁钉导向套筒以帮助推顶钢板（图 21.25）。借助 X 线透视检查确保钢板位于肌下隧道内。钢板应具有完美的弧线，并平行于股骨，如果预弯不良，则可出现钢板偏前或偏后的情况（图 21.26）。
- 当钢板在正位 X 线影像下潜行通过时，有可能会远离股骨，可通过临时螺钉固定使钢板贴附股

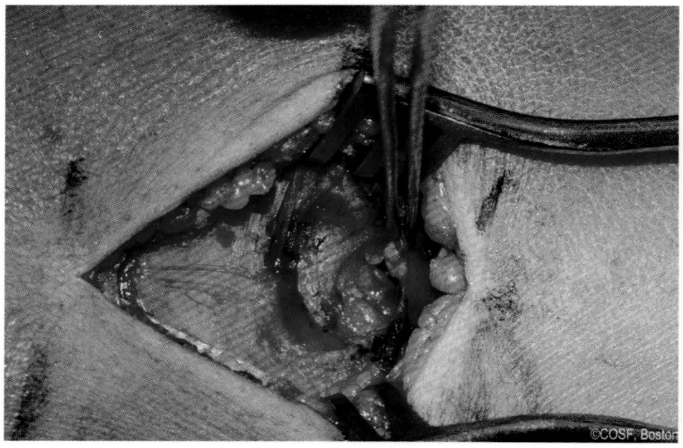

图 21.23 远端入路中股肌抬高和骨膜外剥离

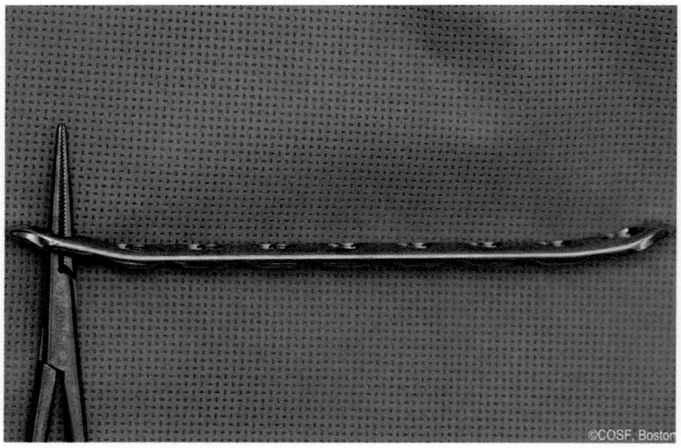

图 21.24 钢板随干骺端膨大预弯

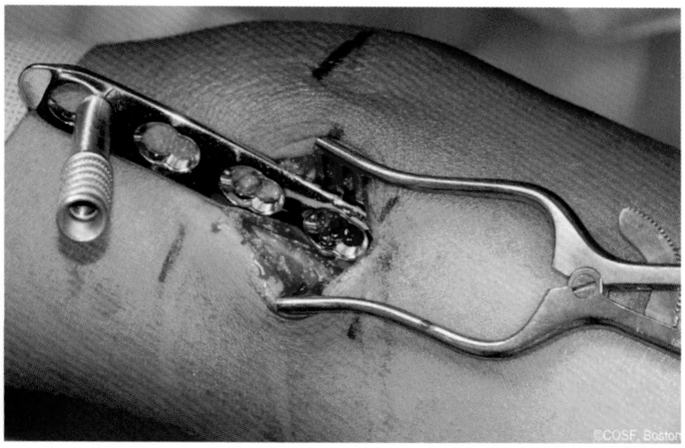

图 21.25 | 借助锁钉导向套筒辅助推顶肌下钢板从远端切口进入

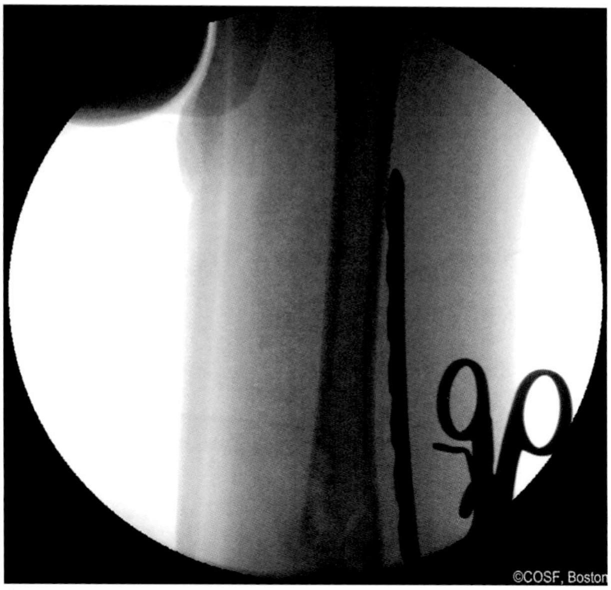

图 21.26 | X 线透视显示正确的肌下钢板进入方向

骨。侧面 X 线影像会多次显示钢板的近端或远端较股骨偏前或偏后。首先，将钢板在植入点直接贴附于股骨，并将 1 枚导针穿过锁钉导向套筒，使部分钢板和股骨的位置固定。在侧位 X 线影像中，利用 1 枚粗克氏针经皮穿入，通过钢板另一端的钉孔，止于骨质表面，借助克氏针的前后移动，使钢板在侧位像达到正确的位置。最后，将该枚克氏针穿过股骨，固定钢板，防止其移位（图 21.27）。

- 如果骨折端向后成角，也可以使用同样的方法，向上推顶大腿，随后经皮通过钢板钉孔穿入克氏针将骨折固定于一个相对对位、对线的位置。
- 首枚螺钉应置于最靠近骨折且钢板距离股骨最远的位置。在侧位 X 线透视监视下，以合适的钉孔位置为中心，做 1 个长约 1cm 的小切口，通过皮肤，刺破髂胫束，向深部分离。然后用 1 枚长柄 3.2mm 的钻头通过上述切口，直达股骨（图 21.28）。双皮质钻孔，注意保持钻头垂直于钢板和股骨，因为这将利于对钢板位置的调整。保持钻头停留在原位，用测深器准确测量长度。通常该枚螺钉较长，因为它必须通过对侧皮质并有足够的力量促使钢板贴附于股骨。
- 随后植入 1 枚 4.5mm 双皮质骨螺钉。1 根可吸收线作为安全装置呈套索状系于螺钉头，以防螺

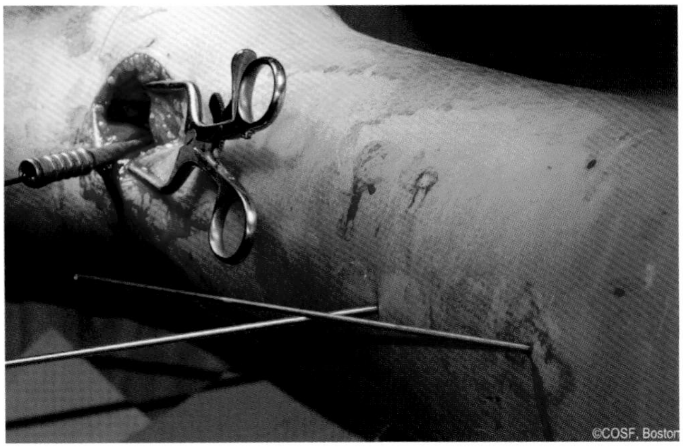

图 21.27 | 通过克氏针固定钢板位置

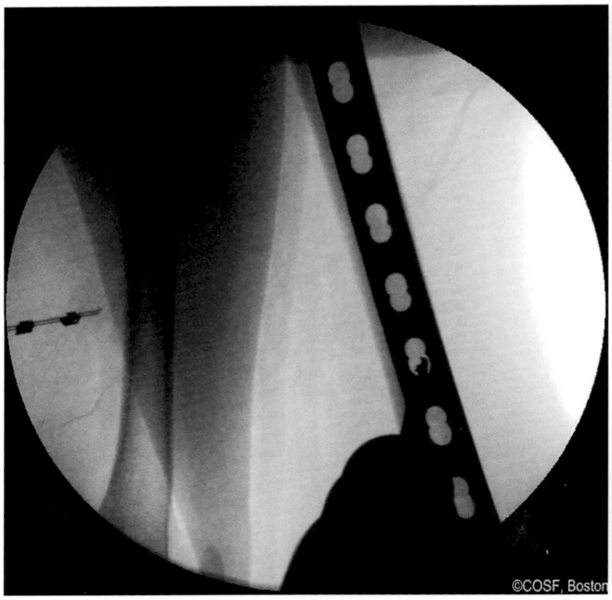

图 21.28 X 线侧位透视显示钻头位置

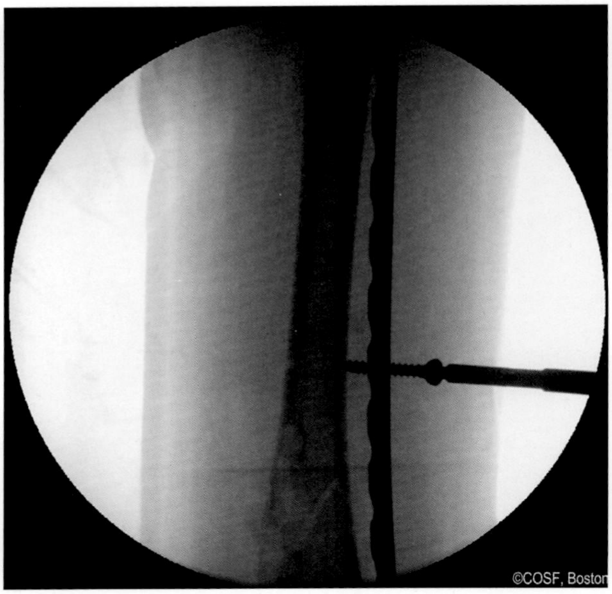

图 21.29 X 线正位透视显示植入螺钉

钉从改锥脱落进入软组织。经皮将螺钉植入股骨钉道。在其过程中，应有螺杆头与钢板钉孔接触的感觉，可通过 X 线透视证实。继续植入螺钉可使钢板靠近骨质。有时很难将钢板完美地贴附于股骨上，这取决于螺钉对远侧骨皮质的把持力；在这种情况下，螺钉可能会过长，有时需要进行更换（图 21.29、图 21.30）。

- 一旦植入第 1 枚螺钉，就必须检查侧位 X 线影像，以确保钢板处于正确的位置。长直的钢板、股骨的生理性前弓、间接骨愈合，综合考虑上述因素，避免试图改变钢板的位置不失为一种明智的选择，虽然可能看起来并不完美。
- 以同样精准的方式在另一骨折端植入第 2 枚螺钉，同样注意要邻近骨折部位。

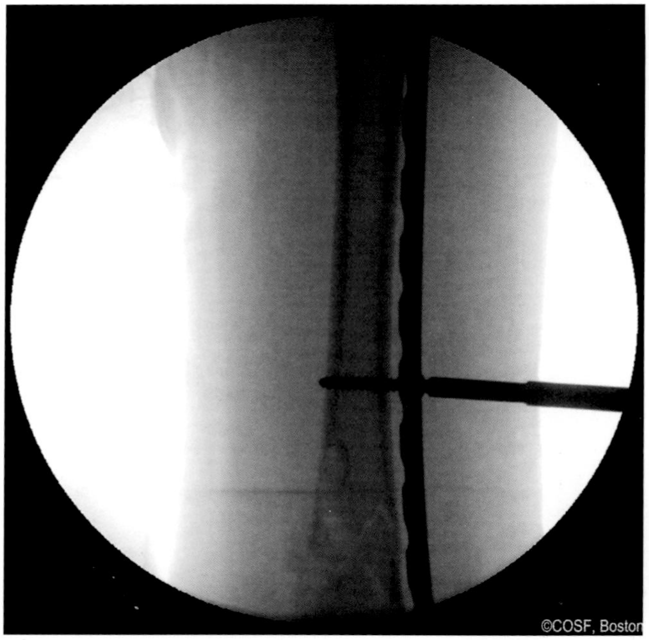

图 21.30 显示螺钉将钢板推顶至股骨

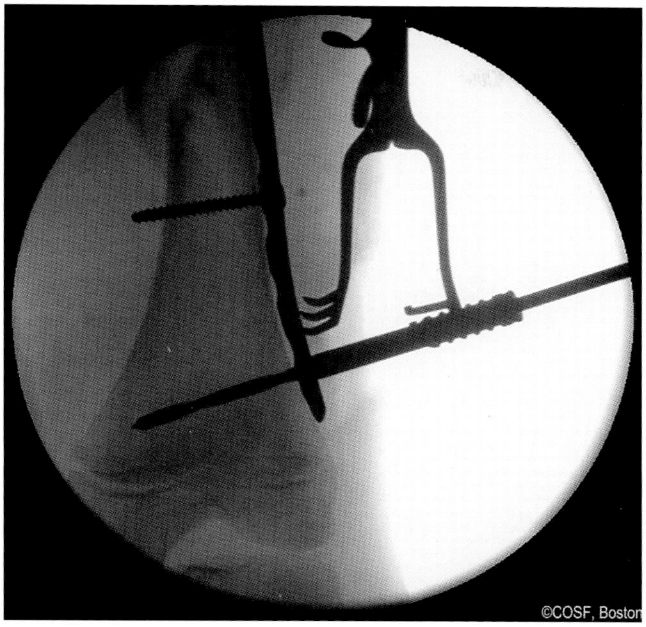

图 21.31 | 植入远端锁钉螺钉

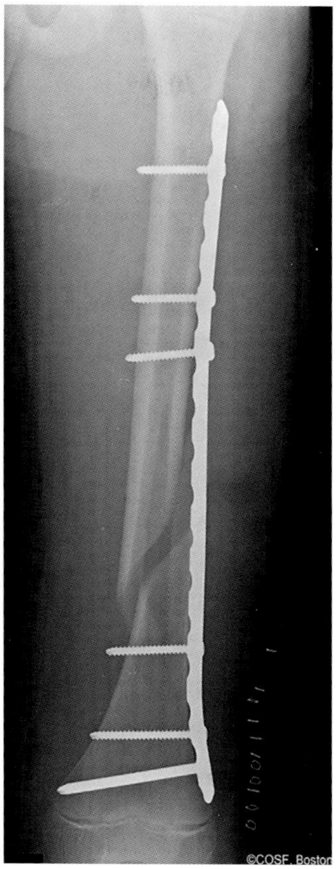

图 21.32 | 最终正位 X 线片显示良好的复位，钢板、螺钉植入后固定良好

- 借助钢板植入处的锁钉导向套筒植入 1 枚双皮质锁钉螺钉。该步骤较为简单，可直视下操作（图 21.31）。
- 在任一骨折端中应至少有 2 枚双皮质螺钉，而在另一骨折端中应至少有 1 枚双皮质螺钉和 1 枚双皮质锁定螺钉。在任一个骨折端或两个骨折端均植入第 3 枚螺丝是合理的。
- 通常情况下，手术医生会植入过多的螺钉，并试图在骨折线处植入螺钉。这是不必要的，而且是违反操作规程的。螺钉应以“内固定器”的方式植入。钢板要足够长，邻近骨折区域要各有 2 枚双皮质螺钉，螺钉排布要尽量分散。因有锁钉导向套筒的协助且可直视下操作，作者仅在钢板边缘放置 1 枚锁定螺钉以增加强度（图 21.32~ 图 21.34）。

并发症

- 螺钉植入钢板的前方或后方，或从螺丝刀上脱落至软组织。利用足够长度的可吸收线作为安全绳可避免上述情况的发生（图 21.35）。
- 钢板与股骨在侧位 X 线影像中重合困难。可使用克氏针拨动钢板调整位置，并做临时固定，直至最终使用螺钉固定。采用横行骨折的肌下钢板技术，可在复位前先将钢板与股骨固定。
- 复位不良。这种情况常见于股骨远端骨折，钢板远端预弯不正确；或者钢板预弯正确，但植入位置不良。例如遇股骨远端干骺端骨折，钢板远端进行了恰当预弯，但钢板植入太靠近近端，复位固定后造成股骨外翻。

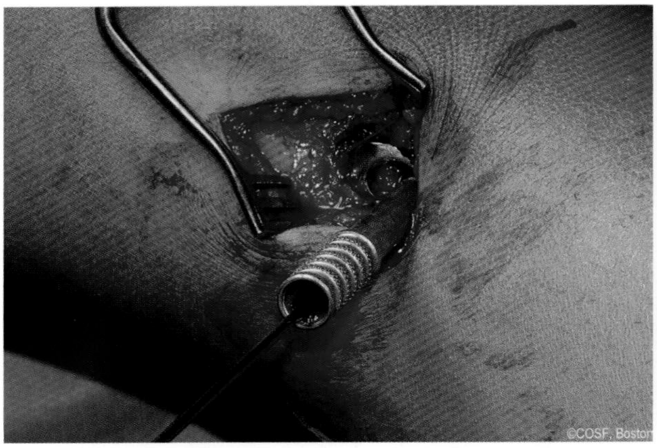

图 21.33 | 锁钉导向套筒

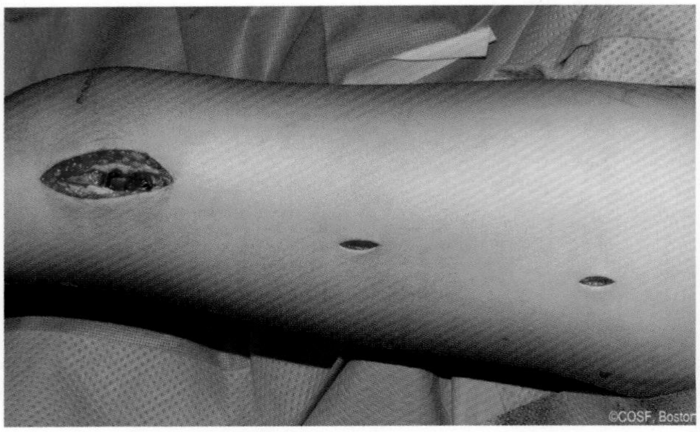

图 21.34 | 肌下钢板技术手术切口

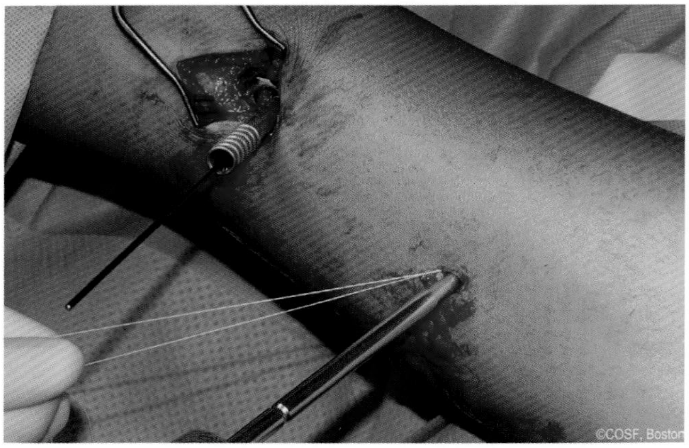

图 21.35 | 术中可吸收线圈套于螺钉头，防止螺钉掉落到肌肉中

术后护理

- 不需要支具或石膏。
- 只要患者能够忍受，术后即可开始进行髋、膝关节活动和股四头肌力量训练。
- 一般情况下，患者 6 周内不负重，之后根据患者的体形和影像愈合情况决定负重时机。
- 对于从远端至近端插入肌下钢板的儿童，钢板移除是必要的。因钢板远侧下方的干骺端膨大会随生长逐渐向近端迁移，使股骨呈外翻畸形。可以在术后 6 个月到 1 年拆除钢板。

参考文献

[1] Hedequist DJ, Sink E. Technical aspects of bridge plating for pediatric femur fractures. J Orthop Trauma. 2005;19(4):276-279.
[2] Li Y, Hedequist DJ. Submuscular plating of pediatric femur fracture. J Am Acad Orthop Surg. 2012;20(9):596-603. doi:10.5435/JAAOS-20-09-596. Review.

第 21 章 D 部分
外侧入路股骨骨折髓内钉固定

Michael Glotzbecker

适应证

- 股骨干骨折。
  - 股骨转子下和股骨远端骨折。
- 任意骨折类型。
- 11 岁至骨骼成熟的骨折患儿。
  - 年幼患儿最好使用弹性髓内针或肌下钢板治疗。

器材

- 外侧入路的股骨髓内钉设备。
  - 钉子直径：7~12mm。
  - 适用于大龄青少年的股骨髓内钉。
- C 臂机。

定位

- 仰卧于可透 X 线的手术床上，双下肢呈剪刀状。
  - 同侧臀部下方放置衬垫防止下肢外旋。
  - 髋部尽量靠近手术床边缘，患肢 / 躯干内收，以便髋部外侧更易显露。
  - 健侧下肢放低有助于患肢侧方 X 线透视。
  - 同侧手臂交叉置于胸前枕头上，使术区不受干扰。
  - 保持髋部和髌骨向上，以避免出现旋转不良。从足侧纵向观察，当髋关节前方和膝关节前方相匹配时才有意义。如果足部和骨折远端出现明显内旋或外旋，应引起足够的关注，并重新评估。
- 可对髋关节、膝关节以及骨折处行全面的正、侧位 X 线透视，以确保能够完整显示股骨并获得临时复位。
- 侧卧于可透 X 线的手术台上。
  - 适用于体形较胖的患者。
  - 适用于梨状肌入钉。仰卧位更适用于外侧入路入钉。
- 仰卧于可透 X 线的手术台上。
  - 同侧臀部和侧腹下放置衬垫，消毒范围至髂嵴水平。

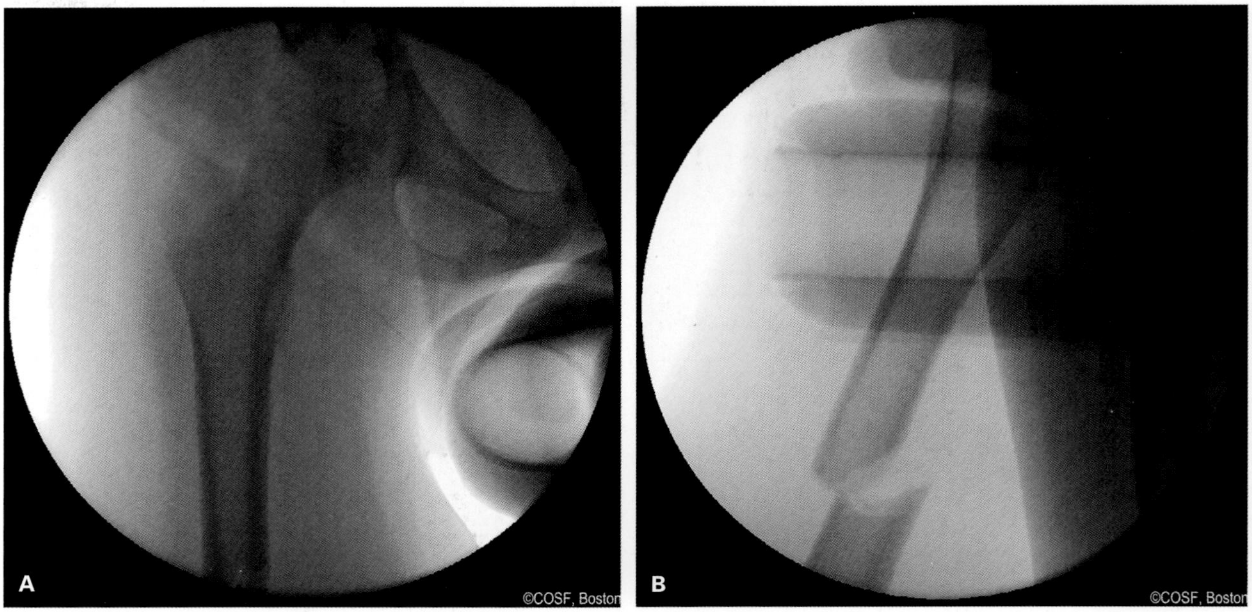

图 21.36 （A、B）X 线透视显示导丝插入点合理

- 由助手保持纵向牵引。
- 技术层面上讲，较难维持牵引 / 旋转。

手术入路

- 微创切口，长约 3cm。
- X 线透视指引下标记切口位置，注意切口的中心位置应偏向近端和后方，因为扩髓和植钉的方向均为从头侧指向尾侧。
- 切开皮肤，纵向劈开扩筋膜，沿臀肌纤维分离直至大转子顶端外侧。

复位和固定技术

- X 线透视引导下，从大转子顶端外侧部恰好位于大转子的中点位置插入螺纹导丝（图 21.36）。正位 X 线影像显示为从插入点指向小转子下缘。
- 侧位 X 线影像中，螺纹导针指应向股骨干下方，注意其方向不能指向前方，因为这将由于螺钉的前弓使入钉困难（图 21.37、图 21.38）。
- 确认螺纹导丝方向和位置正确后，在 X 线透视引导下使用空心开口钻沿导丝在股骨近端钻孔开窗，至小转子水平（图 21.39）。
- 按由外向内的方向插入球头导丝，使其在小转子水平触及髓腔内壁后“反弹”；随后在 X 线透视监视下继续下行。
- 球头导丝通过骨折区域后继续下行，直至距离股骨远端骺板上方 1cm 的中心位置。
- 球头导丝插入困难时，可借助以下几种技术解决：
  - 使用 Cobb 或类似的器械，单方向或 2 个方向推顶股骨折端，均可协助复位，以便导丝通过。
  - 如果复位困难无法达到骨折端对齐，则可使用“髓内复位杆”，将其沿插入点进入，通过导丝进入髓腔。“髓内复位杆”可对股骨骨折近端提供足够的操控，使骨折端对齐，方便导丝通过。有时，需将骨折近端扩髓至适合“髓内复位杆”的直径以利于其插入（图 21.40）。

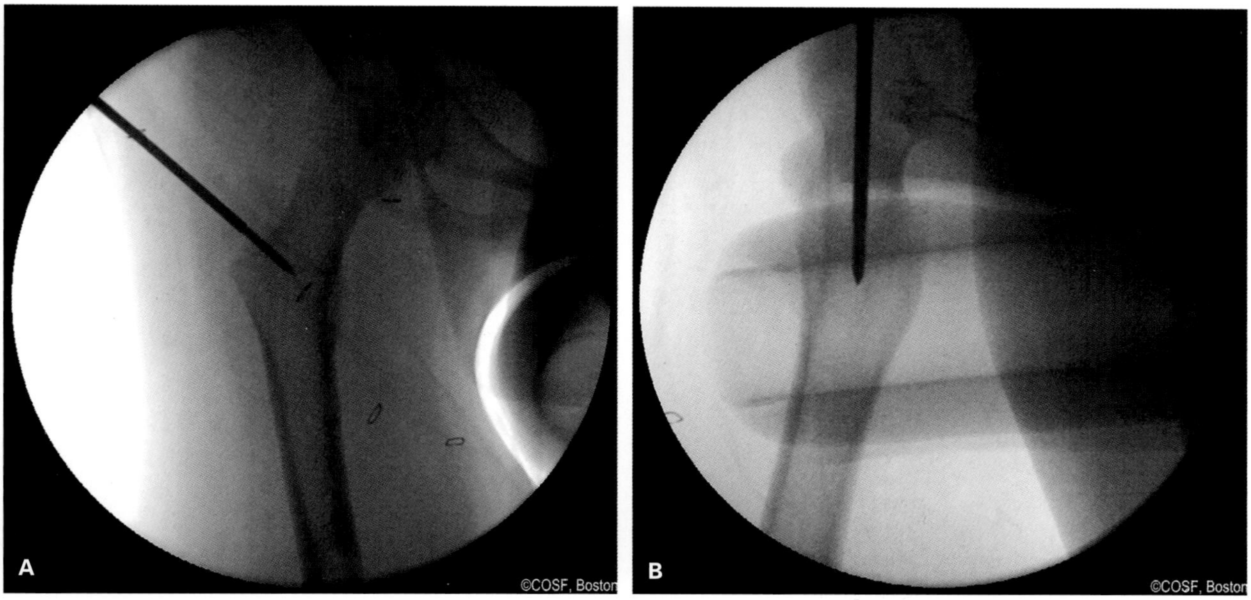

图 21.37 | （A、B）错误的导丝方向。正位 X 线影像显示导丝应更加远离股骨头，侧位 X 线影像显示导丝的轨迹指向偏后

- 可透 X 线的“F 架”可提供内 / 外侧、前 / 后方压力，协助复位。
- 极少情况下，为使球头导丝通过，需取小切口，辅以持骨器或借助球头推顶器复位骨折端。

- 一旦球头导丝到达股骨远端，则必须使用髓内钉测深器进行髓内钉长度的测量。X 线透视确保测量装置抵达接触于大转子插入点。
- 进行逐级扩髓，确保扩髓范围直至球头导丝的末端。在该过程中，如果感觉到“震颤”，说明扩髓铰刀正好适于髓腔直径，借此评估髓内钉的直径。
  - 一般情况下，建议扩髓直径大于髓内钉直径 1.5mm。一旦扩髓铰刀到达球头末端，注意保持导丝所在位置，以免在撤出扩髓铰刀时将其带出。可通过夹持导丝或在导丝近端使用顶针来

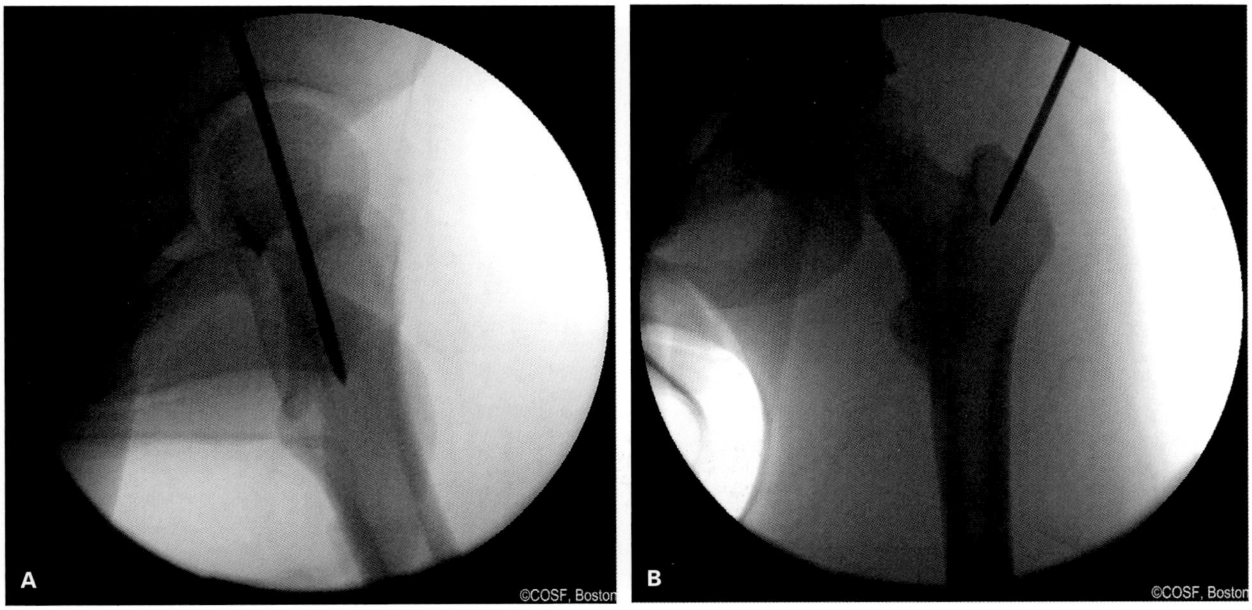

图 21.38 | （A、B）X 线透视显示理想的导丝起点和指向

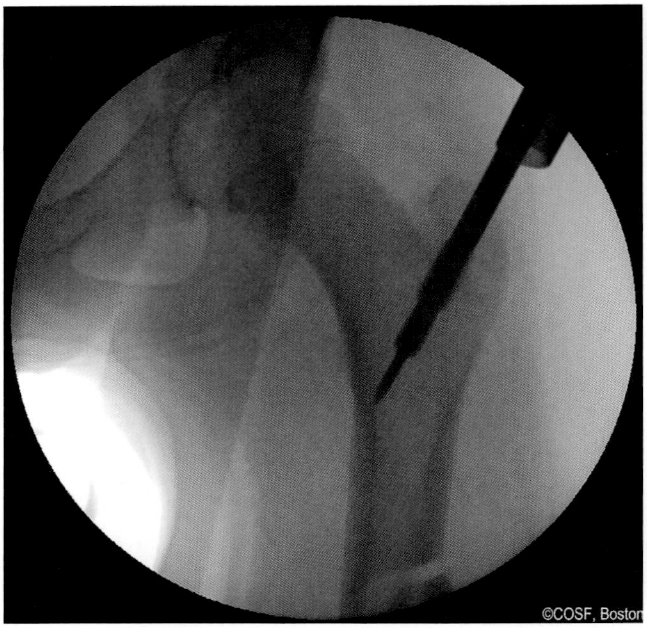

图 21.39 X 线透视显示开口钻，确认正确的起始点和指向

防止导丝退出。

- 将适宜直径和长度的髓内钉插入导向器中。可采用从大转子至小转子方向、横向或定位模式进行髓内钉的近端锁定。标准锁钉技术需借助该导向器，才能确保钻头通过导向器穿过髓内钉。
- 考虑到髓内钉的前弓曲率，插入初始阶段需将髓内钉旋转 90°，朝向上方。连接髓内钉的导向器尾端通常完全指向外侧，当开始植入髓内钉时，导向器需向上方旋转，直到髓内钉穿过小转子，然后再逆向旋转，回到正常方向。
- 借助骨锤敲击导向器将髓内钉继续深入至骨折区域。一旦下达骨折区域，确保导向器尾端完全指向外侧，从而保证正确的髓内钉旋转角度。为确保骨折端无变化并确认入钉轨迹，这期间间

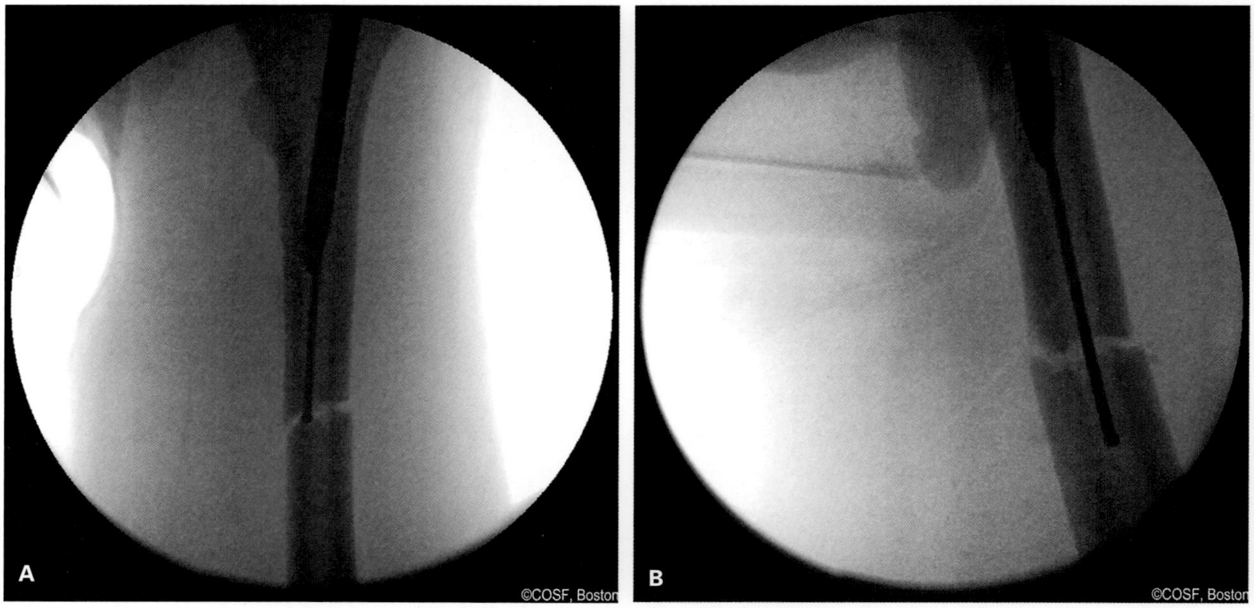

图 21.40（A、B）X 线透视显示髓内复位杆充当操纵杆，使骨折近端与骨折远端对齐，以便导丝通过骨折端

断进行 X 线透视。当敲击髓内钉接近完全植入时应暂停，注意观察股骨近端和髓内钉尾端。进一步敲击入钉，直至其尾端刚好与外侧骨质齐平或略内陷。避免钉尾突出或内陷太深。

- 拔除导丝后进行近端锁定。根据手术医生的偏好可选择标准的斜行或横行螺钉锁定（图 21.41）。
- 在近端锁定过程中应维持导向器稳定。
- 在钻头导向器的引导下做一个皮肤小切口直至骨质。需仔细操作钻头导向器使其直达骨质，因为如果出现一点儿偏斜，将导致锁定螺钉植入困难以及影响带刻度钻头测量的准确性。
- 使用带刻度的钻头通过钻头导向进行钻孔，根据测量值选用双皮质螺钉。
- 使用具有钉头环抱装置的植入装置拧入锁钉。一旦近端锁定完成后，侧位 X 线影像检查确认后续入钉轨迹。确认后，仍维持髓内钉导向器连接在髓内钉上。
- 可通过多方向进行髓内钉远端的锁定，包括从前至后，或从外侧至内侧，如果需要通过负重进行加压，可选择通过其中的动态钉孔进行锁定。
- “完美正圆”技术标准适用于所有的锁钉。应使用带有钉头环抱装置的螺丝刀来完成锁钉的拧入，以减少使用普通螺丝刀可能发生的“螺钉损失”的情况。应使用双皮质螺钉，通常情况下，如果拧入 1 枚远端锁钉，则应选择最近端的钉道横向植钉（图 21.42）。如果是粉碎性骨折或股骨远端骨折，且需要骨折远端更多的把持力，则可使用多枚锁钉锁定。
- 或者，如果出现骨折端分离，可以先对远端进行锁定（先于近端锁定），然后逆向敲击髓内钉，达到加压骨折端的作用。

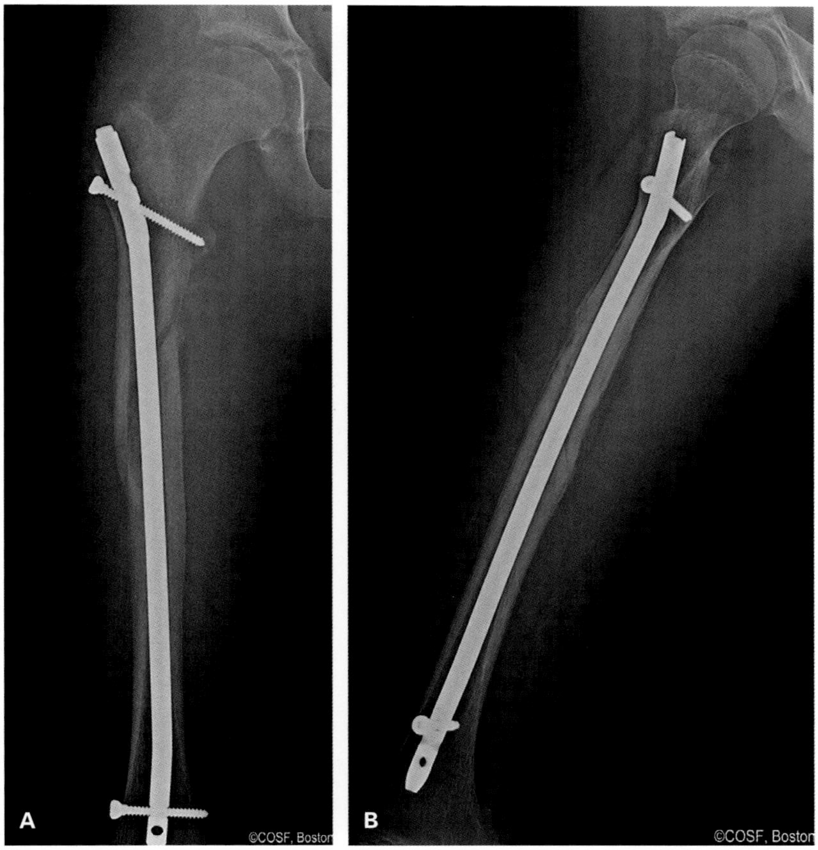

图 21.41 （A、B）X 线片显示固定于小转子的斜行锁钉螺钉

- 如果预计后期拔除髓内钉，可放置髓内钉尾帽（图 21.43）。
- 当所有的锁钉螺钉锁定完成后，对髓内钉插入点、近端锁定螺钉、骨折区域、膝关节和远端锁定螺钉进行最后的正位和侧位的 X 线透视检查。注意检查髓内钉是否发生旋转和所在位置，并检查骨折端是否出现旋转以及复位后骨长度是否发生改变。
- 以上所有检查满意后，取下近端髓内钉导向器，关闭切口。在麻醉唤醒前，取下牵引靴，与健侧对比评估复位是否满意，确认患肢长度和旋转情况。

并发症

- 导针 / 髓内钉插入困难。应使用牵引床和正确的扩髓技术。
- 骨折端旋转不良。麻醉唤醒前，应进行恰当的 X 线透视检查以及与对侧对比确认。
- 不正确的锁钉技术。应确保充分的 X 线透视监视。

术后护理

- 不需要支具或石膏。
- 只要患者能够忍受，术后即可开始进行髋、膝关节活动和股四头肌力量训练。
- 一般情况下，患者术后 6 周内部分负重，之后根据患者的体形和影像愈合情况决定负重时机。大多数患儿会根据疼痛情况和信心程度自行决定负重时机（图 21.44）。
- 对于儿童，内植物取出是非必需的。

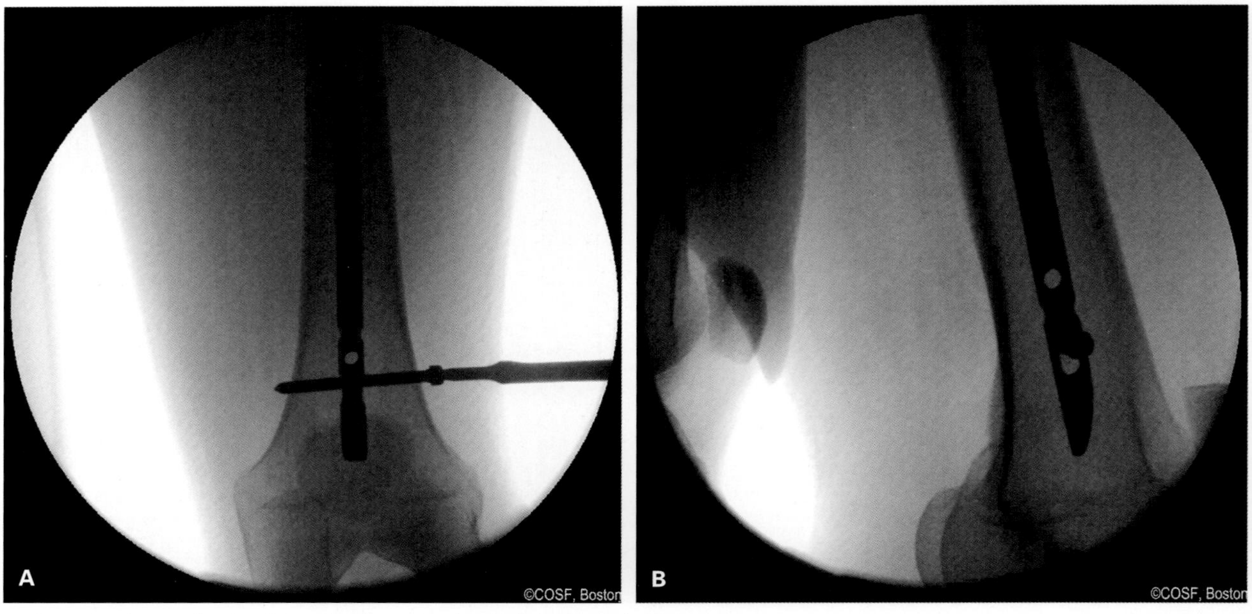

图 21.42 （A、B）对于稳定型骨折，可通过 1 枚横向锁定螺钉锁定

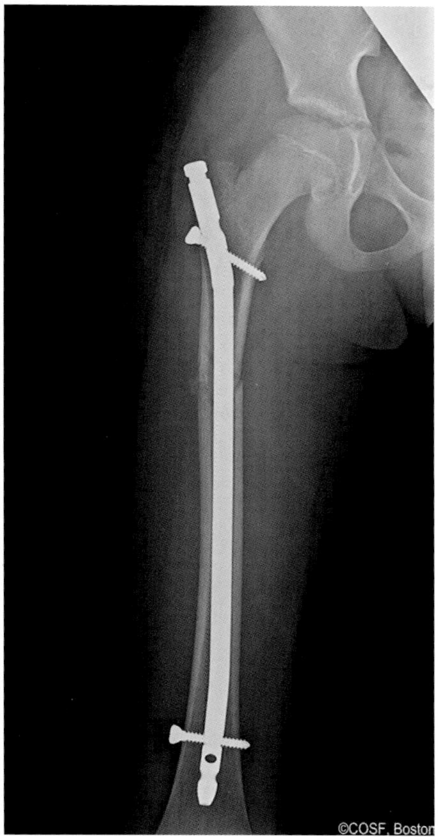

图 21.43 | X 线透视显示股骨转子入钉近端尾帽

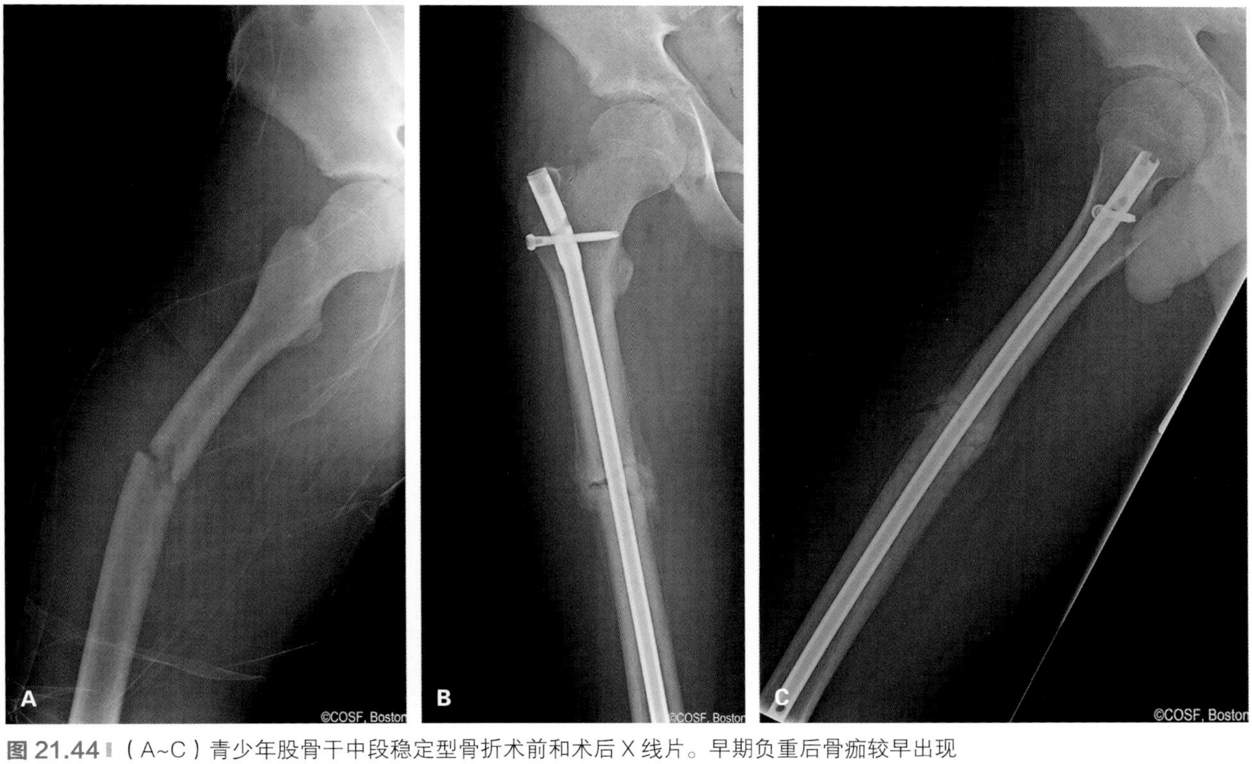

图 21.44 | （A~C）青少年股骨干中段稳定型骨折术前和术后 X 线片。早期负重后骨痂较早出现

参考文献

[1] Martus JE. Rigid intramedullary nailing of femoral shaft fractures for patients age 12 and younger: indications and technique. J Pediatr Orthop. 2016;36(suppl 1):S35-S40.
[2] Keeler KA, Dart B, Luhmann SJ, et al. Antegrade intramedullary nailing of pediatric femoral fractures using an interlocking pediatric femoral nail and a lateral trochanteric entry point. J Pediatr Orthop. 2009;29(4):345-351.

第七部分
膝关节

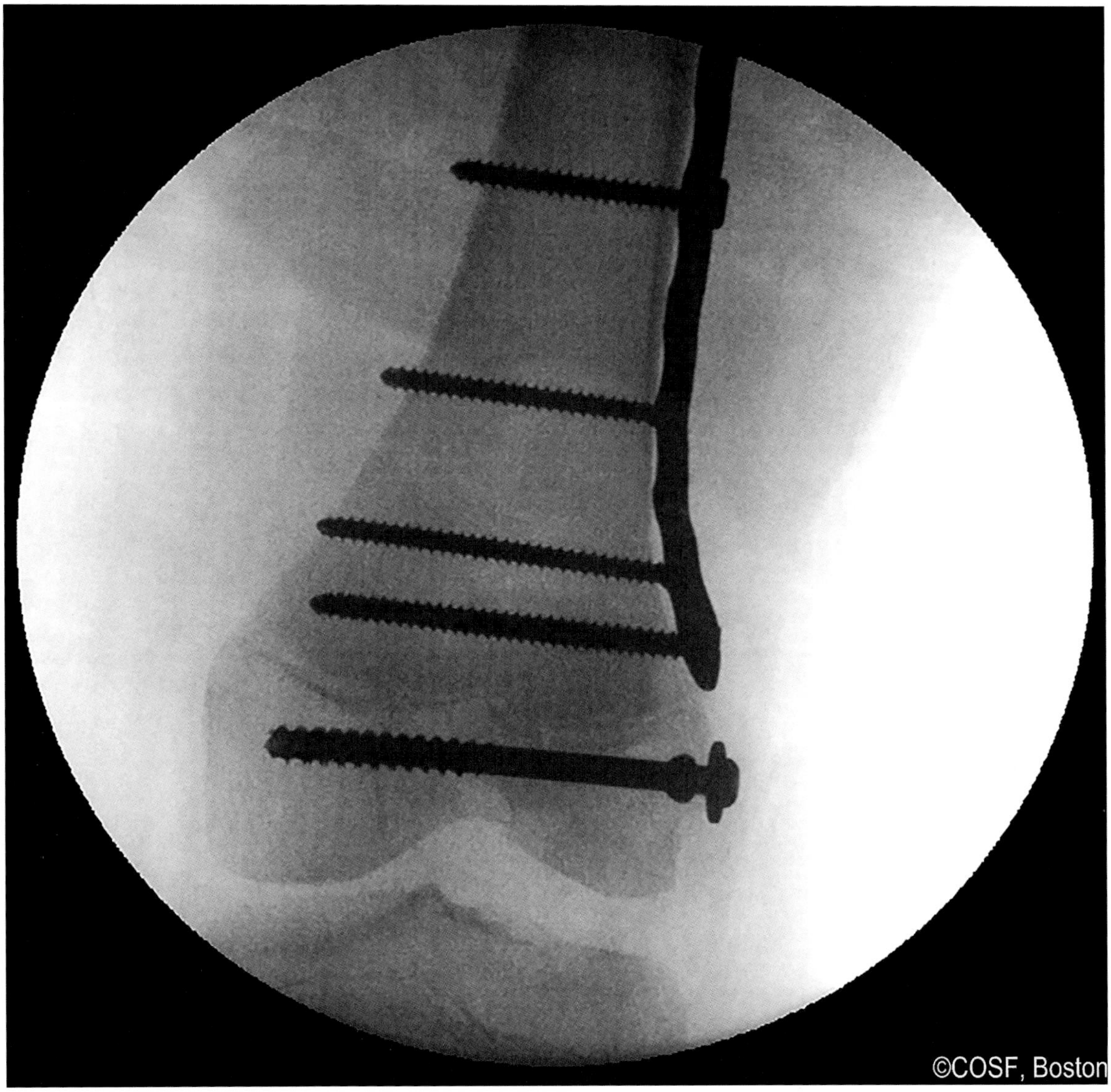

第 22 章
股骨远端骨折内固定

Melissa A. Christino

适应证

- 不稳定 / 对位不良的股骨远端骨折。
- 无法闭合复位 / 复位失败的股骨远端骨折。
- 有移位的关节内骨折。

器材

- 骨折复位钳。
- 内植物：
  - 4.5mm/6.5mm 空心螺钉。
  - 股骨远端锁定钢板。
  - 儿童股骨远端钢板。
  - 股骨远端关节周围钢板。
- 螺纹或不带螺纹克氏针。
- 埋头加压螺钉（2.4mm 或 3mm）。
- 膝关节镜设备。

定位

- 仰卧位（图 22.1）。
  - 垫起患侧臀部，手臂外展。

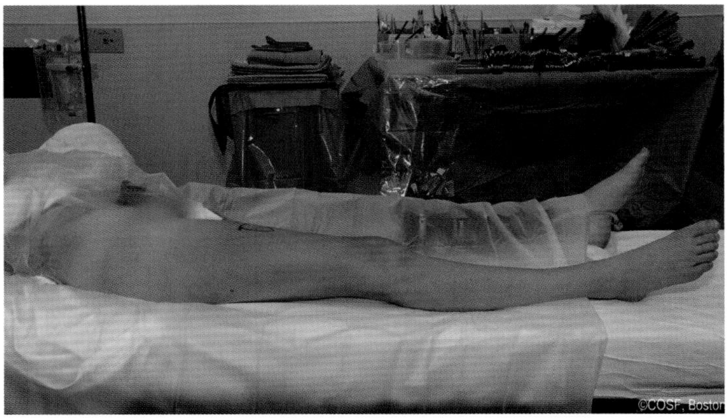

图 22.1 ▮ 下肢摆放在可透 X 线手术床上的体位

- X 线透视设备可拍摄下肢全长。
- 三角托及无菌垫有助于骨折复位。
- 当纵向牵引复位有效时，使用带中心挡柱的骨折复位床，以维持患肢在床上的位置并可进行下肢全长透视。

- 俯卧位。
  - 少数完全移位的骨折或骨骺骨折，需要强力矫正短缩的腘绳肌方能复位。
- 铺单。
  - 多数股骨远端骨折不需要进行股骨近端固定，因此使用未消毒的止血带即可；然而有些骨折固定术区需延伸至股骨近端，因此建议大腿全长至髋关节铺无菌“U”形单。

手术入路

- 外侧入路。
  - 采用标准的大腿远端外侧入路，沿着髂胫束进入，掀起股外侧肌，分离肌间隔及肌纤维，根据复位及固定的需要可适当延长切口。
- 内侧入路。
  - 适用于股骨干骺端及近端骨折块向内侧明显移位的骨折类型，或骨折端穿透内侧的开放性损伤。
  - 沿着筋膜及肌间隔做内侧入路切口，向近端延伸切口时应注意内收肌管。远端切口可向前弯曲延伸，必要时可进行内侧关节囊切开。
- 前方入路。
  - 根据需要显露关节面的部位分以下 3 种路径：直接前方入路；直接前方靠近端入路；前方靠远端入路，即沿着髌骨内缘或外缘做曲线形切口（图 22.2）。
- 关节镜下有助于评估骨折复位或辅助关节内骨折复位。使用标准的前内、前外入路，关节腔内灌注生理盐水进而使得关节匹配性及复位程度清晰可视。
- 膝关节造影辅助性确认骨骺未闭患者关节内骨折复位程度，这些患儿通常行经皮固定治疗（图 22.3）。

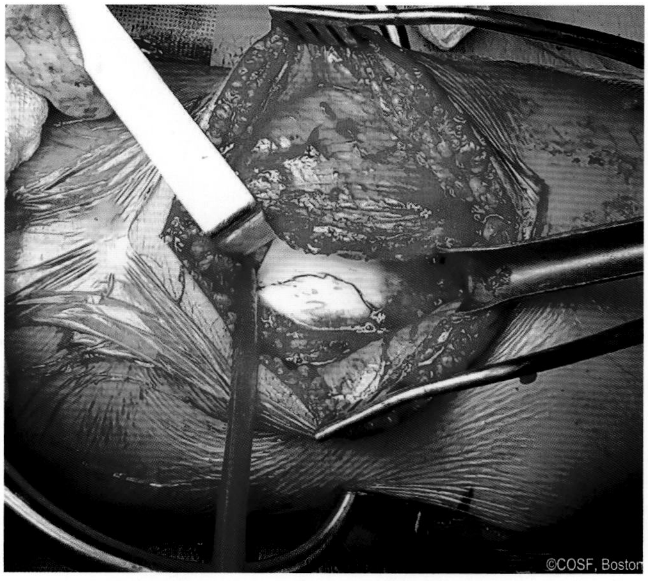

图 22.2 髌骨外侧关节囊切开，充分显露关节面

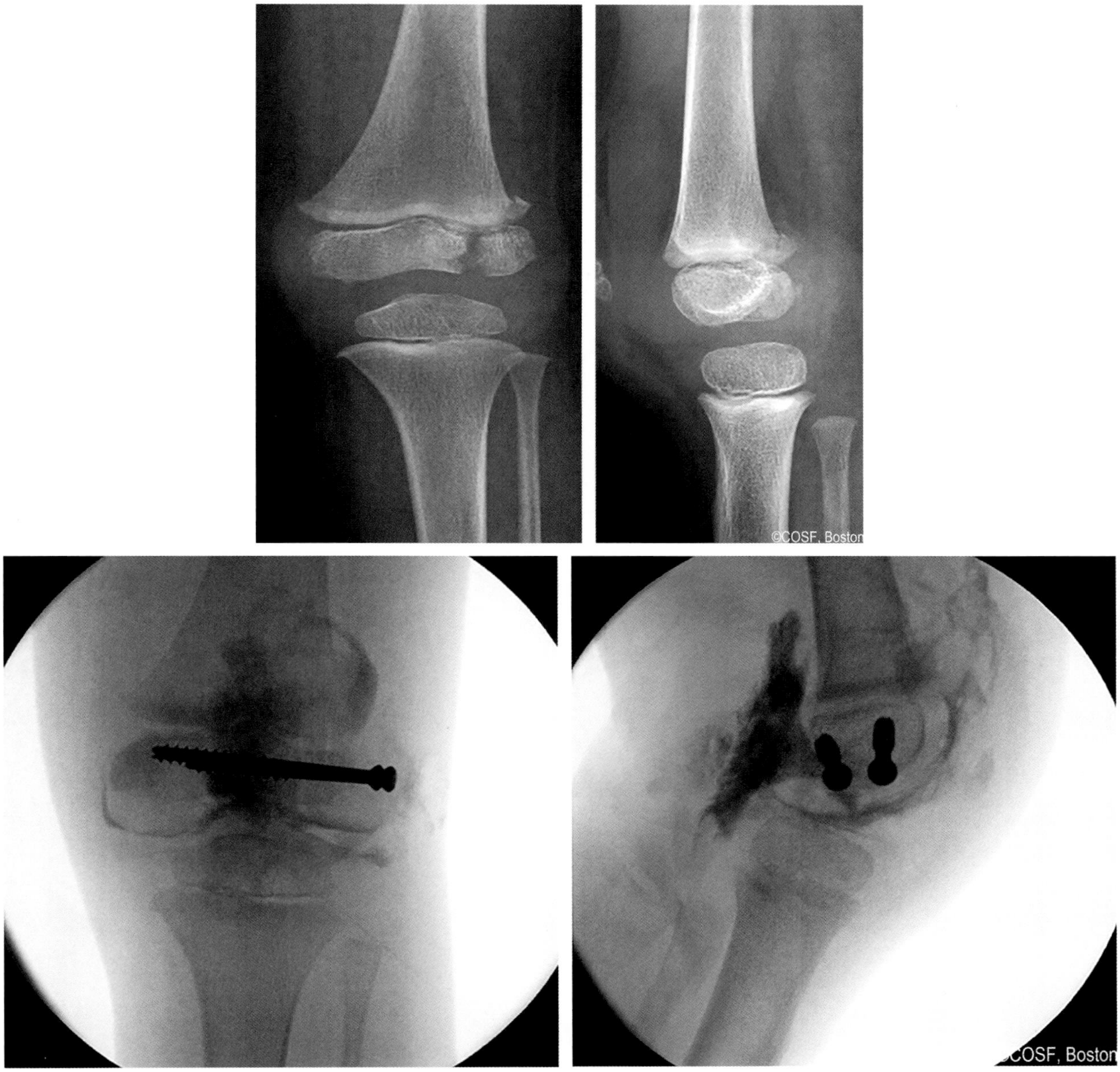

图 22.3 ‖ 骨骺未闭合患者关节内骨折影像片。关节造影及螺钉固定后影像片

复位和固定技术

闭合复位及固定

- 通过牵引及施加内翻或外翻、前向或后向的外力使得骨折复位。手法复位适用于不需要关节内复位的小龄骨骺骨折患儿，也适用于青少年的 Salter–Harris Ⅱ型骨折（图 22.4）。
- 对于年龄小的股骨远端骨折块完全向前方移位患者，可使患者仰卧于手术床，通过纵向牵引及屈膝克服腘绳肌张力，进而实现骨折复位。
- 骨折复位后，对于骨骼接近成熟的大龄患者，可使用克氏针或螺钉固定。使用带螺纹或光滑克氏针经皮穿针技术固定骨折。
  - 采用经皮穿针技术，需要在关节线上方做 2 个长约 1cm 切口，分别位于内、外侧。由远及近

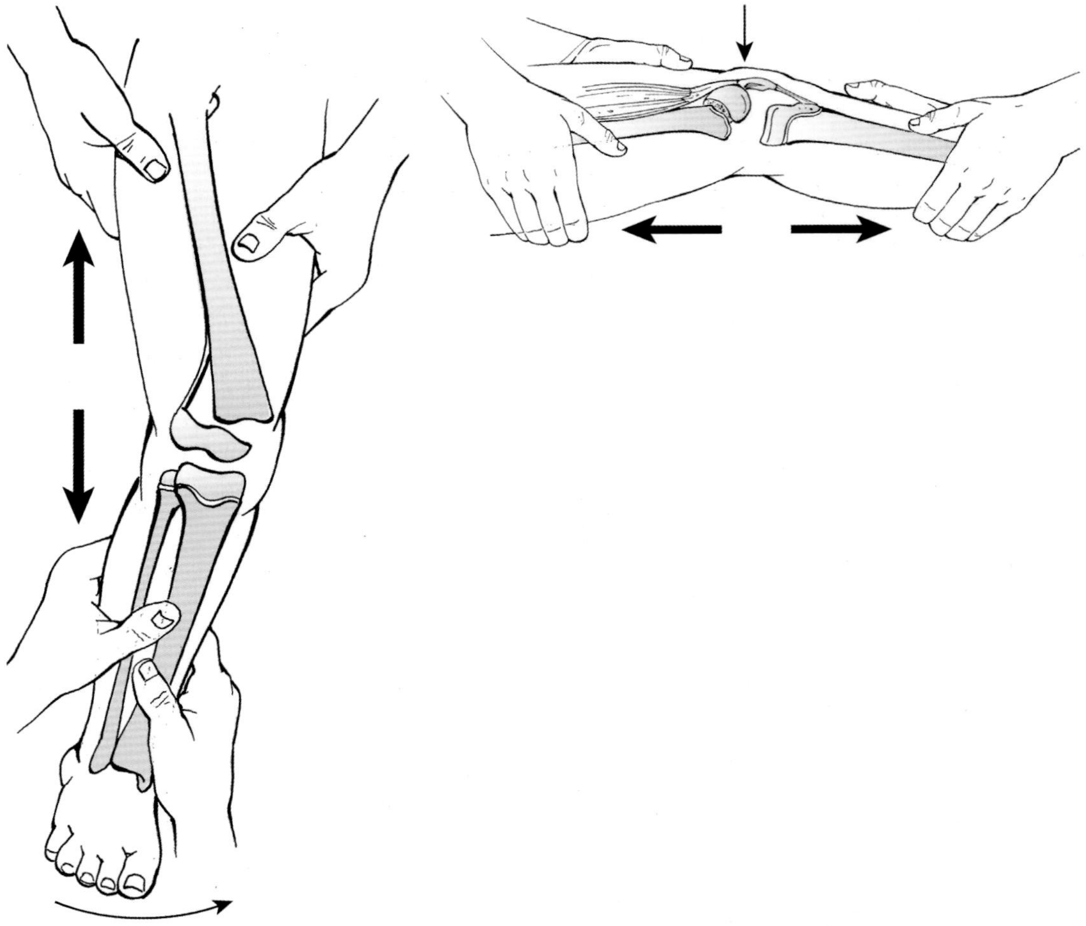

图 22.4 手法闭合复位示意图

逆向钻入克氏针，在 X 线透视引导克氏针穿过骨折端。内侧克氏针朝向近端外侧插入并穿过骨折线，直至穿过外侧骨皮质。外侧克氏针沿相反方向进行插入（图 22.5）。

- 这些经关节的克氏针应剪断，折弯后留置于皮下，预防化脓性关节炎发生。
- 或者由远及近倒插克氏针时，穿破近端皮肤后再向近端牵拉克氏针以使远端的针尾位于软骨下骨内，而不是位于关节腔内（图 22.6）。克氏针插入点应位于股骨内外侧髁的前方。克氏针在骨折线上的交叉点要处于合适的位置。克氏针穿过近端骨皮质后，要继续前进直至穿过相应部位皮肤。通过近端皮肤切口继续牵拉克氏针，以使其远端的针尾位于软骨下骨内，而不是位于关节腔内。

- 大龄患者通常会发生 Salter–Harris Ⅱ型骨折，伴有 1 个大的干骺端骨折块，我们推荐使用螺钉从骨折块侧方向植入（图 22.7）。
  - 使用 4.5mm/6.5mm 螺钉，套筒要位于骺线上方并与之平行。可使用双皮质或单皮质螺钉。使用垫片确保螺钉不穿过相对疏松的干骺端骨皮质。
  - 于骺线近端与干骺端骨折块中间处做一个小切口，纵向分开髂胫束或筋膜，从骨膜表面分离股四头肌相应部分，放入小的牵开器。
  - 导针插入方向要与骺线平行，充分剥离植入点的软组织以获得最大的把持力，我们推荐植入 2~3 枚螺钉。导针方向确定后，进行测量、钻孔、植入螺钉操作。

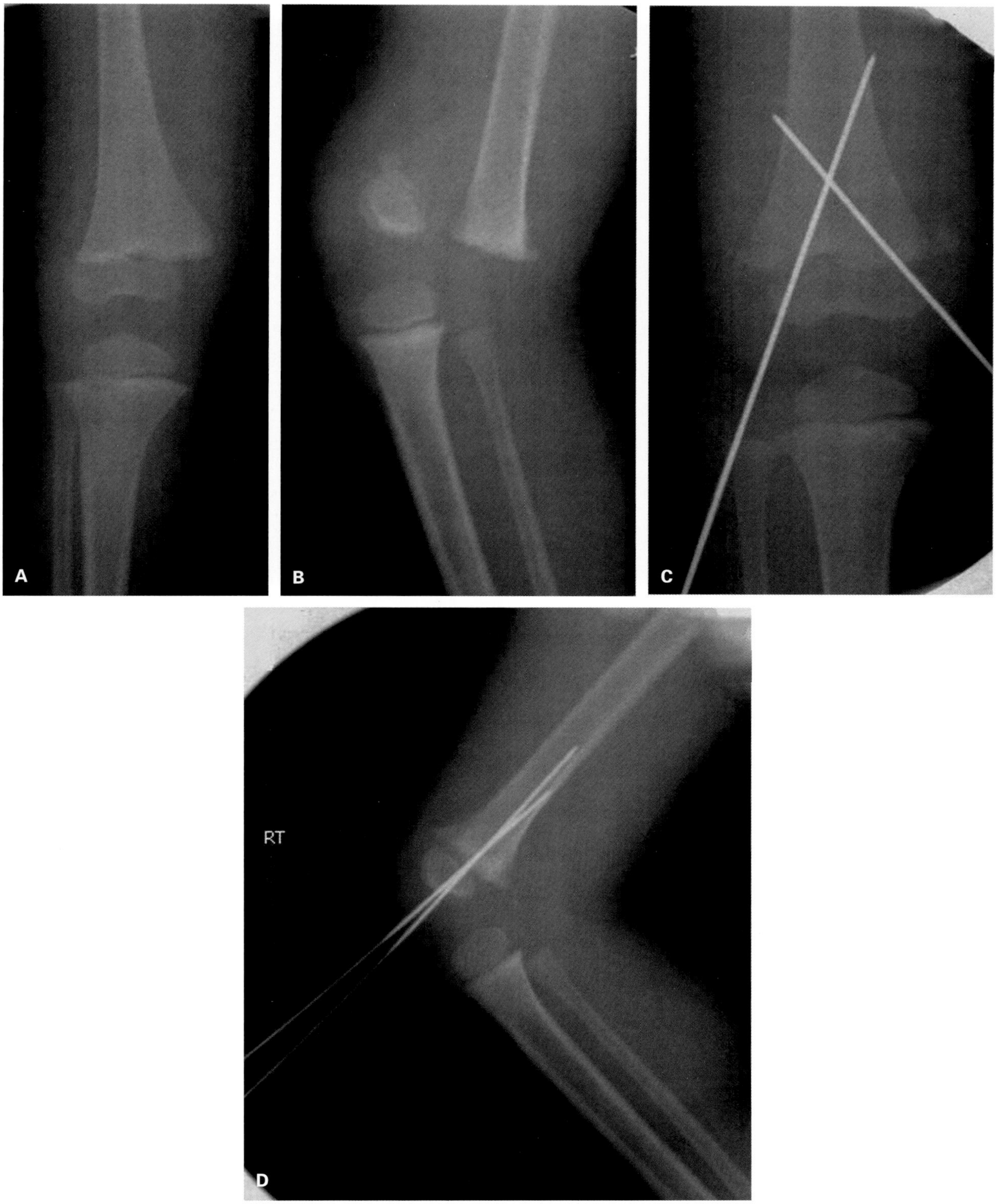

图 22.5 ‖（A~D）股骨远端骨骺骨折，交叉克氏针固定

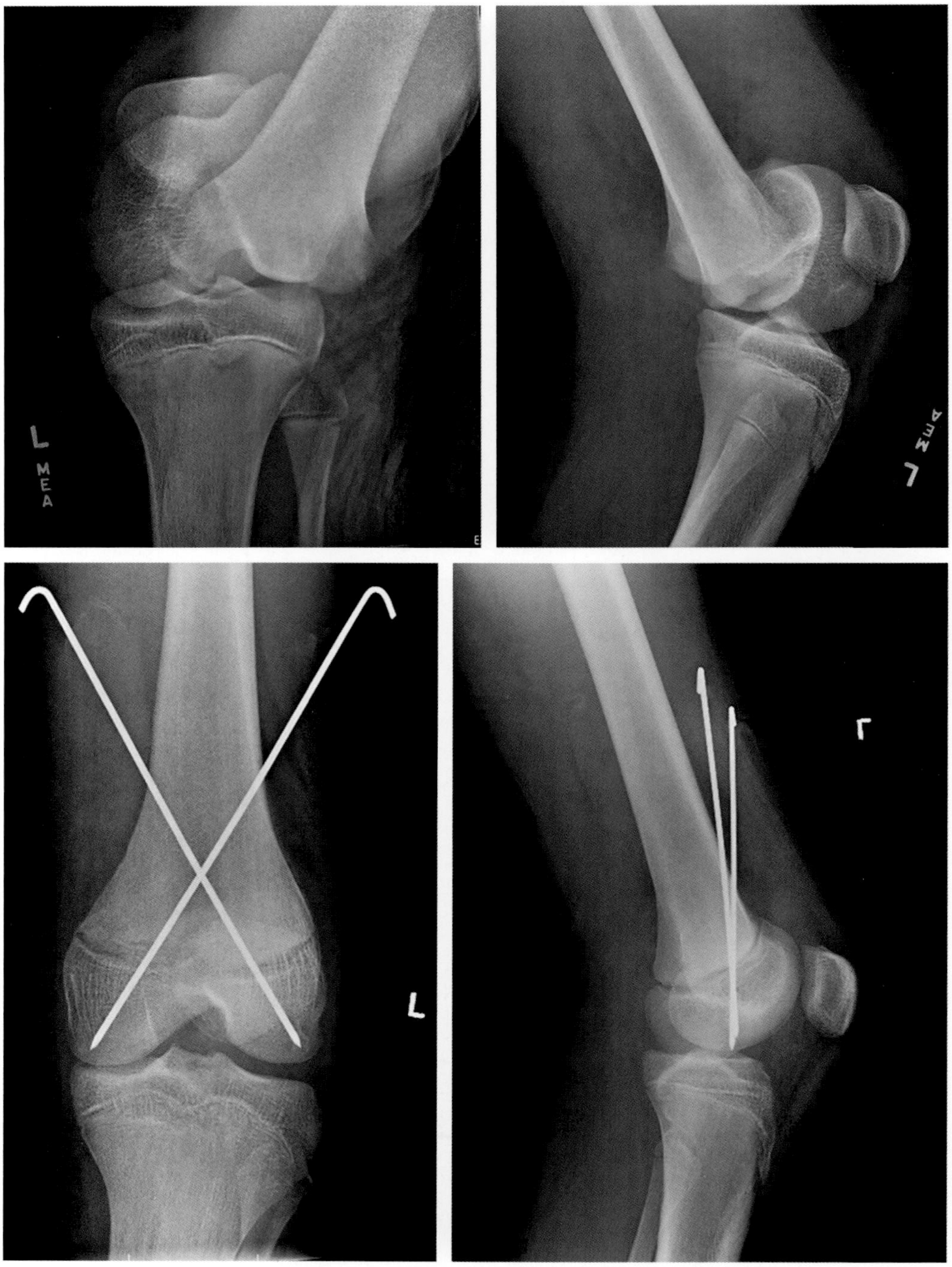

图 22.6 ▌交叉克氏针固定方法

经皮复位及固定

- Salter-Harris 关节内骨折无移位或轻微移位的情况下可使用经皮复位及螺钉固定治疗。
- 将大的骨折复位钳放置于股骨内外侧髁，并加压固定（图 22.8）。X 线透视下确定复位位置，然后做侧方小切口以植入螺钉。导针垂直于骨折块且与骺线平行插入。侧面观要确定导针位于骺线上方，以防螺钉螺纹挤压损伤骺板。X 线透视下确定位置后，植入带垫片螺钉使骨折块获得

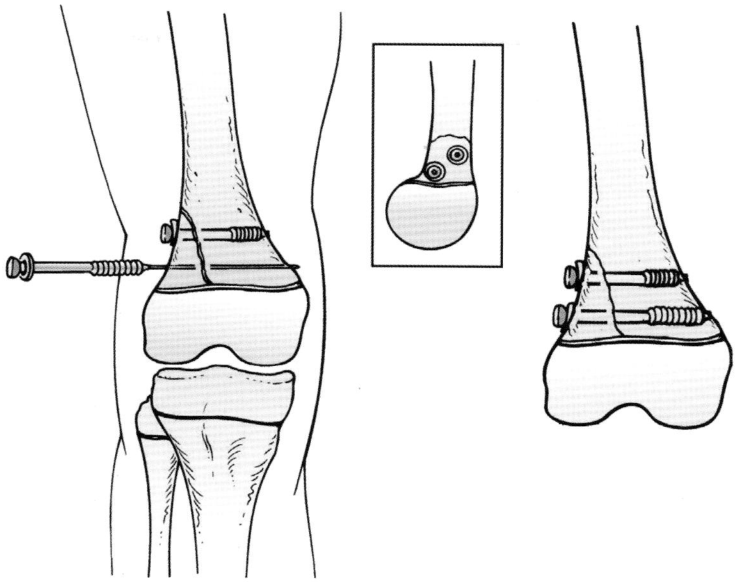

图 22.7 | Salter–Harris Ⅱ 型股骨远端骨折使用螺钉进行干骺端固定示意图

足够稳定性。

- 可通过 X 线透视、关节照影及关节镜确认骨折复位情况。复位后，螺钉固定前要进行复位情况检查。如果复位不良，可以按需做 1 个小切口来调整复位位置。

切开复位内固定

- 闭合或经皮均不能充分复位的骨折可以进行切开复位以获得满意的临床疗效。

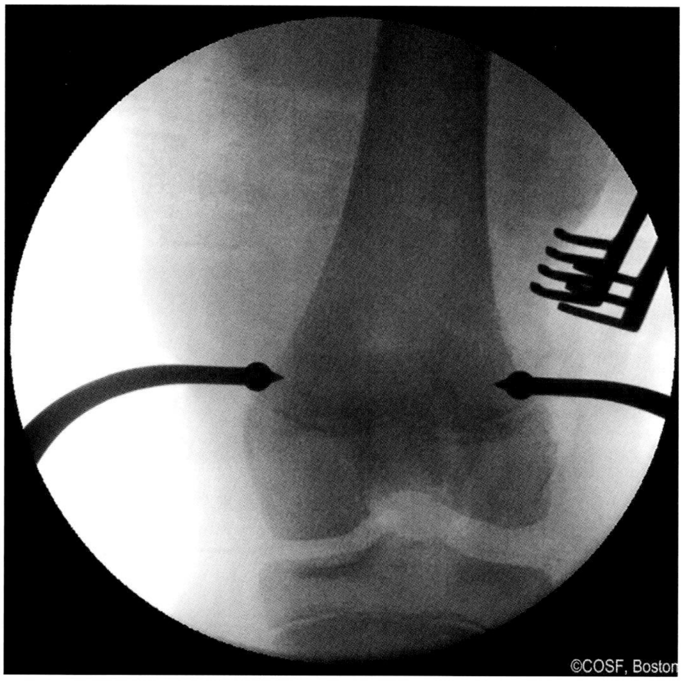

图 22.8 | 复位钳辅助下实现骨折解剖复位的影像

Salter-Harris 骨折的治疗

- 有时 Salter-Harris Ⅱ 型股骨远端骨折的 Thurstan Holland 骨折块得不到充分复位是因为骨膜嵌入。骨膜通常在 Thurstan Holland 骨折块对侧嵌入骺板骨折处，了解到这一点很关键，因为此时可能需要额外的内、外侧切口来松解嵌入的骨膜。
- 使用大的点状复位钳辅助复位，根据干骺端骨折块大小决定固定方式。使用 2~3 枚螺钉进行 Thurstan Holland 骨折块固定。将双皮质或单皮质螺钉于骺线上方且平行于骺线植入。

骺板上方钢板固定

- 适用于股骨远端不稳定的干骺端骨折。
- 这种类型骨折需要做外切口，切口长度取决于骨折块是否需要切开复位以及是否使用肌肉下桥接钢板技术。
- 牵引后手法复位。如果闭合复位能够获得良好的对位关系，可以考虑使用肌肉下桥接钢板技术。
- 根据患者体形，使用 3.5mm 或 4.5mm 厚的联合锁定加压钢板（图 22.9）。有专为股骨远端骺板上方骨折设计的钢板，它刚好铺在骺线上方。多个锁定钉于骺线上方且平行于骺线植入，固定股骨远端骨折，避免医源性骺板损伤（图 22.10）。或者，根据骨折块大小，使用锁定板及双皮质螺钉固定骨折块。
- 肌肉下桥接钢板技术在另一个章节有描述，相同的原理可应用于股骨远端骨折。
- 放置桥接钢板时，如果闭合复位不良，那么需要切开复位，使用相似的钢板技术固定。纵向切开髂胫束后可获得充足的外侧手术区域。找到股外侧肌，用手分离后方肌间隔，保留边缘 5mm 肌纤维，将股外侧肌拉向前方，注意不要损伤穿支血管。
- 显露骨折端，用复位钳固定骨折块，获得满意位置后（图 22.11），使用克氏针及复位钳临时固定，骺线上方钢板进行坚强内固定，根据患者年龄、骨折类型、骨骼质量选择钢板尺寸（图 22.12、图 22.13）。

关节内骨折的治疗

- 移位的关节内骨折根据骨折部位进行显露（图 22.14）。通过髌旁内外侧切口进入股骨内外侧髁

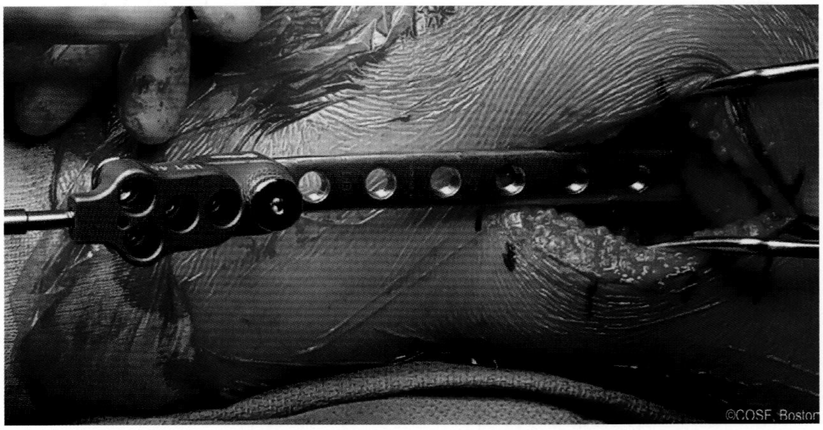

图 22.9 在锁定螺钉导向器辅助下于股外侧肌下方插入骺线上方钢板

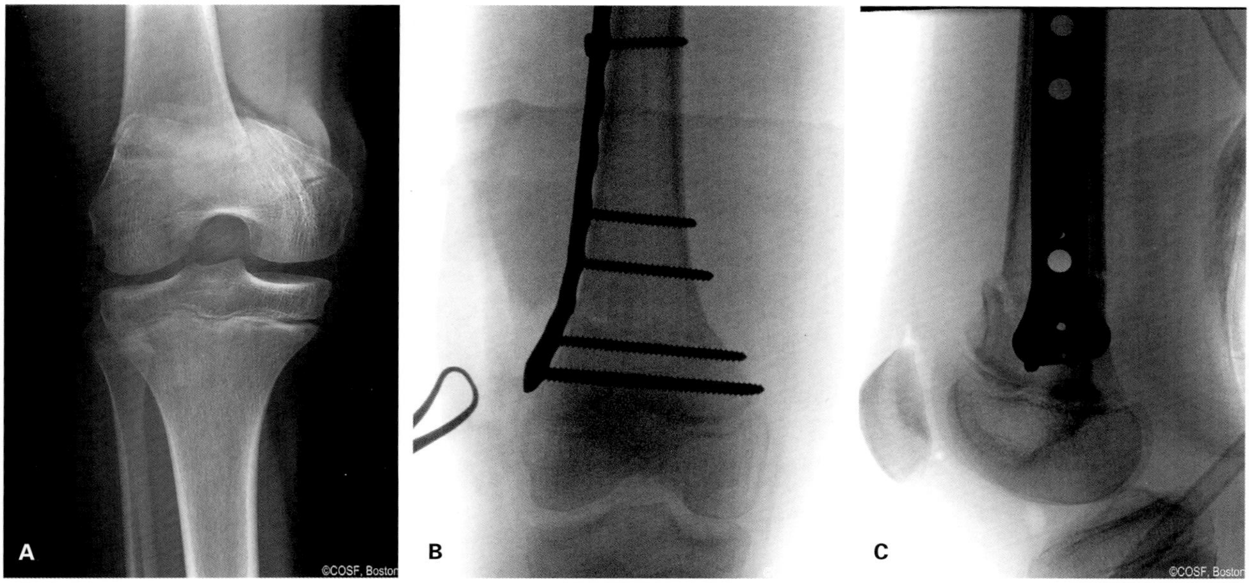

图 22.10 | （A~C）股骨远端骺线上方骨折的影像。钢板及螺钉固定位置的影像

（图 22.15）。掀起髌骨可以更好地进入股骨中线部位。

- 直视下进行关节面骨折复位。使用大的 Weber 复位钳将骨折块临时挤压固定在一起，这是复位的关键，因为年轻患者关节内骨折大多数并不会出现严重的关节面粉碎性骨折（图 22.16）。如果出现关节面粉碎性骨折，在复位钳临时固定的基础上，使用克氏针进行骨折块的固定。
- 复位满意后，在导针引导下进行螺钉固定（图 22.17）。
- 关节内骨折通常会出现关节面矢状位劈开，可以使用骨骺螺钉平行于骺线植入，注意不要将螺钉拧入关节面（图 22.18、图 22.19）。于更靠前的位置进行远端螺钉固定，侧位 X 线片确定导

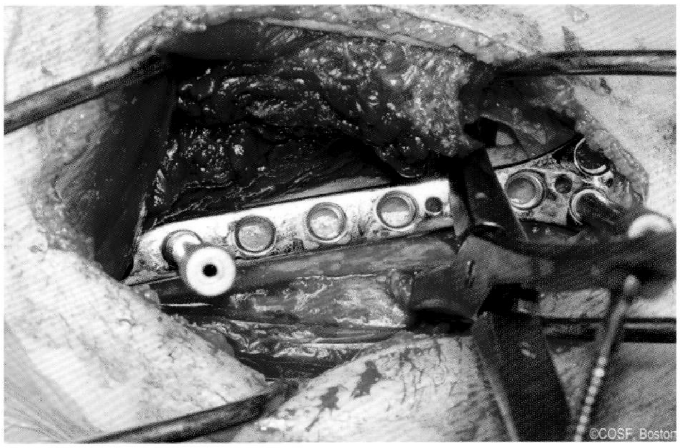

图 22.11 | 术中股骨外侧切口显露及使用复位钳实现良好复位

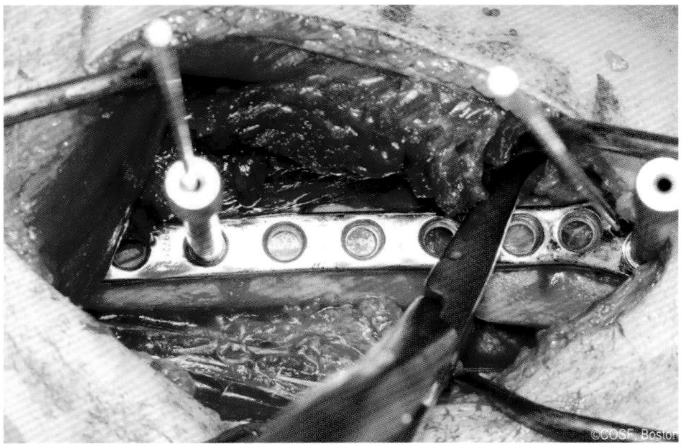

图 22.12 | 术中使用锁定导向器及导针固定钢板，使其贴附于股骨表面

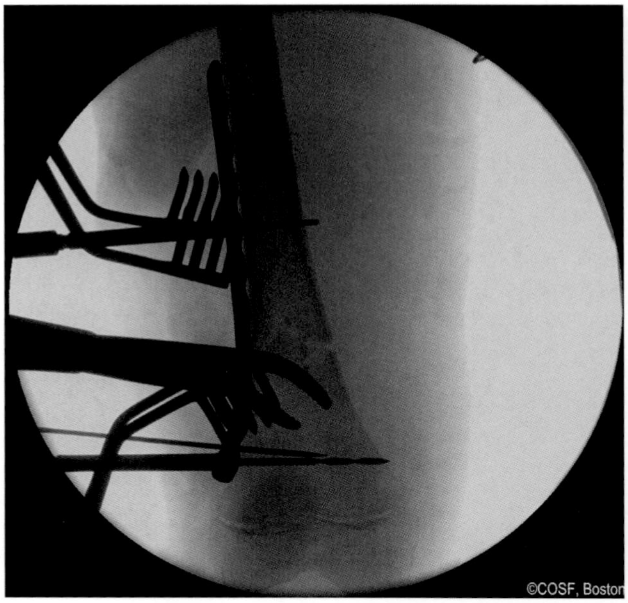

图 22.13 ▮ 在临时固定的复位钳和导针辅助下，钢板铺放位置良好

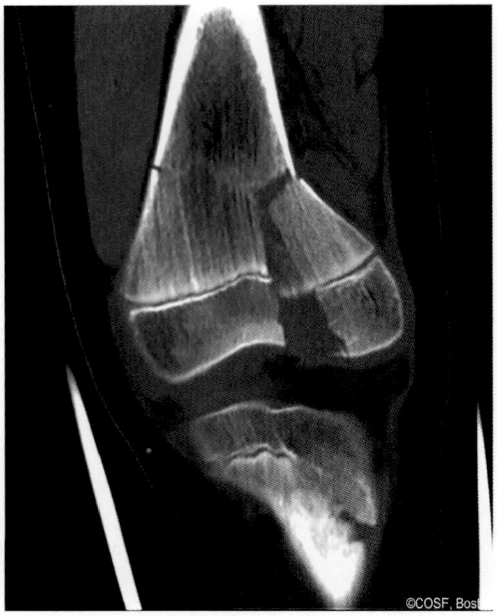

图 22.14 ▮ 冠状位 CT 显示 Salter-Harris Ⅳ 型股骨远端骨折移位

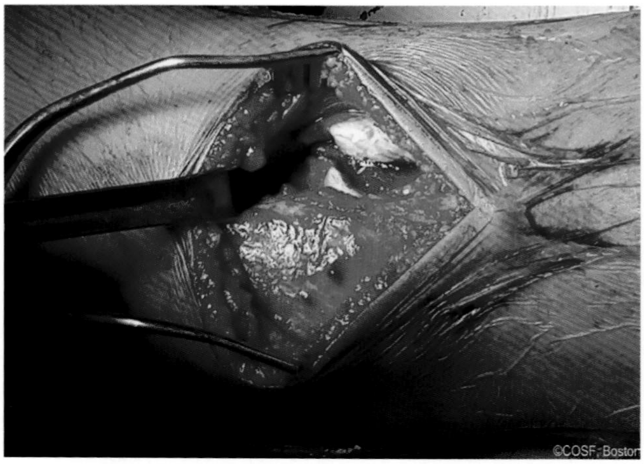

图 22.15 ▮ 外侧入路切开后的术野

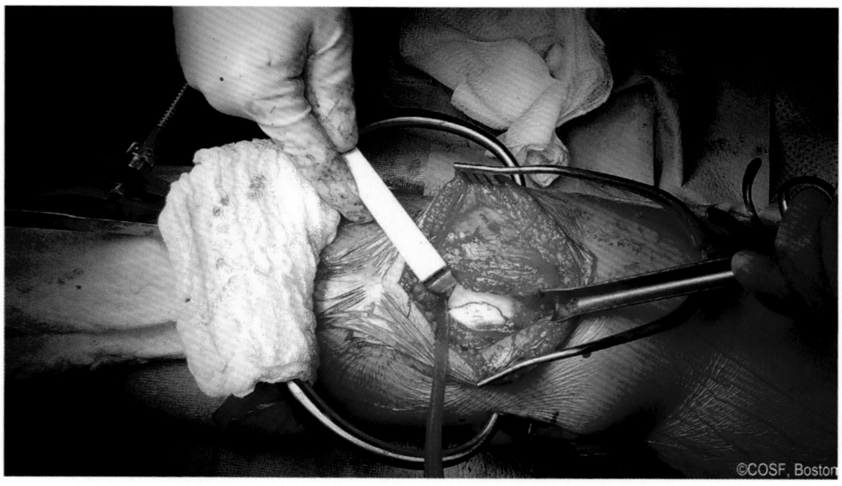

图 22.16 ▮ 复位后使用大的复位钳通过挤压力维持复位后的位置

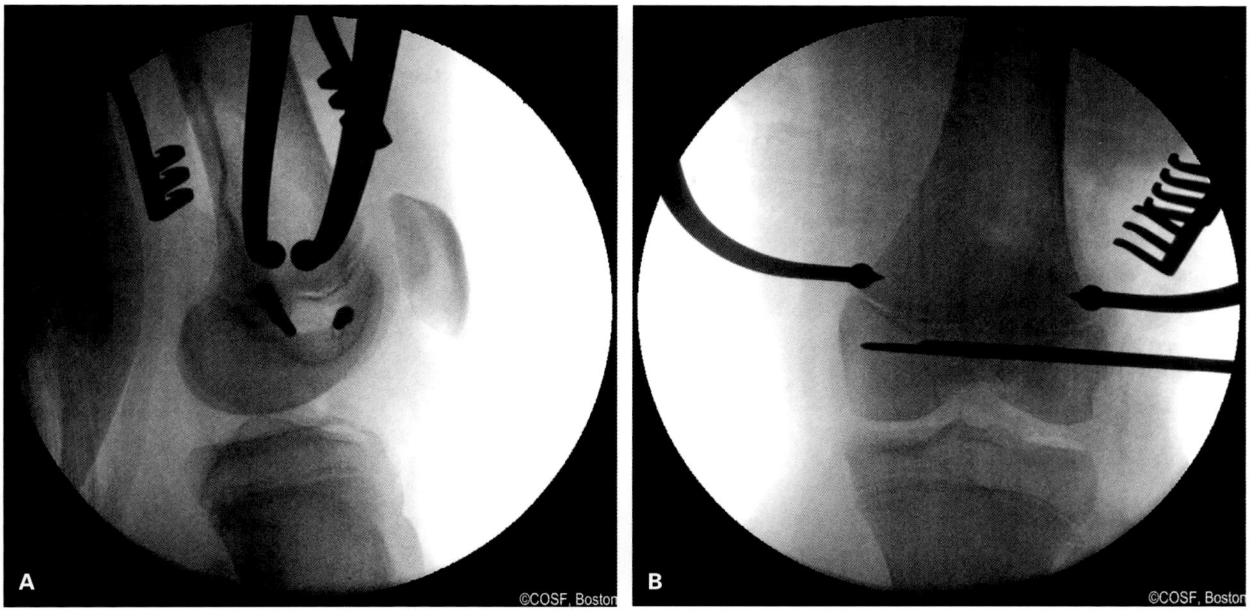

图 22.17 | （A、B）复位后在合适的位置插入导针的影像

针和螺钉位于 Blumensaat 线上方，这样可以避免螺钉进入关节面。

- 使用股骨髁周围锁定板会穿经骺板，因此适用于骺板接近成熟闭合的青少年，这些患者的骨骺骨折仅使用螺钉固定或许不充分。或者使用骨骺螺钉联合骺线上方钢板进行固定（图 22.20）。

并发症

- 生长阻滞。可通过解剖复位及避免反复手法复位来降低生长阻滞风险。大多数股骨远端骨折不需要经骺固定即可完成。由于 Salter–Harris 股骨远端骨折有较高的生长阻滞风险，因此术后临床及影像学监测有无生长阻滞及成角畸形。健侧下肢 X 线片对比有助于发现异常。
- 化脓性关节炎。常见于交叉穿针固定且针尾未埋于皮下的患者。因此，交叉穿针固定时我们推荐做小切口，预留取出时所需保留的长度后，将针尾折弯埋于皮下。

术后护理

- 年龄较小的骨折固定患者需要长腿石膏固定 4~6 周来保护固定位置及限制负重。8 岁以上或青少年患者可于术后 1 个月内在不负重情况下穿戴铰链可调膝支具，进行主动或辅助性主动关节活动度练习。至术后 6~8 周，由部分负重及活动度练习逐渐进展成全负重及全角度活动。
- 可于经皮穿针固定术后第 4 周在处置室拔出固定针。埋于皮下的固定针可于术后 4~6 周再次在手术室拔出。钢板及螺钉固定物需等到骨折完全愈合后方能取出。我们推荐取出骨骺螺钉及钢板等内植物以降低后期可能的应力增加，金属内植物留置会使后期需要的手术复杂化。

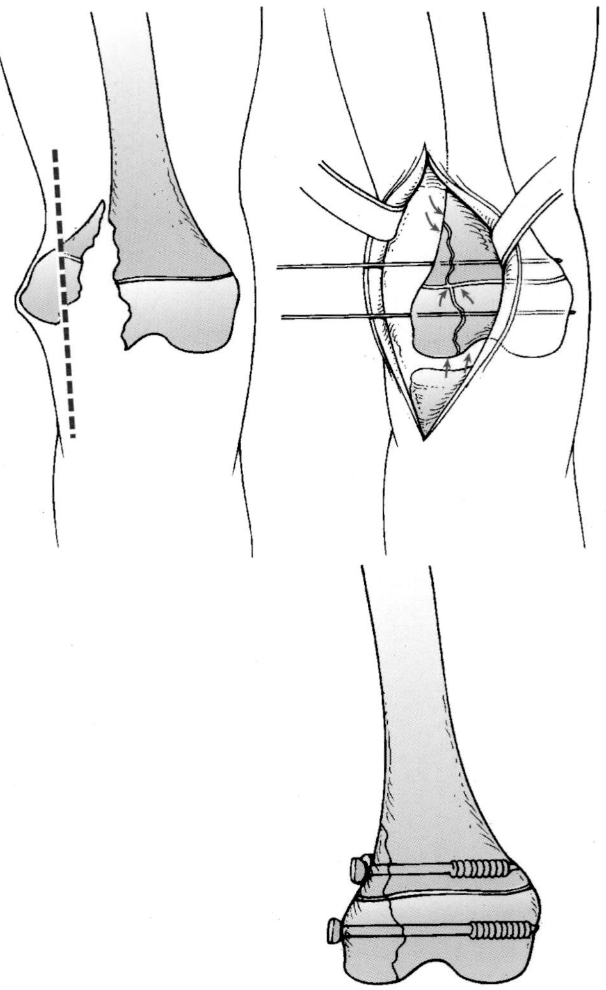

图 22.18 关节切开后股骨远端固定的示意图

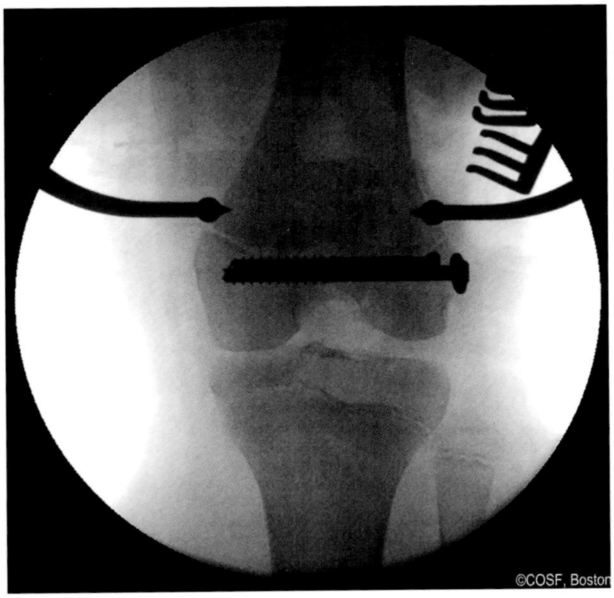

图 22.19 | 螺钉平行于骺线且垂直于骨折块植入的影像

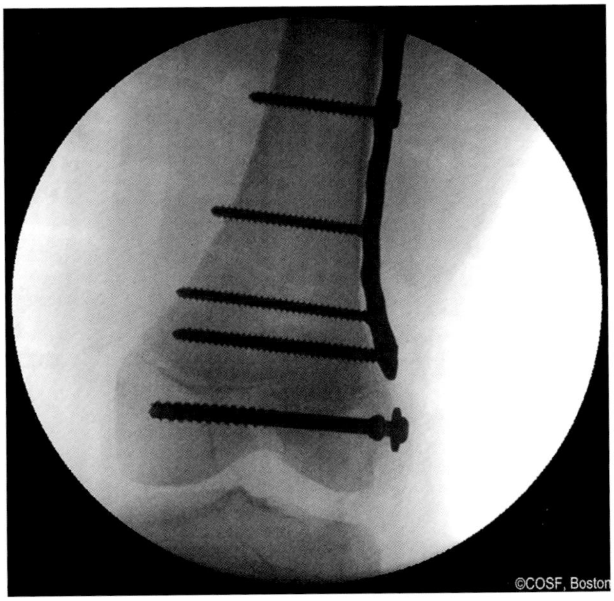

图 22.20 | 骨骺螺钉联合骺线上方钢板避开骺线进行骨折固定

参考文献

[1] Arkader A, Warner WC Jr, Horn BD, Shaw RN, Wells L. Predicting the outcome of physeal fractures of the distal femur. J Pediatr Orthop. 2007;27(6):703-708.

[2] Wall EJ, May MM. Growth plate fractures of the distal femur. J Pediatr Orthop. 2012;32(suppl 1):S40-S46.

第 23 章
关节镜下胫骨棘骨折固定

Yi-Meng Yen

适应证

- 难复型不稳定的胫骨棘骨折（Ⅱ型）。
- 完全移位的胫骨棘骨折（图 23.1）或粉碎性胫骨棘骨折（Ⅲ型）。

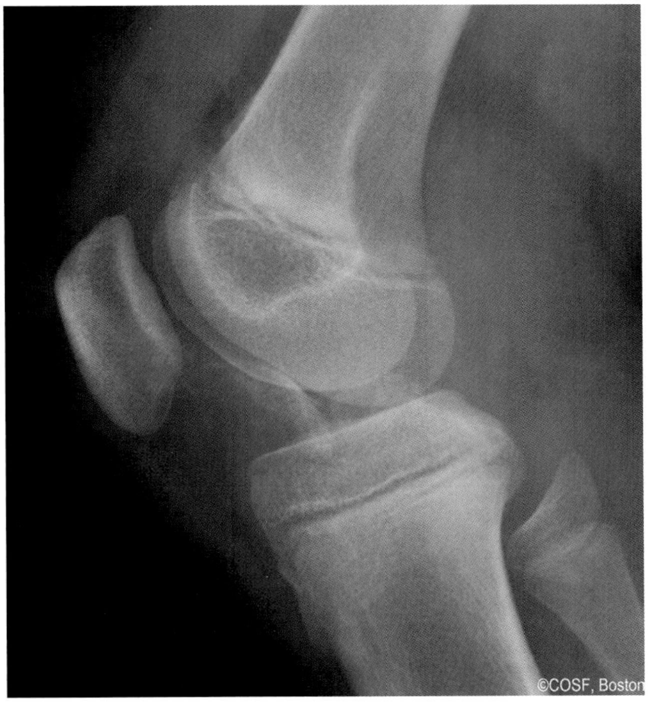

图 23.1 ▮ 完全移位的胫骨棘骨折

器材

- 大腿近端非无菌止血带。
- 标准的关节镜设备。
- 关节镜刨削刀。
- 前交叉韧带（ACL）胫骨端定位器。
- 5/64 号克氏针。
- 空心过线器（图 23.2）。
- 休森过线器。

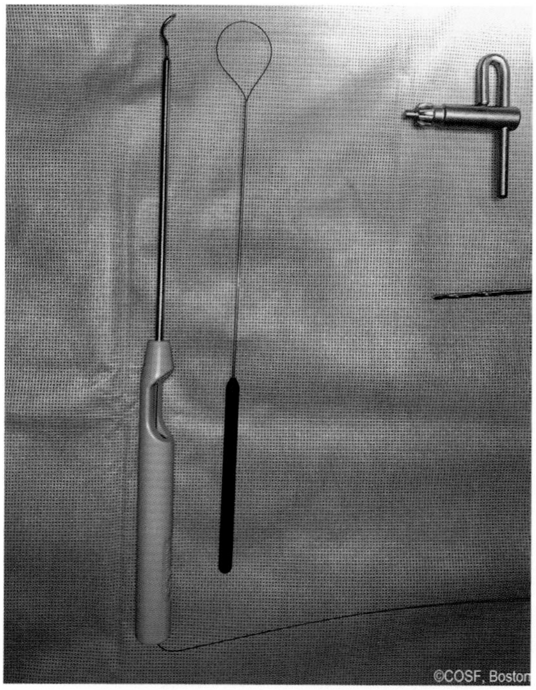

图 23.2 图中最左边的是空心过线器。可用 2 号 PDS 线代替过线器中自带的镍钛合金线，也可用 2 号纤维线引导镍钛合金线穿梭过线。图中右侧的是休森过线器

- 缝线——可依据医生偏好，选择 2 号 PDS 线或 2 号纤维线或其他缝线。

定位

- 仰卧位，手术台需配备膝固定器或将膝放置于外翻应力位（图 23.3、图 23.4）。
- X 线透视装置需放置于患膝对侧以获得侧位 X 线透视影像。

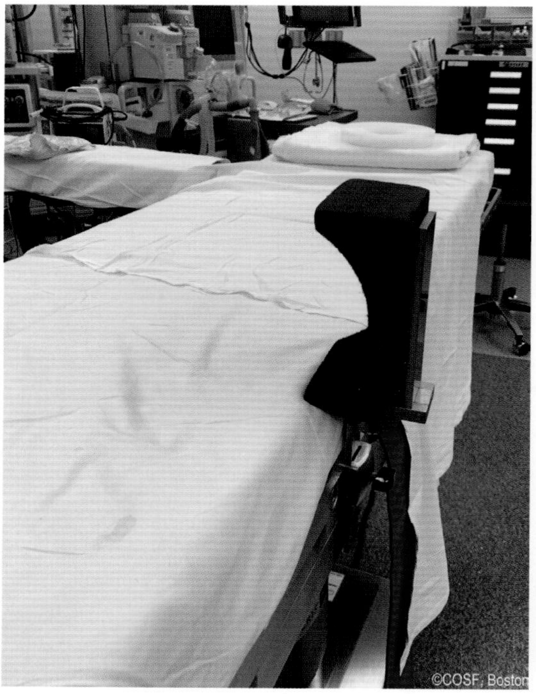

图 23.3 标准的配备膝外侧固定装置的手术台

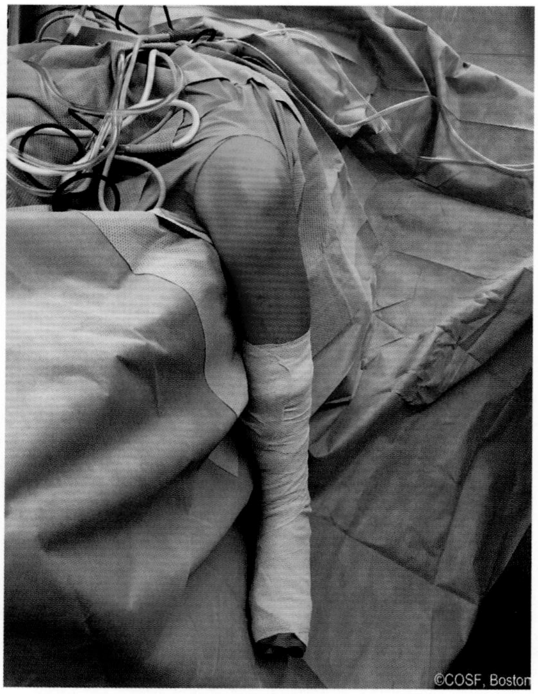

图 23.4 左膝经无菌处理并悬垂于床边

手术入路（关节镜入路）

- 紧邻髌腱两侧建立膝关节镜前内和前外入路（图 23.5）。
- 建立经髌骨入路有助于缝线管理和骨折复位。
- 冲洗膝关节以清除关节内积血。
- 利用关节镜探查全膝关节（图 23.6），脂肪垫的清除通常是必要的。
- 仔细辨别胫骨棘骨折端的半月板和半月板横韧带。
  - 如果发现内侧半月板前角或半月板横韧带嵌顿，可利用探钩将嵌顿组织从骨折区域拉出（图 23.7）。必要时可使用缝线帮助复位。利用腰麻针将缝线穿过半月板周围组织，使用手术钳夹住关节外的缝线，用力牵拉缝线即可将半月板复位。

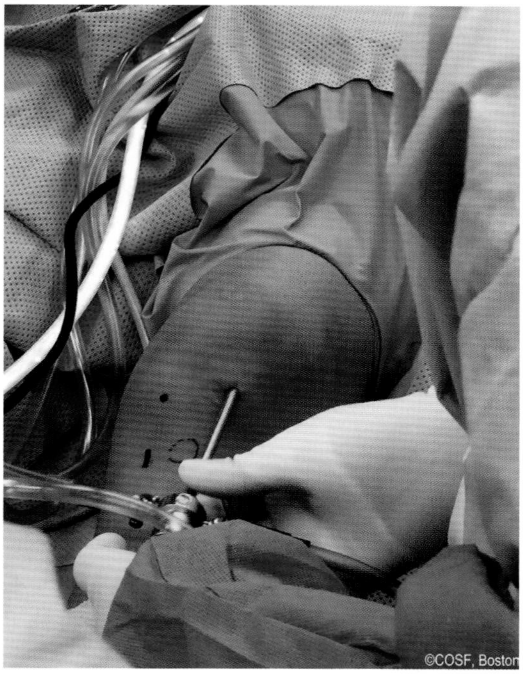

图 23.5 ▎经前外入路进入膝关节

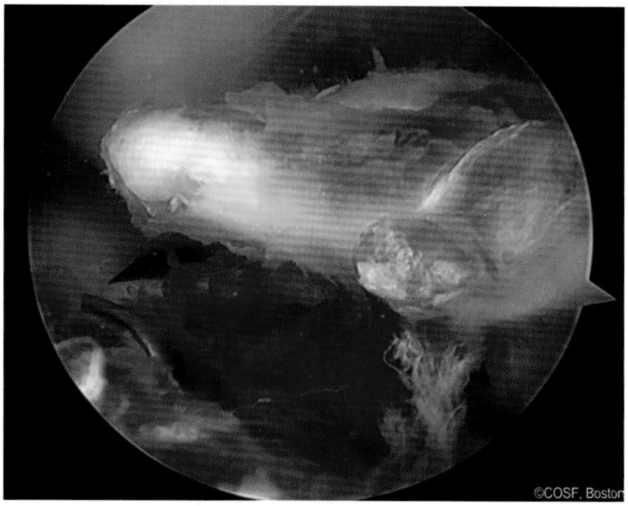

图 23.6 ▎经前外入路可见镜下胫骨隆突部骨折。半月板横韧带即在骨折部下方

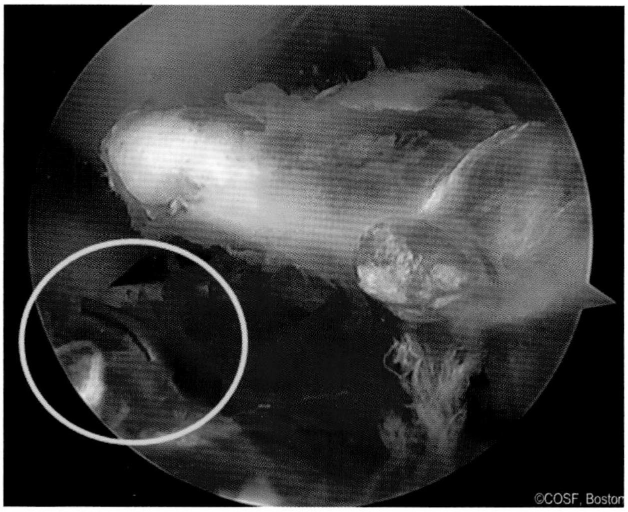

图 23.7 ▎探钩可用来拉出前方半月板横韧带

复位和固定技术

- 胫骨棘骨折通常会对前交叉韧带（ACL）止点造成影响。可利用刮匙或刨削刀将骨折块抬起并清除骨折部位的血肿和碎骨片。
  - 清除骨折床部少量松质骨有利于骨折的复位和 ACL 张力的维持。
  - 避免去除胫骨棘骨折块本身的任何骨质。
- 在屈膝状态下利用探钩或钝器复位骨折块。1~2mm 的过度复位是理想的。
- 经皮由上到下插入 1 根克氏针，复位、固定骨折块（图 23.8）。
- 关于胫骨侧的固定有很多方法，作者首选的方法如下：
  - 偏鹅足远端建立 2cm 的前内切口。
  - 前交叉韧带胫骨端导向器（设定为 55°）经前内侧入路置入，导向器头放置于骨折床内侧面（图 23.9）。
    - 导向器钻入并取出导丝，休森过线器穿过骨隧道直到关节内可见休森缝线末端的线圈。
  - 将 ACL 胫骨端导向器设定为 50°，导向器头放置于骨折床的外侧面。如果之前植入的克氏针阻挡导向器置入，可换为经前外入路置入导向器。目的是要保证胫骨端不同骨道之间有 1cm 的骨桥。
    - 导向器钻入并取出导丝，另一个休森过线器穿过骨隧道直到关节内可见休森缝线末端的线圈（图 23.10）。
  - 将装有 2 号 PDS 线的套索引入关节腔，通过一个休森过线器线环穿过前交叉韧带到达另一个休森过线器线环。2 号 PDS 线在关节内反复穿梭过线后即可将缝合套索装置移除。
  - 可应用 2 个或更多的缝合套索装置（图 23.11）。作者通常会将 1 根 2 号 PDS 线穿过 ACL 的偏后方，另一根 PDS 线穿过 ACL 的偏前方。此外，缝线也要环绕骨折块。
  - 一旦所有的缝线穿过休森过线器线环并穿过 ACL 或骨折部，休森过线器就可以经骨道拉出，这时，PDS 线即可使骨折块复位于胫骨侧（图 23.12）
- 在伸膝或屈膝 30° 位时，将缝线系在 1cm 的骨桥间，在前内切口部打结固定。
- 直视下全范围活动膝关节，评估骨折端稳定性并确认半月板横韧带和半月板并未嵌顿。通过透

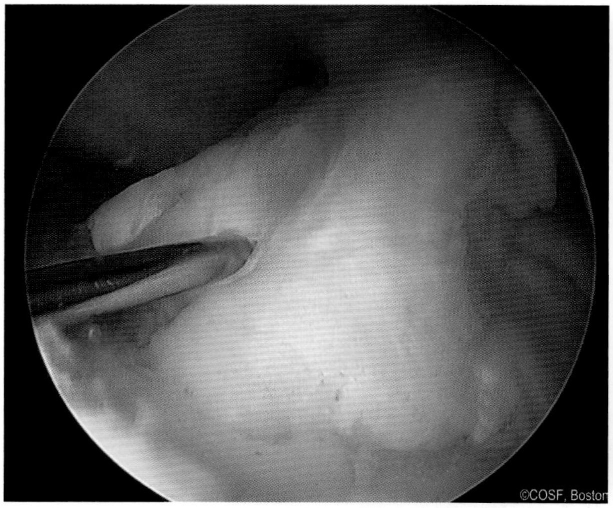

图 23.8 ▎经皮植入克氏针复位并临时固定骨折块

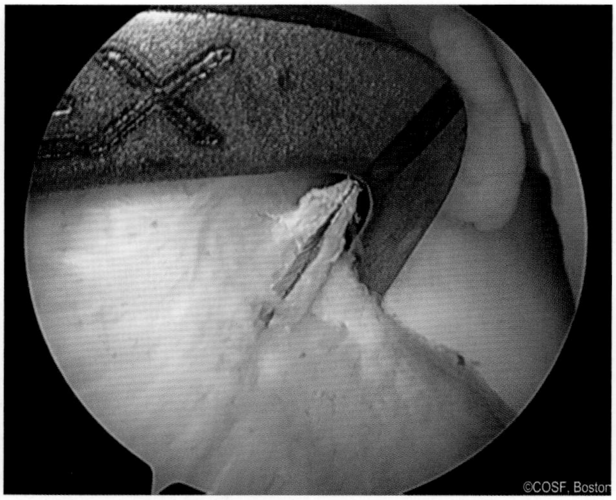

图 23.9 ▎前交叉韧带导向器放置于前交叉韧带外侧边，钻入 2.4mm 导针至预定位置

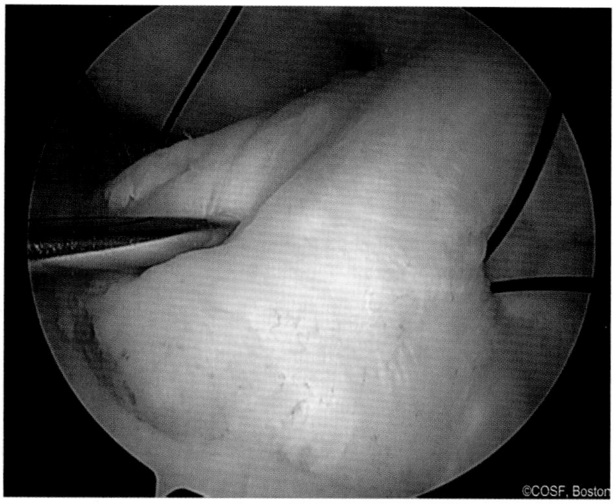

图 23.10 | 利用克氏针复位骨折，2 个休森过线器要置入膝关节内，过线的线圈要位于 ACL 的内、外侧并镜下可见

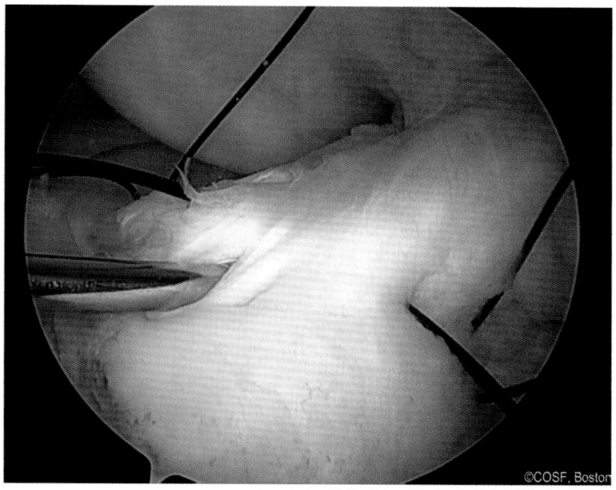

图 23.11 | 缝合套索要经休森过线器，穿过 ACL 实质部并从内侧休森过线器的线圈穿出 ACL 的内、外侧并镜下可见。2 号 PDS 线要经缝合套索反复过线

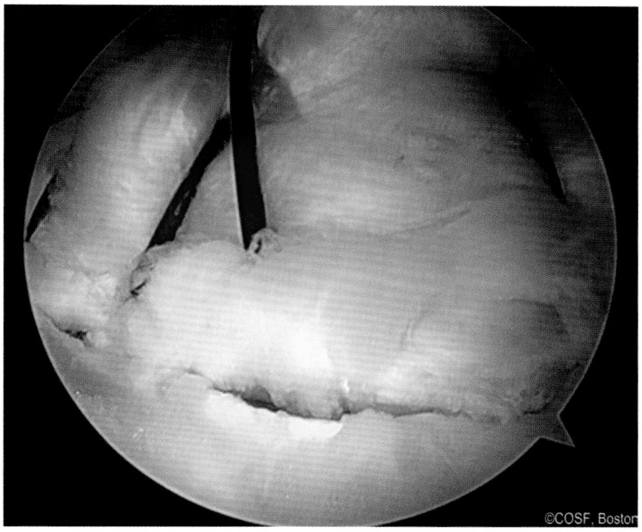

图 23.12 | 2 号 PDS 线在休森过线器的帮助下复位骨折并在胫骨端打结。镜下证实胫骨棘骨折复位良好

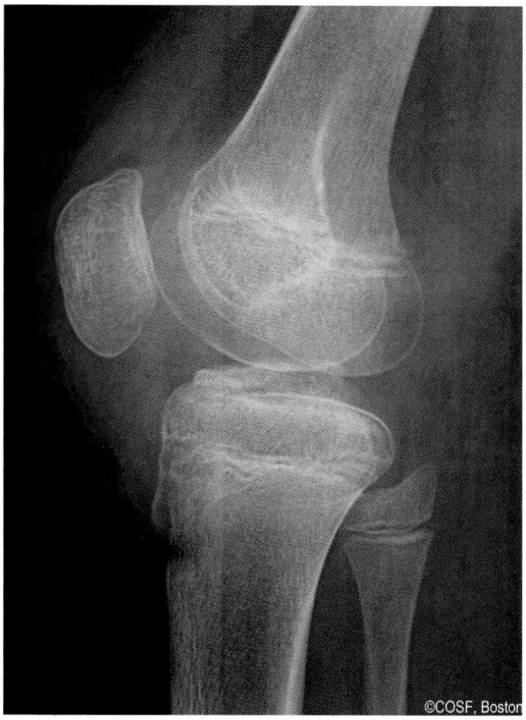

图 23.13 | 与图 23.2 对比，胫骨棘骨折最终复位情况

视可确认骨折块复位情况，但此步并非必需（图 23.13）。

- 关闭手术切口。

并发症

- 包括膝关节镜特有的并发症。
- 胫骨端骨道间必须保证 1cm 的骨桥以利于缝线打结并达到平衡固定。

- 虽然骨隧道直径通常为 2.4mm 或更小，但制备骨道在理论上会有骺板损伤的风险。
- 最常见的并发症是关节纤维化，伴有屈曲或者伸直，或者两者角度的丢失。
- 复位后 ACL 仍然不稳定。虽然患者在主观上并未察觉，但客观上关节残存松弛的现象却很常见。ACL 的撕裂也可能会发生。

术后护理

- 在完全伸膝、佩戴支具的情况下，患者可完全负重下地。一旦骨折痊愈并且患者没有伸肌滞后，患者可在不锁定支具的情况下行走。
- 术后最初的 2 周内膝活动范围为 0° ~30°，术后 2~4 周过渡到 0° ~60°。支具角度在术后 4~6 周内设定为 0° ~90°，术后 6 周可全范围活动。
- 连续的 X 线影像可记录康复情况，4~6 周可完全康复。
- 3 个月当角度和力量恢复，即可重返运动。

参考文献

[1] Bong MR, Romero A, Kubiak E, et al. Suture versus screw fixation of displaced tibial eminence fractures: a biomechanical comparison. Arthroscopy. 2005;21(10):1172-1176.
[2] Eggers AK, Becker C, Weimann A, et al. Biomechanical evaluation of different fixation methods for tibial eminence fractures. Am J Sports Med. 2007;35(3):404-410.
[3] Hunter RE, Willis JA. Arthroscopic fixation of avulsion fractures of the tibial eminence: technique and outcome. Arthroscopy. 2004;20(2):113-121.
[4] Kocher MS, Micheli LJ, Gerbino P, Hresko MT. Tibial eminence fractures in children: prevalence of meniscal entrapment. Am J Sports Med. 2003;31(3):404-407.
[5] Mah JY, Otsuka NY, McLean J. An arthroscopic technique for the reduction and fixation of tibial eminence fractures. J Pediatr Orthop. 1996;16(1):119-121.

第 24 章
胫骨结节骨折切开复位内固定

Mininder Kocher

适应证

- 胫骨结节骨折明显移位（图 24.1）。

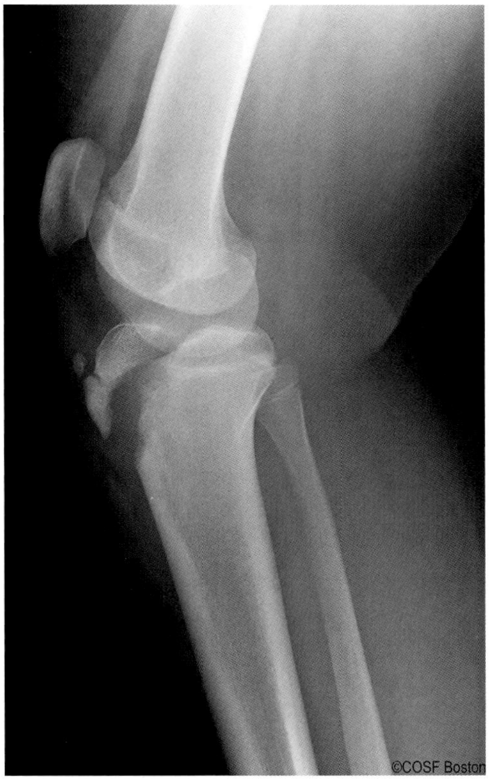

图 24.1 侧位 X 线片显示胫骨结节骨折明显移位

器材

- 4.5mm 或者 6.5mm 带垫片空心螺钉。
- 带线锚钉。
- 止血带。

定位（图 24.2 ）

- 仰卧位。

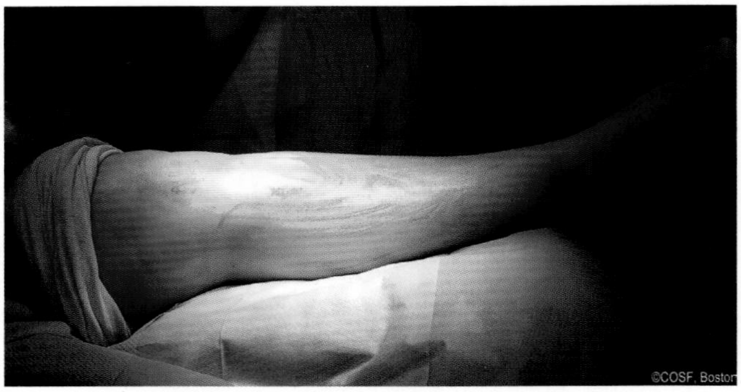

图 24.2 患肢抬高至可以拍摄侧位 X 线片的位置

- 垫高同侧臀部防止患肢外旋。
- 安放止血带。
- 准备膝关节正、侧位 X 线片，方便确定螺钉安放位置。
- 可透视的三角形下肢垫。

手术入路

- 抬高患肢后给止血带充气。
- 沿髌腱中点近端至胫骨结节下方 3cm 做 1 个皮肤切口。
- 可见明显的软组织和骨膜剥离并伴有较大的血肿（图 24.3）。

复位和固定技术

- 在以下技巧的辅助下这类骨折很容易复位：
  - 彻底清除血肿，清理骨折边缘，防止骨折块边缘愈合。
  - 用巾钳将骨折块拉向远端复位骨折块（图 24.4）。

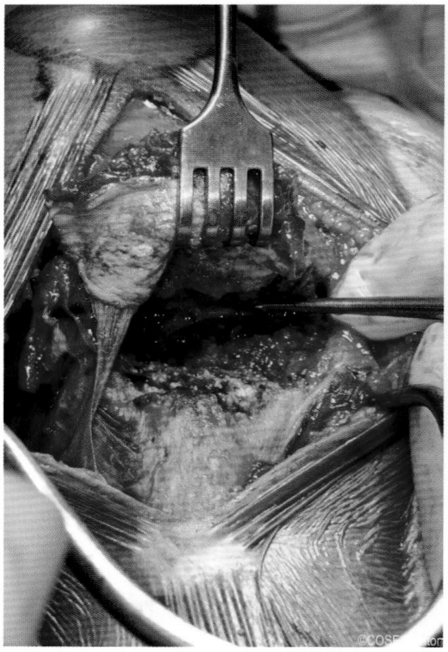

图 24.3 术中照片显示骨折部位和软组织损伤

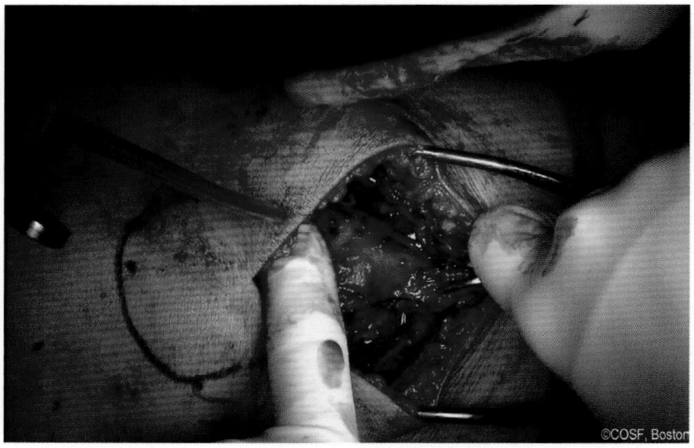

图 24.4 术中照片显示通过巾钳辅助复位

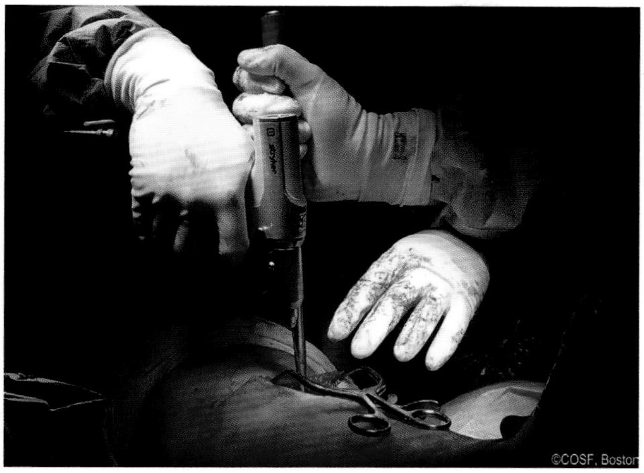

图 24.5 | 复位后使用球形推杆固定并保证导丝穿过骨折块

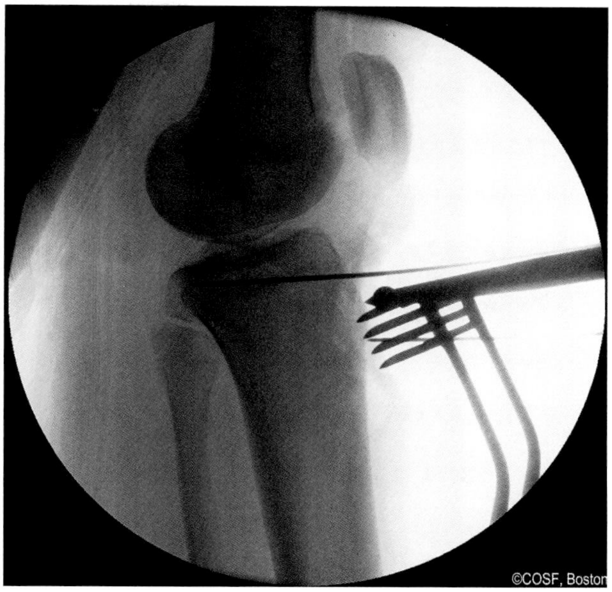

图 24.6 | X 线透视下放置导丝

- 评估骨折复位情况，可以直视下观察骨皮质边缘对和情况。
- 一旦骨折复位，使用球形推杆固定，在 X 线透视下放置螺纹导丝维持复位，放置导丝应遵循以下原则（图 24.5、图 24.6）。
  - 使用 2~3 枚非双皮质螺钉。
  - “本垒打螺钉”位于结节骨折中间正前方。
  - 螺钉的位置在侧位 X 线片上显示应该互相平行。
  - 有些患儿在骨折前患有骨突炎，因此在侧位 X 线片上胫骨结节下端不规则。“本垒打螺钉”应该放置在不规则处的正上方。
- 通过侧位 X 线片检查导丝放置位置（图 24.7）。

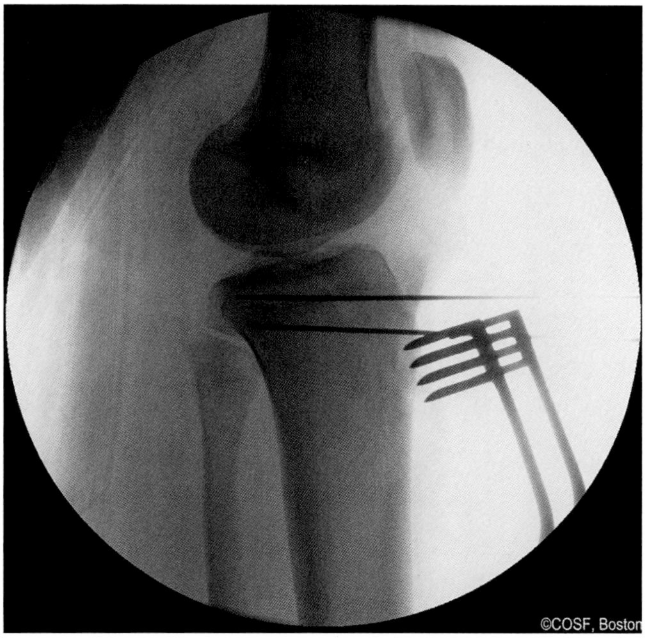

图 24.7 | 侧位 X 线片显示导丝位置

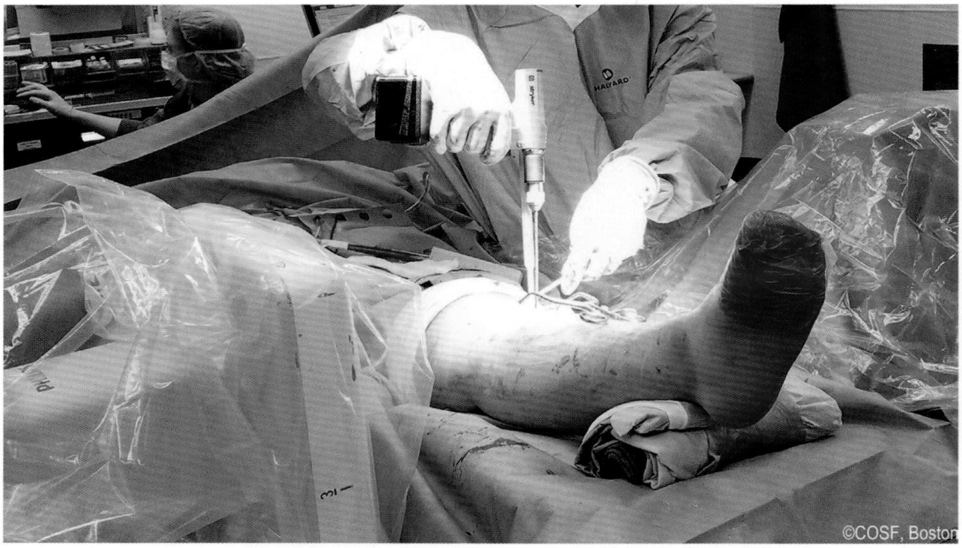

图 24.8 术中照片显示在 X 线透视下确保没有钻透后皮质，因为螺钉为单皮质螺钉

- 对于年龄较小的患者，使用 4.5mm 的螺钉；对于年龄较大的患者，使用 6.5mm 的螺钉。
- 使用适当大小的钻头在导丝上钻出，不能穿透胫骨后皮质（图 24.8），因为年轻的患者骨质好不需要双皮质螺钉。穿透胫骨后皮质有损伤血管、神经的危险。
- 使用垫片是非常明智的，因为可以保护软组织，垫片可能会突出来，后期需要取出（图 24.9）。
- 通过 X 线透视确认最终位置并植入螺钉（图 24.10）。
- 用金属钉缝合软组织和骨膜（图 24.11）。
- 在暴露骨折及清理血肿的时候应避免筋膜室综合征发生，可以考虑预防性前筋膜室切开术。

并发症

- 复位不良。复位时可通过彻底清洗较大血肿和更新骨折边缘来辅助。
- 骨筋膜室综合征。对于前腔室的肿胀，采用快速手术可以避免发生。清理血肿可以使腔室减压，并可避免因骨折血肿引起的骨筋膜室综合征。考虑预防性常规筋膜切开。

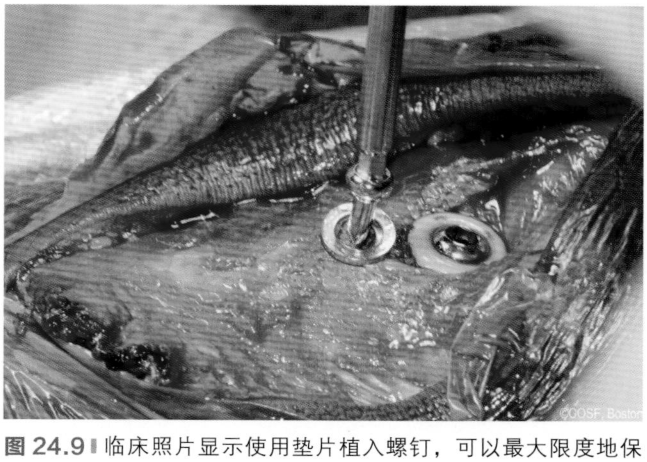

图 24.9 临床照片显示使用垫片植入螺钉，可以最大限度地保护软组织

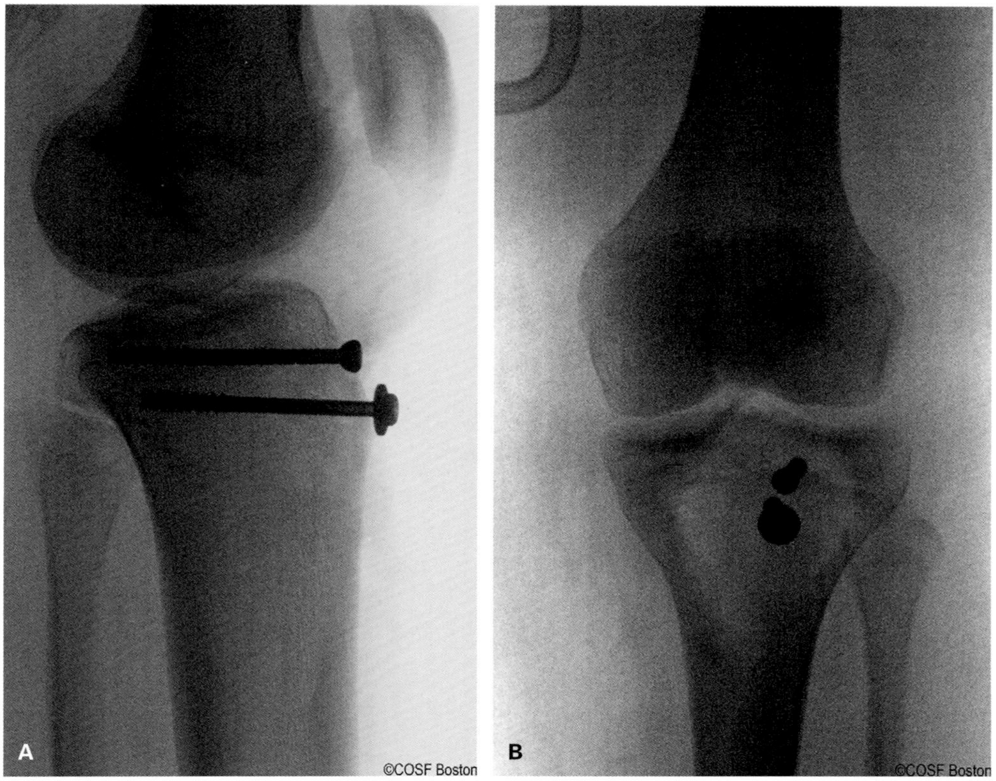

图 24.10 ▎（A、B）正、侧位 X 线片显示解剖复位和良好的螺钉位置

术后护理

- 膝关节支具固定在屈曲 5° ~10° 位置上，术后 2 周内屈曲至 30°，术后 6 周内屈曲至 90°。
- 术后 6 周内扶拐下地。
- 一旦患者可以耐受，就开始练习股四头肌，主、被动关节活动练习于术后 1 个月开始。
- 当患者走路稳定，股四头肌力和膝关节活动度良好时，可以取掉支具。
- 一般情况下，患者术后 4 周内不能负重，具体情况需根据复查 X 线片决定。

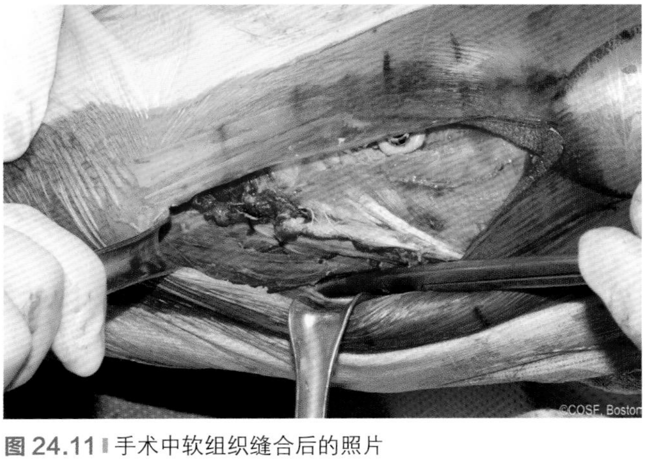

图 24.11 ▎手术中软组织缝合后的照片

参考文献

[1] Little RM, Milewski MD. Physeal fractures about the knee. Curr Rev Musculoskeletal Med. 2016;9(4):478-486. Review.

[2] Pretell-Mazzini J, Kelly DM, Sawyer JR, et al. Outcomes and complications of tibial tubercle fractures in pediatric patients: a systematic review of the literature. J Pediatr Orthop. 2016;36(5):440-446.

[3] Pace JL, McCulloch PC, Momoh EO, Nasreddine AY, Kocher MS. Operatively treated type IV tibial tubercle apophyseal fractures. J Pediatr Orthop. 2013;33(8):791-796.

第八部分
小腿（胫腓骨）和踝关节

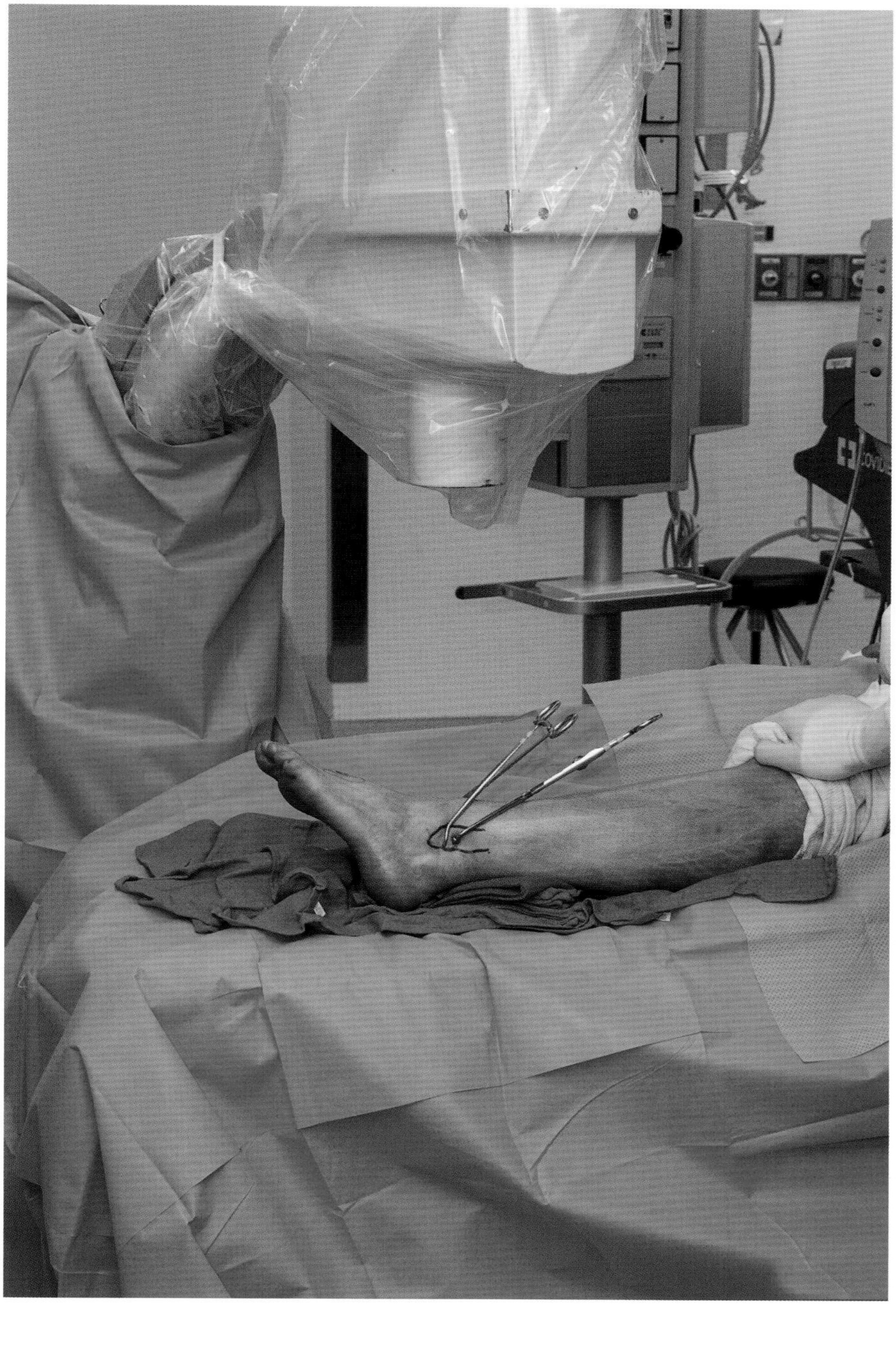

第 25 章 A 部分
胫骨骨折弹性髓内针固定

Craig M. Birch

适应证

- 移位明显的胫骨干骨折。
- 合并同侧需要手术治疗的股骨干骨折。
- 无法通过闭合复位石膏外固定获得或维持稳定的胫骨骨折。
- 长度稳定型骨折（横行骨折、短斜行骨折）。
- 任何年龄开放性胫骨近端骨骺骨折。

器材

- 钛合金弹性髓内针器械。
- 止血带。

定位

- 应用止血带、仰卧于可透 X 线手术床上（图 25.1）。
  - 术前通过胫骨结节到足的连线评估健侧的旋转，一般以胫骨结节与第 2 趾连线为基线。
  - 同侧臀下垫起以防止患肢外旋。
  - 对侧小腿下垂，有利于患肢侧位 X 线成像。
  - 将臀部及髌骨保持中立来避免旋转畸形。从足底部纵向观察，患肢髋关节前方与髌骨前方应该为一条直线，这一点十分重要。如果足和骨折远端存在明显内、外旋畸形，应引起充分重视并进行重新评估。
- X 线透视检查膝关节、骨折端和踝关节正侧位，以确保胫骨完全可视化并获得暂时性复位。

手术入路

- 胫骨骨折，从胫骨近端向远端植入髓内针（图 25.2）。
- 胫骨两侧各植入 1 枚髓内针。
  - 切口（2cm）位于胫骨近端的内、外侧，位于矢状面中线水平。
  - 切口位于胫骨近端骨骺水平远端 2cm。
  - 内侧入针点切口，有可能需要纵行切开鹅足，并向下解剖至胫骨干（图 25.3）。外侧入针点切口须部分分离胫骨近端前方肌肉。

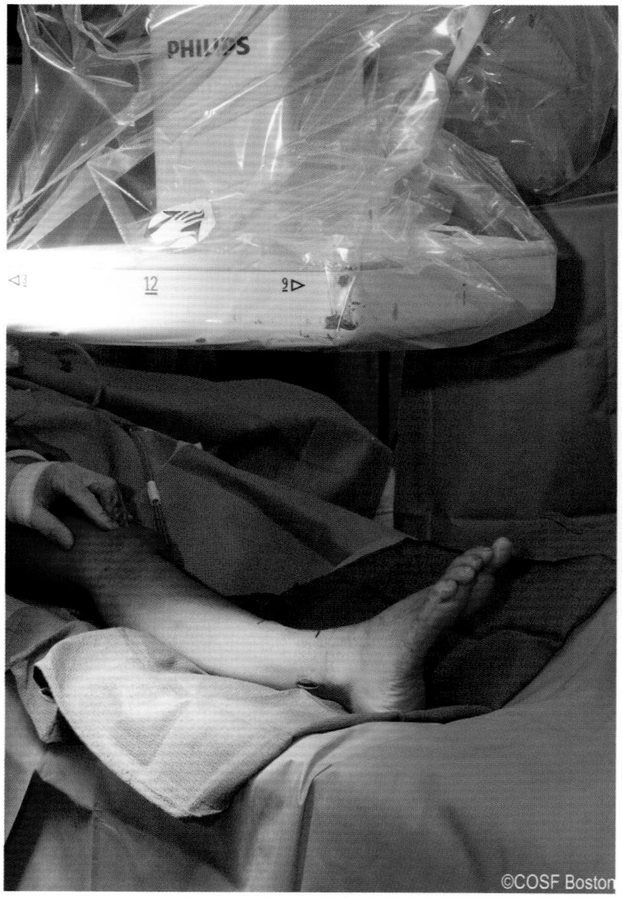

图 25.1 ▍术中 C 臂机定位弹性髓内针入针点

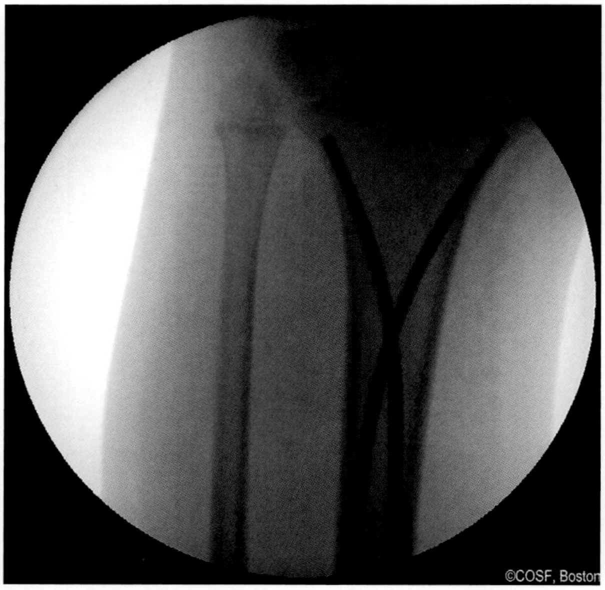

图 25.2 ▍弹性髓内针近端分布

复位和固定技术

- 髓内针直径一般为 3.5mm 或 4.0mm，2 枚髓内针应能填充 80% 的髓腔。建议使用直径相同的髓内针，以避免造成骨折端移位。
- 植入前髓内针预弯 30°，髓内针远端保持一定弯曲，便于髓内针植入。
- 髓内针入针点一般位于胫骨近端骨骺远端 2cm 左右，一般位于胫骨中线附近。使用直径 3.2mm 钻头在入针点处开窗。钻头开始时垂直于胫骨骨干，一旦穿透皮质，立即改变钻头方向，反复钻入，以达到最终改变入针角度的目的；最终，钻头的尾部应该与胫骨干成 45°，最后使用开孔锥来扩大入针点孔道（图 25.4）。
- 内、外侧髓内针的植入无先后顺序。使用“T”形手柄固定髓内针，以方便髓内针的植入，注意“T”形手柄卡口远端髓内针长度（图 25.5）。髓内针一旦进入入针点孔道，髓内针远端应朝向髓腔远端方向，以确保髓内针不穿透远端骨皮质，适当调整“T”形手柄方向（图 25.6），确保在 X 线片上，不会因为髓针远端方向过于水平而穿透对侧皮质。随后将髓内针向远端插入至骨折处。
- 第 2 枚髓内针的植入方式与第 1 枚相同，注意控制髓内针弓形平面。然后将第 2 枚髓内针插入至骨折处（图 25.7）。
- 一旦髓内针远端到达骨折部位，外侧髓内针弓形应朝向胫骨髓腔内侧，远端指向外侧，内侧髓内针弓形应朝向胫骨髓腔外侧，远端指向内侧。

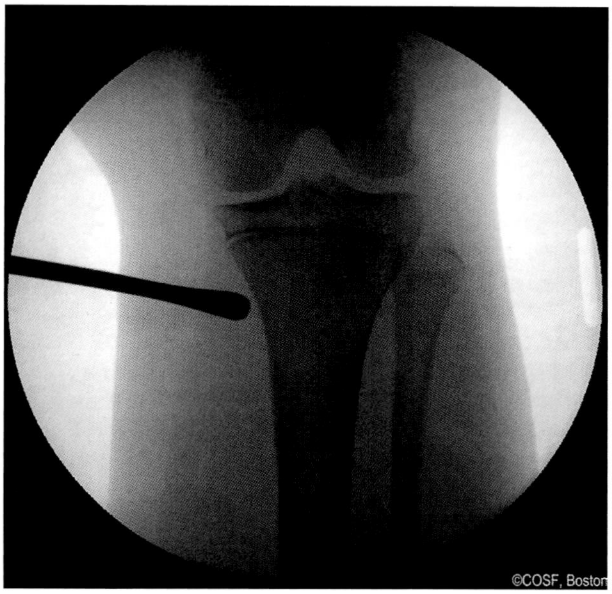

图 25.3 | 鹅足内侧入针点

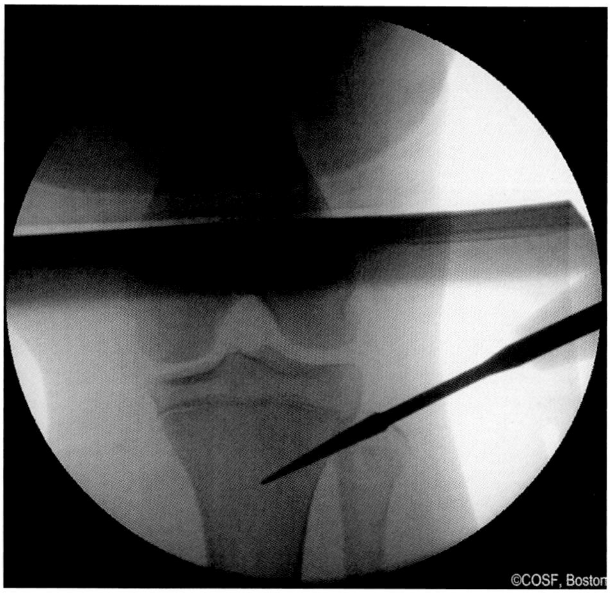

图 25.4 | 开孔锥开孔方向

- 当第 1 枚髓内针跨越骨折线时，应在 X 线透视下牵引复位骨折端，在正侧位上骨折端均获得满意的复位。
- 然后将第 1 枚髓内针插入并跨越骨折线，有时需要通过“T”形手柄调整髓内针远端方向以便髓内针跨越骨折线，当髓内针跨越骨折线后再将髓内针远端方向重新调整到适当位置，以减少骨折端移位。当第 1 枚髓内针跨越骨折端几厘米后，即可以植入第 2 枚髓内针，尽量避免 2 枚髓内针出现交叉。理想位置应该为 2 枚髓内针植入后弓形顶点位于骨折线处，以产生弹性支撑效果（图 25.8）。
- 一旦髓内针跨越骨折端，就可以继续向远端打入，最终外侧髓内针远端到达胫骨远端外侧干骺端，内侧髓内针远端到达胫骨远端内侧干骺端。

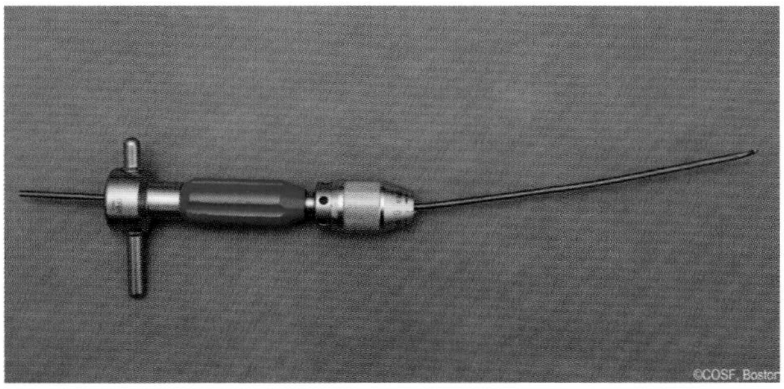

图 25.5 | “T”形手柄

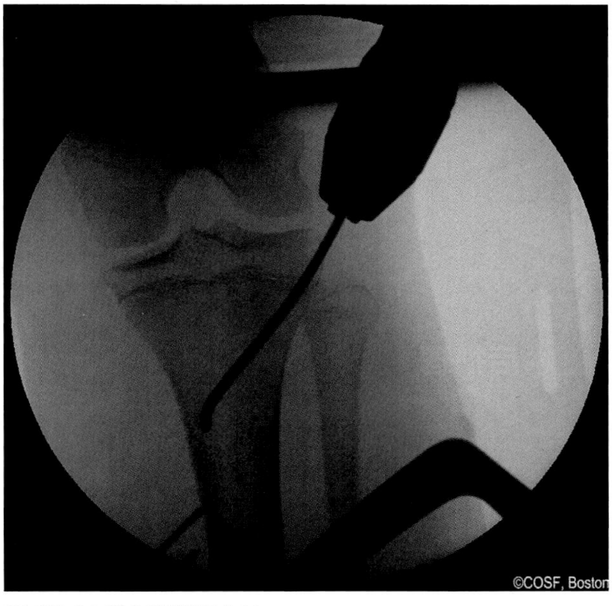

图 25.6 | 插入弹性髓内针

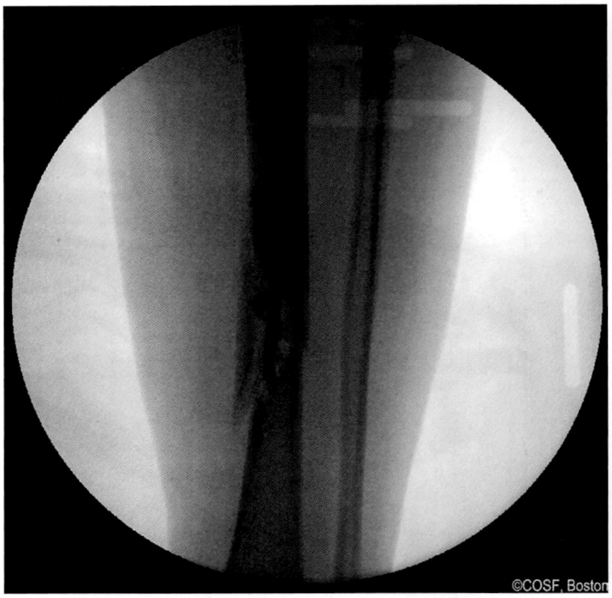

图 25.7 ▮ 弹性髓内针通过骨折端

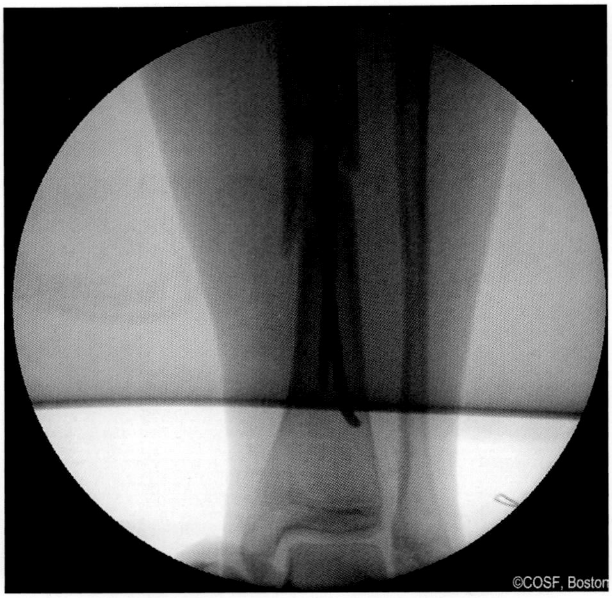

图 25.8 ▮ 弹性髓内针跨越并“C”形撑开骨折端

- 最终髓内针的位置应由骨折复位情况而定。在侧位上植入髓内针时应将内、外侧髓内针进行标记，髓内针远端达到胫骨远端干骺端，调整好髓内针方向后，于入针点处剪断髓内针，髓内针末端与干骺端平齐。剪断后的髓内针应保持适当的长度暴露于骨皮质外，以方便取出，同时仍能最大限度地减少针尾对周围软组织的刺激。不建议弯曲髓内针的近端，因为这会由于软组织刺激而影响膝关节的运动（图 25.9）。
- 术后行小腿前后石膏托外固定。

并发症

- 骨筋膜室综合征。通过避免使用止血带或尽量缩短止血带时间，可以最大限度地降低骨筋膜室综合征的发生率。遇难复性骨折时尽力避免反复暴力复位，也可降低骨筋膜室综合征的发生率；同样尽量避免反复更换髓内针植入孔道，也可以降低骨筋膜室综合征的发生率。如果由于骨折复位困难而无法植入髓内针，则应考虑进行有限切开小切口进行骨折端复位。
- 骨折端的缩短和外旋。通过严格遵循选择适合患者及骨折类型的原则，可以最大限度地降低该并发症的发生率。对于长斜行不稳定的骨折患者，可以通过锁定髓内针或辅助钛制克氏针固定以及短期长腿石膏固定来控制旋转。
- 髓内针针尾处理不当会导致软组织刺激和膝关节活动范围受限。可以通过控制髓内针暴露于骨皮质外的长度尽量使髓内针暴露长度与骨皮质齐平以降低该并发症的发生（图 25.10）。

术后护理

- 预先准备短腿前后石膏托。该石膏托对骨组织有保护作用并且可以增加骨折的稳定性，并有助于踝关节保持中立位。前后石膏托可以在术后软组织明显肿胀时及时分开，从而降低骨筋膜室综合征的发生风险。
- 一般通常在术后 2 周内开始患肢髋关节和膝关节的活动，以及股四头肌肌力训练。
- 一般来说，术后 6 周内不允许患肢负重，6 周后根据患者的体重和影像学愈合情况来决定患肢

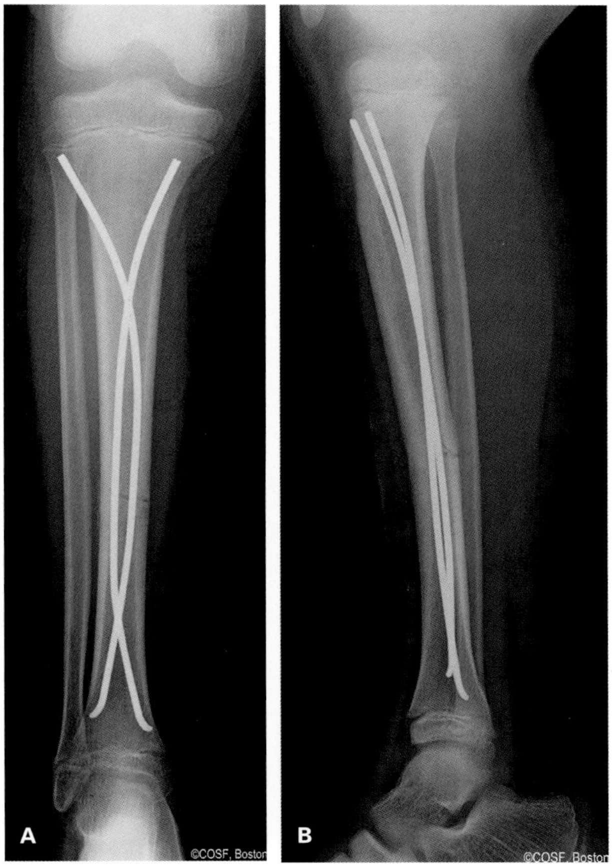

图 25.9 | （A、B）弹性髓内针植入后影像。注意骨折部位撑开及弹性髓内针远、近端方向及位置

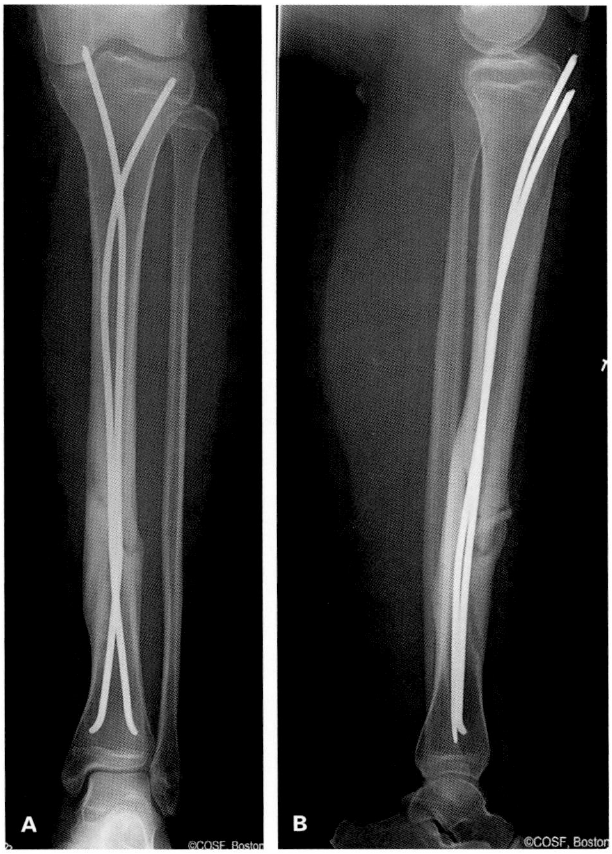

图 25.10 | （A、B）如近端入针点尤其是内侧入针点不正确，将导致术后膝关节活动障碍

是否可以负重。何时将短腿石膏更换为支具应根据患者的年龄、骨折稳定性、骨折愈合情况以及患者依从性来决定。

- 对于儿童而言，内植物取出并不是强制性的；但是对于内植物有症状的患者或根据外科医生以及患者的偏好，内植物可以在骨折完全愈合后移除。

参考文献

[1] Hogue GD, Wilkins KE, Kim IS. Management of pediatric tibial shaft fractures. J Am Acad Orthop Surg. 2019. doi:10.5435/ JAAOS-D-17-00819.

[2] Pandya NK. Flexible intramedullary nailing of unstable and/or open tibia shaft fractures in the pediatric population. J Pediatr Orthop. 2016;36(suppl 1):S19-S23.

第 25 章 B 部分
胫骨骨折外固定架固定

Benjamin Shore

适应证

- 胫骨骨干、近端或远端骨折。
- 闭合复位不稳定的骨折类型（粉碎性骨折、长斜行骨折、蝶形骨折）。
- 开放性骨折。
- 存在切口或皮肤相关问题，无法进行石膏固定或切开复位。
- 任何年龄的骨折患者。

器材（图 25.11）

- 标准外固定架。
- 环形外固定架。

定位（图 25.12）

- 仰卧位。
  - 同侧臀下垫起以防止患肢外旋。
  - 将臀部及髌骨保持中立来避免旋转畸形。从足底部纵向观察，患肢髋关节前方与髌骨前方应该为一条直线，这一点十分重要。如果足和骨折远端存在明显内、外旋畸形，应引起充分重视并进行重新评估
- X 线透视检查膝关节、骨折端和踝关节正侧位，以确保胫骨完全可视化并获得暂时性复位。

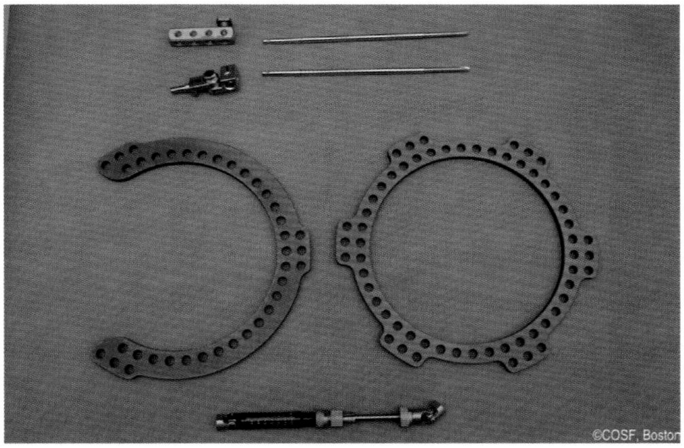

图 25.11 ▌常规外固定架组件

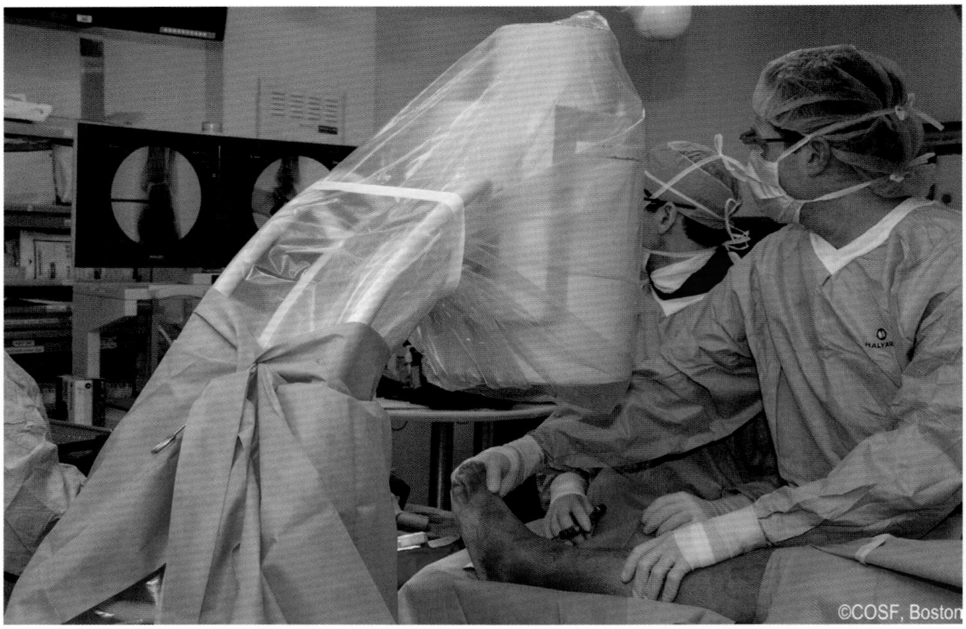

图 25.12 安装外固定架的装置

手术入路

- 通常对于开放性骨折需要显露及清理骨折端的患者，建议使用操作简单的常规单平面外固定架，因为在安装外固定架时可以使用复位钳夹持复位骨折端。
- 对于无法复位及复位后无法维持稳定的患者，最初复位时最好使用环形外固定架（泰勒空间框架结构），并且可以通过使用带有延长或缩短支撑系统的环形外固定架进行逐渐复位，随着时间的推移实现解剖复位。

复位和固定技术

单平面外固定架

- 大多数胫骨骨折都可以用每节段 2 枚半螺纹针和连接杆进行固定。可以通过放置多平面扇形分布半螺纹针，增加连接杆长度来增加固定强度（图 25.13）。
- 在 X 线透视下定位骨折端及入针点，因为半螺纹针的最佳分布方式是在骨折端附近的平面上放置 1 枚半螺纹针，然后在更远的平面上放置第 2 枚半螺纹针（图 25.14）。
- 植入半螺纹针时建议行 1cm 切口，深达骨皮质，然后用电钻植入螺纹针。安装单平面外固定架时，前后方向植针或垂直于胫骨内侧缘植针，胫骨内侧缘通常与正前方成 45° 角（图 25.15）。
- 钻头要与胫骨干垂直，这样才能使所有螺纹针成一条直线，避免螺纹针从侧方骨皮质植入。穿过钻孔植入螺纹针，一定要使螺纹针穿越双侧骨皮质（图 25.16~ 图 25.19）。
- 将远、近端螺纹针对齐，然后将它们通过杆连接起来，以便安装外固定架。将其余 2 枚螺纹针置于连接杆的钢针孔道内，这样就可以通过螺纹针的位置预先钻孔，保证螺纹针和连接杆保持在一条直线上，避免螺纹针与连接杆不在一个平面上（图 25.20）。
- 螺纹针植入完毕后，拧紧所有连接，并检查螺纹钉是否对齐。

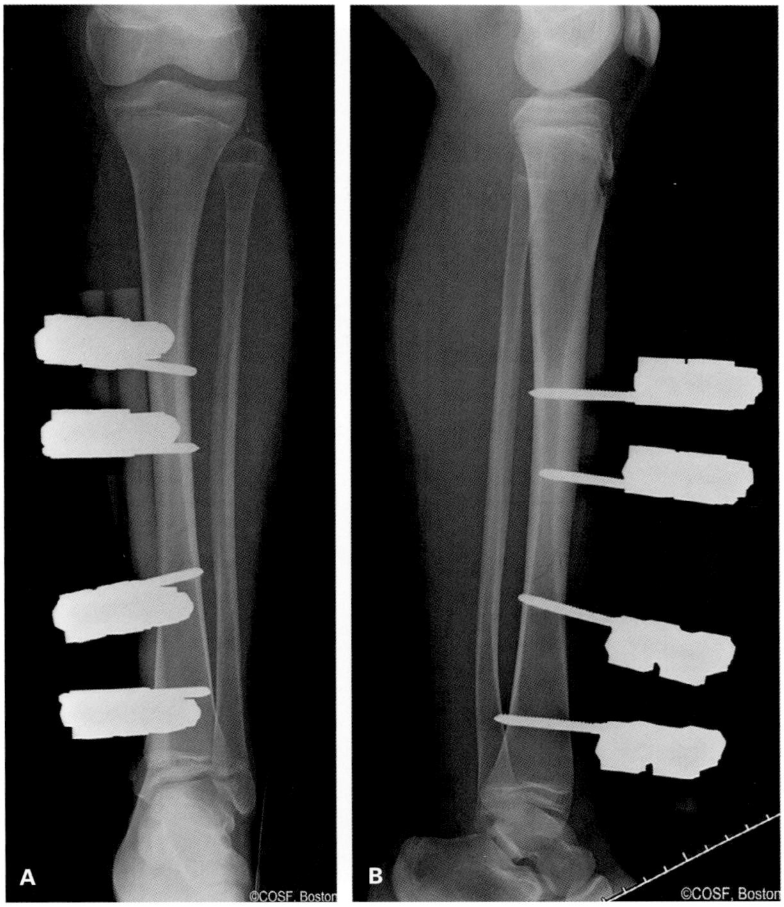

图 25.13 ‖（A、B）外固定架治疗稳定的开放性胫骨骨折

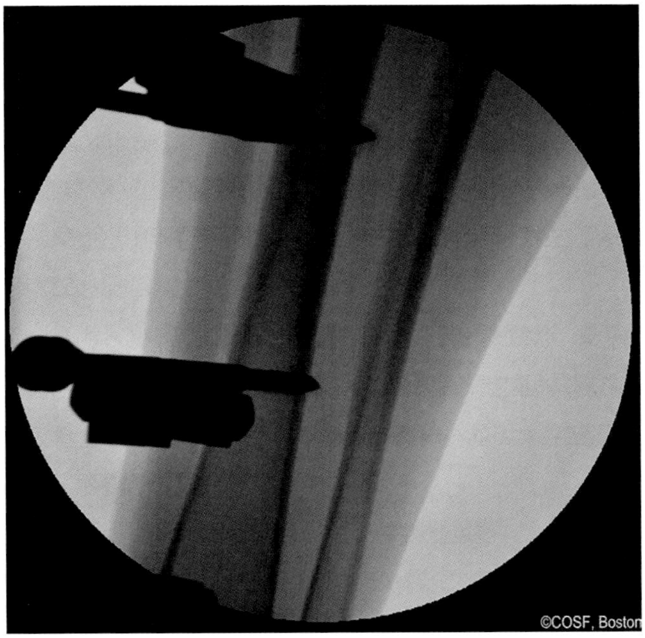

图 25.14 ‖ 骨折远、近端各植入 1 枚螺纹针

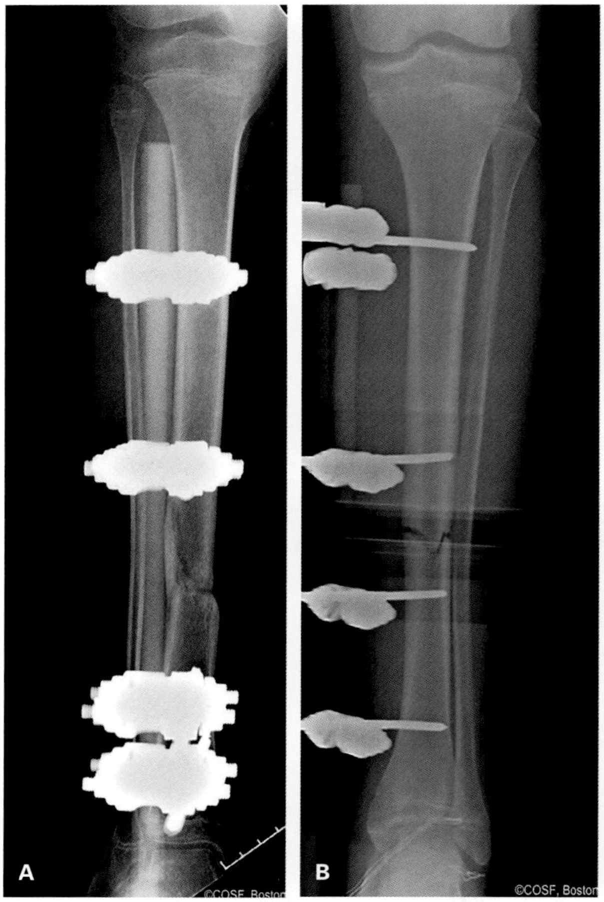

图 25.15 （A）胫骨前方外固定架术后 X 线片。（B）胫骨前内侧外固定架术后 X 线片

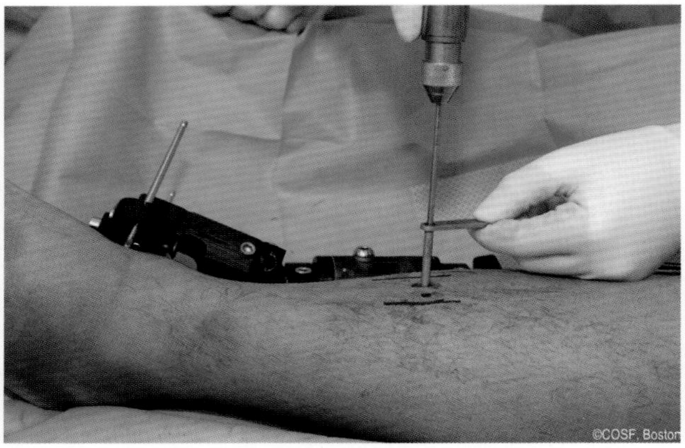

图 25.16 术中胫骨内侧缘钻孔

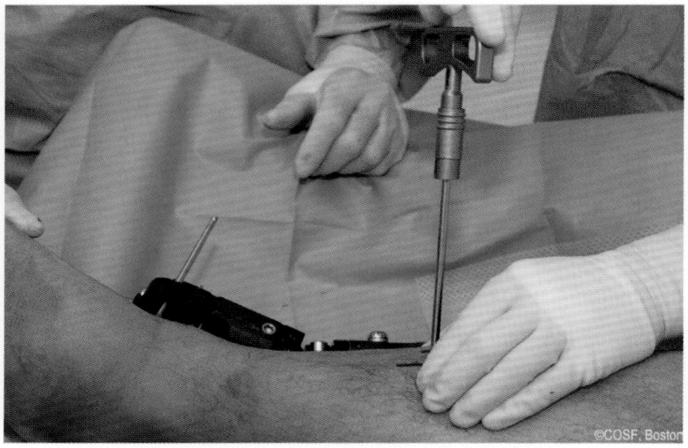

图 25.17 术中通过导向器钻孔确认半螺纹针植入位置

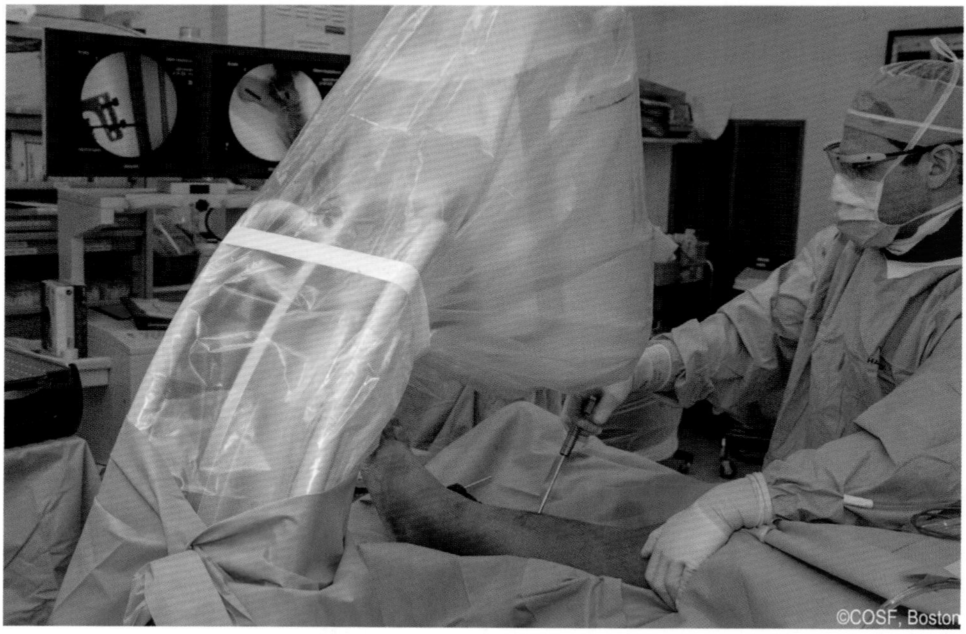

图 25.18 术中透视确认突破对侧皮质

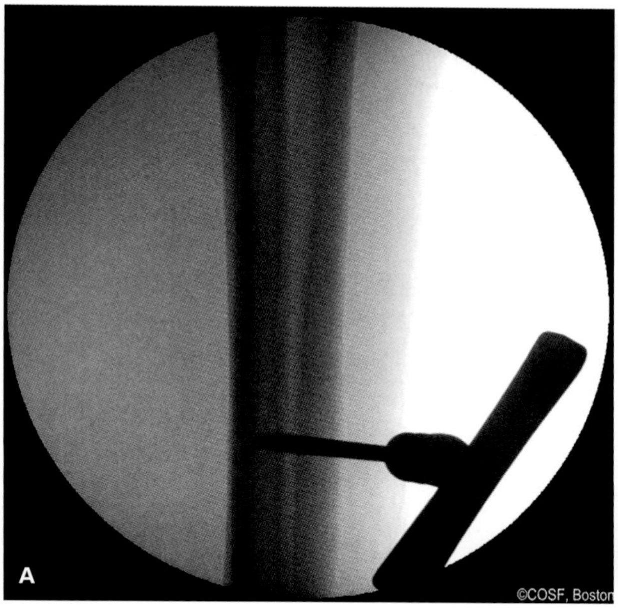

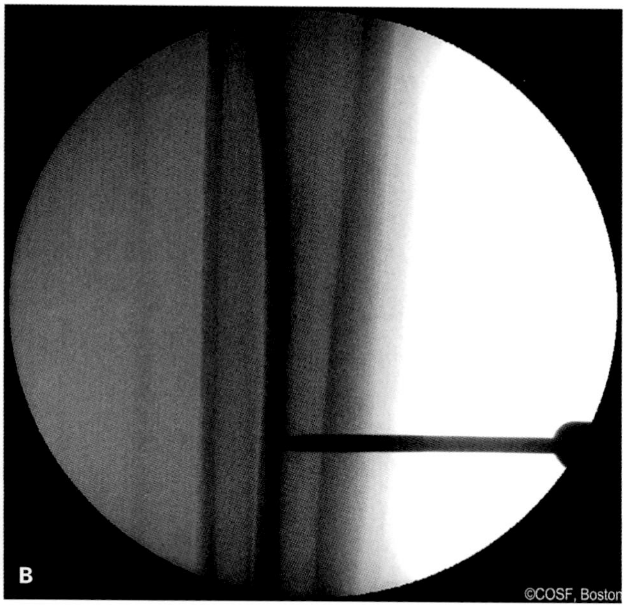

图 25.19 | （A、B）正、侧位透视，以确保合适的半螺纹针深度，达到双皮质固定

环形外固定架（泰勒空间框架结构）

- 每段需要 2 个半螺纹针。
- 半螺纹针方向可在后外方，与胫骨前内侧缘垂直，或直接从胫骨内侧钻入至胫骨外侧（图 25.21）。
- 半螺纹针的放置应考虑与支撑杆对齐，以确保半螺纹针不会影响支撑杆的放置。
- 首先，X 线透视骨折端；然后在骨折端近 1~2cm 的平面上从前向后各植入 1 枚半螺纹针。之后放置 1 个 4~5 个孔的 Rancho 立方体，将金属环与骨折部位隔开；最后由近及远将每个平面上

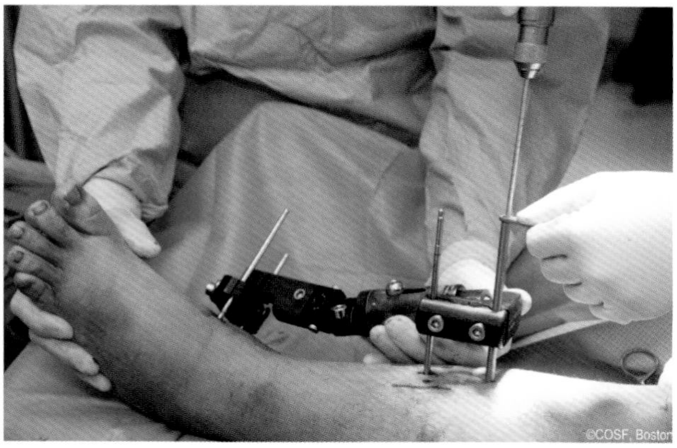

图 25.20 | 术中保证螺纹针和连接杆在一条直线上，以确保顺利放置外固定架

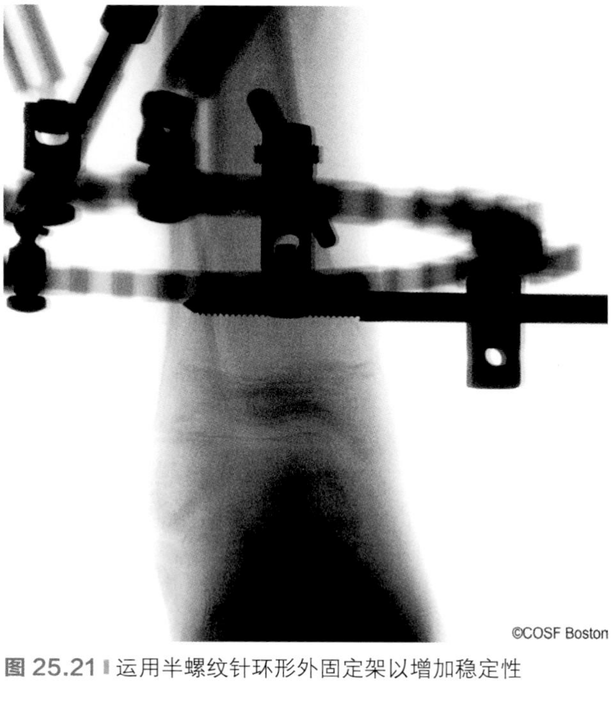

图 25.21 | 运用半螺纹针环形外固定架以增加稳定性

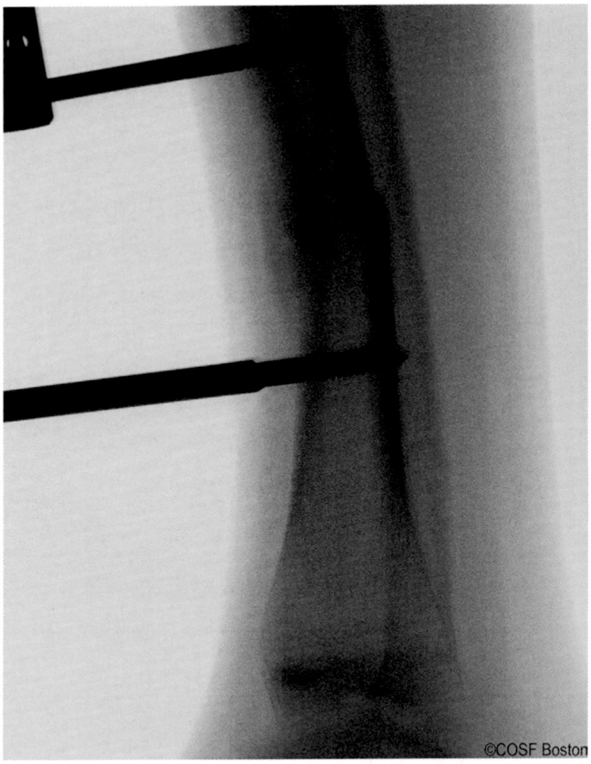

图 25.22 ▮ 骨折远、近端半螺纹钉应均垂直于骨干，以便复位和调整骨折端

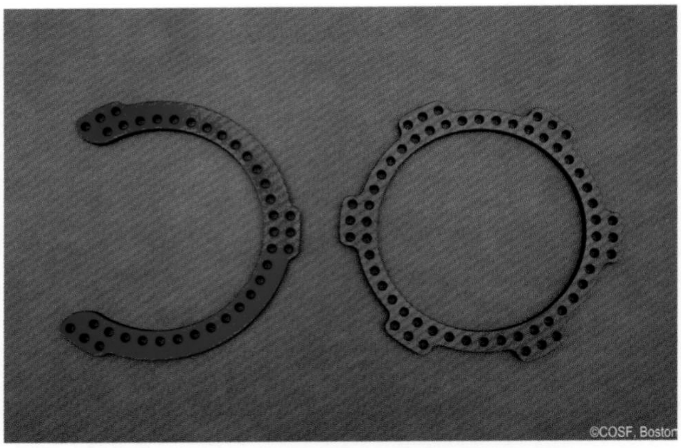

图 25.23 ▮ 多平面环形外固定架。我们建议在近端使用 5/8 环以便屈膝运动

的环固定（图 25.22）。

- 近端应为 5/8 环，远端应为全环（图 25.23）。注意环与软组织的间隔，允许缓冲一定软组织的肿胀。选择既可以缓冲肿胀但又尽可能足够贴近皮肤的环，以保持稳定性并尽量减少环的体积（图 25.24）。
- 半螺纹针的放置应垂直于胫骨前内侧面，为增加稳定性，最后 2 枚半螺纹针（每个平面 1 枚）的放置应注意避免影响支撑杆的连接以及与其他半螺纹针的间距。
- 偏胫骨远端或近端的骨折可能需要细钢丝固定。在这种情况下，建议将 1 根钢丝直接放置在内侧，作为第 1 个参考，并将其固定到环上，然后在此基础上安装剩余的构件（图 25.25）。
- 所有半螺纹针均固定在环上，然后连接 6 个支撑杆。
- 获得初步复位后，在完成安装外固定架之前通过环的操作进一步复位骨折端。通过调整支撑杆（图 25.26），可以进一步改善骨折复位。

并发症

- 固定失效。最常见的原因是没有仔细检查所有连接处的固定情况。固定失效会导致畸形愈合（图 25.27）。
- 外固定架对软组织的刺激。选择外固定架时注意细节可以避免此问题。建议小腿置于外固定架正中，同时让皮肤与框架之间保持 2 指宽的距离。
- 无法处理的开放性伤口。对于可能需要进行软组织修复覆盖的创口，针对可能需要软组织瓣覆盖的开放性伤口，术前做好规划可以避免进行二次手术调整外固定架。

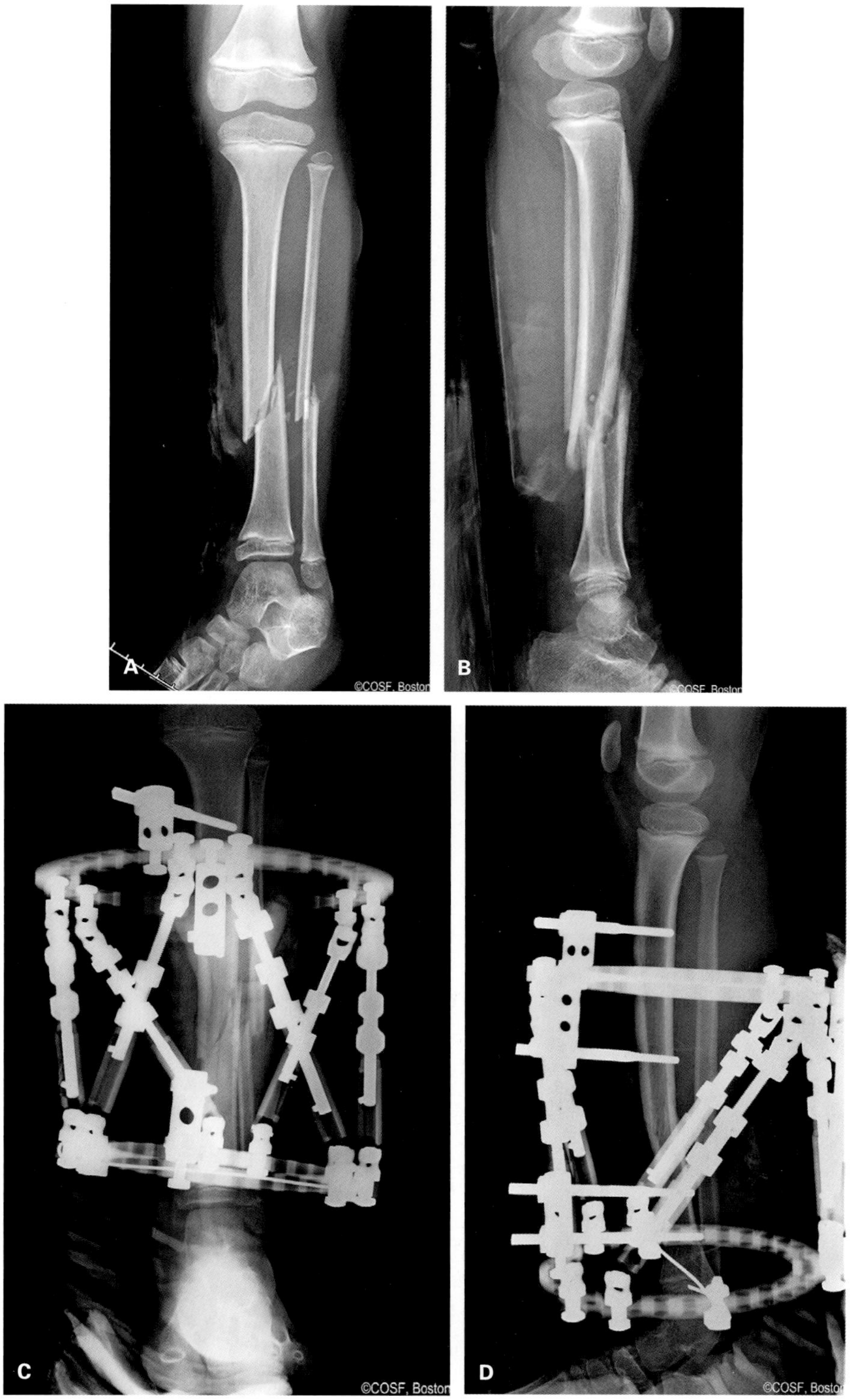

图 25.24 | （A~D）合适的外固定架位置，不影响膝关节和踝关节的活动以及可容纳肿胀的软组织

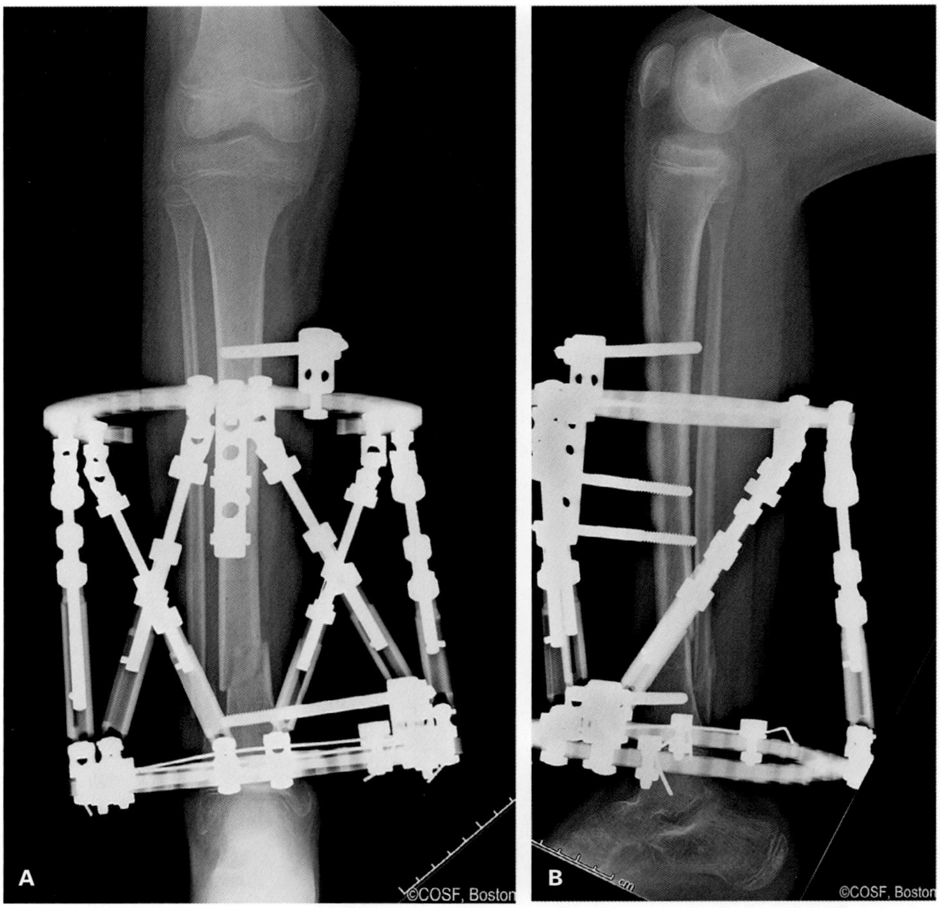

图 25.25（A、B）胫骨远端骨折 X 线片。注意远端骨折 X 线片中的钢丝和相互垂直放置的 2 个半螺纹针，目的是增强远端骨折的稳定性

术后护理

- 早期进行功能锻炼，防止由于腓肠肌复合体瘢痕挛缩导致的踝关节马蹄足畸形。
- 根据软组织包膜完整情况以及骨折类型的不同，尽可能早地下地负重，一般在术后 6~12 周患肢可以负重。
- 从术后 48h 开始，每天进行 1 次常规针道护理。患者可以自行清洗外固定架，这有助于针道护理。
- 如出现任何针道感染的症状（皮肤发红、渗液、疼痛加剧），应按 5~7 天的疗程口服或静脉注射抗生素进行治疗。

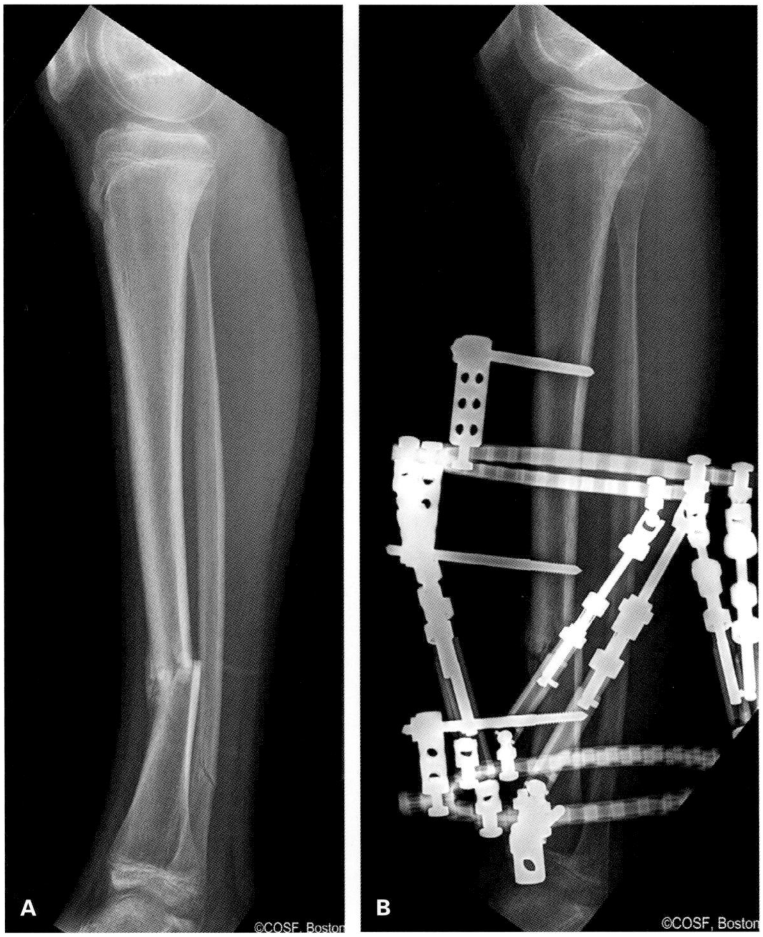

图 25.26 | （A、B）骨折 6 周后部分畸形愈合，出现这种情况时，用环形外固定架可进行骨折端调整

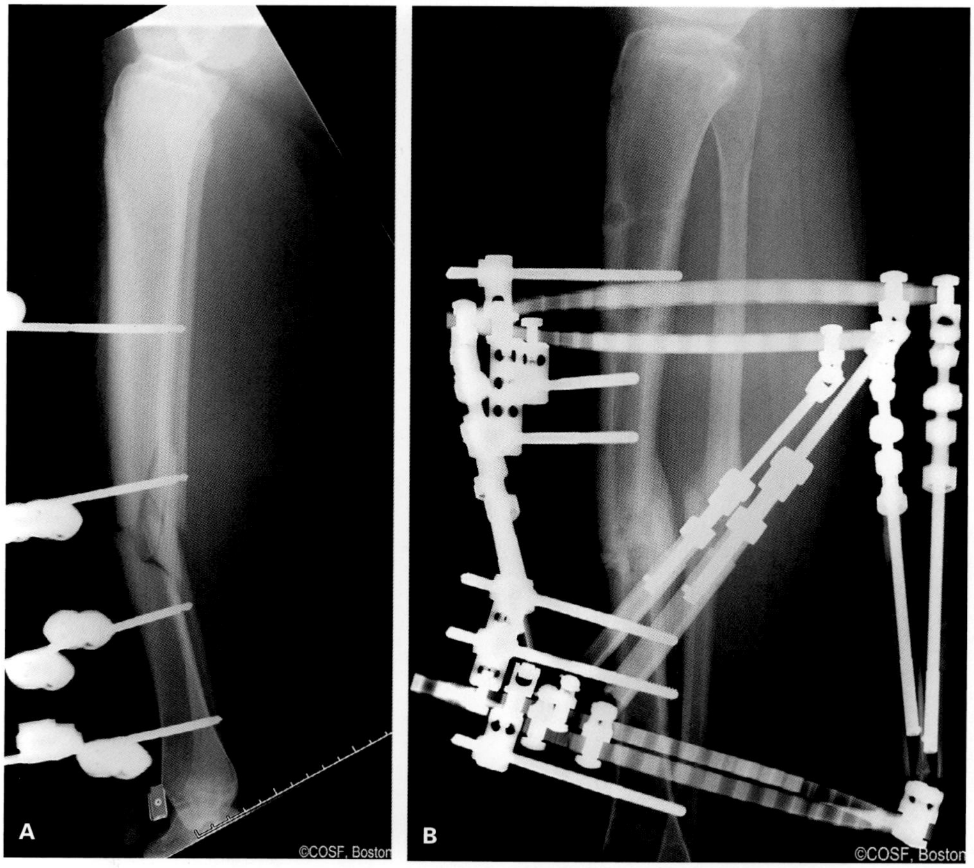

图 25.27 （A、B）使用单臂外固定架治疗大龄青少年胫骨骨折，固定针较细，骨折不稳定且复位不佳。可在 1 周内将该外固定架更换为更稳定的环形外固定架，可改善骨折端对线

参考文献

[1] Shore BJ, DiMauro JP, Spence DD, et al. Uniplanar versus taylor spatial frame external fixation for pediatric diaphyseal tibia fractures: a comparison of cost and complications. J Pediatr Orthop. 2016;36(8):821-828.

第 26 章
踝关节骨折的手术治疗

Dennis E. Kramer

适应证

- 移位且不稳定的踝关节骨折。
  - 腓骨骨折伴踝关节不稳定（下胫腓联合分离，内踝骨折）。
    - 下胫腓联合分离的定义为内侧间隙增宽 >5mm 或内侧间隙 > 水平间隙。
  - 胫骨远端关节内骨折，包括 Tillaux 骨折和内踝骨折。
    - 关节表面位移 >2mm。
- 任何年龄的踝关节骨折患者。
- 皮肤软组织条件良好的踝关节骨折患者。

器材

- 止血带。
- 术中 C 臂机。
- 骨折复位器械（图 26.1）。
  - 持骨器、克氏针、骨膜剥离子。
  - 大号骨折复位钳。
- 3.5mm 系列钢板。
  - 螺钉直径更小的系列钢板（锁定 / 非锁定螺钉）。
- 3.5mm 或 4.5mm 的空心螺钉。
  - 半螺纹螺钉及全螺纹螺钉。

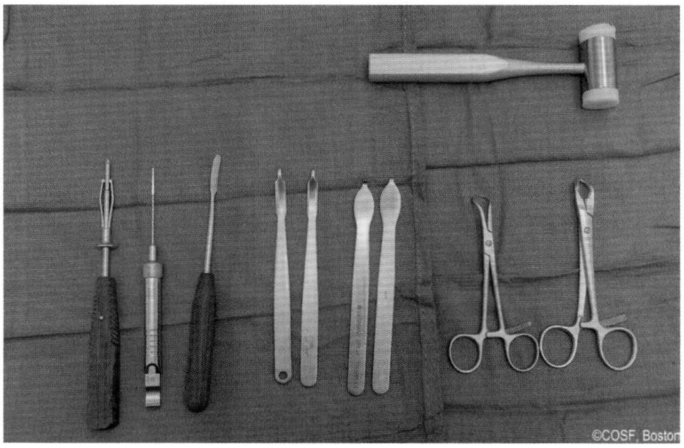

图 26.1 ▌踝关节复位器械

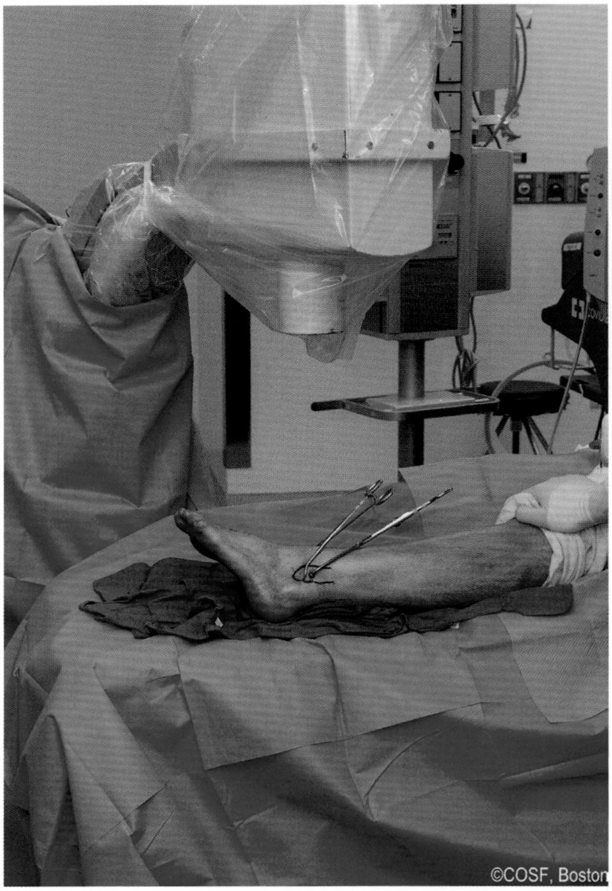

图 26.2 仰卧位，髋关节内旋有助于外侧显露

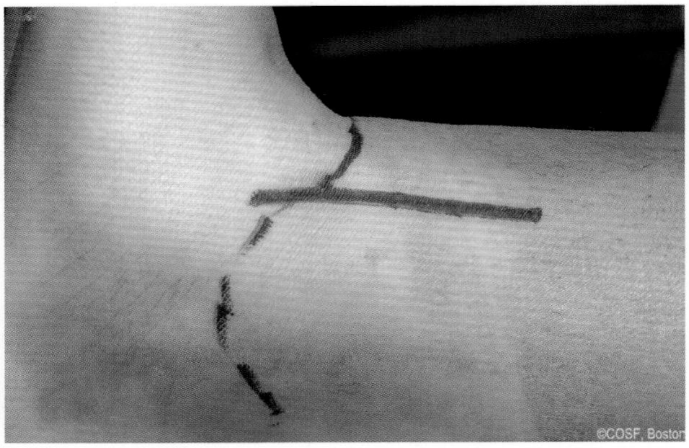

图 26.3 内侧切口

定位（图 26.2）

- 绝大多数骨折类型的治疗要求患者取仰卧位。
- 将小腿放置于手术床的延伸部分或将手术床头尾旋转（手术时踝关节位于床的头侧），以便为术中 X 线透视留出足够空间。
- 髋关节下方衬垫有助于腓骨或者 Tillaux 骨折骨折端的显露。
- 患者很少采用俯卧位，通常在骨骼发育成熟的青少年后踝骨折的患者中使用俯卧位。

手术入路

- 内侧入路是内侧直切口，有时需要向前呈弧形弯曲，呈曲棍球柄形状（图 26.3）
    - 可以评估前内侧关节面是否复位。
    - 可以评估干骺端骨折是否复位。
    - 根据内踝的骨折类型设计切口位置。
    - 可以经皮将单枚螺钉置于骨骺线远端，因此显露骨折时，应将骨折部位及关节面尽量显露清楚。
    - 切开时要注意保护大隐静脉和隐神经。
- 外侧入路是在腓骨干上直接做纵切口（图 26.4）。
    - 显露腓骨肌肌腱后方以及腓骨近端骨折时需要注意保护感觉神经的近端分支。
    - 感觉神经近端分支（SPN）在外踝近端 8~10cm 处跨越腓骨。

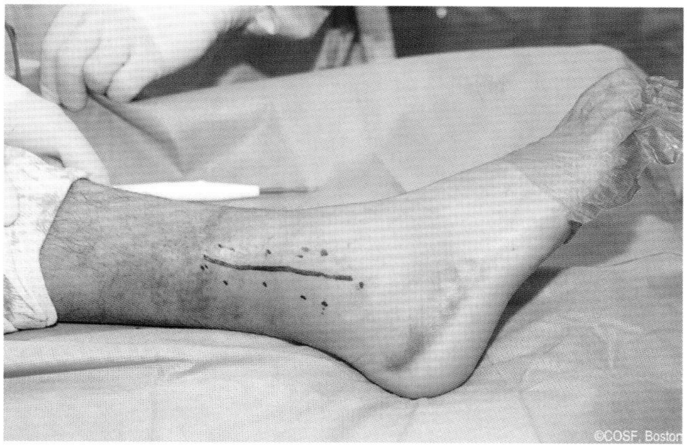

图 26.4 ▌外侧切口

- 其他风险包括损伤腓肠神经（后方）。
  - 切口位于腓骨外侧，近端距腓骨头约 3cm，远端直至骨折远端外踝尖处。
- 首先由外踝向远端显露，然后向近端显露。

- 患者俯卧位时选择后侧入路（图 26.5）。
  - 后内侧切口显露时应从跟腱和内侧神经、血管之间进入。
  - 在胫后肌肌腱与屈趾长肌之间显露，将屈趾长肌拉向后方可以保护神经血管束。
  - 后外侧切口应从跟腱与腓骨肌之间进入，避免损伤腓肠神经，腓肠神经位于跟腱与腓骨肌之间平面的深处。
- 经典的前外侧入路是以踝关节为中心，与第 4 跖骨成一直线。避开腓总神经浅支。通过向内侧牵拉胫前肌显露及复位骨折端，如果需要，可沿肌间隙向远端分离，直至骨折端。为避免损伤胫骨前血管和腓深神经，分离时应尽量避开中线（图 26.6）。
  - 对于 Tillaux 骨折，建议在 X 线透视下确定切口位置，略微偏内、外侧均可，根据骨折线位置选择前外侧或内侧切口（图 26.7）。

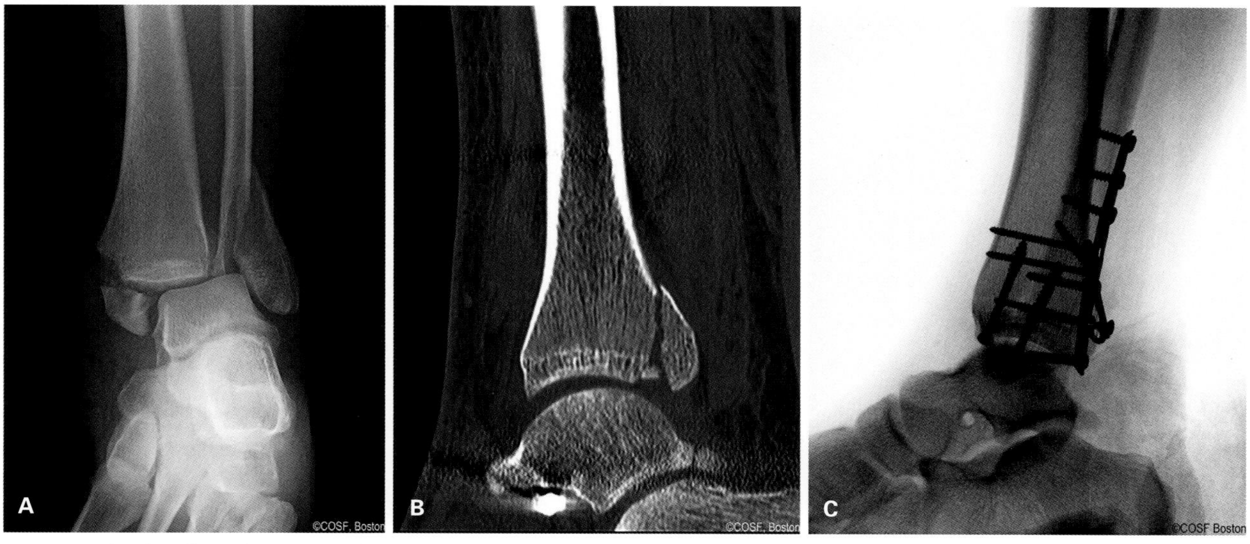

图 26.5 ▌（A）正位 X 线片上显示青少年患者移位骨折。（B）CT 侧位片上显示后踝巨大骨折块。（C）俯卧位固定后的侧位 X 线片

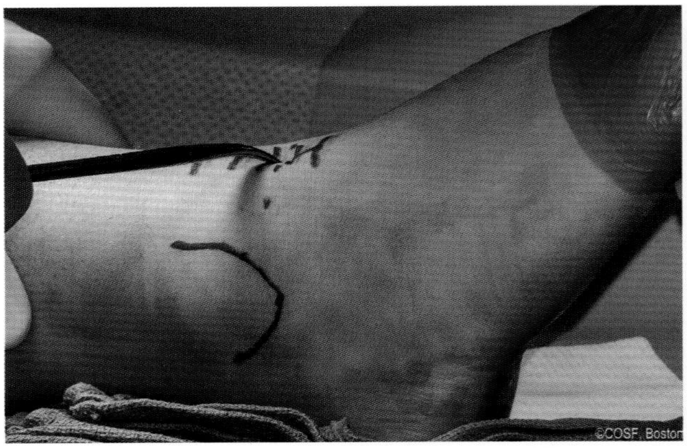
图 26.6 ▮ 前外侧弧形切口

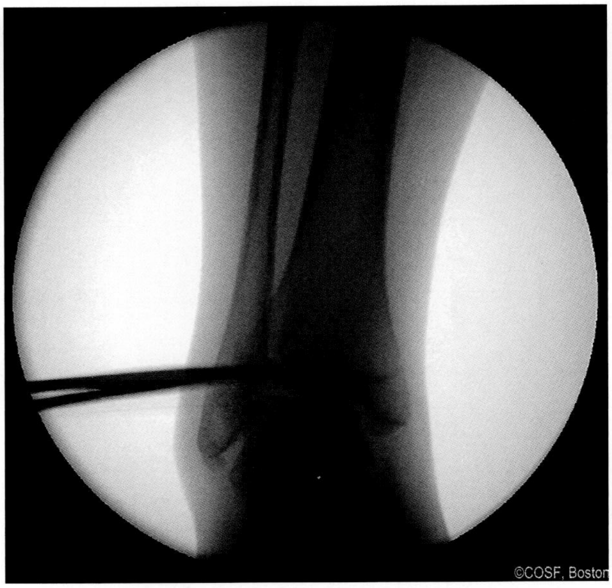
图 26.7 ▮ X 线透视下定位 Tillaux 骨折块

复位和固定技术

内踝骨折

- 取经典的内侧切口，清除骨折碎片，以便显露骨折端和前内侧关节面（图 26.8）。
- 用刮匙清理关节内积血及骨折碎片。
- 冲洗关节腔并显露骨骺骨折处。
- 预复位。
- 通过布巾钳或顶棒复位骨折端，注意避免进一步的骨骺损伤。
- 在骨折近端的胫骨骨骺上钻孔，以便植入内植物。
- 用空心螺钉导针固定骨折端（图 26.9）。

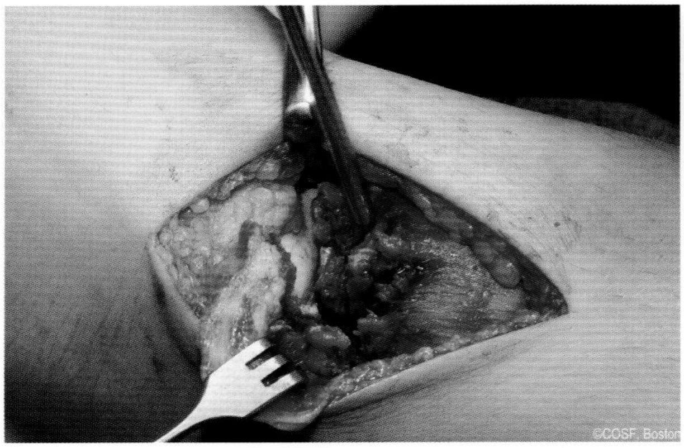
图 26.8 ▮ 内侧切口显露骨质及关节面

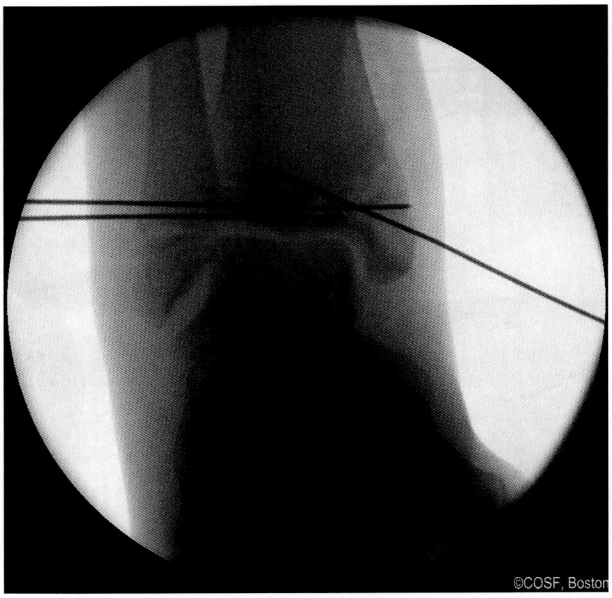
图 26.9 ▮ X 线透视下显示复位后临时固定

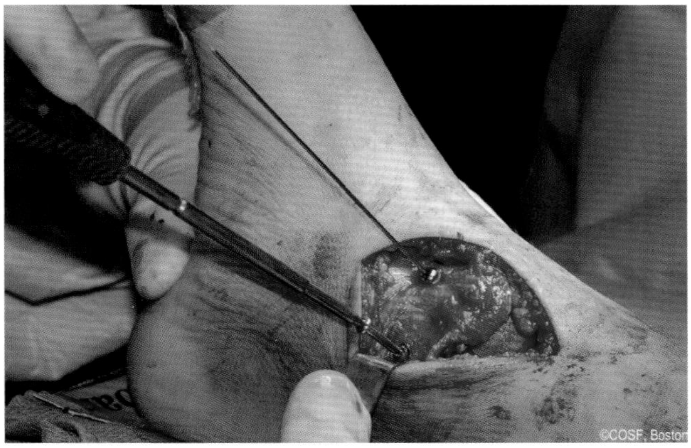

图 26.10 | 空心螺钉稳定固定骨折端

- 导针的最佳长度为刚跨越胫骨远端横轴的中线，不宜过长。
- 从内侧植入螺钉。
- 侧位上 2 枚空心螺钉应呈分散状。
- 较理想的是偏前 1 枚螺钉、偏后 1 枚螺钉（图 26.10）。
- 尽量使螺钉长轴方向与骨折线垂直。
- 在侧位 X 线片上确认螺钉位置不能太偏前。
- 在植入螺钉之前，使用埋头器确保螺钉头进入骨皮质内。
- 螺钉不宜过紧。
- 植入螺钉时注意压力变化。
- 螺纹不能突破远端关节面。

内踝的 Salter-Harris 骨折

- Salter-Harris Ⅲ和Ⅳ型骨折通常可通过横向由内向外的空心螺钉以及在软组织内放置 1 枚垫圈进行固定。在 X 线透视下植入导针。导针植入的位置不宜过高，不同患者使用不同直径的空心螺钉。在软组织内植入垫圈目的是可使半螺纹钉起到加压作用，并且可以避免螺钉头穿透内侧皮质（图 26.11）。
- 年龄较小的患者可以通过经骨骺克氏针固定来治疗，2 枚克氏针最好平行固定骨折端，针尾埋于皮下，与骨皮质齐平。
- 骨骺已闭合的内踝骨折的青少年可以通过传统的内踝螺钉进行治疗。

Tillaux 骨折

- 这种过渡性骨折见于青春期骨骺即将闭合的患者。该类型骨折需要解剖复位，移位很小或者没有移位的 Tillaux 骨折可以通过经皮螺钉固定，螺钉从前外侧向后内侧植入，螺钉不需要穿过双侧皮质。为确保螺钉方向，植入时应使用导向器。螺钉方向应与关节面平行，不能影响踝关节的活动。
- 移位明显的骨折可以通过位于骨折线正中的前外侧切口显露。胫前肌向内侧牵拉，暴露骨折端。传统方法显露骨折边缘，通过使用顶棒或布巾钳和骨膜剥离子复位骨折端（图 26.12）。复位成功后，如上所述植入导针，然后通过 X 线透视确认导针位置。沿导针植入直径 4.0mm 或 4.5mm 的加压空心螺钉以固定骨折端（图 26.13）。

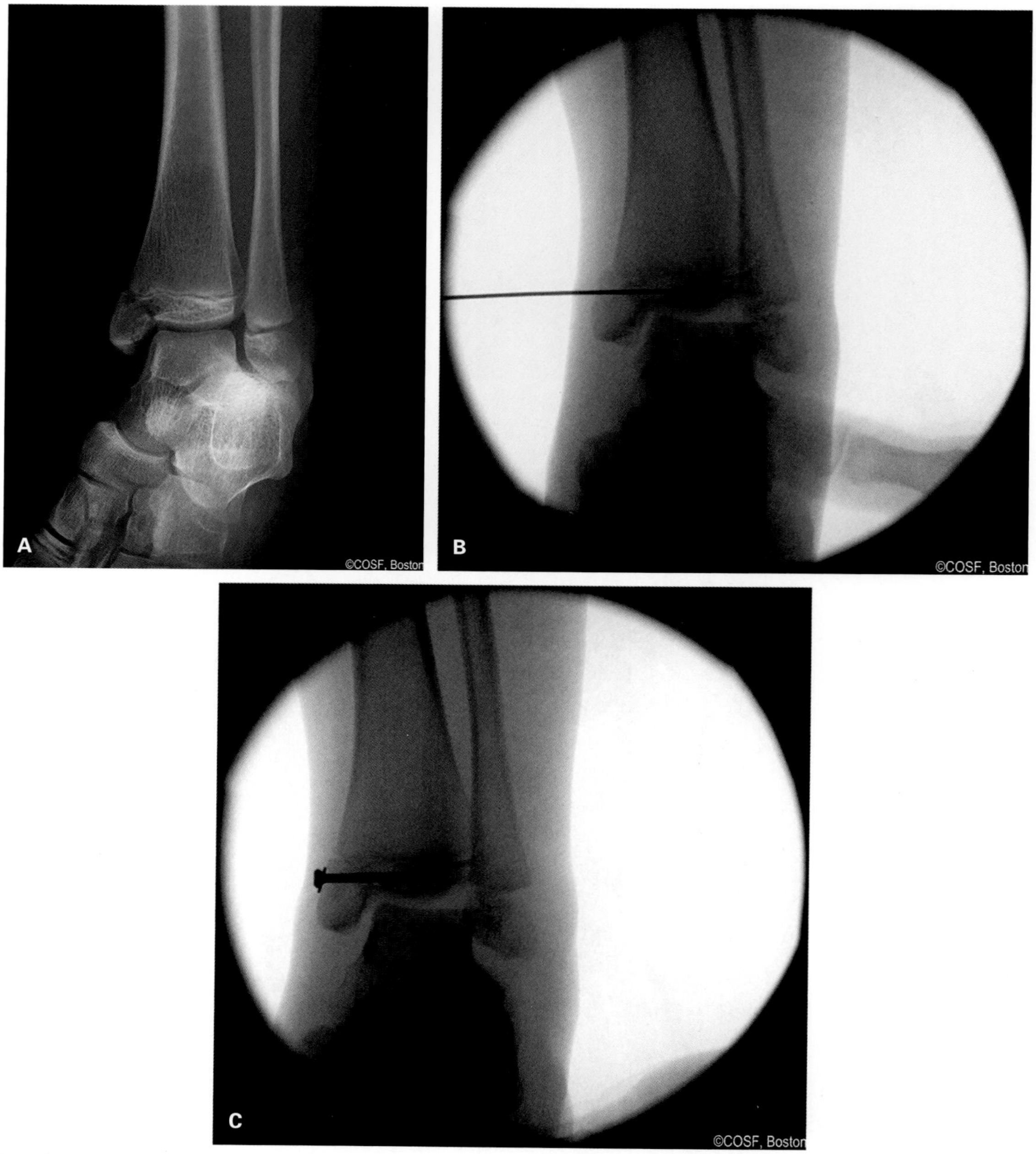

图 26.11 ▮（A）Salter-Harris Ⅲ 型骨折的 X 线片。（B）平行关节面固定导针的 X 线透视影像。（C）使用带垫圈的螺纹螺钉固定骨骺骨折的 X 线透视影像

三平面骨折

- 3 个平面：
  - 冠状面——胫后干骺端。
  - 轴位——生长板。
  - 矢状面——骨骺。
- 2~4 型旋后外旋型骨折。
- 关节面平整是关键。
- 移位 >2mm 的骨折是切开复位的指征。

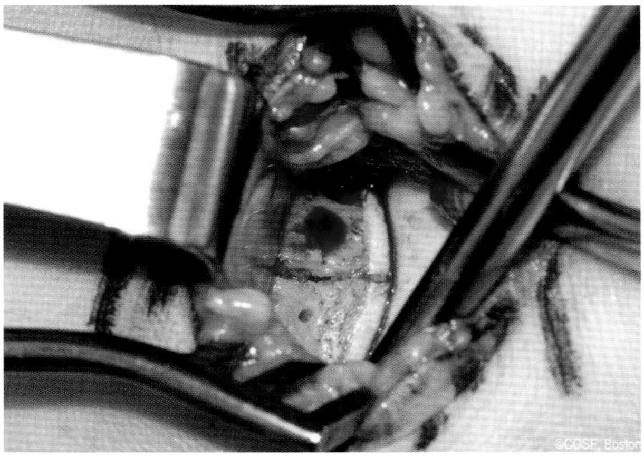

图 26.12 | Tillaux 骨折治疗中关节面情况

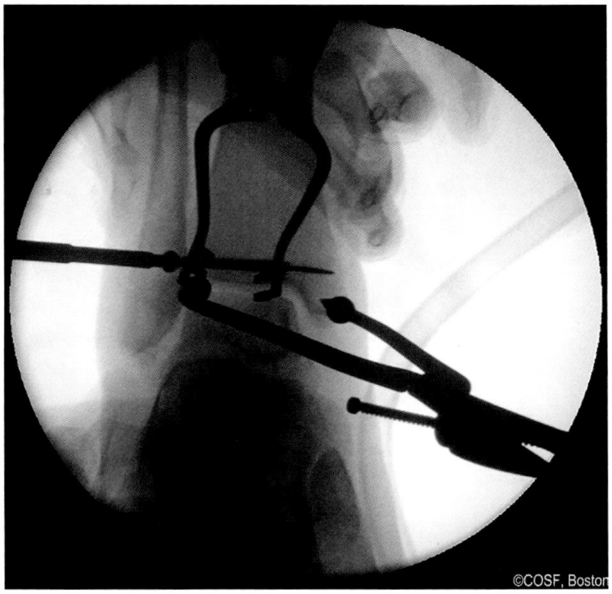

图 26.13 | 从前外向后内侧植入螺钉后的 X 线透视影像

- CT 检查。
- 年龄较大的儿童，骨骺闭合前 1 年。
- 外侧较内侧多见。
- 骺板早闭的发生率为 10%。
  - 骨折的特点决定了个体化手术入路。要获得精确的 CT 三维重建图像，以了解每个骨折碎片并设计切口（图 26.14）。
    - 三平面骨折的标准切口是内侧切口，个别患者中采用前外侧切口，上述两种切口能充分显露大部分骨折块，并可使用布巾钳进行复位。
    - 关节内骨折应解剖复位并可临时用克氏针或钢丝固定。
    - 许多三平面骨折后方都有一个 Salter–Harris Ⅱ 型骨折块，通过牵引和背屈踝关节可以复位后方骨折块。如无法复位，可从胫骨前方干骺端和跟腱后外侧用复位钳复位，复位后用钢丝前后位临时固定。
    - 在所有骨折块复位并临时固定后再进行螺钉固定。

三平面骨折复位和固定技术：

- 原则：
  - 在后内侧骨骺碎片固定于胫骨干后，前外侧骨骺碎片可能更容易复位。
- 切口位于骨折线上方 2~3cm 处。
  - 前外侧入路用于治疗外侧骨折。
  - 前内侧入路用于治疗内侧骨折。
  - 如果患者骨骺还有 2 年以上的生长潜力，应避免经骨骺固定。
- 复位后内侧骨折块。
  - 清理前外侧骨片。
  - 通过背伸或内旋暴露后内侧骨块。
  - 通过背伸或内旋将后内侧骨折块复位至胫骨干上。

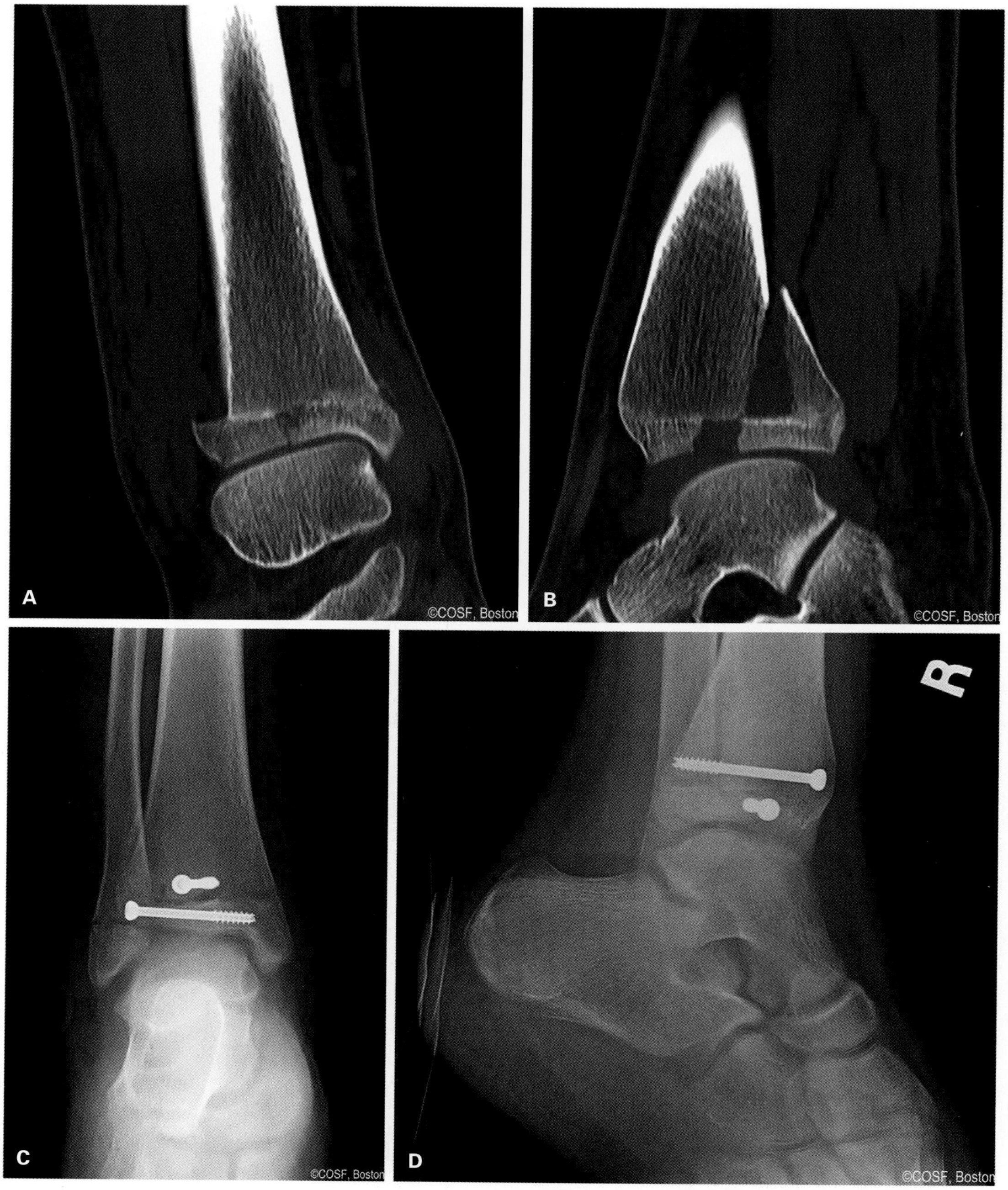

图 26.14 （A）三平面骨折 CT 冠状位影像。（B）三平面骨折 CT 矢状位影像。（C、D）三平面骨折复位后的正、侧位 X 线片

- 固定后内侧骨折块。
  - 先植入导针，然后在骨骺近端从前向后植入直径为 4.0mm 的空心螺钉。
  - 如果后内侧骨骺碎片不能通过上述方法复位，则应做单独后内侧切口，直视下复位。
- 后内侧骨块复位后，位于前外侧的 Tillaux 骨折可能更容易复位。
- 将 Tillaux 骨折块固定于后内侧骨骺上。
  - 植入导针。
  - 植入全螺纹或半螺纹空心螺钉。

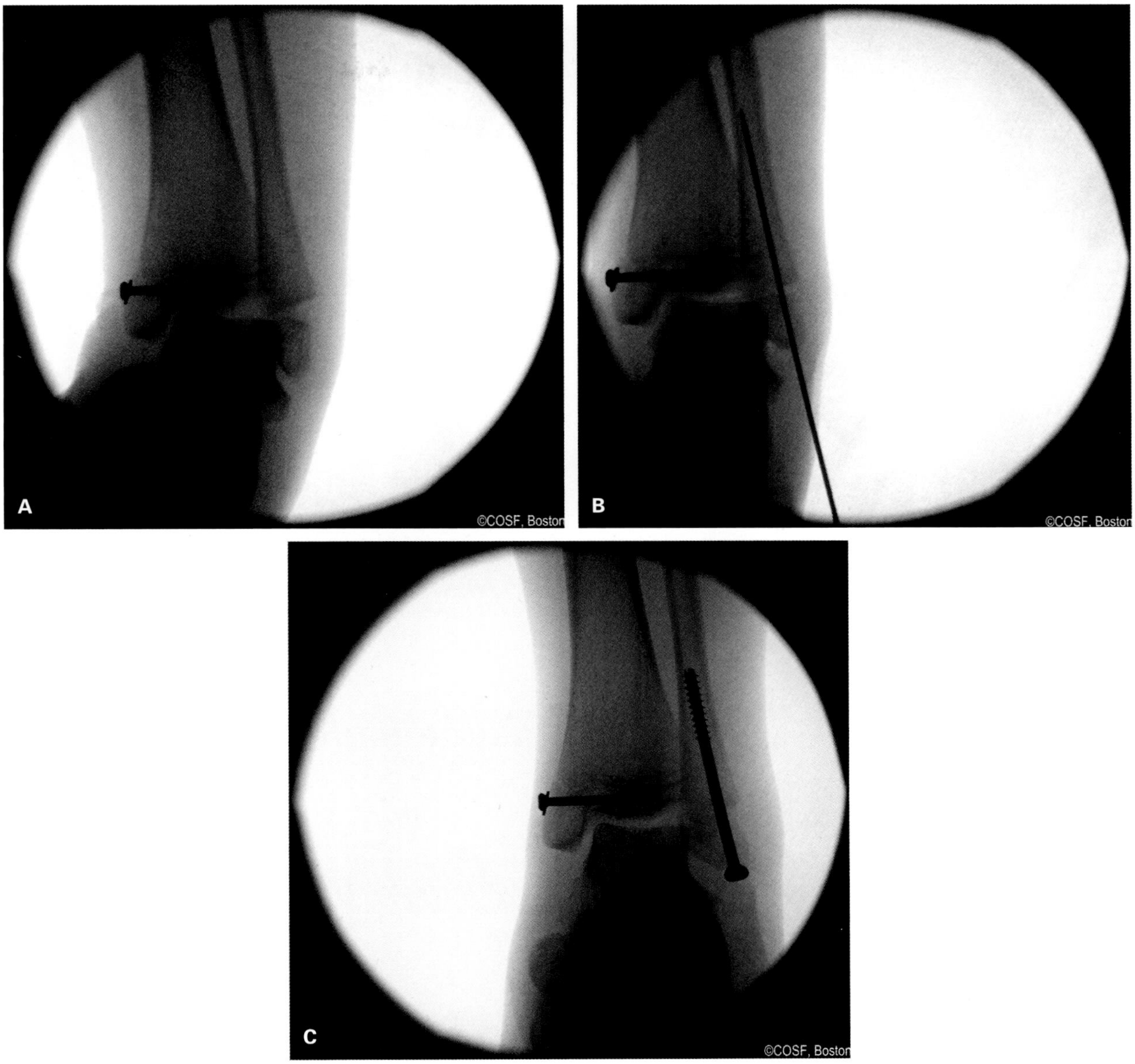

图 26.15 | （A）X 线透视下显示踝关节骨骺远端分离。（B）导针植入腓骨远端的 X 线透视影像。（C）植入直径 4.5mm 的螺钉后腓骨远端骨骺骨折稳定复位后的 X 线透视影像

腓骨骨折

- 腓骨骨折一般是由于外展或内收暴力形成的 Salter-Harris Ⅰ型或Ⅱ型骨折。一旦胫骨骨折复位，腓骨骨折即可成为稳定型骨折，如果是这样，腓骨骨折即不需要进行内固定。如果腓骨骨折为不稳定型骨折，年龄较小的患者可用克氏针内固定，年龄较大的患者可以用 1 枚 4.5mm 的空心螺钉固定。该螺钉经皮小切口从腓骨远端植入（图 26.15）。
- 不稳定的斜行骨折通常见于年龄较大的儿童或青少年，可以采用传统的切开复位内固定治疗。
- 对于怀疑有下胫腓联合韧带损伤的年龄较大的患者，应进行应力试验。如果确定下胫腓联合韧带损伤，可以通过背屈踝关节并用大的布巾钳从腓骨向内侧夹持来获得满意复位的效果。复位后用钻头钻孔，测量长度后植入 3 枚皮质螺钉或 4 枚皮质螺钉固定下胫腓联合。

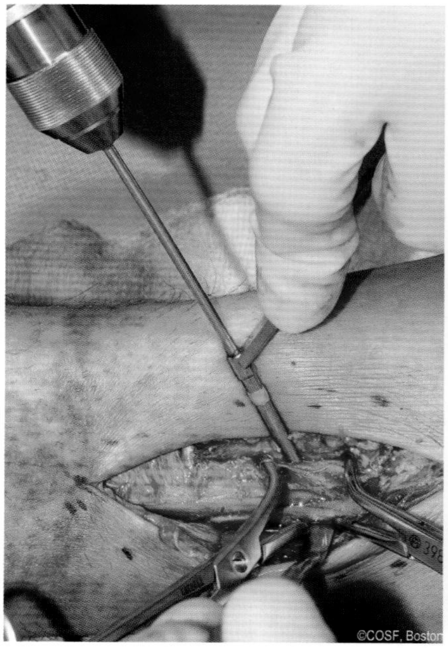

图 26.16 ▮ 植入拉力螺钉

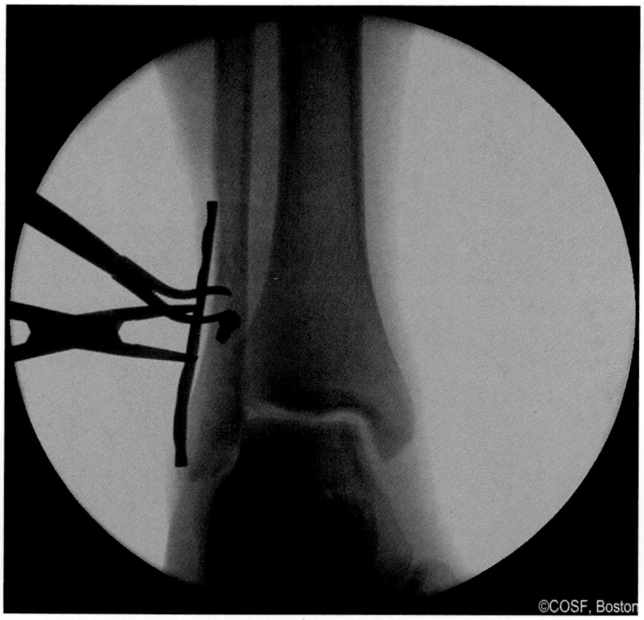

图 26.17 ▮ 1/3 管型钢板贴附于腓骨外侧面的 X 线透视影像

钢板内固定治疗腓骨骨折：

- 充分显露骨折端，用骨膜剥离子剥离骨膜，骨膜剥离范围为骨折近端、远端各 1~2cm。
- 确保骨折端充分显露。
- 使用弯的刮匙、剥离子清除骨折端前后及周围的骨折碎片。
- 检查距腓前韧带的完整性。如果该韧带有损伤，建议进行缝合修复。
- 布巾钳的受力方向应垂直于骨折线，注意不要用力挤压。
- 另外，尽量不要把布巾钳放置于拉力螺钉植入的位置。如果两者位置恰好重叠，建议更换布巾钳位置。
- 以布巾钳为杠杆，调整远端骨折块的位置，并在骨折块后方打孔。
- 可以通过将一把布巾钳固定在近端骨折块上，而另一把布巾钳用于操纵远端骨折块来完成上一步的操作。
- 复位时通常需要牵引和内旋患肢。
- 通过正、侧位 X 线影像检查骨折复位情况，复位良好后准备钻孔。
- 复位满意后，由前到后，垂直于骨折部位植入 1~2 枚拉力螺钉。
- 滑动孔直径为 3.5mm，锁定孔直径为 2.5mm。
- 先打近端螺钉孔道，远端螺钉孔道建议使用较细钻头操作。
- 切记使用埋头器，确保拉力螺钉尾帽埋于骨皮质中（图 26.16）。
- 如果固定 1 枚拉力螺钉后骨折端仍不稳定，可再使用 1 枚拉力螺钉进行固定。
- 将 6 孔或 7 孔或 8 孔 1/3 管型钢板铺于腓骨外侧面（图 26.17）。
- 使用可以预弯并且与腓骨外侧面匹配的钢板。
- 通过弯曲使钢板完全贴附于腓骨外侧面。
- 近端使用直径为 3.5mm 的双皮质螺钉
- 骨折端附近均使用直径为 4.0mm 单皮质骨螺钉。

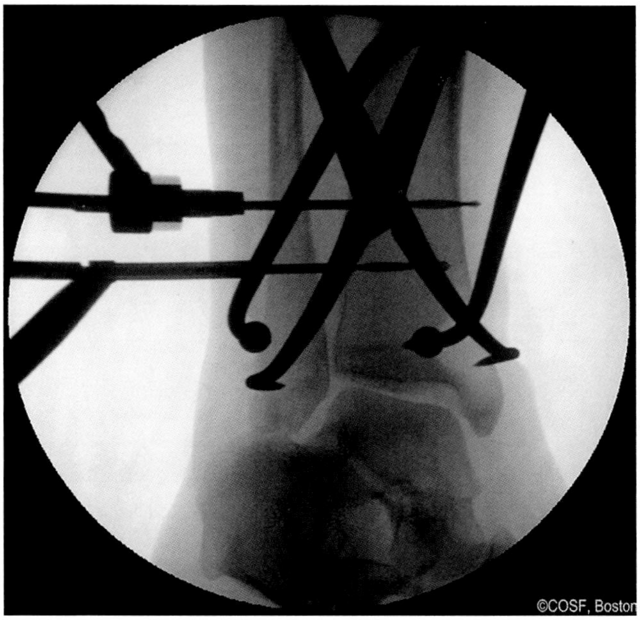

图 26.18 ‖ 使用牛角和顶棒复位下胫腓联合

- 由于腓骨是一个底边（最宽的部分）位于后方的三角形骨，所以钻孔时钻头方向应稍偏后，以保证螺钉长度最大化。
- 骨折远、近端各需要 3 枚螺钉固定。
- 在止血带状态下缝合切口，1 号缝线用于缝合深层软组织，2-0 号缝线用于缝合浅层组织和皮肤。

下胫腓联合螺钉：

- 在踝关节上方 3~5cm，平行于踝关节，偏前 30° 左右，植入直径为 3.5mm 的螺钉。

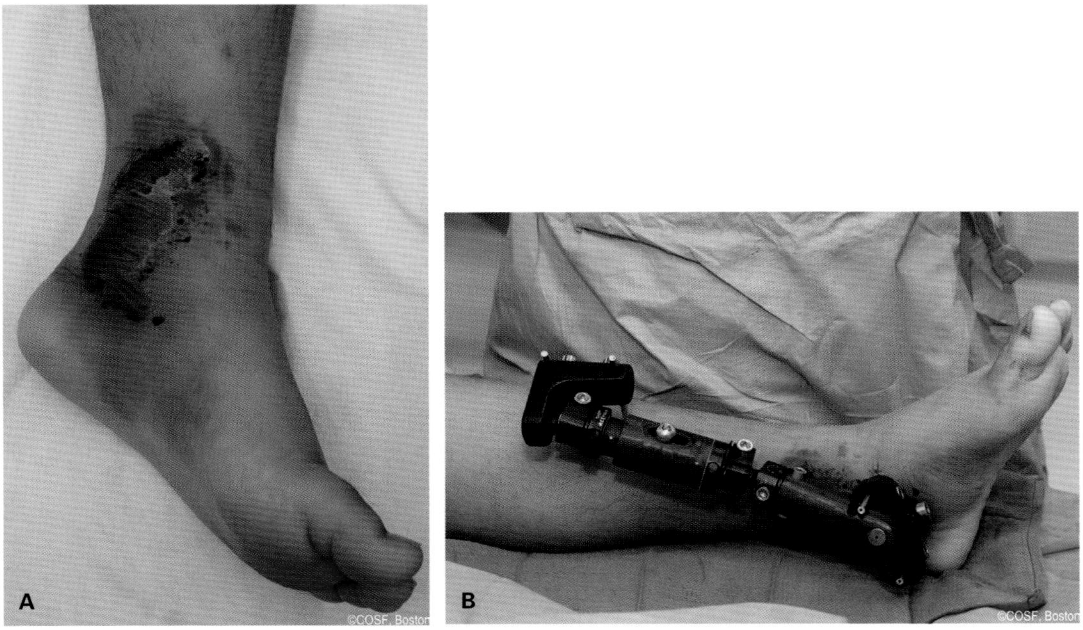

图 26.19 ‖（A）照片显示不稳定踝关节骨折伴有严重肿胀和软组织损伤。（B）在切开复位内固定之前建议使用外固定架临时固定，维持骨折端稳定和缓解软组织肿胀及损伤

- 可使用 1 或 2 枚直径为 3.5mm 或 4.5mm 的螺钉。
- 不要使用拉力螺钉或半螺纹螺钉。
- 用牛角钳复位下胫腓关节，X 线透视确认下胫腓联合复位（图 26.18）。
- 不要过度紧缩下胫腓联合韧带。
- 在踝关节完全跖屈的状态下植入螺钉。
- 3 个月内取出螺钉。

并发症

- 生长阻滞。解剖复位并固定骨骺骨折可降低该类并发症的发生。年龄较小的骨骺骨折的患者需要进行超过 2 年的随访，如果未发生骨骺早闭，才可以明确其未出现生长阻滞。
- 延迟治疗直到肿胀消退，可以避免软组织并发症的发生。在等待软组织肿胀消退的同时，高能量损伤的患者建议进行外固定架治疗，外固定架可减轻下胫腓联合分离，并有助于恢复踝关节的长度（图 26.19）。

术后护理

- 大多数踝关节骨折手术后需要石膏外固定 4 周，术后 6 周内患肢禁止负重，根据骨折愈合情况佩戴支具，开始功能锻炼。

参考文献

[1] Kay RM, Matthys GA. Pediatric ankle fractures: evaluation and treatment. J Am Acad Orthop Surg. 2001;9(4):268-278. Review. PMID:11476537.
[2] Shore BJ, Kramer DE. Management of syndesmotic ankle injuries in children and adolescents. J Pediatr Orthop. 2016;36(suppl 1):S11-S14. doi:10.1097/BPO.0000000000000767. Review. PMID:27100034.
[3] Schnetzler KA, Hoernschemeyer D. The pediatric triplane ankle fracture. J Am Acad Orthop Surg. 2007;15(12):738-747.
[4] Wuerz TH, Gurd DP. Pediatric physeal ankle fracture. J Am Acad Orthop Surg. 2013;21(4):234-244. doi:10.5435/JAAOS-21-04-234.

第 27 章
小腿筋膜切开术

M. Timothy Hresko

适应证

- 急性骨筋膜室综合征。
- 末梢血运重建的预防性治疗。

器材

- 标准下肢无菌托盘。
- 止血带。

定位

- 仰卧位。
- 同侧臀部下方垫起防止患肢外旋。

手术入路

- 双切口骨筋膜切开术：内侧切口和外侧切口。
- 切口可根据骨折固定的需要或根据开放性骨折开放创口的关系进行调整。
- 外侧切口。
  - 于腓骨前缘前方腓骨小头与外踝连线上做 1 指宽切口 (图 27.1)。
  - 切开皮肤及脂肪层，筋膜和外侧肌间隔膜很容易辨认。

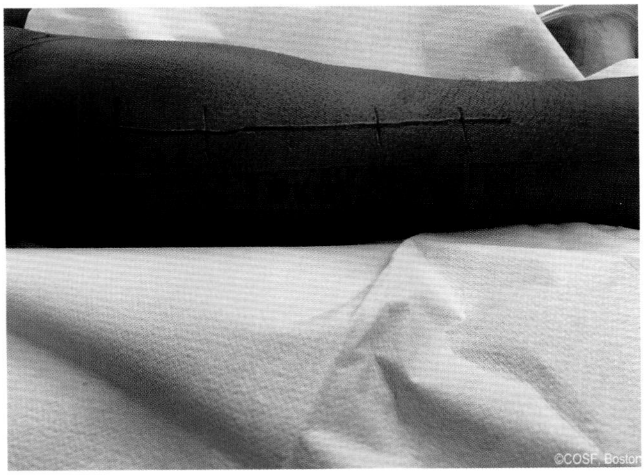

图 27.1 ▎外侧切口示意图

- 判断并识别外侧肌间隔是评估前室与侧室边界的关键（图 27.2、图 27.3）。
- 行横向筋膜切口，贯通前室和侧室。
- Metzenbaum 氏刀或钳可以用来纵向松解前方筋膜。
- 注意保护腓深神经，该神经在外侧肌间隔前的胫骨结节水平可以看到。如果在该平面看到该神经，则可以判定外侧筋膜室松解彻底。
- 腓浅神经从外侧筋膜室由后向前穿行至外踝尖上方 10cm 处的前筋膜室。
- 以相同的方式纵向松解侧室筋膜。

- 内侧切口。
  - 于胫骨后内侧缘做 1 指宽纵向切口（图 27.4）。
  - 切开皮肤后，筋膜层可见隐神经和隐静脉。
  - 后方室间隔筋膜较浅，容易辨认，可纵向松解。显露胫后动脉和胫神经后，筋膜松解切口向远端延伸至内踝（图 27.2）。
  - 后方室间隔深层松解是通过纵向分离并松解胫骨内侧缘比目鱼肌来实现的（图 27.5）。
  - 只有看到神经血管束才能证实后方室间隔深层松解彻底。

切口管理

- 符合指征的筋膜切开术后切口不应按照常规缝合。
- 使用 V-AC 创面敷料覆盖创面（图 27.6）。
- 如患者术后情况平稳，可在松解手术后 48~72h 二次手术，有以下几种方式处理切口：
  - 关闭切口（图 27.7）。
  - 使用“Vessi-Loop 鞋带”式缝合法逐步闭合切口。
  - 继续使用 V-AC 敷料覆盖创面。

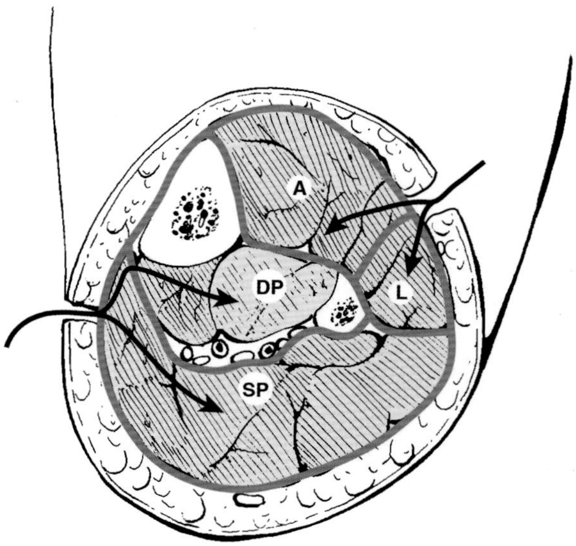

图 27.2 筋膜切开松解后的平面示意图

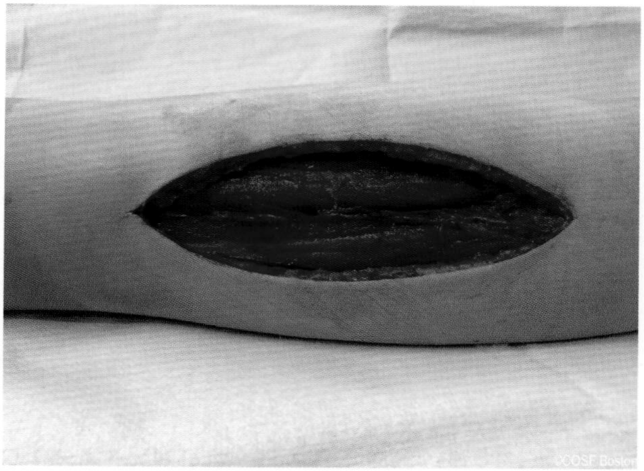

图 27.3 前室和侧室的松解切口

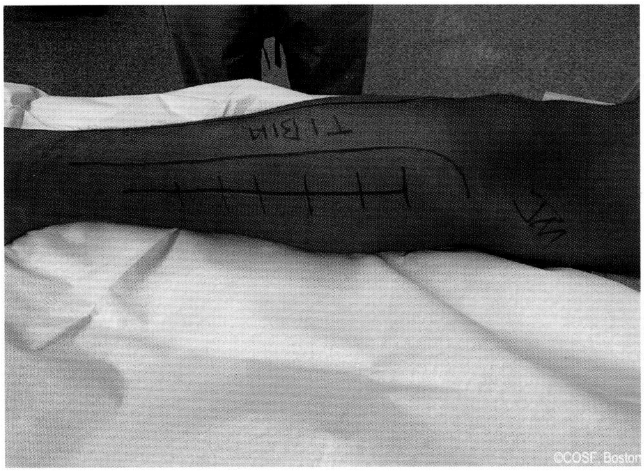

图 27.4 | 内侧切口

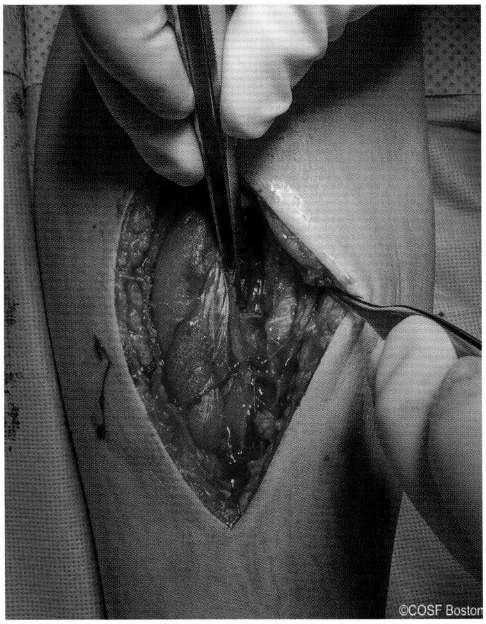

图 27.5 | 术中松解胫骨周围肌肉

并发症

- 筋膜切开不充分导致的持续灌注障碍以至于肌肉坏死和组织损伤。可以通过延长切口长度以及上文提到各个标志松解彻底的解剖结构的识别来降低这一并发症的发生风险（图 27.8）。
- 术野清晰以及对解剖平面的了解可以有助于避免术中损伤神经、血管。
- 如筋膜切开术的切口与开放创口重叠，则仔细规划切口并充分考虑骨质覆盖问题，尽量最大限度地降低骨质覆盖难度。

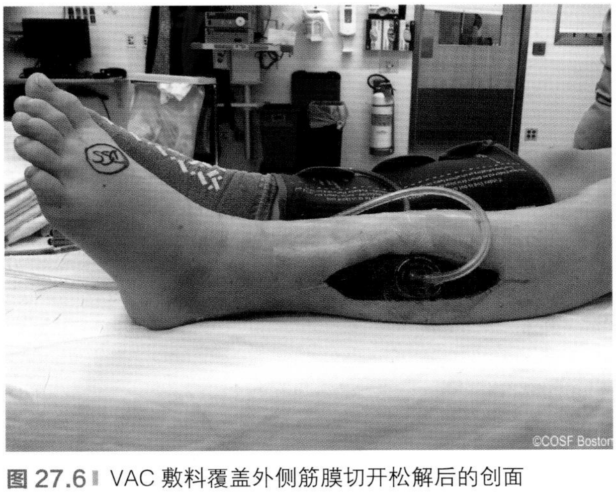

图 27.6 | VAC 敷料覆盖外侧筋膜切开松解后的创面

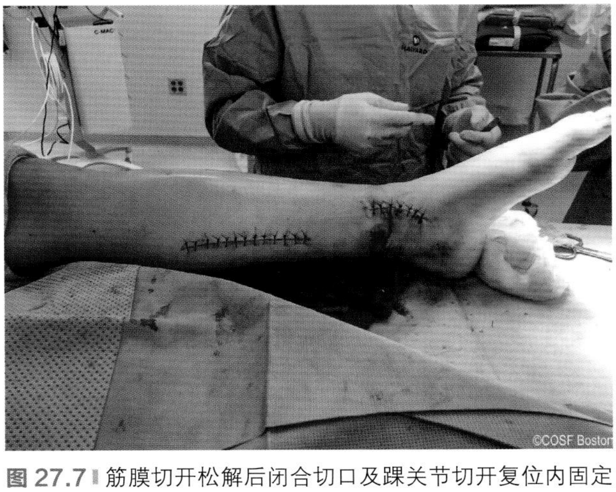

图 27.7 | 筋膜切开松解后闭合切口及踝关节切开复位内固定术后闭合切口

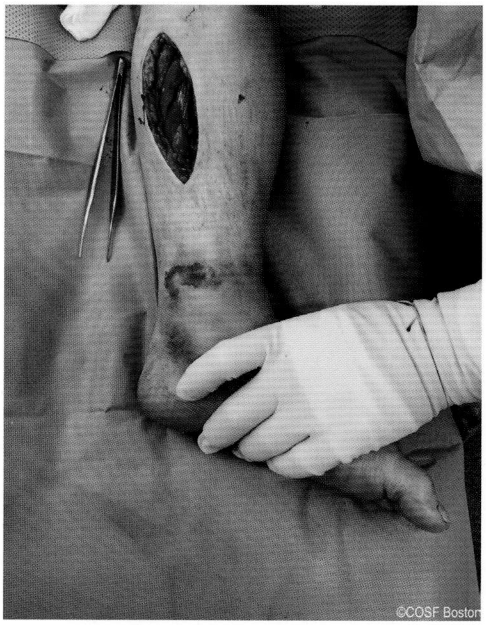

图 27.8 内侧筋膜切开松解术的切口长度，一般需要更大范围的切口才能达到完全松解

术后护理

- 采用上文所述的切口管理方式。
- 术后踝关节中立位石膏夹板外固定，可防止后室瘢痕挛缩以及马蹄内翻足畸形的形成。
- 切口愈合后尽快功能锻炼，防止瘢痕形成和肌肉无力。

参考文献

[1] Mubarak S, Owen C. Double-incision fasciotomy of the leg for decompression in compartment syndromes. JBJS. 1977;59-A(2):184-187.
[2] Shore BJ, Glotzbecker MP, Zurakowski D, et al. Acute compartment syndrome in children and teenagers with tibial shaft fractures: incidence and multivariable risk factors. J Orthop Trauma. 2013;27(11):616-621.